上海交通大学医学院各专业本科生及研究生使用

医学遗传学

（第3版）

主编 顾鸣敏 王铸钢

上海图书馆
上海科学技术文献出版社

图书在版编目(CIP)数据

医学遗传学/顾鸣敏,王铸钢编. —3 版. —上海:上海科学技术文献出版社,2013.8 (2022.2 重印)

ISBN 978-7-5439-5887-6

Ⅰ. ① 医… Ⅱ. ① 顾… ② 王… Ⅲ. ① 医学遗传学—教材
Ⅳ. ① R394

中国版本图书馆 CIP 数据核字(2013)第 165390 号

责任编辑:张 军 张科意
封面设计:徐 利

医学遗传学 (第 3 版)
主编 顾鸣敏 王铸钢
出版发行:上海科学技术文献出版社
地 址:上海市长乐路 746 号
邮政编码:200040
经 销:全国新华书店
印 刷:常熟市人民印刷有限公司
开 本:787×1092 1/16
印 张:24.25
字 数:590 000
版 次:2013 年 8 月第 3 版 2022 年 2 月第 6 次印刷
书 号:ISBN 978-7-5439-5887-6
定 价:68.00 元
http://www.sstlp.com

《医学遗传学》编写人员
（第 3 版）

主　　编　顾鸣敏　王铸钢

编　　者（以章节出现的先后为序）

顾鸣敏　王铸钢　孙岳平　吴晓林

倪萦音　陈　燕　王　芳　党素英

张雁云　钱　柳　孙洁宁　黄　雷

秘　　书　倪萦音

序

(第1版)

上海第二医科大学是国内最早成立医学遗传学教研室的高等医学院校之一。由该教研室编著的《医学遗传学》第1版即将出版。主编陈仁彪和冯波教授邀我作序,深感慰藉。

童致棱教授是上海第二医科大学生物学教研室的创建人,早在20世纪60年代初,他就注意到医学遗传学的兴起,并开始着手培养教师,70年代中期,他又分派教师投入人体白细胞抗原(HLA)研究,迈出了开创国内免疫遗传学研究的第一步。在党的十一届三中全会改革开放精神的鼓舞下,上海第二医科大学生物学教研室沿着童致棱教授开创的轨迹,部分教师和技术人员于1978年独立组建免疫遗传学教研室,接着1985年又有部分教师和技术人员从生物学教研室分化出来成立医学遗传学教研室。由童致棱教授创建的上海第二医科大学遗传学教研室,为中国高等医学院校医学遗传学学科建设作出了贡献。

医学遗传学经过近半个世纪的发展,已经成为一门涉及数千种遗传性疾病的基础理论和临床实践的科学。当前分子医学遗传学正在强有力地推动着分子医学遗传医学的发展,随着时间的推移必将证明,当今时代正是分子医学遗传学发展的黄金时代。在这种背景下,《医学遗传学》作者们为高等医学院校医学遗传学的教学提供了一本,既着重阐述基本原理又提示发展前景的教材,反映了当代医学遗传学的最新成果。

《医学遗传学》按最新的概念,将遗传性疾病由三类扩展为五类,首次写出独立的一章《线粒体基因病》。本书还对亲代印迹、三核苷酸重复顺序多态性、遗传早现等新发现做了简明扼要的阐述。本书特别注意基本原理和分子水平成果的介绍,如致病基因突变、基因诊断、基因治疗等。

因此,《医学遗传学》可以是从医学本科生学习到研究生学习的桥梁,从经典医学遗传学到分子医学遗传学的桥梁,从基础医学到临床医学的桥梁。

医学遗传学正在飞速发展。一门课程的课时是有限的,而未来的遗传医学专家如何更好地为患者提供遗传医学服务则是一辈子的任务。医学生不仅要学习当前医学遗传学的基本原理,而且还应该掌握医学遗传学领域新概念、新技术,毕业后走上临床医学新岗位要学习、学习再学习，以便跟上科学发展的步伐，为患者提供日益精良的医疗服务。为此，本书可以提供学习的导引。

医学遗传学正在发展成为一门高技术的科学，其理论的高深和技术的复杂，增加了医生与患者交换思想的难度，使两者之间产生距离。如何使遗传医学的高技术更好地服务于正在与遗传病搏斗或受到遗传病威胁的患者，是对未来遗传医学专家的挑战之一。医学遗传学的发展，无论是过去、现在，还是未来，都要归功于医学遗传学家和遗传病患者双方的科学献身精神。要像俄罗斯的一句格言所说："让你的头脑充满爱心，让你的内心充满智慧。"

未来的医学需要遗传医学专家。我愿本书能成功地引导医学生步入医学遗传学的殿堂。

刘祖洞
复旦大学遗传学研究所
1993年10月30日

序

(第2版)

《医学遗传学》第2版即将出版。出任第2版主编的陆振虞教授邀请我们继刘祖洞教授(1916~1998年)之后为本书新版作序,怀念过去,祈盼未来,内心激荡,无比欣慰。

编写紧跟学科发展的高质量的教材,既是高校教师必备的基本功,也是保证高校教育质量的基本条件。上海第二医科大学的创始人之一,生物学教研室首任主任童致棱教授(1909~1977年)一贯重视教材建设,主编出版了新中国建国后首卷医学院校生物学教材。党的十一届三中全会拨乱反正,1978年秋季中国高校恢复招生,当时我们这一批中年教师遵循童致棱教授的遗愿,在认真搞好医学生物学教学的同时,奋起直追出现于20世纪50年代的新兴学科医学遗传学,我们首先为研究生开设医学遗传学课程,几年后又将这一新课程转为医学本科生三年级的课程。

1985年1月25日上海第二医科大学当时的王振义校长高瞻远瞩,批准由生物学教研室部分教师和技术人员组建成立医学遗传学教研室,由此踏上了医学遗传学教学与科研发展的康庄大道。

教研室的首要任务当然是教材建设,1986年医学遗传学内部教材第1版诞生,1989年又有了医学遗传学内部教材第2版。上海第二医科大学医学遗传学内部教材由此得风气之先,而且内容精简扼要,适于教学,为20余所兄弟院校所采用。考虑到中国医学院校医学遗传学教学的与时俱进和国际生物医学界医学遗传学的飞速进展,进入20世纪90年代,教研室就着手准备修订第3版,并寻求正式出版的机会,这就是上海科学技术文献出版社1994年出版的本书第1版,截至2001年1月三次印刷共计发行18 600册,为中国医学院校医学遗传学教学作出了贡献。1997年该教材被上海市教委评为"上海普通高校'九五'重点教材"。

在告别20世纪,迎接21世纪的最后10年中,生物医学科学领域一场遗传学革命打响了。以人类基因组30亿碱基对测序为目标的国际人类基因组规划(human genome project, HGP)首先在美国启动,计划于15年内(1991~2005年)完成任务。人类基因组规划无疑是生物医学科学领域的登月计划,它必将对生物医学科学的基础研究和临床应用产生极其广泛而深远的影响,这场遗传学革命的前哨战得到了包括中国在内的几个大国政府科研基金和商业风险投资的大力支持，计划进度一再提前。由美、英、日、法、德、中六国科学家参与的国际人类基因组测序联合体，于2001年2月15日报道了就人类基因组约94%的基因测序序列进行初步分析的结果，人类基因组这部天书被完全读出，已是指日可待。国际人类基因组研究的快速进展，推动了人类与医学遗传学的发展。伴随着人类基因组越来越多的多态性标记被发现，新的致病基因被检出与定位日益加速。截至2000年3月15日，累计已有1 429种孟德尔遗传疾病表现型与1 014种致病基因相关联。新的遗传致病机制不断被发现，如已知一个基因的不同突变可导致不同的遗传性疾病，而一个基因的不同突变也可导致一种遗传性疾病呈隐性或显性遗传等。随着全基因组测序的完成，所有孟德尔式遗传病的致病基因均可望被快速检出。随着人类基因组的研究从结构基因组学转向功能基因组学，人类与医学遗传学研究的热点必将聚焦于糖尿病、高血压等多基因常见复杂病的遗传机制、基因组的功能单位蛋白质组学的研究，以及最重要也是最困难的是一个人从生到死的基因组表达的调控机制的研究。由此，眺望21世纪的临床遗传医学，必可真正体现医为仁术，通过预防为地球居民铸就健康长寿的幸福人生。

在我们踏进21世纪门槛的时候，面向21世纪医学遗传学与遗传医学的飞速发展，这对医学院校的医学遗传学教学是一场严峻的挑战，编写一本紧跟学科发展的高质量的新教材自然是首要任务，《医学遗传学》第2版就在这样的背景下产生了。

1994年出版的《医学遗传学》第1版，填补了国际学术界医学遗传学发展给我们教学带来的空缺，21世纪，这本《医学遗传学》第2版将是反映国际学术界医学遗传学的发展，以及给我们带来的任务与期望。中华民族的学者曾经为医学遗传学的诞生与发展作出过杰出的贡献：徐道觉（1952年）发现低渗处理分裂细胞，可使细胞膨胀，染色体分散而便于观察，为核型分析奠定了技术基础；蒋有兴（1956年）与Levan合作，首次正确鉴定人体体细胞的染色体数目为46；简悦威（1978年）首次发现限制性片段长度多态性，并首次应用于遗传病诊断。近年来，随着国内人类基因组研究的开展，中国医学遗传学界相继报道了涉及白血病、听觉损害、牙本质生长不全、精子发生等国际首先报道的新的致病基因。创新精神正在中国学术界逐步发扬，21世纪中华民族医学遗传学必将迎来辉煌。

21世纪的医学生就是21世纪中华民族医学遗传学辉煌的创造者，《医学遗传学》第2版就是护送他们起航的一艘航船，为此本书作者感到无比的骄傲。

陈仁彪　　冯波
上海第二医科大学医学遗传学教研室
2001年6月8日

前　　言

（第3版）

2001年出版的《医学遗传学》第2版已走过了12个年头，期间该教材曾修订过1次，发行量超过4万册，深受上海交通大学医学院及使用该教材的医学院校师生的好评。

12个春秋，弹指一挥间。对于医学遗传学而言，是该学科飞速发展的一个时期，大量新理论、新技术和新方法先后问世，令人振奋。特别是人类基因组计划的完成，为遗传病致病基因的发现奠定了基础，为遗传病分子机制的研究创造了条件，也为遗传病的基因诊断和基因治疗提供了保障。

纵观《医学遗传学》第2版教材，不仅体现了该学科基础理论、基本知识和基本技能的内容，也很好地体现了当时该学科的发展成果。随着时间的推移，曾使用过该版教材的师生迫切希望用到能与时俱进、全面反映学科发展全貌的新版教材。

学科的发展和师生的期盼是我们再版《医学遗传学》教材的动力。第3版教材在保持第2版教材的框架、风格的基础上，对部分章节进行了调整，对部分内容进行了更新。其中增加了“表观遗传学”一章，增加了第四章第五节“高通量分析技术在致病基因研究中的应用”，和第六节“模式生物及其在致病基因功能研究中的应用”等新进展；减少了“药物与遗传”、“精神与行为遗传”、“肤纹与遗传病”、“双生与疾病遗传”、“医学遗传服务的伦理问题”等5章。将原第二章“遗传物质的结构、功能和变异”改为“遗传的细胞与分子基础”；原第十章“药物与遗传”不单独列章，改在第九章“生化遗传病”第六节“药物反应的遗传基础”中叙述；原第十七章“人类基因组学与21世纪遗传学”改为第三章“人类基因组学”；原第十八章“医学遗传服务的伦理问题”不单独列章，改在第十四章“临床遗传”第四节“临床遗传服务中的伦理原则”中叙述。除了增加及改编章节外，其余章节的内容也作了约30%的修订。此外，各章最后还增加了“建议阅读文献”、“建议浏览网站”，以及“思考题（包括双语学习）”的内容，供学生课后复习和拓展知识。

第3版教材的编者长期从事医学遗传学的教学和科研工作，不仅具有丰富的教学经验和较高的学术造诣，而且能将科研成果有机地融入教材，使教学与科研紧密结合。责任编辑张科意和张军不辞辛劳，精心编辑，为本教材的顺利完成作出了贡献。值得一提的是,第3版教材是在第1版教材主编陈仁彪教授、冯波教授,和第2版教材主编陆振虞教授的关心和指导下完成的,没有他们的辛勤耕耘,就不可能有一脉相承的第3版教材的问世。在此,对为本教材作出贡献的专家、教授表示衷心的感谢。

限于编者的学识和水平,本教材难免存在不足之处。希望使用本教材的师生们对在教与学的过程中发现的问题,提出宝贵意见或建议,以便进一步推动医学遗传学的教学和学科发展。

顾鸣敏　王铸钢

2013年8月

目　　录

第一章

绪 论

遗传学(genetics)是研究生物的遗传和变异的学科。该学科的研究内容包括遗传物质的本质、遗传物质的传递和遗传信息的实现三个方面。遗传学研究的对象包括微生物、植物、动物和人类等四种类型,由此派生出微生物遗传学(microbiological genetics)、植物遗传学(plant genetics)、动物遗传学(animal genetics)和人类遗传学(human genetics)四大分支。人类遗传学是研究人类各种性状的遗传与变异的科学,其中专门研究人类遗传病遗传与变异的学科称为医学遗传学(medical genetics)。作为人类遗传学的分支学科,医学遗传学主要探讨人类遗传病发生、发展的规律,为该病的诊断、治疗和预防提供理论依据。因此,医学遗传学是遗传学与临床医学相互渗透的一门学科。

第一节 健康与疾病的遗传基础

关于健康(health)的定义,不同的学科有各自的解释。世界卫生组织将健康定义为:不仅仅是没有疾病和衰弱的状态,而且在身体上、精神上和社会上处于完满的状态。目前这种健康定义已成为人类追求的目标。医学遗传学则将健康定义为:受人体遗传结构控制的代谢方式与人体的周围环境保持平衡。反之,当这种平衡关系被破坏就意味着不健康或疾病(disease, disorder)的发生。

虽然遗传因素(内因)和环境因素(外因)是导致疾病发生的两大原因,但在不同疾病的病因中,两者所占的比重并非相同。其中有些疾病主要是由遗传因素引起,如:由基因突变

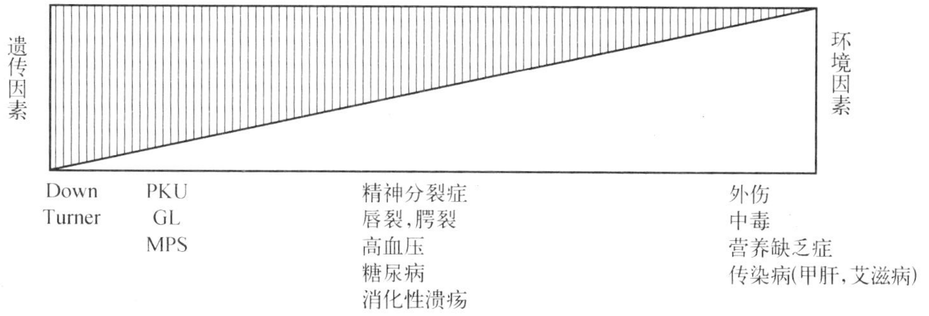

图1-1 遗传因素和环境因素在人类疾病发生中的作用

引起的半乳糖血症、苯丙酮尿症和由染色体畸变引起的唐氏综合征(Down syndrome)、特纳综合征(Turner syndrome);有些疾病则主要受环境因素影响,如外伤、中毒、营养性疾病、传染性疾病等。还有一些疾病既受遗传因素影响也受环境因素的作用,如:高血压、糖尿病、癌和肿瘤、哮喘、消化性溃疡等常见病,以及唇裂、先天性心脏病等先天畸形。图1-1显示遗传因素和环境因素在不同疾病中的作用大小。

第二节 医学遗传学发展简史

医学遗传学的发展主要经历了两大阶段,其分界线大致为20世纪50年代。

一、20世纪50年代前的医学遗传学

在古希腊Hippocrates时代之前,人们就已经认识到某些疾病可能在家系中传递,即存在遗传的现象。犹太教法典(Talmud)则有了对“易出血者”的某些男性患者免除割礼的规定,证明人们已经认识到了血友病的遗传规律。18世纪Maupertuis研究了多指(趾)及皮肤和毛发缺乏色素者(白化症)的家系,指出这两种症状有各自不同的遗传方式。1914年Adams发表论文,指出先天性疾病、家族性疾病和遗传性疾病之间存在差别。1859年Boedeker首先确诊尿黑酸尿症,这是最早报道的先天性代谢病。

现代遗传学的奠基人是奥地利的僧侣Mendel(1822~1884)。1865年他公布了豌豆杂交实验的结果,认为遗传性状是由成对的遗传因子所决定的。在生殖细胞形成时,成对的遗传因子要分开,以便进入不同的生殖细胞中去。这被后人称为Mendel第一定律或分离率(law of segregation)。Mendel同时认为在生殖细胞形成时,不同对的遗传因子可以自由组合,这就是Mendel第二定律或自由组合律(law of independent assortment)。这两个定律是Mendel遗传因子学说的中心内容。此后,无数实验都证明了此学说的正确性。但是,Mendel的工作直到1900年才被重新发现。随即就有人试图把Mendel遗传因子学说应用于人类。

1901年英国医师Garrod描述了4个尿黑酸尿症的家系,共有11个患者,其中至少有3个患者的父母为表亲,他们的表型均无异常。当时,英国遗传学家Bateson认为,尿黑酸尿症属于Mendel遗传因子学说中的隐性性状变异。由于表亲间具有共同的外祖父母,他们更有可能带有同样的遗传因子,因此预期近亲婚配子代的患病率较高。1903年,Farabee指出短指(趾)畸形为Mendel遗传因子学说中的显性性状变异,这是人类显性遗传的第一例。1903年Sutton和Boveri分别注意到,Mendel遗传因子的行为跟生殖细胞形成和受精过程中染色体的行为完全一致,于是两人分别提出了遗传因子存在于染色体上的染色体遗传学说。1909年Johannsen将遗传因子改称为基因(gene),该名称沿用至今。他还提出了基因型(genotype)和表现型(phenotype)的概念。所谓基因型是指某个个体全部基因的组合;表现型系指环境条件与基因型相互作用而使该个体呈现的性状。1910年,美国哥伦比亚大学的Morgan和他的学生Sturtevant、Bridges和Muller开始利用由Castle(1905)建立的模式生物——果蝇(Drosophila)来研究遗传性状的传递,他们发现果蝇的性状可分为4个遗传连锁

群(linkage group),这恰好和果蝇的染色体对数相一致。为此,他们提出染色体是遗传的传递单位,一条染色体上的连锁基因是一起传递给子代的,这就是连锁律(law of linkage)。但是连锁不是绝对的。在生殖细胞形成过程中,同源染色体之间有时可交换一个片段,使连锁基因发生重新组合,这就是交换律(law of crossing-over)。至此,遗传学的4大基本定律全部确立,并成为经典遗传学和医学遗传学的理论基础。

二、20世纪50年代以来的医学遗传学

医学遗传学是临床医学与遗传学相互交叉、融合的产物,是人类遗传学和临床医学的重要组成部分之一。20世纪50年代以来,医学遗传学有了迅猛的发展,这主要得益于细胞遗传学、生化遗传学与分子遗传学等相关学科的推动。

(一)细胞遗传学发展对医学遗传学的推动作用

1952年美籍华人徐道觉(Hsu)发现,分裂细胞经低渗处理,可使细胞膨胀,染色体分散,便于观察。1956年美籍华人蒋有兴(Tjio)利用秋水仙素(colchicine)破坏纺锤丝的形成和作用,获得了有丝分裂中期的染色体。同年,Tjio和Levan正确地鉴定出人体体细胞染色体的数目为46。1960年,Nowell等应用植物血凝素(phytohaemagglutinin, PHA)使体外培养的外周血淋巴细胞变为淋巴母细胞从而进入分裂期。同年,Moorhead等建立了一套人体外周血体外培养和染色体制片的实验技术。随后,这套染色体分析技术被迅速应用于临床。1959年,Lejeune等发现唐氏(Down)综合征患者有47条染色体,即多1条小型近端着丝粒染色体;Ford发现特纳(Turner)综合征患者只有1条X染色体;Jacobs和Strong发现克兰费尔特(Klinefelter)综合征患者的性染色体是XXY。1960年,美国费城的一个研究小组在慢性粒细胞性白血病(chronic myelogenous leukemia, CML)患者的细胞里发现了一种特殊的染色体结构畸变,称之为费城染色体(Philadelphia chromosome, Ph^1)。20世纪60年代末,Caspersson等发现,荧光染料氮芥喹吖因(quinacrine mustard)可使染色体的不同区域显示强弱不同的荧光,这就是后来的显带技术。由于采用荧光染色,故称为Q带技术。此后,又出现G显带、R显带、C显带、T显带和高分辨显带等技术,由此提高了染色体分析的精确度和染色体病诊断的准确性。

(二)生化遗传学发展对医学遗传学的推动作用

20世纪50年代以来,生物化学实验技术和分析方法的发展,提高了对先天性代谢病的基础研究及临床诊断水平。例如可以通过层析法检出尿液中的异常代谢产物,通过电泳技术检出异常血红蛋白分子,通过淀粉凝胶电泳技术检出包括酶在内的蛋白质的结构异常,使医学遗传学在理论研究和实际应用方面都向前跨进了一大步。

在理论研究上,最引人注目的进展是对血红蛋白的研究。1949年,Pauling等在研究镰形红细胞贫血时发现患者有一种异常血红蛋白分子Hb S,其电泳性质不同于正常的Hb A,从而提出了分子病(molecular disease)的概念。1954年,Ingram创立了"指纹法",查明了患者血红蛋白β链第6位不是谷氨酸而是缬氨酸。由此展开了对血红蛋白分子病的深入研究。

在临床应用上,开辟了诊治某些遗传病的有效途径。1953年,Bickel等提出,通过控制新生儿的苯丙氨酸摄入量,能有效地防止苯丙酮尿症的发展,并取得了一定的治疗效果。目前,国内已有多家医院开展了苯丙酮尿症的遗传筛查,并为患者提供了不含苯丙氨酸的奶

粉。50年代中期还发现葡萄糖-6-磷酸脱氢酶(G-6-PD)缺乏患者,在使用抗疟疾药物伯氨喹啉时可引起药物性溶血,此后又发现多种药物反应存在受遗传控制的代谢基础。1959年Vogel提出药物遗传学一词。1971年,Brewer又提出生态遗传学这一术语,指出对食物、药物和毒物的反应都必须从遗传基础加以认识。迄今,已有3 000余种生化代谢病的致病基因已被定位,其中相当一部分已能通过生化检测方法结合基因突变分析加以诊断,部分生化代谢病已有专一的药物加以治疗。

(三)分子遗传学发展对医学遗传学的推动作用

1953年,Watson和Crick提出的DNA双螺旋结构模型,标志着分子遗传学的开始。20世纪70年代初,随着限制性内切酶的发现,以及DNA分子杂交技术的建立,分子遗传学进入了基因工程阶段,并为解决遗传病的诊治问题提供了新的手段。1976年,简悦威(Kan)等利用胎儿羊水细胞中的DNA进行分析,作出了α珠蛋白生成障碍性贫血(α-地中海贫血)的出生前诊断。1978年,Kan等又利用胎儿羊水细胞DNA作出了镰状细胞贫血的出生前诊断。随后,苯丙酮尿症、血友病、亨廷顿(Huntington)舞蹈病、迪谢内(型)肌营养不良(Duchenne's disease)等均能在DNA水平上作出诊断。20世纪70年代后期揭示了癌肿发生与癌基因(oncogene)的激活和(或)肿瘤抑制基因(tumor suppressor gene)的失活有关,并将其列入体细胞遗传病的范畴。80年代中期完成了线粒体DNA的序列分析,并发现了因线粒体基因突变所致的遗传病。90年代初,基因治疗(gene therapy)进入了临床试验阶段。首例腺苷酸脱氨酶(adenosine deaminase, ADA)缺乏引起的严重联合免疫缺乏症(severe combined immunodeficinecy, SCID),患者经基因治疗得到了较好的恢复,随后又利用该法对血友病B、家族性高胆固醇血症等单基因遗传病,以及部分肿瘤实施了基因治疗,取得了一定的疗效,推动了基因治疗的发展。1990年启动的"人类基因组计划(human genome project, HGP)"无疑为医学遗传学的发展注入了新的生机与活力。有关HGP详见第三章。

纵观20世纪以来医学遗传学的发展史,可以清楚地看到人们对遗传病的认识是逐步由大到小,即,群体水平→细胞水平→蛋白质水平→分子水平,是逐步从现象描述到本质描述的过程。21世纪是生命医学科学的世纪,医学遗传学在其中的作用毋庸置疑。正如美国医学遗传学之父Mckusick(1921~2008)所言"所有的医学是遗传学(All medicine is genetics)"和人类基因组计划的倡导者Dulbecco(1914~2012)所言"未来的医学是分子遗传学(Medicine in future is molecular genetics)"。表1-1显示20世纪以来的医学遗传学大事记。

表1-1 20世纪以来医学遗传学大事记

年份	重大事件	主要学者	年份	重大事件	主要学者
1900	重新发现孟德尔遗传规律	De Vries、Correns、Tschermak	1927	证明X线可诱发基因突变	Muller
1905	首先报道短指(趾)畸形(AD)的大家系	Farabee	1944	证明遗传信息是DNA,而不是蛋白质	Avery
1908	"先天性代谢差错"概念的提出	Garrod	1953	揭示DNA双螺旋结构	Watson、Crick
1908	遗传平衡律的建立	Hardy、Weinberg	1955	LOD积分方法的建立	Morton
1909	基因概念的提出	Johanseen	1956	确定人类体细胞染色体数为46条	Tjio、Levan
1919	遗传距离及厘摩概念的提出	Haldane	1959	发现21三体可引起先天愚型	Lejeune

（续表）

年 份	重大事件	主要学者
1962	首次证明存在 DNA 限制性内切酶	Arber
1966	阐明 DNA 遗传密码	Nirenberg、Ochoa、Khorana
1967	发现 DNA 连接酶	Gellert
1970	首例试管内合成基因	Khorana
1971	人类常染色体 Q 带技术的建立	Caspersson
1973	DNA 克隆技术的建立	Boyer、Cohen、Berg
1975	凝胶转移杂交检测特异性 DNA 序列	Southern
1975	单克隆抗体技术的建立	Kohler、Milstein
1975～1977	快速 DNA 测序技术的建立	Sanger、Barrell、Maxam, et al
1977	首例人类基因克隆	Shine
1976～1978	首例 RFLP 和首例 DNA 诊断	Kan(简悦威)
1981	人类线粒体 DNA 完成测序	Anderson
1985	首例 DNA 指纹图	Jeffreys
1985	发明聚合酶链反应(PCR)	Mullis、Saiki、Erlich
1986	提出肿瘤问题有待人类基因组测序	Dulbecco
1990	首例腺苷脱氨酶缺乏症作基因治疗	Anderson
1991	人类基因组研究规划启动	Waston、Collins
1994	人类基因组连锁图完成	Murray、Weissenbach, et al
1998	人类基因组物理图完成	Deloukas、Schuler, et al
2001.2.15	根据人类基因组 94% 序列草图作出初步分析	国际人类基因组测序联合体(6 国组成),Celara 公司
2004.10.21	人类基因组完成序列,该序列覆盖了约 99% 的常染色质区域	美、英、日、法、德、中六国国际人类基因组测序联合体

医学遗传学发展也离不开与其分支学科或相关学科的发展,见表 1-2。

表 1-2 医学遗传学的分支学科或相关学科

名 称	名 称
细胞遗传学(cytogenetics)	辐射遗传学(radiation genetics)
生化遗传学(biochemical genetics)	体细胞遗传学(somatic cell genetics)
分子遗传学(molecular genetics)	癌肿遗传学(cancer genetics)
药物遗传学(pharmacogenetics)	群体遗传学(population genetics)
免疫遗传学(immunogenetics)	遗传流行病学(genetic epidemiology)
行为遗传学(behavioral genetics)	临床遗传学(clinical genetics)
生态遗传学(ecogenetics)	基因组学(genomics)

第三节 遗传性疾病的分类及特征

遗传性疾病或遗传病(inherited disease, genetic disorder)是指因遗传因素而罹患的疾病。遗传因素可以是生殖细胞或受精卵内遗传物质的结构或功能的改变,也可以是体细胞内遗传物质的结构和功能的改变。由于遗传病众多,需要进行分类以便更深入地研究。

一、遗传性疾病的分类

遗传性疾病的分类，目前遗传学界普遍采用 McKusick 的分类方法，即将遗传病分为五大类。

（一）染色体病

人类正常体细胞染色体为 46 条。如果在生殖细胞发生和受精卵早期发育过程中发生了差错，就会导致染色体的数目畸变或结构畸变，统称为染色体病（chromosome disorders）。比如临床上最常见的唐氏（Down）综合征就是由于二倍体中多了 1 条 21 号染色体所致。已知染色体病有 300 余种，涉及 22 对常染色体和 2 条性染色体。染色体数目畸变往往是由于染色体不分离所致，故通常不在家系中传递，但也有少数结构畸变可以传递给子代。据报道，婴儿出生时染色体病的发生率约为 7‰，存活的胎儿中染色体病患者约占 1.7‰。在前 3 个月妊娠阶段发生的自发性流产胎儿中，染色体畸变大约要占到一半。详见第五章，人类染色体和染色体病。

（二）单基因病

单基因病（single-gene disorders）起因于单个基因的突变。在一对同源染色体上，如果其中一条染色体上的基因突变即可致病，称为显性遗传病，如亨廷顿（Huntington）舞蹈病；如果两条染色体对应位点均为突变基因而致病，称为隐性遗传病，如苯丙酮尿症。单基因病通常呈现特征性的家系传递格局，又称为孟德尔遗传病。单基因病的发病率较低，通常在 1/1 000到 1/10 000 之间。但此类疾病至少有 6 000 ~ 8 000 种，因此人群中的总体患病率并不低。以中国为例，最保守的估计有 2 000 万以上的患者。根据网上版人类孟德尔遗传数据库的统计（http://omim.org/statistics/entry），截至 2013 年 2 月 1 日共有 21 640 种，见表 1－3。由于每个基因均会有多种基因突变的类型，因此已被收录人类基因突变数据库（http://www.hgmd.org/）的基因达 5 283 个，截至 2013 年 2 月 1 日突变总数达 134 019 种，见表 1－4。详见第六章，单基因遗传病。

表 1－3 在线人类孟德尔遗传数据库统计结果

类型	常染色体	X 连锁	Y 连锁	线粒体遗传	总计
已有基因描述	13 417	654	48	35	14 154
基因与表型均已知	124	4	0	2	130
表型描述，分子基础已知	3 399	272	4	28	3 703
表型描述，分子基础不明	1 626	132	5	0	1 890
其他，表型类似孟德尔遗传	1 791	127	2	0	1 920
总计	20 329	1 187	59	65	21 640

表 1－4 人类基因突变数据库收录的突变基因类型及数目

突变类型	收录数	突变类型	收录数
错义或无意突变	74 328	小插入与缺失	1 783
拼接区突变	12 414	重复变异	407
调节区突变	2 628	大缺失	9 479
小缺失（<20 bp）	20 705	大插入	2 172
小插入（<20 bp）	8 558	复杂重排	1 341

（三）多基因病

多基因病（polygenic disorders）起因于多个基因的突变和环境因素的诱变，因此，又称为多因素病或复杂性疾病，其中包括一些常见病：如，糖尿病、哮喘、高血压、精神分裂症等，和一些先天性发育异常：如，先天性心脏病、无脑儿、脊柱裂等。多基因遗传病通常具有家族聚集现象，但无单基因遗传病那样明确的家系传递特征。详见第七章，多基因遗传病。

（四）线粒体基因病

线粒体 DNA 专门为呼吸链部分肽链及线粒体蛋白质合成系统 rRNA 和 tRNA 编码。线粒体基因突变可导致线粒体基因病（mitochondrial gene disorders），莱伯遗传性视神经病（Leber hereditary optic heuropathy，LHON）等。线粒体基因突变往往随同线粒体传递，故呈母系遗传或细胞质遗传。详见第十章，线粒体基因病。

（五）体细胞遗传病

已知肿瘤起因于某些原癌基因或肿瘤抑制基因的突变，其中原癌基因突变发生于体细胞水平，而肿瘤抑制基因的第一次突变（指非遗传性肿瘤）和第二次突变（遗传性与非遗传性肿瘤）也发生在体细胞水平，故肿瘤属于体细胞遗传病（somatic cell genetic disorders），一般不会直接传给子代。此外，有些先天畸形亦属此种类型。详见第十二章，肿瘤遗传。

二、遗传性疾病的特征

（一）遗传性疾病的传递方式

一般而言，显性遗传性疾病常以“垂直传递方式”出现，不延伸至无亲缘关系的个体；隐性遗传性疾病常出现在近亲婚配的子代中，患者要么呈水平分布格局，要么以斜行分布为特征；线粒体基因病常呈母系遗传格局；染色体病往往是散发的、无家系传递的特征，而多基因病和体细胞遗传病虽有家族聚集倾向，但一般没有明确的传递规律。

（二）遗传性疾病的分布格局

单基因遗传性疾病往往为质量性状的变异，呈现多峰性的特征（包括患者、正常人和携带者）；多基因遗传性疾病往往为数量性状的变异，呈现单峰性的特征，通过阈值可将人群分为正常与患者；线粒体基因病的基因突变类似单基因病，但该突变需要达到一定的数量才会得病，存在阈值效应；体细胞遗传病中，肿瘤的发生需要经历多个步骤的遗传损伤，最后才会癌变和转移。染色体病只是散发性的，没有明显的分布格局。

（三）遗传性疾病与先天性疾病的关系

先天性疾病（congenital disease）是指婴儿出生时，即显示某种疾病的表现。应该说大多数遗传病为先天性疾病，如先天性心脏病、血友病 A 或 B、唐氏（Down）综合征等。但先天性疾病不一定是遗传病，如胎儿在宫内感染天花，造成出生时脸上有瘢痕，母亲怀孕早期感染风疹病毒，致使胎儿患有先天性心脏病，孕妇服用沙利度胺（反应停，thalidomide）引起胎儿先天畸形。还有一些遗传病在出生时毫无症状，要到一定年龄才发病，也称为迟发型遗传病，如迪谢内肌营养不良到儿童期发病，亨廷顿舞蹈病（Huntington's chorea disease）好发于30～45岁，痛风好发于30～35岁。

（四）遗传性疾病与家族性疾病的关系

家族性疾病（familial disease）是指在亲代和子代中均有患者，或在正常父母所生的子女中出现一个以上的患者。遗传性疾病往往表现为家族性的特征,尤其是单基因病。然而有些遗传性疾病没有家族史,呈散发性分布,如染色体病。同样,家族性疾病也并不一定就是遗传病。如一个家庭有多个成员患同一传染病(如结核病、肝炎),这与细菌、病毒感染有关。夜盲症也常有家族性,但它不是遗传病,而是因为缺乏维生素A所致。

(五)遗传性疾病的其他特征

1. 染色体病患者往往有一些特征性临床表现,如智力障碍和生长发育延迟;单基因病的临床表现往往与缺陷基因有关,但也存在基因的多效性;线粒体基因病由于影响能量代谢故往往导致多脏器病变。

2. 在排除环境因素作用的前提下,亲属中有一定比例的患者被诊断为同一种疾病,且有特征性的发病年龄和病程变化。

3. 同卵双生的同病率明显高于异卵双生的同病率;近亲婚配子代的发病率显著高于随机婚配群体的发病率;患者亲属的发病率也显著高于群体的发病率。

第四节　医学遗传学和遗传医学的任务

医学遗传学的任务在于揭示各种遗传病的遗传规律、发病机制、诊断和防治措施。遗传医学(genetic medicine)则为遗传病患者提供临床服务,包括遗传病的诊断、治疗、筛查、预防、咨询、随访等。其最终目的在于尽可能减少遗传病患者的痛楚,使他们尽可能享有健康的人生。进入21世纪以来,我国各大城市的综合性医院普遍建立了婚前检查门诊和遗传咨询门诊,有些省市还建立了遗传病诊治中心。临床各科的遗传医学服务也日益受到重视。遗传医学已在我国生命医学的现代化进程中发挥着越来越重要的作用。

(顾鸣敏　王铸钢)

建议阅读文献

1. International Human Genome Sequencing Consortium. Initial sequencing and analysis of the human genome. Nature, 2001, 409: 860-921.
2. Yoo SM, Choi JH, Lee SY, et al. Applications of DNA microarray in disease diagnostics. J Microbiol Biotechnol, 2009, 19(7): 635-646.
3. Harper PS. A Short History of Medical Genetics. Oxford and New York, Oxford University Press, 2008.

建议浏览网站

1. 人类孟德尔遗传数据库: http://omim.org
2. 人类基因突变数据库: http://www.hgmd.org
3. 国际人类遗传学学会联盟: http://www.ifhgs.org
4. 中国遗传网: http://www.chinagene.cn/CN/volumn/index.htm
5. 美国人类遗传学会网站: http://www.ashg.org

思 考 题

1. 医学遗传学发展史上曾发生过多个大事件,你认为哪3个重大事件对医学遗传学发展的推动作用最大?
2. 人类遗传性疾病有哪些类型?它们之间的鉴别点是什么?
3. 如何区分遗传性疾病、先天性疾病和家族性疾病?

英 文 阅 读

Genetics in Medicine

Genetics in medicine had its start at the beginning of the 20th century, with the recognition by Garrod and others that Mendel's laws of inheritance could explain the recurrence of certain disorders in families. During the ensuing 100 years, medical genetics grew from a small subspecialty concerned with a few rare hereditary disorders to a recognized medical specialty whose concepts and approaches are important components of the diagnosis and management of many disorders, both common and rare. This is even more the case now at the beginning of the 21st century, with the completion of the Human Genome Project, an international effort to determine the complete content of the human genome, defined as the sum total of the genetic information of our species (the suffix -ome is from the Greek for "all" or "complete"). We can now study the human genome as an entity, rather than one gene at a time. Medical genetics has become part of the broader field of genomic medicine, which seeks to apply a large-scale analysis of the human genome, including the control of gene expression, human gene variation, and interactions between genes and the environment, to improve medical care.

Medical genetics focuses not only on the patient but also on the entire family. A comprehensive family history is an important first step in the analysis of any disorder, whether or not the disorder is known to be genetic. As pointed out by Childs, "to fail to take a good family history is bad medicine." A family history is important because it can be critical in diagnosis, may show that a disorder is hereditary, can provide information about the natural history of a disease and variation in its expression, and can clarify the pattern of inheritance. Furthermore, recognizing a familial component to a medical disorder allows the risk in other family members to be estimated so that proper management, prevention, and counseling can be offered to the patient and the family.

第二章

遗传的细胞与分子基础

遗传性(heredity)和变异性(variability)是所有生物体共有的生命现象。有遗传才能保证各种不同生物体的稳定延续,才有种的属性。有变异才有生物体的进化发展。世界上所有的生物都是古代生物通过遗传变异进化发展而来的。遗传与变异是生命自然界的一对矛盾,它们既相互对立又相互转化。人类是生物界进化发展的产物,因此人类的遗传和变异无疑充满着生物界进化发展的印记。生命自然界亿万年的进化发展,全依靠信息分子的世代相继和变化演进。随着遗传学研究的不断深入,生物遗传变异的奥秘被不断揭示。重组DNA技术的成功,单基因遗传病的DNA诊断和基因治疗的成功,人类基因组计划的绘制完成,使医学遗传学处于飞速发展之中。鉴于DNA分子生物学、细胞遗传学、孟德尔遗传等对进一步理解人类遗传学的基本原理有着十分重要的作用,本章将着重从分子和细胞水平介绍遗传物质的结构、DNA分子的功能、细胞的分裂、遗传物质的分配与遗传性疾病的关系等内容。

第一节 遗传的分子基础

1944年,Avery、MacLeod和McCarty发现,如果把有毒性光滑型Ⅲ S肺炎球菌的DNA注入无毒性粗糙型Ⅱ R肺炎球菌的培养基中,可使一部分Ⅱ R型转化为Ⅲ S型,这说明一种细菌的DNA可引起另一种细菌遗传性状发生改变。像这种由外来DNA引起细菌类型的改变称为转化(transformation),从而首次证明转化因子是脱氧核糖核酸(deoxyribonucleic acid, DNA)。1952年,Hershey和Chase分别用^{32}P和^{35}S标记噬菌体T2的DNA和蛋白质,证明噬菌体感染细菌时进入菌体内的是DNA而不是蛋白质,从而进一步证明DNA是遗传物质。1953年,Watson和Crick揭示了DNA分子的双螺旋结构,为揭示生物遗传变异的奥秘奠定了基础,并对医学遗传学的发展产生了极大的影响。

一、真核细胞的遗传物质是双链DNA

原核细胞和真核细胞的DNA分子均由两条多核苷酸链构成,只是前者是环状的双链,而后者是线性的双链。多核苷酸链的组成单位是核苷酸(nucleotide),由磷酸、脱氧核糖和碱基(base)构成。碱基主要包括腺嘌呤(adenine, A)、鸟嘌呤(guanine, G)两种嘌呤

(purine),和胸腺嘧啶(thymine, T)、胞嘧啶(cytosine, C)两种嘧啶(pyrimidine)。碱基接在脱氧核糖的1′位,磷酸接在脱氧核糖的5′位,脱氧核糖的3′位是羟基。多个核苷酸通过彼此间的磷酸二酯键相连,形成多核苷酸链。Watson 和 Crick 用双螺旋结构模型阐明了双链 DNA 的分子结构(图 2-1)。该模型认为:一个 DNA 分子由两条平行反向的多核苷酸链组成。它们围绕同一中心轴顺时针方向旋转成为双螺旋结构。脱氧核糖与磷酸残基排列在 DNA 链的外侧,构成多核苷酸链的主干。链上核苷酸的碱基朝向链的内侧;两条多核苷酸链的碱基彼此通过氢键维系在一起,并严格遵循"碱基互补(base complementarity)"原则进行配对,即嘌呤 A 与嘧啶 T 配对,形成两个氢键(A = T),嘌呤 G 与嘧啶 C 配对,形成3个氢键(G≡C);DNA 双螺旋的结构对参与组成的核苷酸数量没有限制,因此,每个双链 DNA 分子可以由成千上万个核苷酸构成,大量的遗传信息储存在 A、T、G、C 四种碱基的排列顺序中。

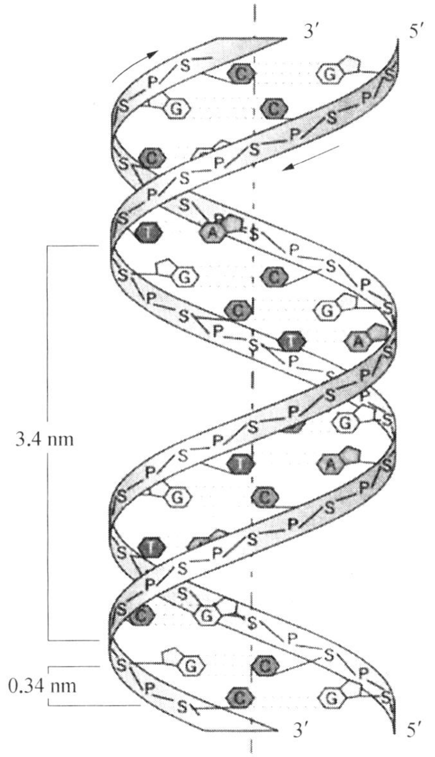

图 2-1　DNA 分子的双螺旋结构模型

作为主要的遗传物质,DNA 所携带的遗传信息必须经复制,并通过细胞分裂将其精确地传递给两个子细胞。其中存在两个关键的生物学问题:① 某个体特有的遗传信息是如何以化学的形式携带的?② 它又是如何被精确复制的?随着 DNA 双螺旋结构模型的提出,这两个问题的答案随即浮出了水面,该模型也因此成为20世纪生物学发展的一个里程碑。

在细胞中,双链 DNA 分子的长度常用互补的碱基对(base pairs, bp)数目来描述。鉴于 DNA 分子核苷酸数量巨大,所以经常还使用 kb(kilobase pairs, 1 kb = 1 000 bps)和 Mb (megabase pairs, 1 Mb = 1 000 kbs)这样的单位。比如人的一号染色体的 DNA 长度差不多有263 Mb。

二、DNA在细胞中被包装成染色质和染色体

动物和人类细胞的DNA绝大部分都在细胞核内，和若干种组蛋白分子结合，以染色质(chromatin)的形式存在。早在认识遗传物质的化学本质之前，就已经在光镜下发现了能被碱性染料着色的染色质(1879年，Flemming)和染色体(1888年，Waldeyer)。因为一种物种同一性别所有个体的全部细胞在有丝分裂时可见同样的一组染色体，因此它们被推测为遗传信息的载体。直到20世纪40～50年代，脱氧核糖核酸(DNA)的本质才被揭示。染色质和染色体有相同的化学组成，两者具有不同名称是因为它们分别代表了这种结构在细胞分裂间期和分裂期典型的存在形式。在染色质分子中，DNA双螺旋分子围绕在8分子组蛋白(histone)核心(H2A、H2B、H3和H4组蛋白各2分子)周围，构成染色质的基本组成单位核小体(nucleosome)。许多核小体由DNA双螺旋分子串连成像念珠一样的11 nm染色质小纤维(chromatin fibril)，染色质小纤维在组蛋白H_1的作用下，进一步螺旋，构成30 nm的染色质纤维，称为螺线管(solenoid)。在间期，这些30 nm直径的纤维还要经反复折叠盘曲，在细胞核的不同部位形成包装程度及形态不同的染色质，其中，呈深染的高电子密度区域为高度卷曲紧缩的异染色质，主要分布于内层核膜下面和核仁周围。而夹杂其间的浅染区域为松懈伸展的常染色质。当然，这种折叠和盘旋绝不是随机的，而是以有利于准确、高效地进行基因的复制和表达的方式实现的，因而是一种高度有序的结构。不同的染色质结构对基因的表达有不同的影响，如果基因被包装进异染色质，它们通常就不能表达。DNA及其结合蛋白上发生的，如：甲基化、乙酰化、磷酸化等多种不同的化学修饰或去修饰，均可影响所在位置染色质纤维，以及染色体高级结构的稳定性。细胞在分裂时，染色质纤维将进一步折叠，构建成染色体(chromosome)，分配给子细胞。构建染色体时，螺线管折叠成一个个襻环，若干个(18个)大小不同的襻环以染色体支架为轴心，放射状排列形成微带。微带是染色体的高级结构单位，若干个微带(106个)沿轴心支架纵向排列构建成染色单体(chromatid)(图2-2)。遗传物质这样多层次的包装，既可使原来纤长的DNA双螺旋分子大大缩短(5 cm→5 μm)，也更有利于其高效准确地发挥功能。

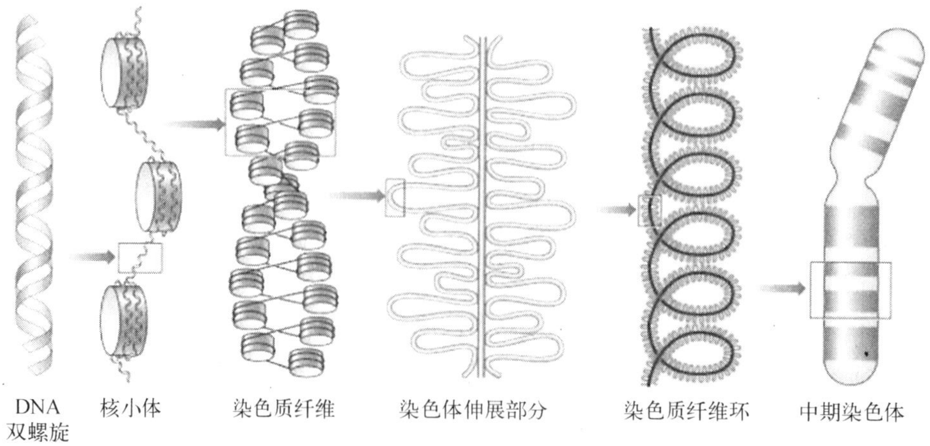

图2-2 染色体的构建过程

人类体细胞核含有二倍体46条染色体，其中父源和母源各单倍体23条，除了XY或XX为1对性染色体（sex chromosome）外，其余22对为常染色体（autosome）。

三、DNA以半保留的方式进行复制

DNA作为遗传信息的载体分子，一切遗传性状的遗传，依靠DNA分子的忠实拷贝和传递。DNA分子的双螺旋结构模型中特异性的碱基配对原则，提示了DNA一种可能的复制机制，即双链中的每条链均可作为模板（template），复制合成与之互补的新链，经一次复制后，忠实地得到两个与原来DNA分子完全相同的新分子。1958年，Meselson和Stahl用^{15}N标记大肠埃希杆菌（大肠杆菌）环状双链DNA，然后转移到仅以^{14}N为氮源的培养基中，证明了DNA分子的这种半保留复制方式（图2-3）。

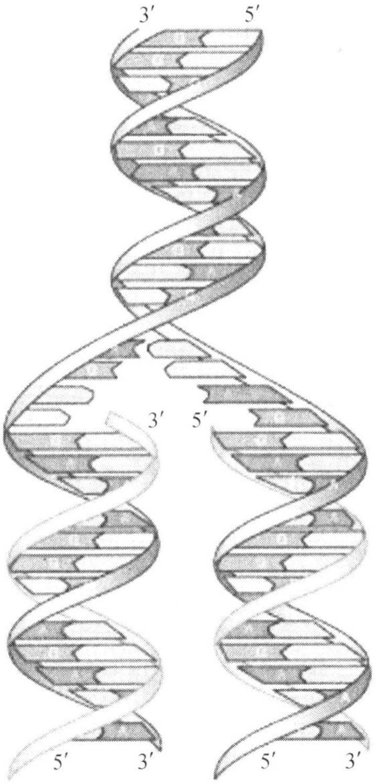

图2-3　DNA双链的半保留复制示意图

DNA的复制，发生于体细胞分裂周期和生殖细胞第一次减数分裂前的DNA合成期（S期）。真核生物，由于DNA分子巨大，复制时一条染色体上会有多个起始的位置，称为复制起始点（replication origin）。这些起始点部位的碱基，以AT为多，由于氢键的数量较少，所以更容易打开。复制开始时，起始点处的DNA双螺旋先解开，呈眼泡状，被称为复制泡（replication bubble）；解开的两股单链与未解开的双链间形成Y形，称作复制叉（replication fork）；复制起始点和两侧的复制叉共同构成一个单位，称复制子（replicon）。在每个复制子上，复制同时向两侧相反的方向进行，为双向复制。复制过程很复杂，涉及多种不同种类的蛋白质和酶,其中,DNA 聚合酶负责将与模板链碱基配对正确的脱氧核糖核苷酸通过磷酸二酯键彼此连接起来,形成一条与模板链互补的 DNA 新链。在这个过程中,DNA 聚合酶的底物实际是脱氧核苷三磷酸,它们通过水解为复制提供反应能量。连接时,后一个核苷酸的5′磷酸基团与前一个核苷酸的3′羟基,形成磷酸二酯键。新链上接上什么样的核苷酸取决于模板链,两者的核苷酸碱基遵循碱基互补原则,即模板链上是 A(T),新链上是 T(A);模板链上是 G(C),新链上则是 C(G)。最终形成的 DNA 双链分子,在序列上与充当模板的亲代 DNA 双链分子完全相同,遗传信息就这样被完整而准确地复制了出来。

在每一个 DNA 分子(亦即染色质或染色体分子)上,除了复制起始点之外,着丝粒(centromere)和 DNA 分子两端的两个端粒(telomeres)也是 DNA 复制所必需的。端粒和着丝粒均属于异染色质,它们对于遗传物质的功能维持很重要。着丝粒的作用是使染色体在分裂中期连接于纺锤丝上,从而保证复制好的两个相同的 DNA 分子,被平均地分配给分裂后的两个子细胞。端粒是真核细胞染色体两末端的特异序列,它是一段富含 G 碱基的简单重复序列,在每一次细胞分裂后从 DNA 链的3′端伸出并折叠成特殊结构。端粒的作用是保证线性 DNA 分子的两个末端的完全复制。因为 DNA 复制时,在被复制序列的前方,总有一段序列要作为 RNA 引物的模板,如果没有模板链3′端的这段延伸出来的重复序列,则新合成的 DNA 链将不能把末端的一段序列完全复制下来。

真核细胞的 DNA 由于被大量组蛋白包装成染色质或染色体,因此,在 DNA 复制的同时,除了原来存在的一半组蛋白之外,另一半组蛋白也需要重新合成。

四、DNA 上遗传信息的表达单位是基因

DNA 除了能储存和复制遗传信息外,它的另一个重要功能是遗传信息的表达,即根据遗传信息指导蛋白质和功能性 RNA 的合成,以实现遗传物质对细胞或生物体的性状控制。遗传信息的表达是以基因为单位进行的。

一个生物体的 DNA 所带的全套信息叫做它的基因组(genome),也可以把带有全套遗传信息的 DNA 叫做基因组。通常,以细胞核内单倍数染色体包含的所有遗传信息算作一个基因组,它含有一种生物完整的一套基因。人类基因组包括 22 条常染色体和 X、Y 性染色体上的所有遗传信息。据最新公布的人类基因组研究报告,人类基因组大约含 2.5 万个基因,其序列仅占基因组 DNA 核苷酸序列的 1.5% ~2% 。DNA 上更多的是大量的非编码序列,它们约占基因组序列的98%以上(图 2 -4)。这些非编码顺序究竟有些什么作用,目前还知道很少。曾有人将这些非编码的顺序称为“自私”的 DNA,或“垃圾”DNA。但越来越多的证据表明,这部分 DNA 可能在染色体的结构、基因的表达调控等方面,起着举足轻重的作用。同时,它们也记录着生物进化发展的历史,是一种活生生的化石。有人预言,这部分 DNA 就像一个“宝库”,将来会从中发掘出许多重大的发现。

另外,在细胞的线粒体中还有线粒体 DNA,其所含有的遗传信息被称为线粒体基因组。详见第十章,线粒体基因病。

人体中各种不同的细胞之所以有不同的形态、行使不同的功能,不是因为这些细胞的遗传物质有什么不同,而是这些细胞表达了不同的基因。例如,一个人身上的红细胞是专一负责氧运输的,而胰岛 β 细胞则是专一制造胰岛素的,这两种细胞所携带的基因组信息是完全

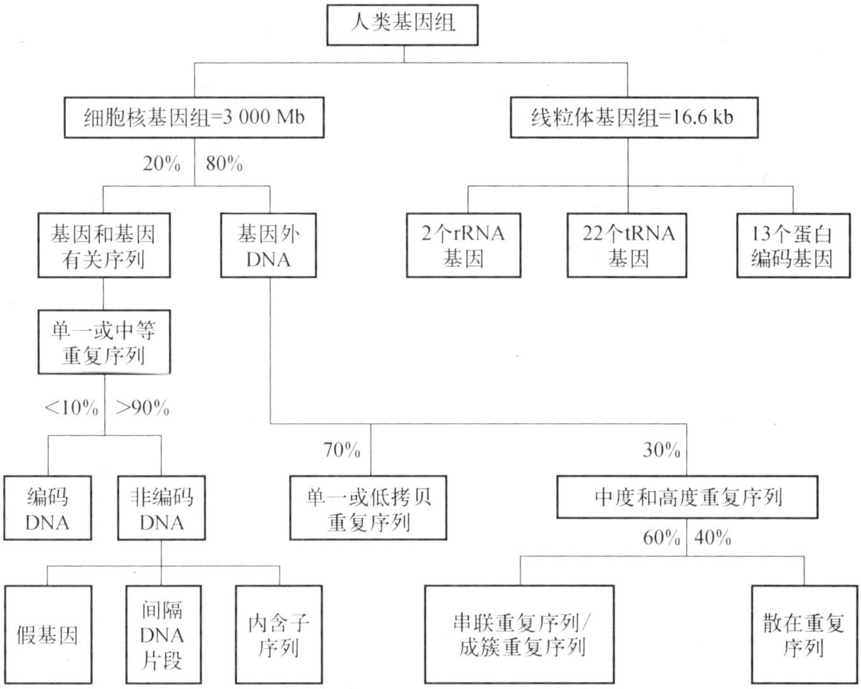

图 2-4　人类因组的组织成分图

一样的，两种细胞在形态和功能上的巨大差异缘于它们基因表达谱的差异，红细胞表达血红蛋白，而胰岛 β 细胞表达胰岛素。

（一）基因是有着特定编码信息的一段 DNA

孟德尔于 1866 年在《植物的杂交试验》中提出了遗传假设。他认为生物体的某一特定性状是受一个遗传因子（genetic factor）所控制，即一个因子决定一个性状。1909 年丹麦植物学家和遗传学家 Johannsen 把遗传因子改称为“基因”（gene）。1926 年，Morgan 通过果蝇的杂交实验发表了《基因论》，阐明了基因是直线排列在染色体上的遗传颗粒。基因既是携带生物遗传信息的结构单位，又是控制生物体性状的功能单位。从 20 世纪 50 年代起，遗传学和分子生物学的发展揭示了基因的分子基础是核酸，通过转录和翻译使遗传信息得到表达，指导蛋白质的生物合成。近年来的研究表明，在 DNA 上，除了有编码多肽链的基因，还有只生成 RNA 的基因，如 rRNA、tRNA、microRNA 基因等。因此，若是在分子生物学水平上给基因下个定义的话，一个基因应该是合成有功能的蛋白质多肽链，或 RNA 所必需的全部核苷酸顺序（通常是 DNA 顺序）。按照这个定义，一个基因不仅包括编码肽链或 RNA 的核苷酸顺序，还包括表达所需的调控等顺序。

真核细胞中除了已知的组蛋白基因、肌动蛋白基因和部分干扰素基因外，绝大多数的结构基因编码的核苷酸顺序是不连续的，它们被或多或少（2 ~ 70 多个）、或长或短（10 ~ 3 000 bp）的插入顺序所分隔，其中的编码顺序称为外显子（exon），非编码的插入顺序称为内含子（intron）（图 2-5）。基因的大小以及内含子的数目和长短在不同的基因相差悬殊。结构基因转录时内含子也被转录，但在原初转录产物的加工过程中被切除。内含子的顺序总是由 GT 开始，而以 AG 结束，它们邻近的碱基也遵循一定的顺序（图 2-6），被称为共有顺序（consensus）。这些有规律的顺序为内含子加工剪接的信号。

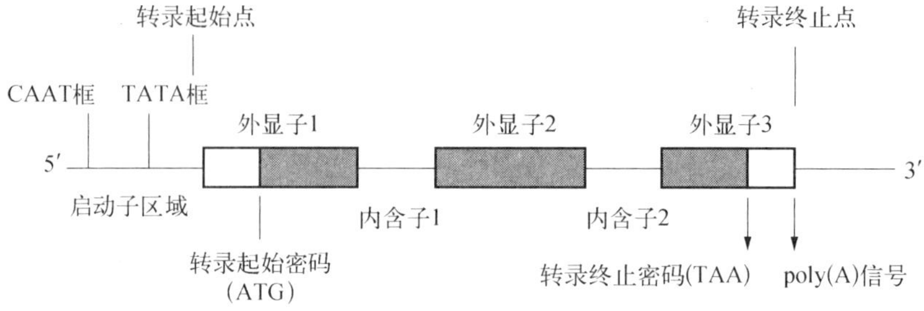

图2-5 真核细胞结构基因的模式图

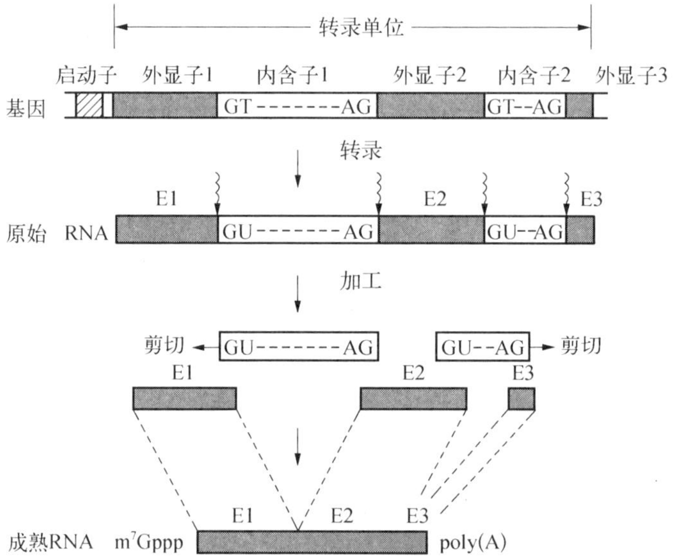

图2-6 真核细胞结构基因的内含子及剪接

DNA的两条链都有基因分布，即两条DNA链都可以为蛋白多肽链或RNA编码。研究表明，一些高度相关的基因常成簇状出现在一条染色体的特定区域。如在11号染色体上，有6个珠蛋白基因簇状排列在一起，其中一个在胚胎期的红细胞中开始表达，另一个在以后的胎儿期开始表达，β珠蛋白大约在出生时开始表达，活性逐渐增加，成年后一直保持着活性。据推测，珠蛋白基因家族彼此间的物理位置，与发育过程中的精确调控有关。很多执行复杂功能的蛋白是由不同的亚基组成，编码这些不同亚基的基因，常位于不同的染色体上，如编码α珠蛋白、β珠蛋白的基因，分别位于16号和11号染色体上，它们编码的蛋白装配成四聚体的血红蛋白。这说明，细胞同样能够精细调节那些物理位置不相关的基因的相关表达。基因为什么位于DNA的特定位置上，以及它们为什么出现在某一特定的染色体上，其中的原因尚不清楚。

真核生物DNA上大多数编码蛋白的基因是单一的。它们被称为单基因家族。研究发现，约80%的mRNA来自非重复的单一序列的DNA。这种单一序列的基因，如发生突变，很容易造成遗传性状的改变，或产生遗传性疾病。一些编码功能性RNA和蛋白质的基因也被发现存在重复的现象，它们往往重复几十到几百次，因此，又称它们为多基因家族(multigene family)。多基因家族成员的DNA顺序可以是完全相同，也可以有些不同，但相互之间同源性很高，因此推测它们都是来自同一个祖先基因。单基因家族可以和上面提到的多基因家族一起组成更大的基因家族——超基因家族，但与多基因家族不同的是，超家族成员虽然在结构上有程度不同的同源性，但它们的功能并不相同。最典型的超基因家族是免疫球蛋白超基因家族。这一族的成员都具有免疫球蛋白样的结构域，所以它们被命名为免疫球蛋白超基因家族。最近新提出的又一个超基因家族是 ras 超基因家族，它包括 ras、rho 和 rab 三个家族。已有大约 30 个哺乳动物蛋白被确定为该家族的成员。

多基因家族中有些成员并不产生有功能的基因产物，这些基因就被称为假基因（pseudogene）。假基因在序列上与有功能的基因相似，但它们或者不能转录，或者转录后生成无功能的产物。假基因可能是在进化过程中，基因的有些关键部位发生了核苷酸的改变，从而引起转录失控、阅读框架改变，或者是可读密码子变成终止密码子等，而最终形成的。假基因按结构特点可分成两类：一类中间含有与正常基因相似的内含子，这类假基因被认为可能是通过基因复制，但因随后产生突变而形成的；另一类假基因中间没有内含子结构，序列与转录的 RNA 产物相似，甚至有些假基因的 3′端还有 poly（A）尾巴，提示这些假基因由 mRNA 逆转录生成 cDNA 后，再插入基因组中的，它们被称为加工假基因。

（二）基因表达包含转录和翻译两个阶段

真核细胞将 DNA 上的遗传信息解译为蛋白质多肽链要经历两个过程：转录（transcription）和翻译（translation）。前者，遗传信息从 DNA 转移到另一种信息大分子 RNA 上，即将 DNA 上的核苷酸顺序转换成 RNA 的核苷酸顺序。此过程在细胞核内进行；后者是将遗传信息再从 RNA 转移到肽链上，把 RNA 的碱基顺序转换成蛋白质多肽链中相应的氨基酸顺序。此过程在细胞质中进行。

1. *转录*　基因转录的过程是：在细胞核内 RNA 合成酶（亦称转录酶，transcriptase）作用下，以 DNA 的一条链上的一段序列为模板，按照碱基配对原则，合成一个与模板序列互补的 RNA 分子（图 2－7）。

转录起始和结束由 DNA 上特殊序列对转录酶发出信号而实现的。每个基因的编码序列之前均有一段约 50 个核苷酸左右的非编码的特殊序列，存在于转录起始位点的上游，被称为启动子（promoter），供转录酶和其他转录调节蛋白的识别和结合，以驱动转录从启动子后的起始位点开始。转录开始后，随着 DNA 分子双螺旋的打开，两条 DNA 链上的一小段序列得以暴露，其中的一条链作为模板，在酶的作用下，通过磷酸二酯键的联结，以 5′→3′方向逐一合成与模板链互补的 RNA 新链。直至聚合酶遇到 DNA 上代表转录结束的终止信号，酶停止前进，并释放新合成的 RNA 链，转录终止。

对每个特定的基因来说，DNA 双链分子中只有一条链带有该基因的遗传信息，称为基因链（gene strand）或有义链（sence strand）；另一链则为其互补顺序，称反基因链（antigene strand）或反义链（antisence strand）。所有基因均以反基因链为模板（template）进行转录，因而转录产物的碱基顺序必与基因的遗传信息，即基因链的核苷酸顺序相一致，只是把 T 换成了 U。

2. *转录产物的转录后加工和转运*　转录产物常叫做转录本（transcripts），主要有以下几种：信使 RNA（message RNA，mRNA）、核糖体 RNA（ribosomal RNA，rRNA）、转运 RNA（transfer RNA，tRNA）、微小 RNA（microRNA，miRNA），以及其他的一些小分子 RNA（small RNAs）。其中，只有 mRNA 分子含有为多肽链氨基酸编码的信息，可用于指导蛋白质的合

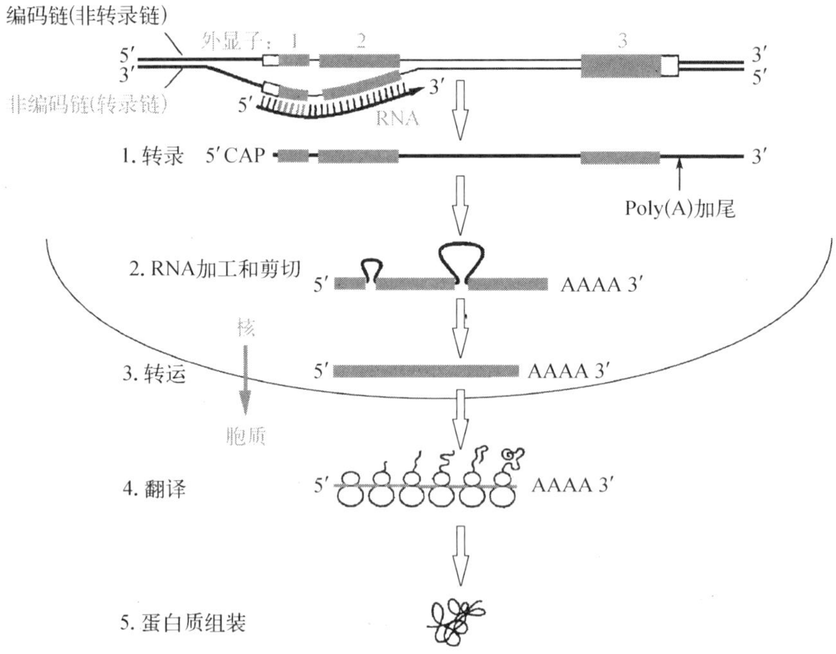

图 2-7 转录与翻译过程示意图

成，其余 RNA 分子均为非编码 RNA，它们各自有着不同的结构和功能，如 rRNA 与诸多蛋白结合成核糖体，负责蛋白质的合成；tRNA 在蛋白合成过程中起着转运氨基酸和解译 mRNA 遗传密码的作用；miRNA 可以通过和 mRNA 分子中特定序列的结合，对蛋白质的翻译或合成过程起到调节作用；一些小分子 RNA 则在 RNA 的加工过程中发挥作用。

真核细胞的转录主要在细胞核中进行，转录出来的产物是初级 RNA，还需要在核内再经一些特殊的加工才能成为成熟的 RNA，并被运输出核，参与蛋白的翻译过程。

以真核细胞 mRNA 的加工为例，原初转录产物要比成熟 mRNA 大 4 ~ 5 倍，称为异质性核内 RNA(heterogeneous nuclear RNA, hnRNA)，它们需要经过一个转录后的加工过程，才能成为多肽链合成的模板。加工一般包括加帽、剪接、加尾等过程。

所谓加帽就是在转录进行过程中，原初转录产物 5′端头部要接上一个 7-甲基鸟苷-5′-三磷酸(7-methylguanyl triphosphate)，这个 5′帽结构能防止磷酸酶和核酸酶的作用，从而有助于 mRNA 的稳定，并促进 mRNA 的翻译。

所谓剪接就是指原初转录产物的内含子，在一种多成分的剪接小体(spliceosome)上被识别和准确地切除，并将其余的编码顺序全部连接在一起的过程。现在尚不清楚为什么大多数的真核基因是不连续的，但是这种剪接机制却使一个细胞能通过对原初 RNA 转录产物的不同剪接，从一个基因产生不同的 RNA 分子。例如，在肌细胞中，原初的原肌球蛋白 RNA 转录产物通过剪接，差不多可以产生 10 余种不同的剪接方式，每一种对应于一种不同的蛋白产物。一个基因由于其 RNA 的选择性剪接，能够表达一家族不同的蛋白。一个 RNA 分子可以在某种细胞中以某种方式进行剪接，而在另一种不同的细胞中以另一种方式进行剪接。

原初转录产物的 3′端有 AATAAA 多聚腺苷酸化(polyadenylation)信号，特异的核酸内切酶在其下游 15 ~ 30 个核苷酸处切去下游 RNA 片段，然后再由多聚 A 聚合酶(poly A polymerase)在3′端加上150～200个A,这个过程称为加尾。多聚A尾部可增进mRNA的稳定性,并有利于它从细胞核进入细胞质。

原初转录产物经过加工后成为成熟的mRNA。成熟mRNA的5′端首先是一段非编码的领头顺序(leader sequence),称为5′非翻译区(untranslated region),中间是一段连续的编码顺序,称为翻译区,其在DNA上相对应的编码序列叫做开放阅读框(open reading frame)。在翻译区中,每三个相邻的核苷酸为多肽链上的一个氨基酸编码,或代表一个翻译的起始和终止信号,被称为三联密码子。一共有64种密码子,其中61种分别代表20种氨基酸,其余3种不代表任何氨基酸,而是作为肽链合成的终止信号,为终止密码(表2－1)。AUG作为翻译区的起始密码子,同时还代表甲硫氨酸。细胞核DNA密码子只有甲硫氨酸(ATG)和色氨酸(TGG)为单一密码;其余氨基酸均有2～6个同义密码子。成熟mRNA在翻译终止密码之后还有一段3′非翻译区,最后才是多聚A尾部。

表2－1　遗传密码

第一碱基		第二碱基 U	第二碱基 C	第二碱基 A	第二碱基 G	第三碱基	
第一碱基	U	UUU, UUG } Phe 苯丙 UUA, UUG } Leu 亮	UCU, UCC, UCA, UCG } Ser 丝	UAU, UAC } Try 酪 UAA, UAG } 终止密码	UGU, UGC } Cys 半胱 UGA } 终止 UGG } Trp 色	U C A G	第三碱基
	C	CUU, CUC, CUA, CUG } Leu 亮	CCU, CCC, CCA, CCG } Pro 脯	CAU, CAC } His 组 CAA, CAG } Gln 谷胺	CGU, CGC, CGA, CGG } Arg 精	U C A G	
	A	AUU, AUC, AUA } Ile 异亮 AUG 起始 } Met 甲硫	ACU, ACC, ACA, ACG } Thr 苏	AAU, AAC } Asn 天胺 AAA, AAG } Lys 赖	AGU, AGC } Ser 丝 AGA, AGG } Arg 精	U C A G	
	G	GUU, GUC, GUA, GUG } Val 缬	GCU, GCC, GCA, GCG } Ala 丙	GAU, GAC } Asp 天 GAA, GAG } Glu 谷	GGU, GGC, GGA, GGG } Gly 甘	U C A G	

成熟tRNA在蛋白质合成过程中,特异地携带氨基酸并能识别mRNA三联体密码子的分子,其3′CCA是氨基酸附着处,其另一端有反密码环,上有互补识别mRNA三联体密码子的反密码子(anticodon)。tRNA的原初转录产物也要经过剪接才能成为成熟的功能分子。已知tRNA剪接点附近的顺序与mRNA前体颇不相同,提示作用于tRNA前体的剪接酶可能与作用于mRNA前体的不同。

rRNA是蛋白质合成复合体核糖体(ribosome)的组成成分,共有5S、5.8S、18S和28S四种。编码rRNA的基因都有许多串联重复拷贝。18S、5.8S和28S rRNA基因构成一个串联重复单位,其间有两段插入顺序分开。重复单位之间则由大的不转录间隔顺序(untranscribed spacer)分开。一个重复单位转录产生45S前体,剪接后形成18S、5.8S和28S rRNA。5S rRNA基因也有许多串联重复拷贝,有不转录间隔顺序分开。18S rRNA与约30

种核糖体蛋白质构成核糖体40S小亚基。5S、5.8S和28S rRNA与45种核糖体蛋白质构成核糖体60S大亚基。大、小亚基在合成肽链时构成80S核糖体。

小分子核内RNA(snRNA)长为80~350 bp,是所有真核细胞高度保守的成分,因其富有尿嘧啶核苷酸而被称为U族RNA。已知有U1~U6数种。这些snRNA与蛋白质组成小分子核内核糖核蛋白(small nuclear ribonucleoprotein, snRNP),构成剪接原初转录产物的多成分复合体即剪接小体。

3. *翻译和翻译后的加工* 翻译过程是由核糖体这个蛋白质合成复合体来完成的。核糖体大、小亚基游离存在于细胞质中。翻译启动时,在几种起始因子(initiation factor)的作用下,核糖体小亚基中rRNA通过与mRNA领头顺序中某些片段的互补,使小亚基结合其上。于是带有起始反密码子(CAU)的tRNAi甲硫氨酸(tRNAiMet)与mRNA的起始密码子(AUG)互补结合,形成起始复合物(initiation complex),随后核糖体的大亚基与之结合,构成完整的肽链合成器,肽链合成就开始了。随着核糖体沿mRNA 5′→3′方向移动,在转肽酶的催化下,携带着特定氨基酸的激活型氨酰tRNA,以其反密码子互补识别mRNA上的密码子,将带来的特定氨基酸接于肽链的羧基端,使肽链逐渐延长,直到终止密码。那时,再由释放因子(release factor)与终止密码结合,阻止肽链进一步延长,并使转肽酶发挥水解酶活性,将合成的肽链从核糖体释放出来。核糖体大、小亚基随即分离,而再次游离于细胞质中(图2-7)。

很多蛋白质在由核糖体合成后,还需要经过一系列翻译后的加工才具有功能。例如,许多分泌性蛋白质在N端有一个穿膜信号肽,在穿过内质网膜后被切除。如胰岛素的原初肽链有110个氨基酸,叫胰岛素原前体(preproinsulin),其N端24个氨基酸的穿膜信号肽在进入内质网腔后被切除,成为胰岛素原(proinsulin)。胰岛素原中间再经有限的水解切除35个氨基酸(连接肽或称C肽),产生21个氨基酸的A链和30个氨基酸的B链,两者由二硫键连接起来才成为胰岛素功能分子。

(三)基因表达是受严格调控的

人体所有有核细胞都含有全套基因,但任何时候一个细胞表达的基因只有约1%。基因精确有序的表达对于机体的正常发育、分化等生命活动是至关重要的。人体之所以有这么多不同类型的细胞来行使不同功能,关键在于这些细胞各自有着独特的基因表达和调控。由于基因表达的调控是一个非常复杂的生物学过程,在遗传信息从DNA表达为蛋白质的过程中要经历转录、RNA加工、翻译,以及翻译后的加工等许多步骤,这些步骤均可作为调控的作用点,因此细胞可以调控某个特定基因何时转录以及转录多久;可调控一个RNA转录产物如何剪接或进行其他形式的加工;可选择将哪些mRNA分子转运出核;可选择性地降解某些特定的mRNA分子;可选择翻译哪些mRNA分子;或可在蛋白被合成后选择性地激活或灭活它们。但对绝大多数基因来说,转录的起始是最重要的调节点,依赖于转录调节蛋白与调节性DNA序列的结合。

1. *转录调控* DNA上有很多顺序参与了这样的调控过程,它们被称为顺式作用元件(cis-acting element)。最常见的表达调控顺序有基因转录起始部位上游的启动子(promotor),此外,还有增强子(enhancer),虽可与被调控的基因相差成千上万个核苷酸,但依然可增加转录效率。差不多每一个基因都可以找到这样一群不可或缺的调控顺序,但调节性DNA序列自己起不了作用,它们的效应依赖于转录调节蛋白的识别和结合。这些转录调节蛋白也被称为反式作用因子(trans-acting factors)或转录因子(transcript factors),它们凭借自身一个或几个结构性的基序识别并结合于特定的 DNA 序列上,或者直接影响 RNA 聚合酶和通用转录因子的组装,或者对染色质的结构进行局部修饰,从而影响细胞中某个基因转录的开或关。那些使基因转录开启的调节蛋白称为转录激活蛋白,相反,使基因转录关闭的调节蛋白则称为转录抑制蛋白。有时,某种调节蛋白对一个基因来说起到的是转录抑制作用,但对于另一个基因来说则能起到转录激活作用。究竟一个调节蛋白起转录抑制,还是激活作用,很大程度上取决于其所结合的调节顺序相对于启动子所在的位置。

除了影响转录起始复合体在启动子部位的组装外,转录调节蛋白还可以通过募集那些能够调节染色质结构的蛋白,促进或阻止通用转录因子和 RNA 聚合酶靠近启动子,来发挥它们的作用。例如,很多转录激活因子能够募集组蛋白乙酰化酶,给组蛋白尾部特定的赖氨酸加上乙酰基团。这样的修饰改变了染色质的结构,进而有可能大大提高相关 DNA 的可结合度。此外,乙酰基团本身也能被包括通用转录因子在内的促进转录的蛋白所识别。同样,转录抑制因子也能通过对染色质的修饰来减少转录起始的有效性。它们可以募集蛋白去乙酰化酶去除组蛋白尾部的乙酰基团,从而逆转乙酰化对转录起始的正效应。

对于真核细胞来说,一个基因的转录表达往往是一组转录调节蛋白一起作用的结果,以保证该基因能够在正确的细胞、正确的时间表达出所需要的量,恰如其分地应对环境的变化,这种方式被称为表达的组合调控。

2. *转录后的调控*　转录后的调控是在 RNA 转录酶结合至基因的启动子部位并开始 RNA 合成之后才发挥作用,由于该调控方式可为细胞提供更多控制基因表达量的机会,因此对很多基因的调控至关重要。

转录后对转录产物进行选择性的剪接是常见的一种方式,可在不同的组织产生不同的蛋白形式。此外,mRNA 上的非翻译区也常被用来调控其翻译。真核细胞中一些抑制蛋白可与 mRNA 5′非翻译区的特定 RNA 序列结合,使核糖体无法找到翻译的起始密码 AUG,从而阻止翻译的开始。

近年来,一些非编码的 RNA 被发现在基因表达的调节方面具有广泛而举足轻重的作用,例如在动物和植物中发现的 micro RNA (miRNA)。已知人有超过 400 种不同的 miRNA,至少参与调节 1/3 的蛋白编码基因。这些短的调节 RNA 通过与特定 mRNA 的碱基配对,调控它们的稳定性和翻译来调节基因的表达。和其他诸如 tRNA 和 rRNA 等非编码 RNA 一样,miRNA 的前体需要经历特殊的加工才能成熟。随后,成熟的 miRNA 和一些特殊的蛋白装配成一个 RISC 复合体(RNA-induced silencing complex, RNA 诱导的静默复合体)存在于胞质中,寻找那些能与其携带的 miRNA 互补配对的 mRNA。一旦目的 mRNA 与 miRNA 匹配上后,马上会被复合体中的核酸酶水解;或者目的 mRNA 的翻译被阻断,其本身被送到胞质的某个部位,被那里的其他核酸酶最终降解。因此,miRNA 以这样的方式可有效阻断 mRNA 所编码蛋白的产生。两个特点使 miRNA 成为基因表达特别有用的调节者。首先,一种 miRNA 能调节一组不同的 mRNA,只要这些 mRNA 携有相同的一段顺序。通常这些顺序位于 5′或 3′的非翻译区。在人的细胞中有些 miRNA 可以用这种方式调控成百上千种不同的 mRNA。其次,与编码一个转录调节因子相比,一个为 miRNA 编码的基因在基因组中所占的空间要小很多。

所有的细胞都必须对基因表达实施调节,以应对来自环境的信号。很多时候,这种调节是瞬时的,例如,肝细胞接受糖皮质激素刺激后,一些蛋白,如酪氨酸转氨酶的表达会因此明显增加,使肝脏能从酪氨酸等氨基酸和其他小分子合成更多的葡萄糖,随着激素的消除,那些蛋白的表达水平也将恢复正常。但多细胞生物经长期进化,机体的细胞出现了明显的分工,某种类型的细胞一旦形成,其性状会在随后的很多代细胞中一直得到保持,这意味着原先发生的基因表达的改变必须被记住,这种基因表达的稳定模式能够传递给子代细胞。

第二节 遗传的细胞基础

细胞来自哪里?它一定是来自前一个细胞。细胞通过一连串有序的事件完成细胞的增殖,细胞首先完成遗传物质的自我复制,随后通过细胞的分裂将复制的遗传物质一分为二,传递给两个子细胞。这种周而复始的复制和分裂构成了所谓的细胞增殖周期,也是所有生物得以进行繁殖的最重要的机制。

真核细胞的细胞周期被分为间期和分裂期,前述的细胞遗传物质的复制就是在间期的DNA合成期(S期)完成的,此外,间期还有两个时期,分别称为G1期(G = gap, 间隙)和G2期,前者处于分裂期之后,S期之前;后者则处于S期之后和分裂期之前。在这些间隙期中,细胞通过对内外环境的监控,确保细胞在合适的条件下进入S期或分裂期,同时也确保细胞在此之前已做好了充分的准备。细胞在G1和G2期中的一些特定节点上,决定是停下来做更多的准备还是进入下一个时期。

随着间期的完成,细胞在随后的分裂期中经过核和质的分裂,将自己的遗传物质传递给子细胞。对于单细胞生物,每一次细胞的分裂均产生一个完整的新生命,而行有性生殖的多细胞生物,通过特殊的分裂产生两性的生殖细胞,再由其融合成受精卵,经过很多次的细胞分裂发育成子代生命体,使世代间维系着生物学的联系。

一、复制的遗传物质经细胞分裂分配给子细胞

前一节已经介绍了DNA如何复制的问题,那么细胞又是如何将其经复制的遗传物质通过分裂准确地一分为二、平均地分配给两个子细胞的呢?

所有的真核细胞都以相同的方式解决这个问题,它们在完成了DNA复制和其他物质准备之后,进入分裂期。它们分裂的主要方式为有丝分裂(mitosis)。在分裂过程中,细胞先后组装成两套特化的细胞骨架装置,一套是主要由微管构成的有丝分裂器(由中心体和纺锤体组成),负责与复制好的染色体相连,并在后期姐妹染色单体(因复制而形成的相连的两条染色单体)分离成新染色体时,将它们拉向细胞的两极。另一套主要由微丝组成,在细胞完成染色体分配后通过收缩将原来的细胞从中间一分为二,形成两个子细胞。经过一个周期的复制和分裂,每个子细胞均获得了与母细胞相同拷贝数的遗传物质,也因此获得了与母细胞相似的遗传信息和遗传特性。

(一) 细胞分裂期(M期)

尽管细胞分裂是一个连续的过程,但整个过程根据细胞形态学的特征,可分为核分裂和随后的胞质分裂(cytokinesis),前者又习惯性地被人为划分为前期、前中期、中期、后期、末期

(图 2-8),因此,整个分裂期由 6 个阶段组成,每个阶段均有其独有的特征。

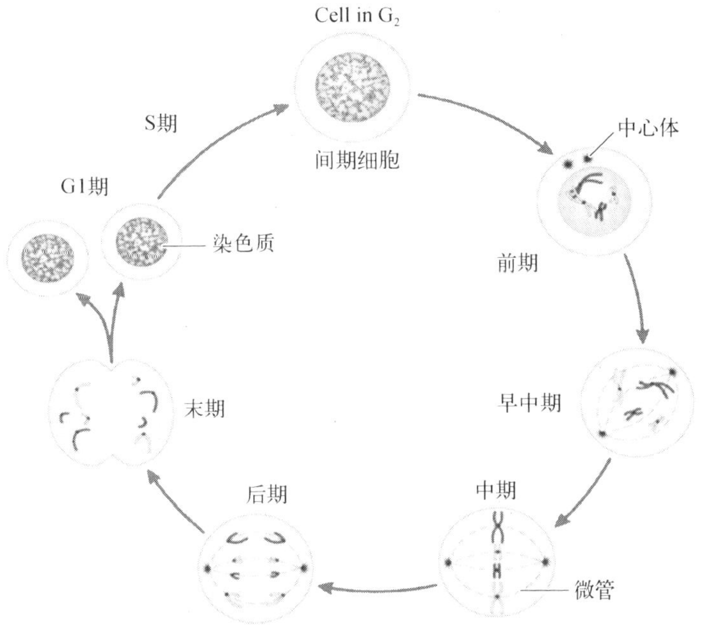

图 2-8　动物细胞(2n=4)的有丝分裂

在分裂开始之前,有两个关键的事件必须要完成:一是 DNA 必须完成复制,二是作为动物细胞主要微管组织中心的中心体必须完成倍增。DNA 复制是在之前的 S 期完成的,而中心体的倍增也发生于 S 期的起始阶段,倍增后两个中心体依然位于核边上的一个复合体中,直到分裂期开始阶段两个中心体才分开,并以各自为核心,形成一个微管放射状排列的星状体。作为动物细胞主要的微管组织中心,中心体的倍增能有助于纺锤体两极的形成,以及在两个子细胞中的分配。

1. 前期(prophase)　进入前期,复制好的核内染色质逐渐变成纤细而屈曲的细丝,并不断缩短变粗,形成具有明显形态结构的染色体。此时,每条染色体均含有两个姐妹染色单体,它们被一种黏连蛋白(cohesin)沿纵轴紧密联在一起,并且每个染色单体上都有一段紧缩而特化的 DNA 序列,被称为着丝粒。与此同时,动物细胞中的两个中心体逐渐分开,移向细胞两极,从两个中心体延伸出来的微管装配形成有丝分裂器的纺锤体。

在前期末,染色单体上在靠着丝粒的外侧还组装形成了一种称为动粒(kinetochores)的特化蛋白复合体,这样每条染色体上便有了两个朝向相反的动粒。

2. 前中期(prometaphase)　此阶段始于核膜的突然崩解,此时,原先位于核外的纺锤体微管得以靠近并捕获复制好的染色体。这些纺锤体微管的一端与纺锤体的一极相连,而另一末端与染色体上的动粒相连,它们也因此被称为动粒微管。此时,每个染色体的两条染色单体均借助于外侧的动粒微管与细胞的两极纺锤体相连。除了动粒微管之外,纺锤体还有另外两种类型的微管,它们分别是星体微管和重叠微管,前者位于中心体的周围,从中心体向四面八方发散,该类微管与两个中心体向细胞两极的移动有关;重叠微管从两极发出后在纺锤体中部相互交叉,负责保证纺锤体形状的对称。三种微管均从中心体发出,远端为正端,向着中心体的为负端,每种微管行为之所以不同,是因为它们的正端和负端结合不同的蛋白质。

3. 中期(metaphase) 进入中期,染色体达到最大程度的凝集,其中的染色单体明显可见。它们在纺锤体微管的作用下被拉至细胞中央的赤道面上。此时,纺锤体处于一种动力平衡状态,位于染色体两侧的动粒微管长度相等,染色体长轴垂直于纺锤体轴,着丝粒都位于赤道面上。

4. 后期(anaphase) 后期的主要特征是:姐妹染色单体分离,并向细胞两极移动。两条姐妹染色单体分离后各成为一条独立的染色体,形成子代的染色体。染色单体的分离打破了力的平衡,两套子染色体以等速向两极移动。染色体分离要经过两个步骤,首先动粒微管由于解聚而缩短,使分离的染色单体向两极移动。当子代染色体分开一段距离后,纺锤体在两个力的作用下被不断地拉长。其中重叠微管伸长并相互滑动,将纺锤体的两极推开;而星体微管的作用也使纺锤体两极反向而行。无论是子染色体向两极的移动,还是纺锤体两极间距离的拉长,皆依靠微管上的马达蛋白。由于介导这两个过程的马达蛋白对药物的敏感性不同,因此这两个过程对药物的敏感性也不同。

5. 末期(telophase) 末期的主要特征是:两组子染色体到达细胞两极,纺锤体逐渐去组装,染色体解凝集,核仁再次出现,核膜重新装配,最后形成两个子细胞核。

后期末,已被平均分配到细胞两极的染色体,随着组蛋白 H_1 分子的去磷酸化,逐渐由凝集状态解螺旋成为染色质纤维,恢复成间期状态,基因的转录也得以重新开始。与此同时,在整个有丝分裂过程中一直与核膜碎片结合在一起的核纤层蛋白也被去磷酸化,使得这些小膜泡和碎片聚拢在每条染色体周围,融合并重新装配成核被膜。一旦核膜重建,意味着两个子细胞核形成,核分裂完成。

6. 胞质分裂(cytokinesis) 每个子细胞除了获得一套完整的染色体外还必须继承所有其他细胞成分,如细胞器和细胞中的酶等。这些胞质成分通过胞质分裂完成对子细胞的分配。所谓胞质分裂指的是细胞质被一分为二的过程,也是 M 期的最后一个过程。其主要特征是:细胞质成分分到两个子细胞区域,细胞拉长,动物细胞质膜发生皱褶和凹陷,最后产生两个子细胞。

在大多数细胞中,胞质分裂与核分裂不是截然分开的,该阶段通常起始于后期,完成于两个子细胞核形成后。在动物细胞和许多单细胞真核生物中,胞质分裂开始时,肌动蛋白纤维、肌球蛋白Ⅱ纤维及许多调节蛋白在细胞赤道部位的质膜下方大量聚集,形成一个致密的由微丝组成的环形结构,称为收缩环。收缩环是细胞内为执行胞质分裂而形成的临时性结构,一旦细胞分裂完成,收缩环就解体了。肌动蛋白纤维、肌球蛋白Ⅱ纤维相互间滑动使收缩环不断向内收缩,使细胞赤道面周围出现环形凹陷,称为分裂沟(cleavage furrow)。随着细胞分裂从后期向末期转化,分裂沟迅速变深,直到完全将细胞一分为二。收缩环及细胞分裂平面的位置是由纺锤体的位置决定的。大多数动物细胞中纺锤体位于细胞中央,细胞分裂面与纺锤体的赤道面一致,则细胞对称地分裂,产生的两个子细胞大小相同,包含的成分相似。有些胚胎发育期的细胞纺锤体不在细胞中央,导致产生两个大小不同,包含成分也不同的细胞。

(二)一个细胞周期调控系统启动细胞周期的主要过程

为了使细胞周期顺利进行,真核细胞进化产生了一套由调节蛋白构成的复杂的网络系统,来严格控制细胞周期进程,称为细胞周期控制系统。在细胞内,控制系统监测细胞周期进程，使得早期事件完成后，晚期事件才能发生，例如，有丝分裂必须要等到 DNA 复制完全才能进行。控制系统也监测细胞的外部条件，并使细胞周期对来自细胞内外的各种信号做出反应，例如，在多细胞生物中控制系统对来自其他细胞的信号高度敏感，当机体需要更多细胞时，就刺激细胞分裂，而不需要时就阻止细胞分裂。因此，细胞周期控制系统还在调节机体组织的细胞数目中起中心作用。

细胞周期调控系统的核心是一类称为 cyclin－Cdk 的蛋白复合物，其中，cyclin 是一类在细胞周期中经历周期性合成与降解的蛋白，往往在细胞周期的某个阶段积累，随后又突然降解，因此得名周期蛋白。周期蛋白本身没有酶活性，但却能和一类蛋白激酶结合，使之具有激酶活性。这类活性受周期蛋白调节的激酶，因此被称为周期蛋白依赖性激酶（cyclin-dependent kinase，Cdk）。Cyclin 周期性地与 Cdk 结合及分离，从而周期性地调节 Cdk 激酶活性，使得 Cdk 在不同的细胞周期阶段磷酸化特定蛋白上的丝氨酸和苏氨酸残基，造成这些蛋白质结构和功能的变化，从而产生相应的细胞周期事件。

大多数真核细胞中都存在几种不同的 cyclin 和 Cdk，不同的 cyclin－Cdk 复合物驱动细胞周期不同的进程。在 G2 期起作用驱动细胞进入分裂期（M 期）的 cyclin 称为 M－cyclin，与之形成活化复合体的 Cdk 称为 M－Cdk。不同的周期蛋白 S cyclin 和 G1/S cyclin 在 G1 期后阶段和别的 Cdk 结合在一起分别形成 S－Cdk 和 G1/S－Cdk，驱动 S 期的进行。其他的 cyclin，称为 G1－cyclin，在 G1 期的初期起作用，与其他的 Cdk 结合形成 G1－Cdk，帮助驱动细胞通过 G1 期，进入 S 期。

二、有性繁殖实现单倍体和二倍体细胞的轮替

单个细胞通过 DNA 的复制和随后的一分为二进行繁衍，这个基本的过程发生在所有的生物体上，既包括细菌、酵母这样的单细胞生物，也包括多细胞生物。它让每个细胞均能将其遗传信息传递给它的后代。但对于像人这样的多细胞生物来说，繁衍是一个更加复杂的事情。它们有着精细的发育周期，个体身上的每个细胞、组织和器官都从一个单一的细胞发育而来，而这一初始细胞并非一般的细胞，它有着奇特的来源。对于大多数动物和植物来说，它是由分别来自父本和母本的两个不同个体的细胞融合而成，使得新个体的基因组混合了两个基因组的遗传信息，造成新个体彼此之间、新个体与亲代之间在遗传上的差异。这是有性繁殖的关键所在，也是有性繁殖的优势所在，因此，绝大多数的动物和植物都以此方式进行遗传。

行有性繁殖的生物通常是二倍体，即每个细胞含有两套染色体，一组遗传自母亲，一组遗传自父亲。由于其父母亲的染色体除了性染色体（性染色体是存在于某些生物体的一种特殊染色体，用来区分雄性和雌性）不一样之外，其余的都相似。因此每个二倍体细胞除了性染色体上那些基因可能单拷贝存在外，其余的每个基因都有两个拷贝。

某种生物的个体之间之所以有差异，是因为它们的基因版本不同或等位基因不同（alleles）。一种生物的基因库中某个基因往往有很多的等位基因，这意味着在某个个体细胞中的一个基因的两个拷贝彼此间可能是不同的，也与其他个体细胞中的该基因拷贝不一样。得益于有性繁殖，每个新个体都代表了一种等位基因的新组合。

不像二倍体生物中的其他细胞，在有性繁殖过程中，扮演关键角色的特殊细胞是单倍体

(haploid),每个细胞仅含有一套染色体,它们被称为生殖细胞(germ cells)或配子(gametes)。通常会产生两种不同类型的配子。在动物身上,一个大而且不运动,被称为卵;另一个小且能运动的,被称为精子。这些单倍体的生殖细胞是由二倍体细胞通过减数分裂(meiosis)产生的。在减数分裂过程中细胞中的两套染色体被分开,并重新组合,产生只含单套染色体的配子。最终通过受精(fertilization),两个不同的配子融合成二倍体的细胞,称为受精卵(fertilized egg)或合子(zygote),并由其发育成有着二倍体染色体的新个体。由于该受精卵有着全新组合的染色体,因此与它的双亲又有所不同。

实际上几乎所有的多细胞动物在整个生命周期中都是呈二倍体状态,单倍体细胞的存在时间很短暂,它们只是即时产自于体内的二倍体前体细胞,产生后不再分裂,仅起到配子的作用。而这种致力于产生生殖细胞的前体细胞系被称为生殖系,机体的其余细胞被称为体细胞,它们无法留下后裔,它们的存在只是为了帮助生殖系的细胞生存和繁殖。因此,有性繁殖实际上是在单倍体细胞和二倍体细胞之间进行的一种轮替,在依次经历二倍体状态、减数分裂、单倍体状态、细胞融合后完成一个有性繁殖周期。原有的基因组合被打破,新的基因组合得以形成。

(一)有性繁殖带来的好处

为什么这种尝试新基因组合的能力,会给行有性繁殖的生物带来无性繁殖无可比拟的进化上的好处呢?这个问题一直困扰着进化遗传学家,但一个好处似乎是通过基因重组可有助于物种在一个不可预知的环境变化中生存。如果双亲产生多个有着不同基因组合的后代,那么至少他们后代中拥有生存所必需的组合的机会将会增加。这可以解释为什么即使像酵母那样的单细胞生物也对形式简单的有性生殖乐此不疲。通常,在条件不理想或出现饥饿的时候,它们会用这种行为替代普通的细胞分裂。那些因突变而无法进行有性繁殖的酵母对恶劣环境的适应能力明显降低。

在任何种群中新的突变时刻都在发生,形成新的等位基因,很多这样的突变是有害的。有性繁殖可以加快清除这些有害的等位基因,防止它们在种群中的积累。通过与最适雄性的配对,雌性选择好的等位基因的组合,并让坏的组合更有效地从种群中丢掉。这可能是有性繁殖带来的另一个好处。

(二)减数分裂是一种特殊的有丝分裂

目前对有性生殖过程中一系列基本事件的理解源于1888年报告的发现,当时,Theodor观察发现一种蛔虫的受精卵有4条染色体,而其配子只有2条,只携有两套染色体中的一套,是单倍体。由于机体的其他细胞,包括产生配子的那些细胞都是二倍体,因此,精子和卵子必须通过一种特殊的细胞分裂产生,使染色体的数量正好减半。减数分裂这一术语就是用来形容这种形式的细胞分裂。它来自一个希腊单词,意为“缩小”或“减少”。

与有丝分裂使每个子代细胞获得和亲代细胞相同的染色体不同,减数分裂最终只把一套染色体从其二倍体的前体细胞分发给每个配子,而且该套染色体是由部分母源的和部分父源的染色体构成。染色体之所以会减少一半是因为在一轮DNA复制后会连着进行2次连续的分裂。分别称为减数分裂Ⅰ和减数分裂Ⅱ。最终生成4个单倍体的子代细胞。

减数分裂是一个相当持久的过程,比任何有丝分裂花费的时间都要长得多。以一个男人为例,这一过程需要24天,而在女人身上这一过程可以持续数十年。减数分裂发生在卵巢或睾丸中专门的二倍体种系细胞上,这些细胞都有2套染色体,一套来自父亲,一套来自母亲。每套染色体中的任何一条都能在另一套中对应找到形态、大小相一致的另一条染色体,它们被称为同源染色体(homologous chromosomes)。减数分裂进行之前是染色体的复制,复制好以后这些染色体依然黏在一起,就像一个联体的双生儿。接着是减数分裂特有的一个时相,即每条经复制的染色体找到与自己相同的同源染色体进行配对。这种特殊的配对确保同源染色体在随后的细胞分裂过程会被分开,并最终让每个配子得到一套完整的单倍体染色体。

由于同源染色体分配给每个细胞是随机的,原来父系和母系的染色体会在子代细胞中形成新的不同的组合,因此,减数分裂生成4个细胞,它们的染色体数量虽然一样,都是亲代细胞的一半,但在遗传学方面彼此存在着差异。

1. *减数分裂有一个同源染色体配对的特殊过程*　第一次减数分裂所发生的事件,与一个细胞在有丝分裂各阶段所经历的事件如出一辙。前期,复制好的DNA浓缩成染色体;中期,这些染色体在减数分裂纺锤体的赤道板上排列;后期,它们被分开并转运到两极。在第一次减数分裂中,复制好的父源和母源的同源染色体在纺锤体上列队之前会沿纵轴线配对,这种同源染色体的物理配对至关重要,因为它会让父源和母源的同源染色体在第一次分裂过程中被分入两个子细胞,而且每条染色体被分入哪一个子细胞是随机的,所以原先父源和母源的染色体在第一次减数分裂形成的子细胞中被重新组合。

目前尚不完全清楚同源染色体是如何相互识别,很多生物在配对时,同源染色体之间最初似乎是通过两条染色体多个位置上的DNA序列相互作用实现联系的,这些DNA序列沿两条配对染色体的纵轴分散分布。两条复制好的染色体配对所形成的结构称为二价体(bivalent),含有4条染色单体。二价体在减数分裂的前期形成后一直维持着,有些生物甚至可以持续数年。

2. *母源的和父源的染色体之间会发生交叉*　几乎所有行有性繁殖的生物在同源染色体配对时都伴随着DNA重组,即两个有着相同或相似核苷酸序列的DNA之间进行一个交换,这种染色体之间同源段的物理交换也就是所谓的交叉(crossing-over),发生在第一次减数分裂长长的前期。减数分裂的交叉是一个复杂的过程,由一组错综复杂的蛋白装置催化,发生并且依赖于一个联会复合体的形成。这种多成分的复合体将复制好的同源染色体维系在一起,使两个非姐妹染色单体间的遗传信息重组得以从容地完成。

二价体中一条染色体上的两条染色单体,每一条都能和另一染色体的任一条染色单体发生不止一个位点的交叉。前期结束时,联会复合体分解,使同源染色体的绝大部分沿纵轴分开,仅靠两条非姐妹染色单体之间尚存的一个或数个交叉(chiasma)维系在一起。

发生于减数分裂的交叉,是有性繁殖的生物产生遗传差异的一个主要原因。通过随机组合配子中每条染色体上的遗传组分,使产生的新个体,都带有得到重新分配的基因。

3. *减数分裂的前期可细分为若干个时期*　前期一开始,染色质逐渐浓缩,形成丝状的染色线(chromonema),此阶段称为细线期(leptotene stage);随后,成对的同源染色体开始配对。这一现象称为联会(synapsis),此阶段称为偶线期(zygotene stage);同源染色体配对完成后,在形态上进一步变粗缩短,同源染色体中每条染色体开始纵裂。这时同源染色体之间可发生交叉(chiasma),导致彼此间交换一部分遗传物质。此阶段称为粗线期(pachytene stage);当每条同源染色体都纵裂为2条染色单体时,每对同源染色体(homologous chromosomes)可见有4条染色单体,称为四分体(tetrad),仅着丝粒和交叉处尚未分开,同时染色体变得更为粗短。此阶段称为双线期(diplotene stage);前期的最后阶段为终变期(diakinesis),此时,染色体进一步变粗变短,核仁、核膜消失,纺锤体出现。初级精母细胞和初级卵母细胞开始进入中期Ⅰ(图2-9)。

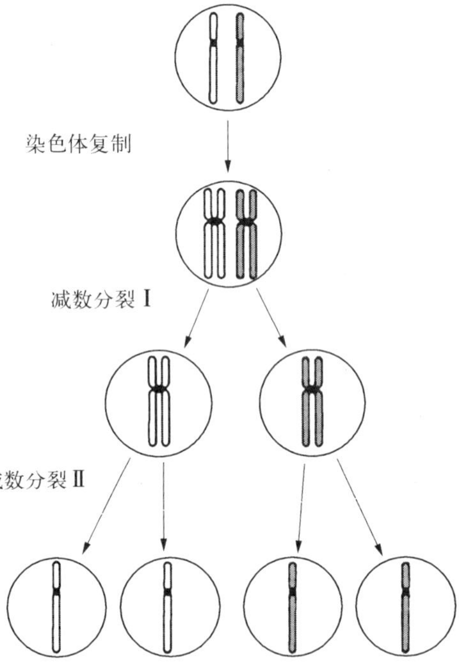

图2-9 第一、第二次减数分裂

4. 染色体的配对和重组确保同源染色体的正确分离 大多数生物同源染色体的正确分离,需要减数分裂过程中的重组。交叉至关重要的作用在于将父源和母源的同源染色体系在一起,直到纺锤体在第一次减数分裂的后期将它们分开。在后期之前,纺锤体的两极将同源染色体向两个相反的方向拉,而染色体的交叉抵抗着这种拉拽,因此,交叉有助于将二价体定位和稳定在中期的赤道板上。此外,除了交叉外,还有黏连蛋白将姐妹染色单体的臂沿纵轴黏在一起。后期开始时,臂上的黏连蛋白被降解,而着丝粒部位的黏连蛋白依然存在,结果,当新发生重组的同源染色体分开并被纺锤体拉向两极的时候,姐妹染色单体还保持在一起。到了末期,抵达细胞两极的染色体组数目已减半,但每条染色体内均含有2条染色单体,称为二分体(dyad)。

5. 第二次成熟分裂产生单倍体的子细胞 第一次成熟分裂完成后,细胞不再进行DNA的复制,也没有明显的间期,而是直接进入第二次成熟分裂。随着纺锤体的形成,染色体排列在赤道板上。像普通的有丝分裂那样,动粒微管从相反方向连在姐妹染色单体的两侧动粒上。到了第二次减数分裂的后期,随着姐妹染色单体上黏连蛋白的突然降解,这一结构将已分离的单分体染色体(monad)各自移向细胞的两端。末期Ⅱ时,到达细胞两端的染色体重新形成新核。这时每个细胞中的染色体数仅有原来体细胞中的一半,即只有每对同源染色体的1条(图2-10)。对于人类来说,男性1个初级精母细胞经成熟分裂后可以产生4个精子,这4个精子均有受精作用。女性1个初级卵母细胞也形成4个细胞,但其中只有1个发育成为具有受精作用的卵细胞，其余3个细胞变为极体(polar body)而退化消失。

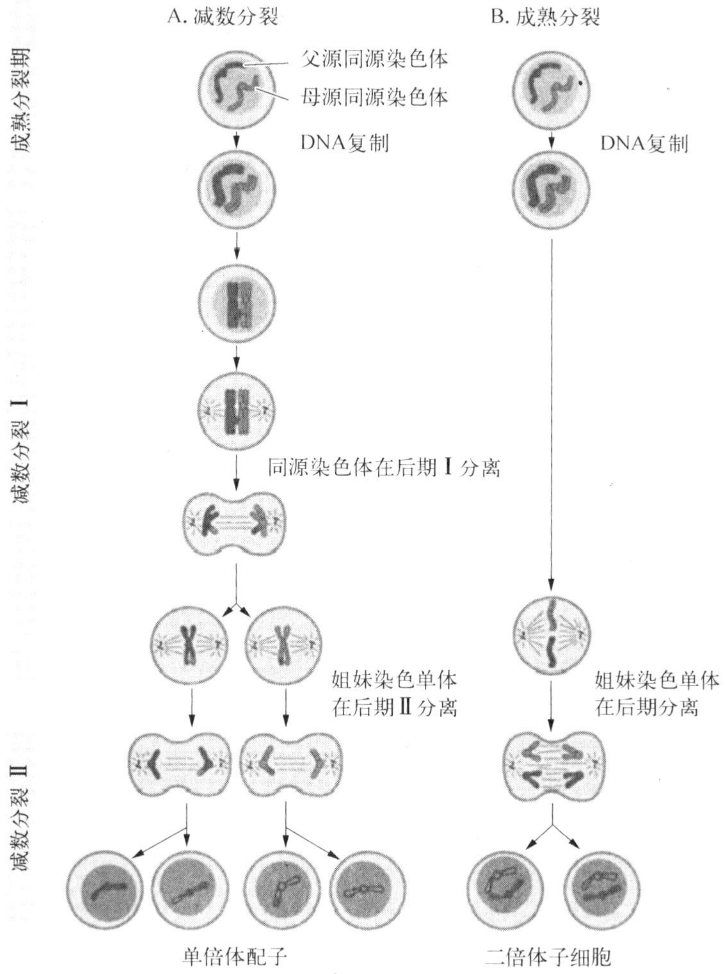

图2-10　减数分裂与成熟分裂示意图

(三)受精作用使细胞回复二倍体基因组

经历了减数分裂后，人类产生的精子与卵子中的染色体数目只有体细胞的一半，为单倍体($n=23$)。这两种不同类型的生殖细胞需要通过一个受精过程，形成一个由两个不同类型的生殖细胞融合而成的受精卵，使细胞的染色体数重新恢复到二倍体(即$2n=46$)，与亲代体细胞相同。子代所得的遗传信息是由其父、母各半的遗传信息所组成，因而子代的性状有与其亲代相同(遗传)，也有不同于其亲代的(变异)。减数分裂过程中，同源染色体分离与非同源染色体自由组合，使具有23对染色体的人类可以形成2^{23}种组合类型的成熟精子或卵子。而在受精时，精、卵的结合也是完全随机的，结果受精卵可产生$2^{23}\times 2^{23}$种染色体组合方式。其数目之多足以产生种内的多样性，构成了种内个体差异的物质基础。可见子代染色体数的复原不仅是一种简单的数量复原，它既保持染色体数目恒定，又保持染色体信息连续与重新组合。

在两性交配时，男性射出的3亿个精子中，大概只有200个能够到达输卵管的受精部位。一旦发现卵细胞，精子就必须迁移通过一层保护细胞，然后结合并穿过卵细胞外面的透明带，与其下的卵细胞发生融合。受精作用除了以这种精、卵融合的正常方式来完成外，有时还可以用人工注射的方式直接将精子送入卵细胞的胞浆中，以解决精、卵融合缺陷导致的临床不育问题。

尽管很多精子可与卵细胞结合，但正常情况下只有一个会与卵细胞发生融合，并将自己的DNA送入卵细胞的胞浆，对此步骤的调控至关重要，因为它可以确保一个受精卵中只含有两套染色体。有若干种不同的机制防止多个精子进入一个卵细胞中，其中之一就是第一个进入的精子，在卵细胞的胞浆中促进释放钙离子波，然后，钙离子再依次引起一系列酶的分泌；使透明带变得坚固，阻止后面的精子穿过，从而确保单精受精。一旦受精，卵细胞成为合子，但受精并未完成，直到两个单倍体的核（也称原核）合二为一。受精作用标志着胚胎发生（embryogenesis）的开始，那是生物学中最令人瞩目的一个现象，在此过程中合子分裂产生大量的二倍体细胞，发育成一个新个体。

（四）孟德尔及其遗传规律

生物遗传的规律最早为奥地利僧侣Mendel通过豌豆杂交试验所揭示。1910年美国人Morgan及其学生们利用果蝇（Drosophila）进行遗传性状的分析研究，证实了Mendel的分离率和自由组合律，同时又发现了连锁律和交换律，证明基因在染色体上呈直线排列，奠定了现代遗传学的基础。每个基因在染色体上都有特定的位置，称为位点或基因座（locus）。同源染色体在对应位点上决定同一遗传性状的基因，称为等位基因（allele）。一个人的一对等位基因可以相同（AA、aa）或不同（Aa），前者称为纯合子（homozygote），后者称为杂合子（heterozygote）。在杂合子中，这对等位基因之间的关系可以有三种情况：① 完全显隐性关系：个体只表现出其中一个等位基因所决定的那种性状。得到表现的基因称为显性基因（dominant gene），习惯上以大写字母表示，如A。另一个未能表现的基因称为隐性基因（recessive gene），以小写字母表示，如a。在杂合子（Aa）个体中，虽只表现出显性基因性状，但这隐性基因并非消失，在有机会使隐性基因成双配对而呈纯合时，就会表现出隐性遗传性状。所以表现出隐性性状的个体，就可以被确定为隐性基因纯合子（aa）。② 不完全显隐性关系：有些杂合子个体所表现的性状，是介于两个等位基因性状之间的中间类型，即两个等位基因的性状都有部分得到表达。如短指（趾）畸形（brachydactyly），其短指基因为显性（B），而正常基因则为隐性（b）。基因型BB和Bb的人都是患者，但严重程度不一样。纯合子（BB）表现为严重的短指（趾）或指（趾）骨缺失症状，而杂合子（Bb）表现为较轻的短指（趾）症状，其性状介于显性纯合子与隐性纯合子之间。③ 等显性关系：有时杂合子两个等位基因决定的遗传性状都得到表现，这种等位基因称为等显性基因（codominant gene），如ABO血型中的I^A和I^B基因。当它为杂合子（I^AI^B）时，则表现为AB型，因I^A基因和I^B基因的性状都能得到表达。

如果人群中一种遗传性状由两个以上等位基因控制，则这些决定同一遗传性状的等位基因统称为复等位基因（multiple allele），如ABO血型就由I^A、I^B、i三个等位基因所决定。但在每个个体有关的那一对同源染色体上，只能有其中任何两个相同或不相同的等位基因。一个个体某个位点的基因组成，称为基因型（genotype）。我们在个体中所能看到的遗传性状（包括结构和功能），统称为表现型（phenotype）。

1. 分离律　父母生殖细胞成熟时，同源染色体都要分离，分别进入两个生殖细胞中去，即每个成熟的生殖细胞只有亲代成对的同源染色体中的一条。这时,位于同源染色体上的等位基因也随之拆对,成熟的生殖细胞只含有两个等位基因中的一个。受精时,又恢复成对,但这不是简单的回复,而是形成新的组合。因此对亲代来说,他或她的某一遗传性状在子代中会有分离现象。这就是分离律(law of segregation)。

人类的 ABO 血型是由于红细胞膜抗原的差异。这些抗原产生与否分别受 ABO 位点上 I^A、I^B和 i 三个等位基因控制。I^A基因和 I^B基因对 i 基因来说都是显性基因,I^A和 I^B是等显性基因,i 是隐性基因(无效等位基因)。它们可组合成六种基因型 I^AI^A、I^BI^B、ii、I^AI^B、I^Ai、I^Bi,前三者为纯合子,后三者为杂合子。根据这三个等位基因的显隐关系,其表现型只有 A 型、B 型、AB 型和 O 型四种。

如果父亲为杂合 A 型(I^Ai),母亲为杂合 B 型(I^Bi),在形成生殖细胞时,父亲产生的生殖细胞有两种,即 I^A及 i;母亲产生的生殖细胞也有两种,即 I^B及 i;受精时,父源和母源的基因随机组合,子女中可出现四种血型,其概率各为 0.25。

子代中某种血型出现的概率只表示该种基因型在每胎出现的可能性,不等于所生子女血型的现实。

2. 自由组合律　生殖细胞成熟时,在同源染色体分离即等位基因拆对的同时,非同源染色体之间是完全独立的,它们可以自由组合。这就是自由组合律(1aw of independent assortment)。

人类红细胞血型除 ABO 血型外,还有其他多种血型,如 MN 血型、Rh 血型、Xg 血型等。它们都是由不同对染色体上的基因所决定的。ABO 位点在第 9 号染色体上,Rh 位点在第 1 号染色体上。Rh 血型中最重要的是 D 抗原。根据有无 D 抗原可将 Rh 血型分为两种:有 D 抗原的为 Rh 阳性(Rh +),没有 D 抗原的为 Rh 阴性(Rh -)。它们分别由两个等位基因所决定,Rh(+)是显性,Rh(-)是隐性,因而 Rh(+)者的基因型有两种,RhRh 和 Rhrh。Rh(-)者的基因型为 rhrh。Rh(+)的个体在中国人中占 99% 以上,而在白种人中只占 85% 左右;Rh(-)的个体在中国人中只占 1% 左右,而在白种人中占 15% 左右。

每个人除了有 ABO 血型外,同时还有 Rh 血型。如果父亲是杂合 B 型(I^Bi)和杂合 Rh(+)(Rhrh),母亲是 AB 型(I^AI^B)和杂合 Rh(+)(Rhrh)。因为这两种血型分别由两对不同染色体上的基因所决定,因而在生殖细胞成熟时,它们各自分离,并进行自由组合。

父亲为杂合 B(I^Bi)型和杂合 Rb(+)(Rhrh),在其成熟的生殖细胞中可有下列组合:

I^B可以和 Rh 相结合,形成 I^BRh 的精子;
I^B可以和 rh 相结合,形成 I^Brh 的精子;
i 可以和 Rh 相结合,形成 iRh 的精子;
i 可以和 rh 相结合,形成 irh 的精子。

母亲为 AB 型(I^AI^B)和杂合 Rh(+)(Rhrh),在其成熟的生殖细胞中可有下列组合:

I^A可以和 Rh 相结合,形成 I^ARh 的卵;
I^A也可以和 rh 相结合,形成 I^Arh 的卵;
I^B可以和 Rb 相结合,形成 I^BRh 的卵;
I^B也可以和 rh 相结合,形成 I^Brh 的卵。

3. 连锁律　人类的遗传性状成千上万,但染色体只有 23 对,一条染色体上有许多基因,同一条染色体上的基因是连锁在一起的。亲子之间的遗传是以染色体为单位进行的，因此在同一条染色体上的连锁基因必然一起遗传下去。人类有22对常染色体以及X染色体和Y染色体，构成24个基因连锁群(linkage group)。这就是连锁律(law of linkage)。

在性染色体上的基因称为性连锁或连锁基因(sex-linked gene)。在X染色体上的基因称为X连锁或X连锁基因(X-linked gene)，在Y染色体上的基因称为Y连锁或Y连锁基因(Y-linked gene)。

4. 交换律　同源染色体上的基因连锁群并非固定不变。生殖细胞成熟过程中，同源染色体有配对联会的现象，这时四分体中同源染色单体之间可相互交换一个片段，结果就使基因连锁群发生了重组。这就是交换律(law of crossing-over)。

以一个具有AaBb基因型的亲本为例，如果两个显性等位基因A、B连锁，两个隐性等位基因a、b连锁，那么这种情况可以表示为AB/ab。当两个基因完全连锁，也就是说它们总是一起传入一个生殖细胞，此时重组的概率为0，结果产生两种基因型的配子AB和ab，各占50%。由于两个基因完全连锁的现象是很少的，在一些配子中往往会出现新的连锁相染色体，如Ab或aB，这说明同源染色体之间发生了交换，基因发生了重组(图2－11)。这些重组出现的概率与A、B两基因间的遗传距离有关。两者间的距离越近，重组的概率越小；两个基因的距离越远，重组的概率就越大。当重组的概率趋于50%时，两个基因更趋向于以自由组合的方式进行传递，这种情况可认为两个基因相距很远，它们是非连锁的。重组率也称为重组分数，常用θ表示。

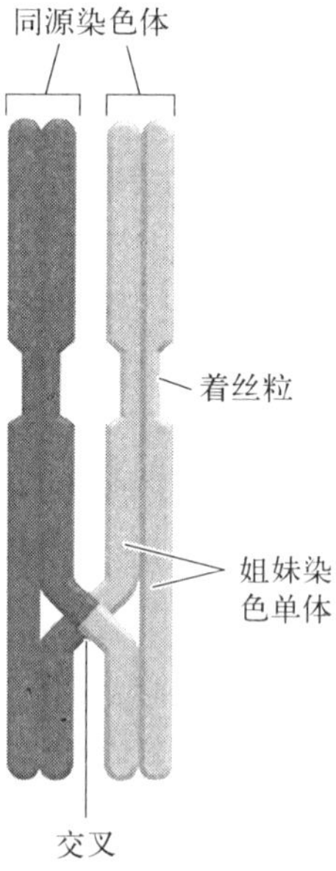

图2－11　染色单体的交换

$$\theta = 重组配子数/(重组配子数+非重组配子数)$$

或

$$\theta = 子代重组个体数/子代个体数$$

两基因间在染色体上的相对距离为遗传距离，以厘摩(centimorgan, cM)为单位，用重组率θ来衡量，1个厘摩代表1%重组率，即同一染色体上两个位点间在100次减数分裂中发生一次重组。人类染色体的平均遗传长度约为 3 300 cM。两基因间的连锁程度则一般用 Lod 值来衡量。Lod 值的涵义是连锁可能性与非连锁可能性的倍率比取自然对数。一般 Lods≥3,即两基因连锁可能性与非连锁可能性的倍率比在 1 000 以上,两基因肯定连锁;Lods≥1,支持连锁;Lods≤ -2,则否定连锁。

人类白细胞抗原受控于第 6 号染色体短臂上的 HLA 区域,其中有密切连锁的 HLA－A、HLA－B、HLA－C、HLA－DR、HLA－DQ 和 HLA－DP 等位点。每一个位点都有许多等位基因。这些基因全为等显性。家系分析证明 A 位点和 B 位点的遗传距离是 0.8 cM,A 位点和 C 位点的遗传距离是 0.6 cM,B 位点和 C 位点的遗传距离是 0.2 cM。因此这三个位点的排列次序应为 A－C－B。现试以 A、B 位点说明交换(crossing-over)与重组(recombination)。每个人都有 A 位点复等位基因中的任何 2 个,以及 B 位点复等位基因中的任何 2 个。杂合子共有 A、B 位点 4 个白细胞抗原基因。

表 2－2 说明父亲的精子发生了一次交换,在子代中可能出现的类型。根据分离法则,父亲所产生的精子有两种类型。但在精子形成过程中,两条同源染色体之间有可能发生交换,从而产生两种新类型的精子,其交换率约为 0.8%。发生交换后,父亲精子的类型有 4 种。同样,母亲产生的卵细胞也可能由交换产生新类型,即也可能有 4 种类型。对一个个体来说,恰由父母双方都发生交换后的生殖细胞结合而成,其概率小到简直不可能发生。已经发现的 HLA 重组体(recombinant)都是精子或卵子发生了交换。

表 2－2　精子发生过程中因染色体片段的交换而产生的子代类型

		父 A32－||－A9 B5－||－B40 a b			
		(原来的类型)		(交换后的新类型)	
		A32－| B5－| a	－A9| －B40| b	A32－| B40－| a/b	|－A9 |－B5 b/a
母 A2－||－A11 B40－||－B13 c d	A2－| B40－| c	A2－||－A32 B40－||－B5 c a	A2－||－A9 B40－||－B40 c b	A2－||－A32 B40－||－B40 c a/b	A2－||－A9 B40－||－B5 c b/a
	A11－| B13－| d	A11－||－A32 B13－||－B5 d a	A11－||－A9 B13－||－B40 d b	A11－||－A32 B13－||－B40 d a/b	A11－||－A9 B13－||－B5 d b/a

三、DNA 变异及其生物学意义

基因最重要的特征是其从亲代到子代相似的复制能力,以保证物种遗传的稳定性。然而,如果遗传物质始终不变,那么就不可能有进化发生。事实上遗传信息携带者 DNA 的变化随处可见。有些变化是自发的,有些变化则是由一些外界因素诱发的。包括多种化学成分、紫外线、辐射等,都会改变 DNA 分子的核苷酸顺序。这些诱发因素被称为致变因素(mutagenic factors)。一个生物体全部 DNA 的任何位置上都有可能出现变化。有些涉及染色体数目的变化和染色体结构的变化,也就是所谓的染色体畸变(chromosome aberration),这些变化一般可以通过显微镜检测,这些内容将在第五章中叙述。还有一些变化只涉及 DNA

上一个或几个碱基的变化。这样的变化无法在显微镜下进行观察，只能通过遗传分析，结合表型变化或DNA水平的研究来检测。这样的变化如果发生在DNA上的非编码区域，往往对细胞的功能没有什么影响，所以并不影响表型。相反，变化如果在一个结构基因的某个外显子上，就可能会改变该基因产物的功能，引起显著的表型变化。从生物学的观点来看，DNA变异并没有所谓的好与坏之分。涉及若干碱基变化的DNA变异主要可分为两种情况：一为基因突变（gene mutation），二为分子多态性（polymorphism）。前者是指那些发生频率低于1%的DNA某特定位点的变异，多产生明显的效应。后者是指那些发生频率高于1%的变异，往往没有明显的效应。但是，这种区分有时并不是绝对的。

（一）基因突变

基因突变虽然是局部DNA突变，但由于所处的位置重要，产生的结果往往直接影响人类的健康，因此更受人们的注意。基因突变可发生于生殖细胞，也可发生于体细胞。发生在体细胞的突变不会传递给后代，而发生于生殖细胞的突变可以通过配子传递给后代。

1. 基因突变的类型　从分子水平看，基因突变是DNA在一定位置上的碱基序列的改变。根据碱基变化的情况，突变可分成以下几种主要类型：

（1）碱基置换：置换（substitution）是指一种碱基对取代了另一种碱基对，这是基因突变最通常的形式。碱基对的取代有以下两种：若一种嘌呤被另一种嘌呤取代，或一种嘧啶被另一种嘧啶取代，称为转换（transition）。若一种嘌呤被一种嘧啶取代或一种嘧啶被另一种嘌呤取代，则称为颠换（transversion）。转换比颠换更为常见。当一个结构基因编码区发生了这样的置换，有可能产生错义突变（missense mutation）、无义突变（nonsense mutation）或同义突变（synonymous mutation）等不同的效应（图2-12）。所谓错义突变是指碱基置换导致编码某一氨基酸的三联体密码子变成编码另一氨基酸的错义密码子。无义突变则是指某一碱基的置换导致编码某一氨基酸的密码子变成编码终止信号的无义密码子时，所形成的突

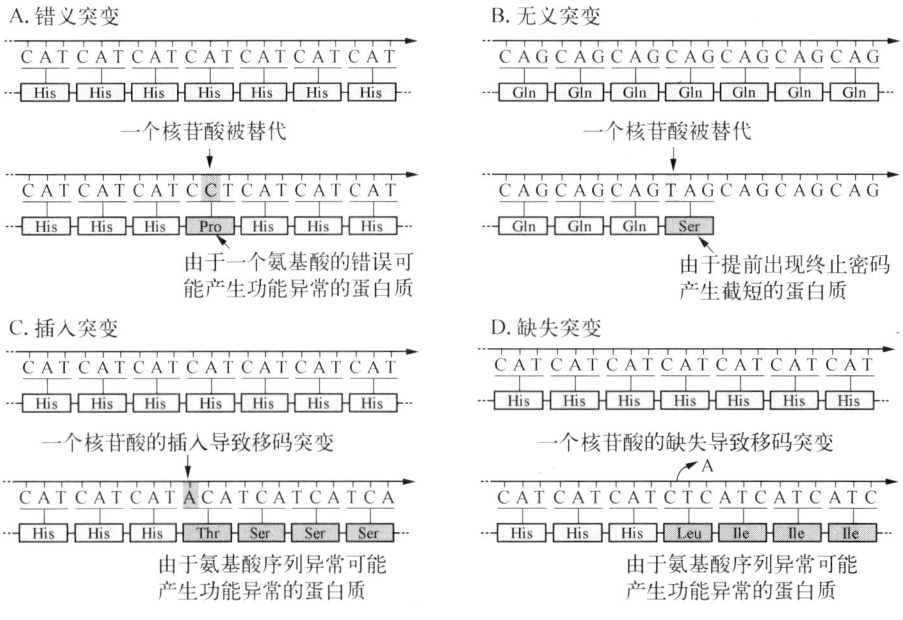

图2-12　由于单个碱基改变所产生的4种突变类型

变。同义突变虽然密码子因碱基置换而改变，但由于突变形成的是同义密码子，因此所编码的氨基酸不变。像这种由单个碱基的置换所引起的突变也被称为点突变(point mutation)。在遗传性疾病中，绝大部分都是由点突变引起的。

(2) 缺失：缺失(deletion)是指碱基序列中丢失了1个或几个碱基。例如Hb Wayne的α珠蛋白链有146个氨基酸，而不是141个氨基酸。这是由于α链第138位上丝氨酸的密码子UCU中缺失了第三碱基，以致后面的密码子都发生了改变。原来第142位上的终止密码子UAA变为赖氨酸密码子AAG，使肽链继续合成，一直到下一个终止密码子在第147位上出现才终止，所以它的α链有146个氨基酸。

(3) 插入：插入(insertion)是指另有一个或几个核苷酸加入到原来的核苷酸序列中。例如Hb Ckanston的β链有157个氨基酸，而不是146个氨基酸。这是因为在β链第145位上酪氨酸的密码子UAU的前面加入2个碱基“AG”，以致第145位的密码子，以及它后面的密码子都发生了改变。原来在第147位上的终止密码子UAA变成了苏氨酸的密码子ACU，使肽链继续合成，一直到第158位上出现下一个终止密码子才终止，所以它的β链有157个氨基酸。

由于密码子是3个碱基一读，被称为“读码框”(reading frame)。当一个结构基因编码区被插入或缺失了一个或几个核苷酸时，插入或缺失位点后的核苷酸便会依次移后或推前，造成原来读码框的改变，由此翻译出氨基酸组成截然不同的多肽链。这些类型的突变被称为移码突变(frameshift mutation)。在移码突变中，靠近插入和缺失位点的新密码子当中，一旦出现一个终止密码子，翻译便提早结束。移码突变由于蛋白的截短或一连串氨基酸的改变，蛋白质的功能会受到极大的影响。

(4) 融合：融合是指两个不同基因的核苷酸顺序相接，成为一个新的融合基因(fusion gene)。迄今所知，有两类融合基因：一类是由同源染色体之间的不等交换产生的。如β珠蛋白基因簇中δ基因和β基因可融合成为δβ基因，导致β或δβ珠蛋白生成障碍性(地中海)贫血，这将于第九章，生化遗传病中详述。另一类是由染色体之间易位产生的，如第9号和第22号染色体长臂相互易位，使第9号染色体长臂上的癌基因*ABL*易位到第22号染色体长臂与断点簇区域(break point cluster region, *BCR*)基因相接，成为融合基因，从而产生一种*BCR*-*ABL*融合基因，导致慢性粒细胞性白血病，详见第十二章，肿瘤遗传。

(5) 剪接区突变：原初转录产物上内含子的去除，取决于外显子和内含子交界处的特定核苷酸顺序。如果剪接位点处或相邻的核苷酸突变的话，转录后就会发生错误的剪接。当内含子3′剪接位点有突变，剪接装置将越过该位点，在下一个合适的3′位点完成剪接。这样，进行加工的mRNA将丢失一个外显子。同样，如果5′剪接位点被改变了，剪接装置会忽略转录产物上的这一位点，加工好的mRNA上将包含一个内含子。5′或3′剪接位点的突变还有另外的剪接方式，但是无论如何，最终得到的都是不正确的成熟mRNA，由此产生的蛋白也将是异常的。

突变还能在内含子中造成新的剪接位点。如果突变在内含子中形成一个新的3′剪接位点，经加工的mRNA中将包含一段内含子顺序，结果有可能使读码框发生改变，产生截短的肽链。内含子中出现新的5′剪接位点，也会使mRNA的加工发生异常。

(6) 动态突变：20世纪80年代至90年代，科学家发现某些单基因遗传性状的异常改变或疾病的发生，是由于DNA分子中某些短串联重复序列，尤其是基因编码序列或侧翼序列的三核苷酸重复扩增所引起。由于这种三核苷酸的重复次数可随着世代交替的传递而呈现逐代递增的累加突变效应，故被称为动态突变（dynamic mutation），而且把由动态突变所引起的疾病统称为三核苷酸重复扩增病（trinucleotide repeat expansion diseases，TREDs）。例如，在表现为性连锁隐性遗传特征的脆性X染色体综合征患者中，其X染色体q27.3处存在有不稳定的易断裂脆性部位。利用限制性内切酶 *Pst* Ⅰ进行X染色体切割，可得到包括该脆性部位在内的限制性酶切片段。经序列分析表明，患者的这一限制性酶切片段中存在的 $(CGG)_n$ 重复拷贝数可达60～200个；而在正常人则仅为6～60个。但 $(CGG)_n$ 两边的侧翼序列却与正常人几无差异。详见第六章，单基因病。

2. 突变的命名　现在，对正常和突变基因，以及其蛋白进行完整的测序已经非常容易，人们更加需要有一个通用且简明的体系，以便在DNA和蛋白质水平上标明一个突变的本质和位置。蛋白多肽链的氨基酸位置，可以从第一个甲硫氨酸开始，一直到C端最后一个氨基酸为止，依次用编号来标明。结构基因上的核苷酸位置标明相对要复杂一些。一方面，转录多半不是从第一个外显子的第一个核苷酸起始的；另一方面，要将结构基因编码区的核苷酸位置与内含子分开表示。通常，转录起始点的核苷酸用（+1）表示，后面核苷酸的位置依次用+2、+3、+4、+5等来标明，直到第一个外显子的最后一个核苷酸。其余外显子上的核苷酸位置依次用其后的数字表明。

内含子上核苷酸的位置用另外的方法标明。通常用内含子5′相邻外显子的最后一个核苷酸位置，以及一个带有整数的"+"共同来标明内含子中某个核苷酸的位置，其中，"+"号后的整数表示内含子5′端下游的核苷酸位置。例如，一个标明100+7的核苷酸，它是某内含子5′端下游第7个核苷酸，而该内含子位于编码区第100个核苷酸之后。有些情况下，只知道外显子上游的一小部分内含子顺序，此时可用一个带有整数的"-"来表示内含子3′端上游的某个核苷酸的位置。如201-12所代表的核苷酸，是某内含子3′端上游的第12个核苷酸，该内含子3′相邻的外显子，其第一个核苷酸是编码区的第201个核苷酸。

结构基因编码区的突变，通常既要表明特定核苷酸的改变，又要标明突变的位置。如A→Tat 279，表示的是基因编码区的第279个核苷酸，由正常的A变成了突变类型的T。其中，箭头表示变化方向，279表示DNA有义链上的核苷酸位置。此外，对于一个等位基因DNA水平的突变碱基，可借助该基因名来表示。如 *FGFR3* *1138A表示成纤维细胞生长因子受体3（*FGFR3* *）等位基因的第1 138位上是一个腺苷酸。

在蛋白质水平上标明一个错义突变，分别需要原来氨基酸的字母符号、改变发生的位置，以及取代氨基酸的字母符号。如果某个蛋白质因错义突变，原来第89位天冬氨酸被替换成了甘氨酸。那么这种突变就可以表示成D89G或Asp89Gly。无义突变现用"*"来表示，如R81*或Arg81*，表示编码蛋白质81位精氨酸突变成了终止密码。

移码突变一般只用DNA的变化来表示，例如，351delAT意味着在DNA的第351、352位发生了AT两个碱基的缺失。106insT则表示在DNA有义链的第106位之后插入了一个T碱基。如果变化的核苷酸在两个以上，就用数字来表示突变的程度，如109del27表示第109个核苷酸的下游缺失了27个核苷酸。

3. 基因突变对蛋白质功能的影响　基因突变导致多种蛋白质功能异常，包括功能丢失、功能增强、显性负效应、产生新特征以及异时或异地基因表达。

（1）丢失功能（loss of function）：这是最常见的基因突变或基因缺失改变蛋白质功能的

表现形式。基因突变可发生在基因的编码区,也可发生在基因的调节区。位于编码区的无义突变、移码突变等,大多会导致蛋白质正常功能的丧失,而部分错义突变等,可使基因所编码的蛋白质保留部分功能。临床上大部分先天性代谢病均出现基因功能的丢失。基因调节区的动态突变亦可导致基因产物的减少或缺失。

(2) 获得功能(gain of function):这是最少见的基因突变改变蛋白质功能的表现形式。对于一个特定的基因功能而言,并非越强越好。如果破坏了机体的平衡,获得功能也会造成细胞正常生理功能的紊乱,并最终导致疾病的发生。获得功能的另一种形式是因基因拷贝数增加而使基因的功能增强;获得功能的第三种形式是突变蛋白的某些活性比正常蛋白更强。

(3) 获得新特征(gain of novel property):有的基因突变会使突变蛋白获得新的特征,并赋予突变蛋白致病性。例如镰状细胞贫血(sickle cell anemia)(MIM 603903),因β-珠蛋白基因的错义突变,使β-珠蛋白肽链第6位的谷氨酸被缬氨酸替代,而形成一种结构异常的血红蛋白。由于溶解度的下降,使血红蛋白在释放氧后极易形成凝聚体,并使红细胞由圆盘状变为镰刀状,同时降低了红细胞的可塑性。当镰状红细胞通过微小毛细血管时很容易受伤破裂,导致溶血性贫血的发生。在这个例子中,HbS的带氧能力虽未受影响,但获得了自动凝聚的新特性,并致病。

(4) 显性负效应(dominant negative effect):在一对等位基因中,如果其中一个基因突变,另一个基因正常,即使突变基因的功能完全丧失,理论上仍应保留一半的功能,类似于显性遗传病的杂合子。但在某种情况下,突变蛋白不仅自身没有生理功能,还会影响另一个正常蛋白质发挥其生理功能,这种蛋白质相互作用中的干涉现象称为显性负效应。显性负效应通常通过蛋白质亚单位形成多聚体的形式实现的。

(5) 异时或异地基因表达:有的基因突变影响基因调节区的序列,导致该基因在不适当的时间或不适当的细胞中表达,即所谓异时或异地基因表达(heterochronic or ectopic gene expression)。如非α珠蛋白基因簇中γ链在胎儿期高表达,而在出生后迅速下降;β链在胎儿期低表达,而在出生后迅速上升。非α珠蛋白基因簇调节区的基因突变,则可使γ链在出生后持续高表达,导致遗传性胎儿血红蛋白持续症的发生。

(二) 基因组的多态性

在人类进化的历史长河中,作为遗传物质的DNA不断变异,不断积累,使个体间的基因组表现出微小的差异,呈现出多态现象,并最终导致他们在身高、血型、肤纹等表型上的差异。第一个被观察和分析的分子多态是ABO血型,研究证明ABO血型由一个基因座的多重等位基因控制。后来的分子遗传学分析表明,血型基因中少数几个核苷酸的替换产生了不同的基因形式。不仅在基因中有多态现象,基因组中大量的非编码序列中也存在着大量的多态现象。据估计,在人类个体之间每100~200个核苷酸就能检测到碱基变化。DNA多态现象,以孟德尔共显性遗传方式在人群中世代相传,对多态性的认识,极大地推动了人类基因组的研究。

1. 基因组多态性的类型

(1) 可变数串联重复多态性:Jefferys(1985)等用Southern杂交的方法检测到人类基因组中存在一类多态现象,其主要表现为等位片段(基因)内在的串联重复核苷酸单元的拷贝数不同,从而使等位片段(基因)的长度呈现多态性。这类多态现象也被称为可变数串联重复(variable number of tandem repeat, VNTR)多态。每个特定位点的VNTR由两部分组成:

中间的核心区和外围的侧翼区,核心区含有至少一个以上"重复"的短序列。由于这类多态在结构上与卫星DNA相似,故又可根据重复单元中的核苷酸数目多少,将其分为小卫星DNA和微卫星DNA(microsatellites)。① 小卫星DNA(minisatellites):包含一群中等长短的串联重复DNA序列,散在核基因组中。这类小卫星DNA由1 000多种不同的短串联重复序列构成(0.1 ~20 kb),核心序列的重复单元长度为9 ~100 bp。这样的序列大多位于染色体端粒处,也有一些高度变异的小卫星DNA序列位于染色体其他部位;② 微卫星DNA:该家族包括一小批串联重复序列,其核心序列简单,通常表现为1 ~6个核苷酸为单元的串联重复,因此也称为短串联重复(short tandem repeat, STR)。在单核苷酸重复中,A和T非常普遍,占核基因组的0.3%,而G和C相当少。在二核苷酸重复中,CA重复(互补链TG重复)非常普遍,占核基因组的0.5%,呈现高度多态性。CT/AG重复也很普遍,平均每50 kb一次,占基因组的0.2%,但CG/GC重复非常稀少。三核苷酸和四核苷酸串联重复相对较少。微卫星DNA一般出现在基因之间或基因的内含子中,很少出现在基因的编码序列中。

除了二核苷酸串联重复,目前研究较多的还有上述的三核苷酸串联重复以及四核苷酸串联重复。研究发现,一些遗传病的发生与这些核苷酸串联重复的拷贝数大大增加有密切的关系。由于这种拷贝数的改变随着世代的传递而不断扩大、扩增,因此,这种改变即称为动态突变。这种碱基变异不同于因碱基置换等导致的静态突变,是一种新的突变类型。

(2) 散在重复的DNA序列多态性:Alu Ⅰ序列是一类广泛存在于哺乳动物基因组中的散在重复DNA序列,研究发现人类的Alu Ⅰ序列也存在多态性。Milewilz等(1996)通过PCR扩增、Southern杂交和直接的序列测定证明人类Ⅲ型胶原纤维基因的第8个内含子存在一类种族特异性的Alu Ⅰ序列,35%的美国黑人含有这类序列,高加索人中仅1%的人含有这种序列,而印第安人、东南亚人中则不含这种序列。人类Y染色体中有一类特有的Alu Ⅰ序列,称为YAP(Y Alu polymorphism),其在不同人群中存在明显不同的多态分布。

(3) 单核苷酸多态性(single nucleotide polymorphism, SNP):主要是指基因组水平上由单个核苷酸的变异所引起的DNA序列多态性。它是人类可遗传变异中最常见的一种类型,占所有已知多态性的90%以上。估计人类基因组中有300万个,甚至更多的SNP,平均每500 ~1 000个碱基对中就有1个。理论上讲,SNP既可能是双等位多态性,也可能是3个或4个等位多态性,但实际上,后两者非常少见,几乎可以忽略。因此,通常所说的SNP都是双等位多态性。SNP既可存在于基因序列中,也可存在于一个基因以外的非编码序列中。存在于编码序列中的SNP虽然较少,但其在遗传病研究中却具有重要意义。相当一部分SNP直接或间接地与个体间的表型差异、人类对疾病的易感性和抵抗能力有关。因此,对SNP的研究越来越受到人们的关注。

2. DNA多态性标记　多态性的发现使人们可以将单纯的表型研究深入到DNA分子的本质上去,即表型的多样性对应于DNA分子的多样性。由于可变的多态性区域在遗传上是稳定的,能够从亲代传给子代,在人群中表现为有限数量的序列变异,同时现在已有办法检测到这些区域,并将每个个体区分开来。因此,这些多态性区域可以作为一种DNA标记。常用的DNA多态性标记有限制片段长度多态性(RFLP)标记、小卫星和微卫星标记,以及SNP标记。

(1) 限制片段长度多态性(RFLP)标记:DNA某一位点上的变异有可能引起该位点特异性的限制性内切酶识别位点的改变,包括原有酶切位点的消失或出现新的酶切位点,致使酶切片段长度随之发生变化。这种变化引起的多态现象，即为限制片段长度多态性（restriction fragment length polymorphism，RFLP）。RFLP 的产生有两种情况：一为单个碱基的改变，引起酶切位点的变化；另一种情况是较大的 DNA 顺序变化，包括缺失、重复、插入和基因重排等。在不同个体中，可变数串联重复（VNTR）的串联重复拷贝数相差较大，因此，两侧的限制酶切片段也会发生变化。对 RFLP 的检测主要采用 Southern 杂交的方法。它的基本过程是：用特定的限制性内切酶消化 DNA 样本，然后通过电泳的手段将这些片段按长度分开，并将胶上的片段转移到一张膜上，再与带有放射性的特异性 DNA 探针进行杂交，通过放射自显影，就可以看到这些片段，并判断它们的位置和长度。

例如，一条染色体的某一区域内有 3 个 Hind Ⅲ的酶切位点，分别为 A、B 和 C，其中 A、B 两个位点在所有的个体中都存在，并且是这部分染色体所特有的，换言之这两个位点没有多态性。而 C 位点由于很容易发生变异，使酶切位点消失，因此，群体中的个体在这一位点上存在着两种可能性，能被 Hind Ⅲ酶切（+），或不能被 Hind Ⅲ酶切（-）。只要 AC 间和 BC 间的片段长度不同，且都小于 20 kb，那么，根据该部分 DNA 经 Hind Ⅲ酶切后所出现的片段格局情况，就可以作出相应的判断。如果 C 位点正常，经 Hind Ⅲ酶切后可以产生两种大小不同的片段，探针将与 AC 片段杂交；如果 C 位点因变异而不能被 Hind Ⅲ酶切，那经 Hind Ⅲ酶切处理后只能产生一个大的片段，探针将与 AB 片段杂交。

由于细胞内的染色体是成对存在的，因此，实际对一群个体的 DNA 样本进行分析要稍微复杂一些。但是，每一种基因型在酶切，以及特定的探针杂交后都会产生独特的片段格局。此外，探针的杂交位置对鉴别一个酶切位点的存在与否，也至关重要。多态性的限制性酶切位点可作为一条染色体上的标记位点。

一条染色体上某个 RFLP 标记的遗传状况被称为单倍型或单体型（haplotype）。如果仅检测一个位点的话，有两种可能的单倍型（+或-）。检测一条染色体上的两个位点，就有 4 种单倍型（++、+-、-+、--）。检测 n 个位点，就会产生 2^n 种单倍型。RFLP 标记严格按照孟德尔的遗传方式遗传，因此能够在一个家系图中跟踪一个 RFLP 标记的遗传。确定一个个体中某个 RFLP 标记的等位对情况被称为单倍型分析（haplotyping）或基因型分析（genotyping），通过在一个家系图中跟踪两个或两个以上连锁的 RFLP 标记的遗传情况，就可能确定重组发生的频率。如，父亲（Ⅰ-1）的一对同源染色体上有三个不同的杂合 RFLP 标记，母亲两条染色体上相应的座位内缺乏限制性酶切位点，为纯合子。通过对每个子代进行的基因型分析，可以评估父亲染色体的遗传情况。在这个例子中，子代中Ⅱ-2 从父亲那里接受了一条发生了交换的染色体，而其他子代个体从其父亲那里继承的是没有交换的染色体。

（2）微卫星标记和小卫星标记：小卫星标记和微卫星标记是人们继 RFLP 之后发现的第二代 DNA 多态性标记。在人类基因组 DNA 上重复分布着很多小卫星和微卫星 DNA 序列，每一个这样的序列中，都有一个核心部分，表现为若干个核苷酸为单位的重复。在人群中因为核心单元重复次数的不同，产生了多态性的等位片段。如 $(CA)_n$，就是一种非常常见的微卫星多态，它表示以二核苷酸 CA 为单元的重复，重复的次数为 n。由于具有广泛的个体差异，微卫星 DNA 多态性可用于亲子鉴定和 DNA 指纹分析。

检测和筛选 VNTR 多态性标记的第一步一般采用杂交的方法。例如，可用一个有着 15 次 CA 重复的寡核苷酸片段为探针，分离含 $(CA)_n$ 片段的克隆。然后对每一个阳性克隆测序，以了解 CA/GT 重复的长度和重复片段侧翼的序列。通过荧光原位杂交的方法

(fluorescence in situ hybridization, FISH),以 CA 或 GT 重复序列为探针,检测这些侧翼序列在 DNA 上是否为单拷贝,如果是,就可以根据侧翼序列设计一对 PCR 引物。下一步再用此 PCR 引物,对取自很多个体的 DNA 样本进行 PCR 反应,并用聚丙烯酰胺凝胶电泳直接分析 PCR 产物。不同的 PCR 产物代表了某位点 CA 重复片段长度的不同,如果所有样本的 PCR 产物长度一样,表明这一重复片段不存在多态性;反之,如果 PCR 产物不同,那就表明存在一个多态性的短串联重复(STR)。这些不同的 CA 重复是等位片段。由于这一类多态性主要表现为一种扩增片段长度的不同,所以也可称为扩增片段长度多态性(amplified fragment length polymorphism, AFLP)。

STR 最突出的优点是高度的多态性。由于 CA 等短串联重复序列在同一位点中重复的次数变化很大,在群体中可形成多达四五十种的多态性等位片段,所以提供的信息量相对很大;此外,它们数目较多,在人类基因组中广泛分布,大约每隔 10^6 bp 就有一个 STR 多态性标记(STRPs),可为连锁分析提供足够的遗传信息,再加上这类标记的检测多采用 PCR 和电泳技术,使检测过程变得快速而简单,可以大大节约时间和资金。因此,VNTR 多态性标记已经被广泛应用于基因组研究。目前用于连锁分析的 VNTR 标记已达 6 000 个以上。

(3) 单核苷酸多态性标记:由美国麻省理工学院的人类基因组研究中心负责人 Lander 于 1996 年提出的一类新的遗传标记系统,也被认为是第三代的遗传标记。这种标记稳定而广泛地分布于所有的染色体上,并按孟德尔方式遗传。3 ~4 个相邻的这种标记分别可构成 8 ~16 种单倍型,相当于一个微卫星标记形成的多态性。但是,由于这类标记数目多,在人类基因组中可达 300 万个;覆盖密度大,大概平均每 1 000 bp 就会有一个,又加之 DNA 芯片技术的应用,使标记的检测摒弃了遗传标记分析中的"瓶颈"——凝胶电泳,而便于实行大规模的、自动化的操作,因此,SNPs 具有其他标记系统所不可比拟的优越性。

3. DNA 多态性与遗传易感性 随着许多与常见单基因病相关联的基因被鉴定,对单基因病的研究已从遗传学转向生化与功能生物学。遗传学研究的前沿也逐渐从简单疾病,转向更复杂的多基因病或多因子病。多因子病由于发病基础和临床表现非常复杂,迄今所知甚少,有时也被称为复杂性疾病(complex disease)。这类疾病涉及多个基因的共同作用,每个基因的作用是局部的、有限的。发病所必需的各种等位基因仅仅提供了对该疾病的风险,但当它们组合在一起时,再加上一定的环境因素,就会导致发病。这种由遗传因素决定一个个体得多基因遗传病的风险称为易感性(susceptibility),其中所涉及的每一种等位基因,称为易感等位基因。染色体某一位点上存在的不同版本的等位基因,实际上是基因不同变异的结果,是一种基因的多态现象。偶尔,一个多态性产生一种可导致致命缺陷的等位基因,或是产生一种可提高对某种特定疾病易感性的等位基因。从这个意义上说,人类对有些疾病的易感性和抵抗力与基因组的多态性有关。一些人患癌症、糖尿病、关节炎或阿尔茨海默病等的危险性,之所以远远超过另一些人,主要与他们体内 DNA 的多态性有很大的关系。DNA 的变异使得这部分人体内存在一些特殊的、对某一疾病抵抗或易感的基因。

研究发现,HLA－Ⅱ类基因多态性与胰岛素依赖型糖尿病(IDDM)、多发性硬化(MS)、类风湿关节炎(RA)、重症肌无力(MG)等自身免疫性疾病的易感性有关。对公认与胰岛素依赖型糖尿病相关的 HLA－DQ2 和 HLA－DQ8 分子进行的研究表明,它们 β 链第 57 位上原来带负电荷的天冬氨酸(Asp)都被带正电荷的丙氨酸(Ala)取代,使 HLA－Ⅱ类抗原分子结合不同的抗原肽,引起与以前不同的免疫调节;在人的 4 号染色体上人们发现了一个与控制血压有关的基因,该基因的变异会增加患高血压的危险。这一基因是在对许多高血压患者与正常人进行对比研究后发现的,含有这种变异基因的人患高血压的可能性是正常人的1.8倍,患严重高血压的可能性是正常人的4倍。

鉴于多基因病的复杂性,人们往往并不知道有多少基因,涉及对某种多基因遗传病的易感或抵抗,因此,寻找和定位多基因遗传病的易感基因成为研究的一个热点。由于连锁分析和关联研究在单基因遗传病的致病基因寻找和定位方面的有效性,它们现在也被广泛用于多基因病的研究。连锁分析是寻找家族中与疾病共遗传的染色体区域。而关联分析则是寻找在无亲缘受累者与正常对照之间存在的遗传变异频率的差异。

假如某一染色体区段上有A、B两个连锁位点,各有两个等位基因A1、A2和B1、B2,由于在减数分裂过程中连锁位点间有交换重组的可能,随着时间的推移,A、B两个位点上等位基因的组合(单倍型)将趋于随机。即某种单倍型(如A1－B2)的频率为两个连锁基因频率的乘积,$P_{A1B2} = P_{A1} \times P_{B2}$。这时就可以认为这两个连锁位点的等位基因达到了连锁平衡(linkage equilibrium)。反之,如果同一染色体上由于位点间紧密连锁或其他原因,在同一配子中某些等位基因的组合可能增加,使得单倍型的频率不为两个连锁基因频率的乘积,即$P_{A1B2} \neq P_{A1} \times P_{B2}$,这种遗传现象称为等位基因关联(association)或连锁不平衡(linkage disequilibrium)。连锁不平衡的程度为单倍型频率与两个连锁基因频率乘积之差,用连锁不平衡参数Δ值来表示:

$$\Delta\text{值} = \text{A1B2 基因频率}(P_{A1B2}) - \text{A1 基因频率} \times \text{B2 基因频率}(P_{A1} \times P_{B2})$$

A1、B2完全关联,Δ值为1;Δ值大于0,小于1,A1、B2为非随机关联,即连锁不平衡。也就是受累者中某位点变异的频率或遗传标记的频率高于对照组人群。以搜寻胰岛素依赖型糖尿病(1型糖尿病)相关基因为例,对所调查家系的受累同胞对分析证明,位于11p15的小卫星DNA与胰岛素依赖型糖尿病表现出较强的连锁性。进一步多态分析显示,这一小卫星DNA核心序列为一种串联重复序列,而且根据其串联重复单元数可以将其分为三类。其中第一类重复单元数(16～63之间的短多态纯合子)在胰岛素依赖型糖尿病患者中出现的频率高于其在对照组显示的频率。

关联分析一般有两种策略:直接的和间接的。两者都是基于这样的一种假设,那就是"共同的遗传变异产生对共同疾病的易感性"。直接的策略是搜索基因编码区和调节区内所有的共同变异,希望从中发现影响疾病易感性的变化。然后比较受累者和正常对照间变异的频率,期望在受累者中找到出现频率更高、更为多见的变异。尽管直接策略的原理简单明了,但具体操作却并不容易。要进行一个全基因组的系统分析,需要鉴别分析人类25 000个左右的基因,以及它们所包含的各种变异。此外,要鉴别非编码区影响基因功能的变异(如调节区和内含子区的多态性)也是非常困难的。正是由于这些原因,直接策略往往只限于有选择的候选基因编码区变异的研究。

间接策略,避开了上述问题,它依赖的是疾病和一些中性多态性标记之间存在的关联性。这些中性多态性标记位于疾病的一个风险变异位点附近,因为与该风险变异位点存在连锁不平衡,所以它们和疾病有了关联性。间接策略利用高密度的多态性标记图谱,系统地进行全基因组扫描(whole genome scan),在患病个体和正常对照群体进行对比研究,从而确定一些标记或其相邻基因与疾病的关联。由于高频率,低突变率,以及能够进行自动化检测,SNPs 标记被选用进行这样的关联分析。近年来广泛开展的全基因组关联分析(Genome-wide association studies, GWAS)就是根据这一策略设计的,详见第四章,人类致病基因的研究策略与方法(第五节)。

(孙岳平)

建议阅读文献

1. Collins FS, Brooks LD, Chakravarti A. A DNA polymorphism discovery resource for research on human genetic variation. Genome Res, 1998, 8(12): 1229 - 1231.
2. Kruglyak L. Prospects for whole-genome linkage disequilibrium mapping of common disease genes. Nat Genet, 1999, 22(2): 139 - 144.
3. Li L, Wang QK, Rao S. LINKAGE programs: linkage analysis for monogenic cardiovascular diseases. Methods Mol Med, 2006, 128: 41 - 60.
4. Concannon P, Chen WM, Rich SS, et al. Genome-wide scan for linkage to type 1 diabetes in 2 496 multiplex families from the Type 1 Diabetes Genetics Consortium. Diabetes, 2009, 58(4): 1018 - 1022.
5. Hooper SD, Cavelier L and Feuk L, et al. Genome-wide sequencing for the identification of rearrangements associated with Tourette syndrome and obsessive-compulsive disorder. BMC Medical Genetics, 2012, 13: 123.
6. Eckert KA, Hile SE. Every microsatellite is different: Intrinsic DNA features dictate mutagenesis of common microsatellites present in the human genome. Mol Carcinog, 2009, 48(4): 379 - 388.
7. Marian AJ. Molecular genetic studies of complex phenotypes. Transl Res, 2012, 159(2): 64 - 79.

建议浏览网站

1. 人类孟德尔遗传网络版: http://omim.org
2. 美国医学遗传学和基因组学会: http://www.acmg.net
3. 国际单倍型作图计划(The International HapMap Project): http://snp.cshl.org

思考题

1. 何为隐性突变和显性突变,两者有何区别?何为温度敏感的突变?如何利用这一类突变开展科学研究?
2. 有一系列实验手段可用来分析突变。如何用互补分析,揭示两种突变是否在相同的或不同的基因上?
3. 人类基因组含有很多重复 DNA。试述微卫星和小卫星 DNA 的区别。如何利用这样的重复 DNA 鉴定个体间的差异?

英文阅读

Genomic Estimates of Mutation Rates and Mutability

Many microsatellite loci are highly polymorphic in human populations, hence their widespread use as markers in population genetics, forensics, and oncology. Direct observations of allele length changes between parents and offspring have been used to estimate the rates of microsatellite mutation in humans. Mutation rates at di- and tetranucleotide repeat loci have been estimated to be $10^{-2} \sim 10^{-4}$ per locus per gamete per generation. As a point of comparison, quantitative measurements of somatic mutations arising in the *HPRT* gene in normal human cells range from $0.4 \times 10^{-6} \sim 1.6 \times 10^{-6}$ in newborns, and $3.1 \times 10^{-6} \sim 9.5 \times 10^{-6}$ in adults. Unfortunately, the lower end for microsatellite mutation rates cannot be confidently analyzed by the direct observation approach, as loci with mutation rates in the range of 10^{-5} or lower would require very large population samples, because the absence of any observed allele length changes is uninformative. The wide 100-fold variation among loci can be attributed to the sequence composition and varying lengths of the microsatellite sequences analyzed. Several of the most highly mutable loci are actually compound microsatellites comprised of two or more repeated motifs, and the possibility exists that each motif is capable of influencing the mutability of the adjacent motif. Estimated mutation rates appear to increase exponentially as the number of repeat units within an allele increases, although a caveat to this conclusion is that loci of different sequences were used to make the comparisons.

Comparative genomics studies also have been used to follow human microsatellite mutations occurring over an evolutionary timescale. A working assumption is that the microsatellites chosen for comparison are not subject to any selection bias, such as those within intergenic regions, so that any observed sequence divergence is proportional to mutation. The causes of variation among microsatellite loci are uncovered computationally by deriving the mutability, or the average squared difference in the number of repeats, between orthologous microsatellite loci. With this approach, a direct effect of allele length on mutability was found to be greater than a linear relationship, and significant differences in mutability could be attributed to motif size. A computational model that incorporates the intrinsic microsatellite properties of motif length (repeat number), motif size, and motif sequence explained the majority (~90%) of the observed variation in mutability genome-wide. In this model, mutability was inversely related to motif size and directly related to the number of repeat units. A strong effect of motif sequence on mutability of microsatellites was observed, which may be because of differences in secondary DNA structure. Within 5-Mb windows, the local genome position of a microsatellite was found to affect mutability approximately 10-fold for mononucleotide and dinucleotide alleles, but only fourfold for tetranucleotide repeats.

Evolutionary models of microsatellite mutation have been developed for use in estimates of genetic distances between populations. De novo mutations arising in the germline are predominantly the gain or loss of a single unit, and a bias for the gain of repeat units within short alleles has been observed. However, the rate of deletion mutation increases with allele length, such that long alleles tend to mutate to shorter alleles, thus preventing infinite growth of microsatellites. Mutations that interrupt pure repetitive arrays, such as base substitutions and indels, also have been observed, and result in reduced levels of allelic polymorphism. Stepwise mutation models assume that additions or deletions of one unit occur at fixed rates as a function of allele length. However, the observed distribution of microsatellite lengths within eukaryotic genomes is best described by a model that incorporates length-dependent slippage together with point mutations. Thus, the observed microsatellites within the human genome probably reflect an equilibrium between expansion and deletion errors of repeat units, and point mutations within the allele that disrupt the repetitive array.

第三章

人类基因组学

人类基因组学(human genomics)是研究人类基因组结构和功能的遗传学分支学科，其主要涉及人类基因的作图、测序和整个基因组的功能分析。随着人类基因组计划的实施，人类基因组学得到了快速发展，为全面认识人类遗传现象的本质奠定了基础。本章侧重概述人类结构基因组学、功能基因组学，以及疾病基因组学。

第一节 读出“天书”——结构基因组学

基因是控制生物遗传性状的基本单位，基因组则是一个生命体遗传信息的总和。人类结构基因组学(human structural genomics)主要研究人类基因组的 DNA 序列及其变异、发现并定位所有人类基因，最终在整体水平上破译人类遗传信息。人类基因组计划的前期目标就是完成上述任务，即读出人类基因组这部“天书”。

一、人类基因组计划的背景与目标

(一) 历史回顾

1986 年，美国能源部(DOE)健康与环境办公室在新墨西哥州举行的圣大菲会议上，发布了开展人类基因组测序的倡议(human genome initiative)，同年诺贝尔奖获得者 Dulbecco 在《科学(Science)》杂志上发表了“癌症研究的转折点：人类基因组的全序列分析(a turning point in cancer research: sequencing the human genome)”的文章，提出如果我们希望更多地了解癌症就必须将注意力集中于细胞基因组，从测定基因组的核苷酸顺序着手。1988 年，美国国立卫生研究院与能源部联合向国会提出了人类基因组计划(Human Genome Project, HGP)。1990 年该计划获得批准，准备花 15 年时间完成。随后，英国、法国、德国等欧共体国家，以及日本、中国等亚洲国家也相继提出了各自的基因组研究计划。其中美国和英国分别承担 54% 和 33% 的测序任务，其他 4 个国家则共同承担 13% 的测序任务。在上述 6 个国家中共有 30 余个实验室接受了测序任务，其中英国桑格研究所、美国 MIT 白头实验室、华盛顿大学、能源部联合基因组研究所，以及贝勒医学中心等 5 大实验室共承担了 80% 的任务。为了有效协调各国开展的人类基因组计划，国际科学家小组还专门成立了人类基因组组织(Human Genome Organization, HUGO)。

中国人类基因组计划开始于1994年,在吴旻、强伯勤、陈竺、杨焕明等专家、教授的倡导下,国家自然科学基金会和“863”高科技计划,先后资助了“中华民族基因组中若干位点基因结构的研究”和“重大疾病相关基因的定位、克隆、结构和功能研究”项目,标志着中国HGP正式启动。随后又先后成立了国家人类基因组南方研究中心、北方研究中心,以及中科院北京基因组研究中心,联合开展科技攻关。1999年7月,在国际人类基因组注册,接受人类3号染色体短臂上一个约30 Mb区域的测序任务。

（二）目标

人类基因组计划旨在发现人类DNA上25 000~30 000个基因,以及其在染色体上的位置,确定人类DNA上3.2×10^9的碱基对序列并阐明所有人类基因,从而在整体水平上破译人类遗传信息。此外,人类基因组计划还要将测序信息储存起来,也需要设计新的数据分析软件用于测序信息的分析,发展新的测序技术并推广至实验室,最后还要解决该计划实施过程中出现的伦理、道德和社会问题。具体目标包括完成分辨率达2~5厘摩(cM)的遗传图和带有30 000个序列标签位点(sequence tagged site, STS)的物理图,完成人类95%以上的DNA序列测定,且精度达99.99%,完成100 000个单核苷酸多态性(single nucleotide polymorphism, SNP)的序列变异的测定,完成人类全长cDNA及基因的识别,完成大肠埃希杆菌(*E. coli*)、啤酒酵母(*S. cerevisiae*)、秀丽线虫(*C. elegans*)、果蝇(*D. melanogaster*)等模式生物基因组的测序,创立基因组水平的相关测序技术。

二、基因组作图

人类染色体由高度螺旋和折叠的核小体组成,故不能直接用来进行测序。为了便于测序,就要将庞大的人类基因组进行分解,使之成为较小的结构区域,这个过程称为作图(mapping)。常用的作图形式有两种,一种称为遗传连锁图谱(genetic linkage map)类型,另一种称为物理图谱(physical map)。

（一）遗传连锁图谱

遗传连锁图谱(genetic linkage map)是指通过计算相互连锁的遗传标志之间的重组率以获得某性状与遗传标记间的相对距离,一般用厘摩(centimorgan, cM)表示。遗传图谱绘制需要应用各种多态性遗传标志,如,限制性酶切片段长度多态性(restriction fragment length polymorphism, RFLP)、微卫星(microsatellite, MS)和单核苷酸多态性(SNP)等。RFLP是最早被应用的标志。因此类标志数量较少,多态性信息也较低,故应用范围有限。MS标志又称短串联重复序列(short tandem repeat, STR),主要由二核苷酸重复序列组成,如$(CA)_n$等。由于MS在染色体上的分布及提供的信息含量明显优于RFLP,故成为遗传连锁分析非常有用的标志。1996年已完成了由5 264个MS标志组成的、分辨率高达0.6 cM的遗传图谱。同时,MS也成为物理图谱上的标志,从而促进了遗传图谱与物理图谱的整合。SNP作为第三代多态性遗传标志,其意义已超出了遗传作图的范围,而成为研究基因组多样性和识别、定位疾病相关基因的重要手段。

（二）物理图谱

物理图谱(physical map)用碱基对(bp)的个数来表示,用于确定各遗传标志之间的物理距离。物理图谱首先需要获得分布于整个基因组的序列标签位点(sequence tagged site,

STS)，而且可用 PCR 扩增的单拷贝序列。在此基础上构建覆盖每条染色体的大片段 DNA，如可插入数百 kb 至 2 Mb 的酵母人工染色体(yeast artificial chromosome, YAC)，可插入 80 ~ 300 kb 的细菌人工染色体(bacterial artificial chromosome, BAC)，可插入最大为 125 kb 的 P1 噬菌体(bacteriophage P1)，以及可插入 300 kb 的 P1 人工染色体(P1-derived artificial chromosome, PAC)的重叠群(contig)。20 世纪 90 年代中期大量产生的 STS，主要来源是已定位的表达序列标签(expressed sequence tag, EST)。另一方面，构建覆盖人类基因组的大片段 DNA 重叠群也取得了如期进展。1998 年完成了含有 52 000 个 STS，并覆盖人类基因组大部分区域的连续克隆系的物理图谱。该图谱的构建，既为大规模测序奠定了基础，还绘制出了人类基因组转录图谱(或基因图谱)的雏形。

(三) 序列图

遗传图谱和物理图谱的提前完成，使大规模开展序列图绘制有了保障。通过制备 DNA 片段、碱基分析，以及 DNA 信息的破译等过程，就可得到基因组的序列图谱。见图 3－1。

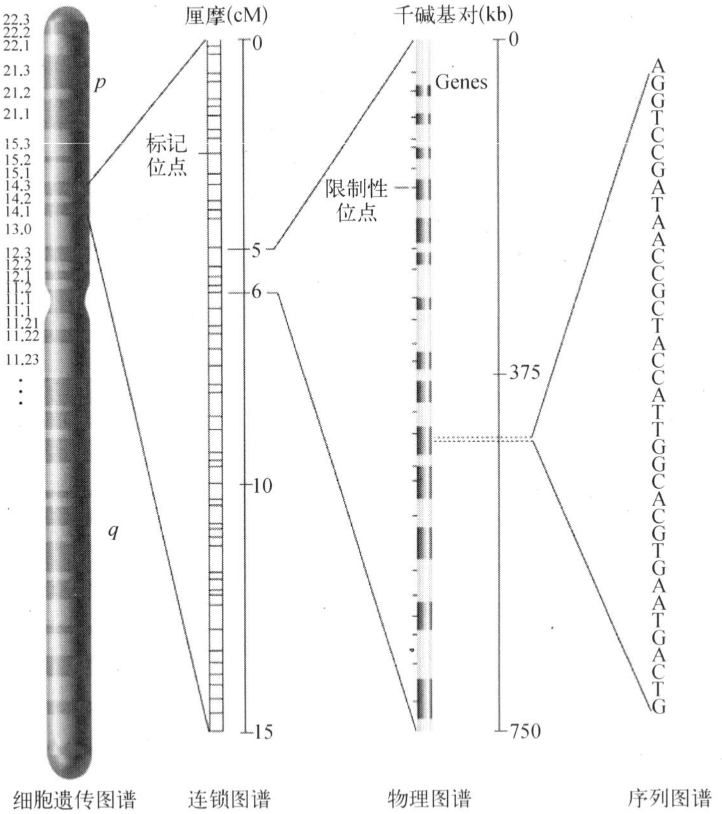

图 3－1 绘制人类细胞遗传图谱、连锁图谱、物理图谱和序列图谱

三、基因组测序的方法与技术

(一) 基因组测序的方法

常用两种方法进行全基因组序列的测定。第一种是基于图谱(map-based)的方法。该法通过精细的物理作图，明确对应于特定染色体区域的 BAC，然后对其中的 BAC 逐个进行测序。其基本工作流程为：① 将待测 BAC 克隆随机切成小片段（为 1.5 ~ 2 kb）；② 将小片段克隆进测序载体；③ 对小片段 DNA 进行 8 ~ 10 倍左右覆盖率的测序；④ 将相互重叠的读出序列组装成连续的重叠线；⑤ 从质量最高的读出序列中取得序列；⑥ 利用引物延伸或其他方法对 BAC 克隆中还存在的缺口进行填补。

另一种方法称为"全基因组鸟枪法（whole-genome shotgun）"测序。该法在获得一定的遗传和物理图谱信息的基础上，绕过 BAC 克隆逐个排序的过程，直接将基因组 DNA 分解成 2 kb左右的小片段进行随机测序，辅之以一定数量的 10 kb 的克隆和 BAC 克隆的末端测序，最后利用超级计算机进行序列组装。该法的建立，大大提高了人类基因组全序列测定的效率（图 3 - 2）。

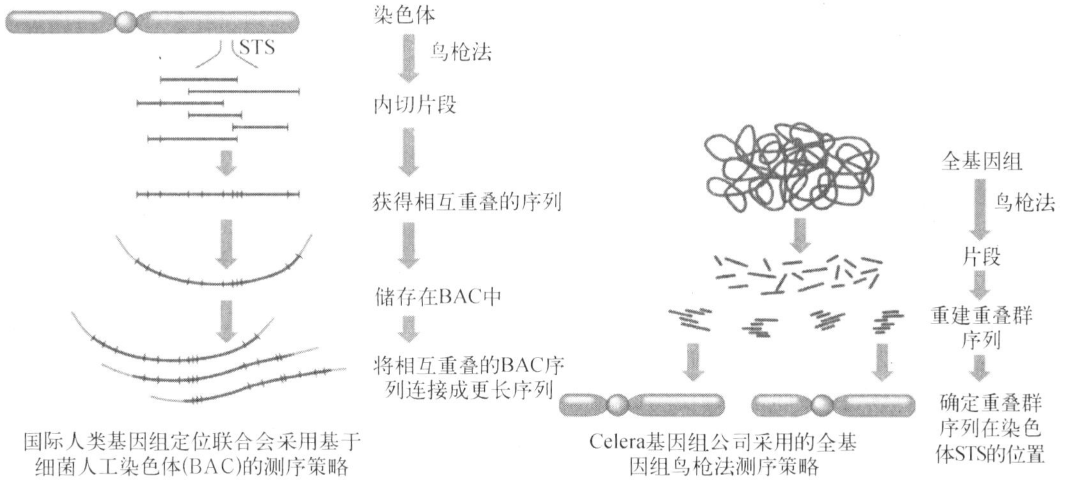

图 3 - 2　全基因组序列测定的策略

（二）基因组测序的标准

人类基因组序列测定的精度标准为：① 错误率低于 1/10 000；② 序列是连贯的，即没有缺口；③ 测序所用克隆能忠实地代表基因组结构。在人类基因组计划进行的过程中，又提出了工作草图（working draft）的标准，即通过对染色体位置明确的 BAC 重叠群 4 ~ 5 倍覆盖率的测序（在 BAC 克隆水平的覆盖率不应低于 3 倍），获得基因组 90% 以上的序列，其错误率应低于 1%。

（三）基因组测序的技术

人类基因组计划的实施很大程度上得益于 DNA 测序技术的发展。首先以薄板凝胶电泳为基础的自动测序技术实现了高通量运作，代表性仪器为 PE - ABI377 测序仪。接着，高通量毛细管阵列电泳仪的问世进一步提高了测序效率，代表性仪器如 MD 公司的 Megabase 和 PE - ABI 的 3700 测序仪，这些仪器后来成为 DNA 测序的主力军，一些大的测序中心往往拥有几十甚至上百台测序仪，俨然像个测序车间。同时，还开发了数据质量评估和组装的软件系统，建立了用于作图、测序和高度自动化的生产流水线，以及用于全过程质量监控的实验室信息管理系统，以跟踪测序克隆制备的过程和从克隆中产生的数据，记录试剂、方法、机器性能等参数，对于测序效率的维持和高质量数据的产生起着至关重要的作用。近年来，以

Roche/454、ABI/SOLiD 和 Illumina/Solexa 为代表的新一代高通量测序技术(第二代测序)的应用,已实现了"10 万美元基因组"的目标,即测定一个人类基因组的成本降至 10 万美元。被称为"下一代测序技术(第三代测序)"的帷幕也已拉开,将实现"100 ~ 1 000 美元基因组"的目标。上述技术除了用于 DNA 测序外,还用于 Small RNA 测序、转录组测序、数字化表达谱测序、ChIP - seq、DNA 甲基化、目标区域捕获测序,以及宏基因组测序等。

四、人类基因组计划的完成情况

按人类基因组计划制定的目标,到 2003 年 4 月"DNA 双螺旋结构"论文发表 50 周年时,完成整个计划。实际执行过程中,又将该计划分为 2 个阶段,即 2000 年完成工作草图,2003 年完成全图。测序结果是,2001 年国际人类基因组测序协作组(International Human Genome Sequencing Consortium, IHGSC)和 Celera 公司分别在《Nature》和《Science》杂志上公布了各自的人类基因组草图,大约 90% 的常染色质部分被测序和拼接,该图首次展示了人类基因组的概貌。2004 年 10 月,IHGSC 又在《Nature》杂志上公布了人类基因组的完成图,该图已覆盖人类常染色质区域的 99% 序列,且准确率高达 99.99%。毋庸置疑,该图为 21 世纪的生物医学研究奠定了坚实的基础。人类基因组计划的具体目标和完成情况见表 3 - 1。

表 3 - 1 人类基因组计划目标及完成情况(原计划 2003 年完成)

领域	目标	完成情况	完成日期
遗传图	2 ~ 5 cM 分辨率(含 600 ~ 1 500 个标记)	1 cM 分辨率(含 3 000 个标记)	1994 年 9 月
物理图	30 000 个序列标签位点(STSs)	52 000 个序列标签位点(STSs)	1998 年 10 月
DNA 测序	完成人类含有基因序列的 95%,准确率达 99.99%	完成人类含有基因序列的 99%,准确率达 99.99%	2003 年 4 月
完成测序的能力和成本	每年测序 500 Mb,每个碱基 < $ 0.25	每年测序 > 1 400 Mb,每个碱基 < $ 0.09	2002 年 11 月
序列变异	定位人类 100 000 个 SNPs	定位人类 3 700 000 个 SNPs	2003 年 2 月
基因鉴定	人类全长 cDNAs	15 000 个人类全长 cDNAs	2003 年 3 月
模式生物	完成大肠埃希杆菌、啤酒酵母、秀丽线虫和果蝇的基因组测序	完成大肠埃希杆菌、啤酒酵母、秀丽线虫、果蝇、拟南芥菜的基因组测序,完成小鼠和大鼠的全基因组草图	2003 年 4 月
功能分析	发展大规模基因组分析技术	高通量寡核苷酸合成技术	1994 年
		DNA 微阵列技术	1996 年
		真核生物全基因组敲除技术	1999 年
		测定蛋白质与蛋白质相互作用的酵母双杂交技术	2002 年

人类基因组计划的一大目标是要将由测序产生的海量信息储存起来,并被所有感兴趣的科学家免费共享。为此,HGP 建立了三个大的生物信息中心,包括美国的国家生物技术信息中心(National Center for Biotechnology Information, NCBI)、欧洲生物信息学研究所(European Bioinformatics Institute, EBI)和日本 DNA 数据库(DNA Data Bank of Japan, DDBJ),由它们全面负责包含数百种生物的 DNA 序列的存储与处理。

值得一提的是，人类基因组计划中有5%的经费用于研究与人类基因组有关的伦理、法律和社会相关问题，内容包括审查与人类基因组序列完成有关的问题，以及关于人类基因差异的研究问题、审查把基因技术和信息运用到卫生保健和公众健康活动中提出的问题、检查把基因组学和基因-环境相互作用的知识运用到非临床情况提出的问题、探索新的基因知识与哲学、神学和伦理学观点如何相互影响的问题，还要探索种族的、文化传统的和社会经济学的因素如何影响基因信息的使用、理解和解释问题，基因服务的利用问题，以及政策的发展问题等。简言之，就是要解决人类遗传资源的保护，以及使用问题，因此特别引人关注。

另外，模式生物研究方面除了表2-1中所列外，还包括猩猩、狗、猫、牛、鸡、鱼、蜜蜂等的基因组测序工作，以及数百种微生物、病毒（如SARS病毒等）的测序任务。

五、人类基因组计划的主要发现

2004年10月，国际人类基因组测序协作组（IHGSC）公布了人类基因组完成图的主要研究成果，人类常染色质区域共由28.5亿个核苷酸组成，为蛋白质编码的基因为22 287个，其中已知基因19 438个，预测基因2 188个。在这些基因中共有231 667个外显子，平均每个基因含有10.4个外显子。编码外显子的总长约为34 Mb，约占常染色质基因组的1.2%。研究报告还显示在人类基因组中基因、转座子、GC含量、CpG岛等的分布很不均一，既有密集区，又有稀少区；在染色体末端重组率较高，而着丝粒附近则较低；此外，染色体的重组率与染色体长度成反比，即染色体越短重组率越高；基因组中大部分转座子活性明显下降，而长散在的元件1（long interspersed element 1，LINE1）和Alu元件却成为优势家族。此外，人类基因组中已发现1 000多万个常见SNP，构建了人类基因组差异的公众数据库（www.hapmap.org），该数据库为研究者提供了将遗传多态位点与特定疾病/性状风险联系的相关信息，从根本上改变了基因研究的“蓝图”，进而为遗传病的基因定位、诊断以及开展个性化治疗提供了非常重要的多态信息。

六、人类基因组学未来研究方向

在人类基因组计划宣告完成之后，Collins等在《Nature》杂志上撰写了“想象基因组学研究的未来（a vision for future of genomics research）”的文章，预见到基因组学将对基础生物学、人类健康和人类社会产生重要影响，并形象地绘制出一座三层楼房（图3-3）。该楼的基础是人类基因组计划，第1～3楼分别称为“基因组学到生物学”、“基因组学到健康”和“基因组学到社会”。楼房的立柱则包括“资源”、“技术发展”、“计算机生物学”、“培训”、“教育”和“伦理、法律及社会影响”。

第1层楼“基因组学到生物学”的主要任务是从功能上解析基因组，内容包括：① 寻找基因组中的功能元件（functional element），包括基因、调控元件，以及其他潜在的功能区段；② 阐明基因组表达调控的机制，以及研究基因组表达产物（包括RNA和蛋白）的性质和功能；③ 比较不同个体、不同物种之间的差异；④ 从个体水平提供研究基因功能的模式生物模型。

第2层楼“从基因组学到健康”，不仅要寻找疾病病因和阐明发病机制，还要维护人类健康，指导治疗和预防疾病的发生。另外，人类基因组多态性的研究还有望阐明个体间在药物

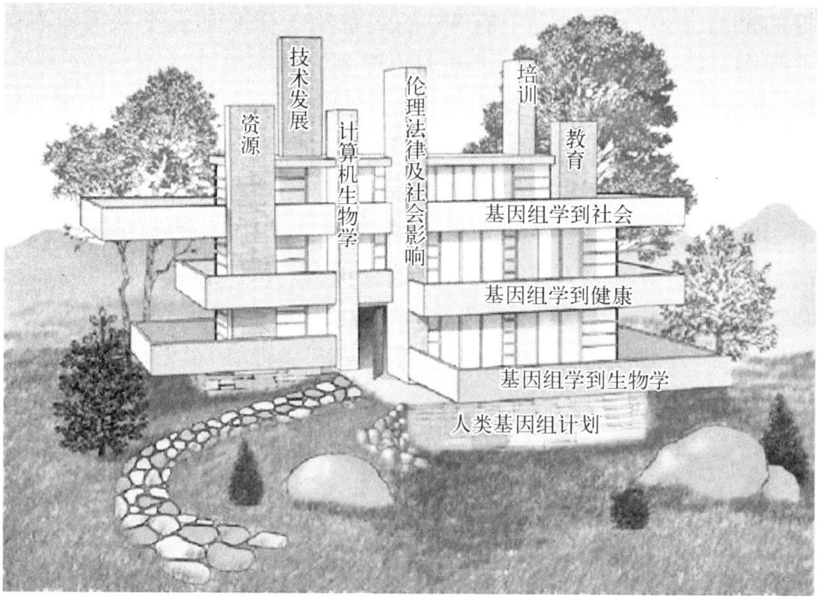

图3-3 未来的基因组学(引自:Nature,2003,422:835-847)

反应上存在差异的遗传基础,从而实现"个体化医学"。

第3层楼"从基因组学到社会",就是要解决由人类基因组计划引发的一系列"伦理、法律和社会影响(Ethical, legal, and social implication, ELSI)"问题,从而使人类基因资源得到共享,基因隐私权得到保护,基因歧视得到禁止,基因滥用行为得到处罚。

人类基因组计划在生物医学研究中也将发生深刻的变化,概括起来将围绕9大转变展开:① 由结构基因组学,向功能基因组学转变;② 由基因组学,向蛋白质组学转变;③ 由基于作图的基因发现,向基于测序的基因发现转变;④ 由单基因病研究,向多因子病研究转变;⑤ 由通过特殊DNA作为诊断,向易感基因的监测转变;⑥ 由单个基因分析,向在家系、通路或系统中多个基因的分析转变;⑦ 由基因功能研究,向基因调控转变;⑧ 由特殊突变的病因学研究,向疾病发病机制研究转变;⑨ 由一个物种研究,向几个物种同时研究转变。

第二节 读通和读懂"天书"——功能基因组学

人类基因组计划的完成只表明人们已"读出"了人类基因组这部"天书",而要"读通和读懂"这部"天书",就需依赖于功能基因组学研究。内容包括,寻找基因组内的功能元件并阐明其生物学意义,同时还要研究基因组表达调控的机制,和表达产物的功能。

一、基因组内转录调控的功能元件

美国国立人类基因组研究所(NHGRI)于2003年,启动了DNA元件百科全书(Encyclopedia of DNA Elements, ENCODE)计划。该计划的目标是鉴定人类基因组序列中所有的功能元件。现已知的功能元件主要包括蛋白编码基因、非编码 RNA（noncoding RNA）基因、调控元件和重复序列。下面对这些功能元件分别作介绍。

（一）蛋白编码基因

人类基因组完成图的结果表明，人类只有 20 000 ~ 25 000 个基因。为了深入研究这些蛋白编码基因，通常可采用三种方法：① 通过比对 cDNA 序列与基因组序列，可获得基因组中的转录区域；② 通过比较物种间的基因组的同源性，可预测基因的存在；③ 通过研制新的计算方法，以预测新基因。利用上述方法有望建立一个完整的人类基因索引（integrated gene index，IGI），以及与之相关的蛋白索引（integrated protein index，IPI），以帮助学者深入研究人类基因和蛋白的功能。

（二）非编码 RNA 基因

非编码 RNA 一般不含有开放阅读框（ORF）和多聚腺苷酸［poly（A）］尾巴，故不能通过基因识别技术来发现，也很难通过 cDNA 文库的测序来获得。近年来，虽然非编码 RNA 的研究取得了一些令人兴奋的成就，但还需要发展更多有效的方法，才能系统地研究人类基因组中数千个以非编码 RNA 作为其最终产物的人类基因。

（三）调控元件

在人类基因组的非编码区包含多种顺式调控元件，如启动子、增强子等。这些顺式调控元件参与调控大部分基因的表达，一旦这些元件发生突变就会导致基因表达的失控，进而致病。目前利用实验手段或计算机预测可找到顺式调控元件。研究显示，大部分顺式调控元件是通过与反式作用因子相互作用来调控基因表达的，因此研究两者之间的相互作用，就成为解析基因调控网络的关键。近年来广泛采用的凝胶迁移阻滞试验（electrophoresis mobility shift assay，EMSA）和染色质免疫沉淀（Chromatin IP，ChIP）实验，为研究调控元件的作用机制发挥了重要的作用。特别是基于芯片的染色质免疫沉淀（ChIP on chip）实验方法的成熟，使大规模研究基因调控的机制成为可能。

（四）重复序列

人类基因组中的重复序列占整个基因组的 50% 以上。这些重复序列曾被认为是多余的“垃圾（junk）”。然而，随着学者们对重复序列研究的深化，逐渐认识到它们实际上是生物进化信息的重要来源。识别在进化过程中同时出现的重复序列，并追踪它们在不同基因组区域和不同物种中的命运是可以实现的，比如从 HGP 中获得的大量微卫星序列，已作为遗传标记用于疾病基因定位。此外，重复序列可以通过介导异常重排而使基因组发生改变，从而产生新的基因，改变和改组现有的基因，调整局部的 GC 含量。重复序列也对染色体结构和动力学研究提供了帮助，为医学遗传学和群体遗传学研究提供了有力的工具。

二、基因组表达产物的功能研究

人类基因组的表达产物包括两大类型：即蛋白编码基因的产物 mRNA 和非编码 RNA。前者，主要包括大规模 cDNA 的测序工作，后者，目前尚无有效的方法加以识别。下面介绍蛋白编码基因的功能研究。

（一）基因表达谱的研究

基因表达谱，是指在特定状态下反映特定细胞或组织的基因表达种类和丰度信息的数据表，它从 mRNA 水平上反映了细胞或组织的特异性表型和基因表达模式。研究基因表达谱的主要方法，包括 cDNA 文库测序、微阵列（microarray）和 SAGE（serial analysis of gene expression）等。开展基因表达谱的研究发现和研究基因的功能，有助于理解细胞和组织的生物学功能，也有助于阐述疾病的发生机制。如果对各类细胞和组织的基因表达谱进行比较，就能筛出细胞特异性和发育阶段特异性的基因；如果将不同基因表达谱的信息，以染色体的条带为坐标进行整合，可以得到整个基因组的转录组图谱（transcriptomic map）；如果将不同物种的基因表达谱进行比较，可以找出物种间的差异，会有助于理解基因的进化过程。

（二）全长 cDNA 的克隆和注释

基因的全长克隆主要来源于 cDNA 文库的测序和 EST 数据的分析。然而上述方法不能覆盖所有的基因。近年来建立的基于位点特异性重组的克隆技术，使全长克隆方法更为有效，该法的另一个优点是，可以将 ORF 直接在不同表达载体之间转换，而不用考虑酶切位点、非翻译区和框架的影响。全长基因的注释是另一项重要的工作，要求有统一的标准，而且不存在重叠现象。目前科学家已对相当数量的全长基因进行了统一的注释，使它们更能反映人类转录组的状况。

（三）基因分类方案

为了方便读者从数据库中查找到某一类基因（例如转录因子），就有必要对上万个基因进行系统地分类，并建立基因分类数据库。基因本体论（Gene Ontology, GO）是一种目前已经被广泛应用的基因分类方案。GO 对每个基因分别从三个节点进行描述，包括分子功能（molecular function）、生物学过程（biological process）和细胞组分（cellular component）。每个节点下又包含若干个子节点，例如，分子功能节点包括催化活性、转录调控活性、信号转导活性等。这样，所有的基因都可以按照特定的规则进行归类。目前，GO 已经被许多基因数据库所采用。

（四）选择性剪接的研究

选择性剪接在人类基因组中普遍存在。目前已知人类有 22 000 余个为蛋白编码的基因，其中几乎所有基因均存在选择性剪接的现象，因此这些基因编码远远多于基因数量的蛋白。研究显示，部分选择性剪接本具有重要的生物学功能，而且还发现在正常组织和疾病组织中许多基因的剪接模式或不同剪接本的比例存在差异，提示这些差异可能与疾病相关。系统地研究这种现象有望阐明其调控机制。

（五）蛋白组学的研究

在生命体或细胞的整体水平，研究蛋白的表达和修饰状态的学科，称为蛋白组学（proteomics）。该学科研究的内容包括：① 蛋白质的结构；② 蛋白质的修饰；③ 表达水平；④ 定位；⑤ 蛋白质相互作用。常用的研究技术包括三种：① 质谱（mass spectrometry）技术，该技术是目前在这一领域应用较广泛的一项技术。其中双向电泳-质谱技术路线为蛋白质组学的常规方法，主要用于蛋白质的识别、测序、翻译后修饰，以及表达水平差异的研究。② 基于微阵列的蛋白质组学技术，该技术主要将已合成的多肽、抗原、抗体等点在芯片上进行杂交，以观察蛋白与蛋白或其他分子之间的相互作用，同时可用于药物发现和临床诊断。③ 将结构生物学技术用于蛋白质组学，包括 X 线晶体衍射、磁共振等技术，以解析蛋白复合体的结构，以及不同亚基之间的关系。在人类蛋白质组组织（Human Proteome Organization, HUPO）的协调下，人类蛋白质组计划（Human Proteome Project, HPP）已被执行。

三、基因组多样性的研究

已知人类基因组DNA序列中最常见的变异形式是单核苷酸多态性(SNP),它在全基因组中有(3～10)$\times 10^6$个。SNP大多位于基因调控序列,也有部分位于基因的编码序列中(称为cSNP)。cSNP可引起氨基酸的变异,从而导致蛋白质功能的改变;其他SNP的变化则可能会影响基因表达的剂量。SNP也可用于关联研究(association studies),以进行连锁分析与基因定位,以及疾病的关联研究。近年来发展起来的全基因组关联研究(GWAS)方法则可用于复杂性疾病(包括多基因遗传病,以及癌症等)的基因定位。此外,SNP也可用于药物基因组学(pharmacogenomics)研究,因为编码药物代谢酶、转运体、受体和其他药物靶点蛋白的基因,在不同个体间存在着遗传多样性,这种多样性的基本形式也是SNP。通过搞清个体间在药物代谢和效应方面发生差别的遗传基础,可促进新药的发现,并实现根据个体的遗传背景来优化药物治疗方案,亦即"个性化治疗"。

四、比较基因组学研究

对不同物种的基因组,以及其表达产物进行比较研究的学科,称为比较基因组学(comparative genomics)。该学科是对基因组进行功能注释的主要方法之一。物种间比较基因组序列,可以通过寻找各种进化选择的记号来推测这些区域是否具有功能。这种比较基因组学策略,既用于编码(ENCODE)计划,也用于比较基因预测(comparative gene prediction)。一般而言,在进化关系比较接近的物种(例如人和小鼠)之间,蛋白编码基因的外显子的变化速率远远低于周围的内含子和其他非编码区域,同时基因的结构也非常相似。利用这些规律,可以从基因组上确定基因的位置,也可用来寻找顺式调控元件。

值得一提的是,模式生物体(model organism)的研究在HGP中占有极其重要的地位。通过比较和鉴别进化不同阶段生物体的基因组信息,可以进一步加深对人类基因组结构和功能的了解;通过观察不同阶段生物体基因表达被阻断后在细胞和整体水平所产生的表型变化,可用于识别基因功能。近年来发展起来的条件性基因敲除(conditional knock-out)技术,已可达到对任何基因在不同发育阶段和不同器官、组织的选择性剔除。另外,利用化学诱变剂或插入突变法,可随机形成模式生物体的基因突变,随后对产生表型变化者就可利用快速基因定位法识别致病基因。除了常用的小鼠模型外,斑马鱼(zebrafish)也已广泛地应用于功能基因组学研究。这是因为斑马鱼的许多生理过程与人类相似,故可用来研究人类的发育、疾病、衰老等过程。另外,它还是药物筛选的理想模型。详见第四章第六节,人类致病基因的研究策略与方法。

第三节　用好"天书"——疾病基因组学

对于医学而言,人类基因组计划主要解决人类的健康与疾病问题。目前已知的6 000～

8 000 种罕见的单基因遗传病和为数众多的多基因疾病，如肿瘤、心血管疾病、神经-精神类疾病、内分泌代谢类疾病、免疫性疾病等，均与基因突变或单核苷酸多态性有关。单基因遗传病致病基因，以及多基因疾病易感基因的定位、克隆和鉴定，是疾病基因组学研究的重要内容，也是人类基因组计划对人类自身最有显示度的成就，还直接促进了基因诊断和个性化治疗的发展。

一、疾病基因的定位与识别

（一）基因定位

近年来，疾病基因的定位常采用全基因组扫描法和关联分析法，常用的遗传标记为微卫星 DNA（MS）或单核苷酸多态性（SNP），常用的研究对象为三代以上的大家系、同胞对或某些隔离群体。

全基因组扫描法（genome-wide scan）：利用人类基因组中存在着大量 MS 和 SNP 进行基因分型、连锁分析和单倍型分析，以定位出疾病基因或易感基因所在的部位。该法常用于大家系或同胞对的基因定位，且检测率较高。

关联分析（association study）：是将特定的基因、MS 或 SNP 作为遗传标记或条件因子，从而探求基因与表型（包括疾病）之间关系。该法常采用无亲缘关系的病例组与对照组的样本。近年来，全基因组关联分析（GWAS）广泛用于寻找某种基因变异与表型之间的关系。其原理是从人类全基因组范围内的序列变异（尤其是 SNP）中筛选出那些与疾病性状有关联的 SNP。然后，确认这些 SNP 是否与该表型之间存在关联性，并在另一个群体中进行验证。

（二）基因识别

通过上述的连锁分析和关联分析法，可将单基因遗传病的致病基因或多基因病的易感基因定位在染色体的某个区带内，包括 10～20 Mb 的核苷酸。随着人类基因组完成图的公布，所有人类基因已被精确地定位于染色体的各个区带。因此，只要从已确定的区域内遴选出结构、功能相关的基因进行分析，就能找到相关的致病基因或易感基因。这种方法也称为“定位候选克隆”的策略。

另一类寻找疾病相关基因的方法，不是基于基因序列的分析，而是通过研究疾病状态下基因表达的变化，也称为“表观遗传学”策略。研究发现基因表达调控的异常（特别是 DNA 甲基化改变）可以导致某些遗传病发生。为此，科学家们提出了人类表观基因组计划（Human Epigenome Project，HEP），将识别人类基因组中所有的甲基化可变位点作为研究目标，并将这些位点用于定位及寻找遗传病相关基因。此外，因 DNA 阵列技术可以同时检测上万个基因在疾病和正常组织之间的表达差异，故也被用于致病基因或易感基因的识别。

二、基于基因组的疾病诊断

（一）基因芯片技术用于疾病的诊断

诞生于 20 世纪 90 年代的生物芯片，包括基因芯片、蛋白质芯片和组织芯片等，其中，专门用于基因诊断的芯片是，从正常人的基因组中分离出 DNA 并与 DNA 芯片进行杂交，得出正常人 DNA 图谱；再与通过同样方法得到的患者 DNA 图谱进行比较与分析，就可以得出病变的 DNA 信息。由于基因芯片诊断技术具有快速、高效、敏感、经济、平行化和自动化等特点,故已成为遗传病诊断的新技术。目前,可采用基因芯片技术进行基因诊断的遗传病,包括:苯丙酮尿症、珠蛋白生成障碍性(地中海)贫血、镰状细胞贫血、囊性纤维变性、肝豆状核变性(Wilson's disease)、先天性肾上腺皮质增生症、腓骨肌萎缩症、唐氏综合征(Down syndrome,又称21三体综合征)、普拉德-威利综合征(Prader - Willi syndrome)等几十种。

(二)外显子捕获技术用于疾病的诊断

传统的寻找遗传病致病基因的方法耗时、费力,且检测率低,影响了遗传性疾病诊断的进程。随着高通量测序(也称第二代测序)技术的进展,外显子组捕获(exome capture)技术逐步用于遗传病的基因定位、诊断。该法通过全外显子组测序,并结合生物信息分析技术,就有可能找到家系中患者和正常人所特有的 SNP,进而检测相关遗传病的致病基因。由于该法具有对常见和罕见变异的高灵敏度,能发现外显子区绝大部分疾病相关变异,以及仅需要对约1%的基因组进行测序等优点,使全基因组外显子测序成为鉴定孟德尔疾病的致病基因最有效的策略,也被运用于复杂疾病易感基因的研究和临床诊断中。详见第四章,人类致病基因的研究策略与方法,第五节。

(三)全基因组关联分析用于疾病的定位与诊断

基于序列变异的单倍型图谱(HapMap)的构建完成,为建立经济高效的高通量基因分型技术创造了条件,使科学家希望建立在全基因组范围内筛查与疾病关联的序列变异的方法成为可能,这就是前述的全基因组关联研究(GWAS)。截至2011年6月底,已有950余篇采用 GWAS 方法定位多基因遗传病,以及肿瘤易感基因的论文发表。可以预期,GWAS 将在多基因遗传病,以及肿瘤易感基因的检测,以及相关疾病的诊断中,发挥越来越大的作用。详见第四章,人类致病基因的研究策略与方法,第五节。

三、基于基因组的个性化治疗

基于基因组的新药开发,是实现个性化治疗的必要步骤。由于人类基因组计划的完成及22 000余个基因的发现,使科学家们开始关注基因产物与药物之间的关系,药物基因组学也由此诞生。目前,虽有500余个蛋白已成为小分子药物的靶点,但仍有上万个蛋白的小分子药物靶点尚待明确。除蛋白外,各种 RNA,以及基因组内的调控元件也有可能成为药物的靶点。

根据基因组结构设计的新药,在治疗肿瘤的药物中发挥了独特的作用。比如,针对生长因子受体 Her2/Neu 的曲妥珠单克隆抗体(Trastuzumab),又称为"赫赛汀"(Herceptin),能用于治疗乳腺癌;Bcr - Abl 酪氨酸激酶抑制剂:甲磺酸伊马替尼(imatinib Mesylate),又称为"格列卫"(Glivec),能有效治疗慢性髓细胞白血病(CML)等;一种蛋白酶体的抑制剂:硼替佐米(bortezomib),又称为"万珂"(Velcade),可以抑制包括多发性骨髓瘤在内的多种骨髓瘤中的 NFκB 途径的激活。上述药物因临床疗效明显,而已成为转化医学的典型药物。此外,对新药的特异性和作用机制进行精确评价的方法常采用基因阵列技术。目前美国 FDA 已经联合制药和生物技术公司开始制定阵列数据标准,以加快这些数据在药物开发上的应用。

(顾鸣敏)

建议阅读文献

1. International Human Genome Sequencing Consortium. Finishing the euchromatic sequence of the human genome. Nature, 2004, 431: 931-945.
2. Lander ES, Linton LM, Birren B, et al. Initial sequencing and analysis of the human genome. Nature, 2001, 409: 860-921.
3. Jiang YH, Bressler J, Beaudet AL. Epigenetics and human disease. Annu Rev Genomics Hum Genet, 2004, 5: 479-510.
4. International HapMap Consortium, Frazer KA, Ballinger DG, et al. A second generation human haplotype map of over 3.1 million SNPs. Nature, 2007, 449: 851-861.
5. Miller W, Makova KD, Nekrutenko A, et al. Comparative genomics. Annu Rev Genomics Hum Genet, 2004, 5: 15-56.
6. Choia M, Scholla UI, Jia WZ, et al. Genetic diagnosis by whole exome capture and massively parallel DNA sequencing . PNAS, 2009, 106(45): 19096-19101.
7. Collins FS, Green ED, Guttmacher AE, et al. A vision for the future of genomics research. Nature, 2003, 422: 835-847.
8. Austin CP. The impact of the completed human genome sequence on the development of novel therapeutics for human disease. Annu Rev Med, 2004, 55: 1-13.

建议浏览网站

1. 美国生物技术信息中心(National Center for Biotechnology Information): www.ncbi.nlm.nih.gov/pubmed
2. 人类基因组委员会(Human Genome Organisation): http://www.hugo-international.org
3. 欧洲生物信息所(European Bioinformatics Institute): http://www.ebi.ac.uk
4. 日本 DNA 数据库(DNA Data Bank of Japan): http://ddbj.sakura.ne.jp
5. 美国国立卫生研究院人类基因组研究所: http://www.genome.gov

思考题

1. 简述人类基因组计划对医学遗传学学科产生的影响。
2. 举例说明中国科学家在人类基因组研究方面已取得的重大成就,以及在转化医学中的作用。
3. 近年来在人类遗传病基因定位,以及分子诊断方面出现的外显组测序技术和全基因组关联分析技术令人关注。请简述上述技术的原理、现状及应用前景。

英文阅读

A Blueprint for the Genomic Era

The completion of a high-quality, comprehensive sequence of the human genome, in this fiftieth anniversary year of the discovery of the double-helical structure of DNA, is a landmark event. The genomic era is now a reality.

In contemplating a vision for the future of genomics research, it is appropriate to consider the remarkable path that has brought us here. The rollfold shows a timeline of landmark accomplishments in genetics and genomics, beginning with Gregor Mendel's discovery of the laws of heredity and their rediscovery in the early days of the twentieth century. Recognition of DNA as the hereditary material, determination of its structure, elucidation of the genetic code, development of recombinant DNA technologies and establishment of increasingly automatable methods for DNA sequencing — 10 set the stage for the Human Genome Project (HGP) to begin in 1990. Thanks to the vision of the original planners, and the creativity and determination of a legion of talented scientists who decided to make this project their overarching focus, all of the initial objectives of the HGP have now been achieved at least two years ahead of expectation, and a revolution in biological research has begun.

The project's new research strategies and experimental technologies have generated a steady stream of ever-larger and more complex genomic data sets that have poured into public databases and have transformed the study of virtually all life processes. The genomic approach of technology development and large-scale generation of community resource data sets has introduced an important new dimension into biological and biomedical research. Interwoven advances in genetics, comparative genomics, high-throughput biochemistry and bioinformatics are providing biologists with a markedly improved repertoire of research tools that will allow the functioning of organisms in health and disease to be analysed and comprehended at an unprecedented level of molecular detail. Genome sequences, the bounded sets of information that guide biological development and function, lie at the heart of this revolution. In short, genomics has become a central and cohesive discipline of biomedical research.

The practical consequences of the emergence of this new field are widely apparent. Identification of the genes responsible for human mendelian diseases, once a herculean task requiring large research teams, many years of hard work, and an uncertain outcome, can now be routinely accomplished in a few weeks by a single graduate student with access to DNA samples and associated phenotypes, an Internet connection to the public genome databases, a thermal cycler and a DNA-sequencing machine. With the recent publication of a draft sequence of the mouse genome, identification of the mutations underlying a vast number of interesting mouse phenotypes has similarly been greatly simplified. Comparison of the human and mouse sequences shows that the proportion of the mammalian genome under evolutionary selection is more than twice that previously assumed.

Our ability to explore genome function is increasing in specificity as each subsequent genome is sequenced. Microarray technologies have catapulted many laboratories from studying the expression of one or two genes in a month to studying the expression of tens of thousands of genes in a single afternoon. Clinical opportunities for gene-based pre-symptomatic prediction of illness and adverse drug response are emerging at a rapid pace, and the therapeutic promise of genomics has ushered in an exciting phase of expansion and exploration in the commercial sector. The investment of the HGP in studying the ethical, legal and social implications of these scientific advances has created a talented cohort of scholars in ethics, law, social science, clinical research, theology and public policy, and has already resulted in substantial increases in public awareness and the introduction of significant (but still incomplete) protections against misuses such as genetic discrimination.

These accomplishments fulfil the expansive vision articulated in the 1988 report of the National Research Council, *Mapping and Sequencing the Human Genome*. The successful completion of the HGP this year thus represents an opportunity to look forward and offer a blueprint for the future of genomics research over the next several years.

The vision presented here addresses a different world from that reflected in earlier plans published in 1990, 1993 and 1998. Those documents addressed the goals of the 1988 report, defining detailed paths towards the development of genome-analysis technologies, the physical and genetic mapping of genomes, and the sequencing of model organism genomes and, ultimately, the human genome. Now, with the effective completion of these goals, we offer a broader and still more ambitious vision, appropriate for the true dawning of the genomic era. The challenge is to capitalize on the immense potential of the HGP to improve human health and well-being.

The articulation of a new vision is an opportunity to explore transformative new approaches to achieve health benefits. Although genome-based analysis methods are rapidly permeating biomedical research, the challenge of establishing robust paths from genomic information to improved human health remains immense. Current efforts to meet this challenge are largely organized around the study of specific diseases, as exemplified by the missions of the disease-oriented institutes at the US National Institutes of Health and numerous national and international governmental and charitable organizations that support medical research. The National Human Genome Research Institute (NHGRI), in budget terms a rather small (less than 2%) component of the NIH, will work closely with all these organizations in exploring and supporting these biomedical research capabilities. In addition, we envision envision a more direct role for both the extramural and intramural programmes of the NHGRI in bringing a genomic approach to the translation of genomic sequence information into health benefits.

The NHGRI brings two unique assets to this challenge. First, it has close ties to a scientific community whose direct role over the past years in bringing about the genomic revolution provides great familiarity with its potential to transform biomedical research. Second, the NHGRI's long-standing mission, to investigate the broadest possible implications of genomics, allows unique flexibility to explore the whole spectrum of human health and disease from the fresh perspective of genome science. By engaging the energetic and interdisciplinary genomics-research community more directly in health-related research and by exploiting the NHGRI's ability to pursue opportunities across all areas of human biology, the institute seeks to participate directly in translating the promises of the HGP into improved human health.

To fully achieve this goal, the NHGRI must also continue in its vigorous support of another of its vital missions — the coupling of its scientific research programme with research into the social consequences of increased availability of new genetic technologies and information. Translating the success of the HGP into medical advances intensifies the need for proactive efforts to ensure that benefits are maximized and harms minimized in the many dimensions of human experience.

第四章

人类致病基因研究的策略与方法

进入21世纪以来,生命科学尤其是生物医学发生了翻天覆地的变化,取得了一系列革命性的突破。人类基因组计划取得的巨大成就,已从根本上改变了现代生物医学。人类基因组研究内容,已从结构基因组学向功能基因组学转变;已从基因组学向蛋白质组学转变;已从根据基因作图发现新基因向以DNA序列分析为基础的新基因克隆转变;已从单基因病向多基因、多因素疾病转变;已从基因功能研究向基因调控研究转变;已从突变病因研究向发病机制研究转变。由于分子遗传学技术的发展,人类遗传病病因学及分子机制研究的步伐大大加快。目前,人类大部分单基因遗传病和线粒体基因病的致病基因已经找到,其中一部分已明确其致病机制;另外,一部分多基因遗传病或体细胞遗传病的易感基因已经找到,易感基因之间的相互作用正在明确中。根据人类孟德尔遗传网络版(Online Mendelian Inheritance in Man, OMIM)的最新统计,截至2013年2月1日,共收录人类常染色体遗传性状或疾病、性染色体遗传性状或疾病、线粒体基因性状或疾病共21 640条,其中已知表型,以及分子基础的疾病或性状共3 703种。

人类基因的定位,以及致病基因的识别得益于一些新技术、新策略的应用。下面主要介绍识别致病基因的原则和策略、定位非依赖性基因克隆策略、定位克隆与定位候选基因克隆、全外显子测序,以及全基因组关联分析等内容。

第一节　识别致病基因的原则和策略

人类基因组含有31亿个碱基对,其中编码序列仅占1.5%。根据2004年10月,国际人类基因测序协作组(IHGSC)公布的数据,人类基因组中为蛋白质编码的基因为22 287个,远少于以往估计的约10万个基因。基因结构的变异或突变,势必造成基因表达产物结构、基因表达调控或转录本剪切方式的改变,其中部分基因结构和功能的改变,最终导致人类疾病表型的发生。由表型追踪到基因型的过程,就是致病基因或疾病易感基因定位、克隆的过程。在浩瀚的基因组中分离或克隆某一特定基因,并对其功能进行深入研究,对完全理解正常或异常表型与其相应基因型之间的关系至关重要。对克隆到的基因进行DNA测序分析,有助于阐明基因表达产物在正常生理条件下的功能,突变如何导致该基因产物异常或缺失,不同外显子发生不同类型的突变对疾病影响的程度等。根据正常或突变基因序列分析的结果,可以建立特异性突变基因的诊断方法;对基因功能的认识,又为遗传病的治疗,包括基因治疗奠定基础。

克隆人类致病基因是一项繁复的系统工程,如果将这一过程形容为“大海捞针”也不为过。以荒岛寻宝的过程为例,在未知岛屿上探寻到宝藏就如同在人体上发现致病基因。在某些情况下,宝物储藏的地点还不止一处。那么,到底该如何着手寻宝?

通常可从以下几个角度寻找解题之策。如果将各方面的信息进行综合分析后,足以明确宝藏所在的岛屿,那么随着探寻工作的深入,新的信息将会引导“寻宝人”最终发现真正的宝藏,这就是常用于克隆人类致病基因策略中的功能基因克隆(functional gene cloning)。如果已知信息使“寻宝人”对可能藏匿宝物的岛屿提出某种假设,然后集中力量在可能存在宝藏的岛屿上搜寻,最终有可能获得期望的结果,这种方法被称为候选基因克隆(candidate gene cloning)。但有时在提出证据充分、合理可靠的推测或假设后,仍有可能在错误的岛屿上掘地三尺或得到并非期望的“宝藏”,而宝物的确切储藏地点仍是一个谜。换言之,寻宝开始前仍无任何信息提示宝藏所在的岛屿,此时就需要首先明确宝藏可能所在的岛屿,然后定位宝藏所在岛屿的具体位置,这种方法称为定位基因克隆(positional gene cloning)。如果所获得的信息足以证明宝藏所在的岛屿,只要根据该岛地形、地貌等信息提出若干个可能的藏宝地点,逐一进行排除,最终就能得到真正的宝藏,这就是定位候选基因克隆(positional candidate gene cloning)。

值得指出的是,不论采用上述何种策略,一旦找到宝藏,其真实性必须经过反复验实。寻宝人需要的是金银珠宝,而不是废铜烂铁。同样,克隆到的致病基因必须获得充分的证

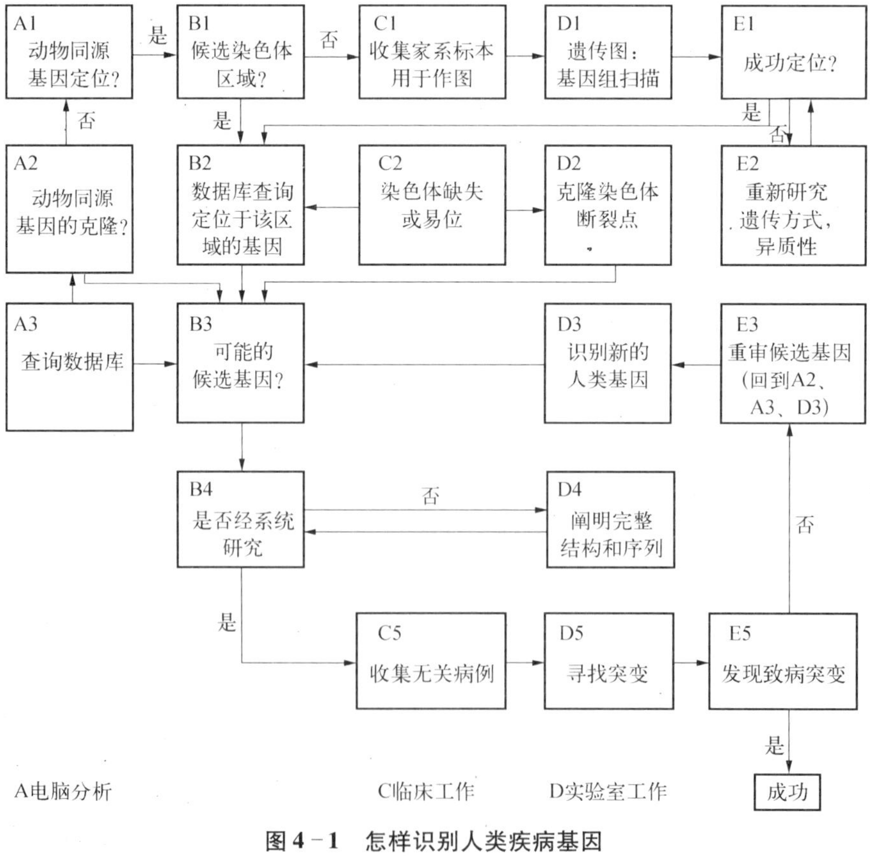

图4-1 怎样识别人类疾病基因

据，也就是说突变基因与疾病发生之间的因果关系必须明确，包括家系中所有成员（患者与正常人）DNA 或 RNA 测序分析结果，还包括一定数量的无关人群（至少 250 人）的 DNA 或 RNA 测序分析结果。只有在排除了 DNA 序列的多态性后才能认为突变基因与疾病发生有关。实际上，人类致病基因的克隆并无标准化的程序。在具体操作过程中，各种信息的收集、分析、推理，各种技术手段的灵活应用和策略的调整贯穿始终。图 4－1 概括说明了疾病基因克隆的一般思路。随着人类基因组计划的完成，一种通过测序找基因的策略应运而生。当然，临床病例的分析和实验室验证还是必需的。

第二节　定位非依赖性基因克隆策略

早期由于实验技术的限制，不能对基因片段进行精细作图，在致病基因克隆时，无任何定位信息可参考。在这种情况下，所有来自蛋白质产物、DNA 序列和基因功能方面的信息，就成为能否克隆到致病基因的关键。这种策略也称为定位非依赖性基因克隆策略（position-independent strategies for identifying disease genes）。第一个疾病基因的克隆就是采用这种策略获得成功的。

一、蛋白质导向的致病基因克隆

如果遗传病的生化基础是已知的，就有可能纯化并定性基因表达产物——蛋白质。根据蛋白质氨基酸序列推测编码基因序列，由此产生基因特异性寡核苷酸或利用纯化的蛋白质产生特异性抗体，用于识别致病基因。

（一）应用基因特异性寡核苷酸识别致病基因

应用基因特异性寡核苷酸法的前提，是分离纯化足够量的蛋白质用于氨基酸测序。根据氨基酸序列找出最低密码简并的多肽区域（如甲硫氨酸和色氨酸只能分别由 AUG 和 UGG 编码），由此推测出相应的基因编码序列并合成具有各种密码置换可能的寡核苷酸。以此为探针，扫描 cDNA 文库。由于在寡核苷酸混合物中只有一种能与相应的 cDNA 序列杂交，为提高杂交效率，确保获得正确的 cDNA 克隆，应尽量减少不同寡核苷酸的种类。如果获得特异性 cDNA 克隆，即可扫描基因组文库以获得基因组 DNA 克隆（图 4－2），最终获得突变的致病基因。

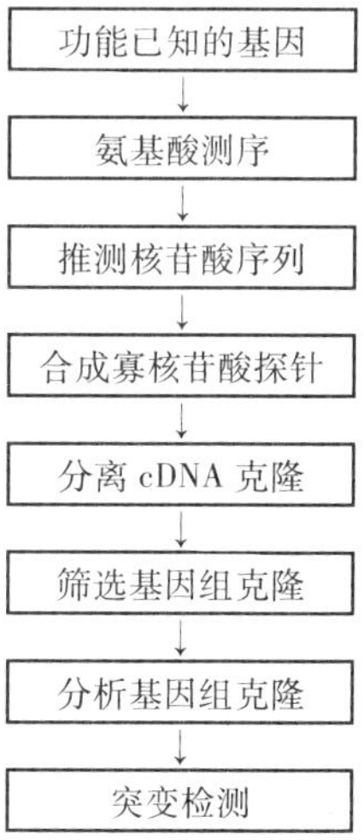

图 4－2　功能基因克隆的技术路线

编码凝血因子Ⅷ的血友病 A（MIM 306700）基因，就是通过上述技术路线成功克隆的。生化分析表明患者血清标本中，凝血因子Ⅷ存在遗传性缺乏。由于该因子在血清中含量极低，故用大量猪血清以常规蛋白质纯化技术得到少量凝血因子Ⅷ。纯化的蛋白质经过测序使基因特异性寡核苷酸探针的合成成为可能(图4－3)。

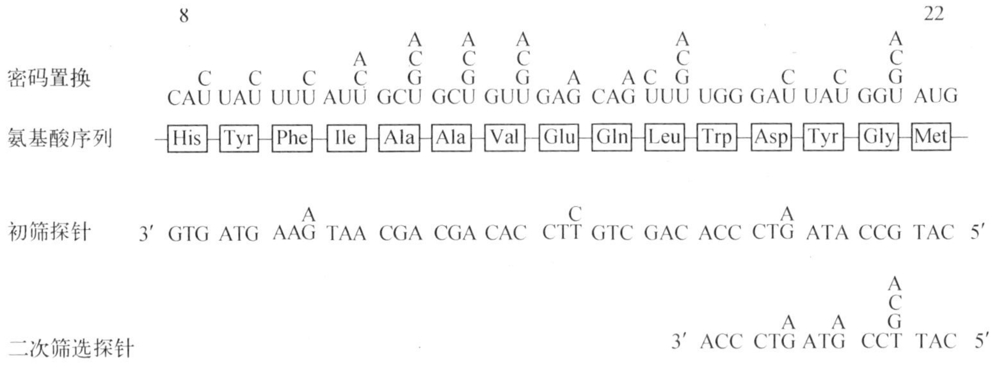

图4－3 用于克隆凝血因子Ⅷ基因的寡核苷酸探针设计

(二) 应用特异性抗体识别致病基因

如果能够分离纯化少量正常蛋白质,就有可能产生相应的特异性抗体。用特异性抗体识别相关基因的方法,早在1982年就已成功地应用于苯丙酮酸尿症(MIM 261600)致病基因的克隆。苯丙酮酸尿症是由苯丙氨酸羟化酶(PAH)缺乏所致。用大鼠肝脏组织纯化PAH酶,产生的抗体经免疫沉淀可以获得含PAH mRNA的多核糖体。纯化的mRNA被反转录成cDNA并得到特异性大鼠cDNA克隆,以此作为探针筛选人肝脏cDNA文库,获得人PAH cDNA克隆。早期方法是采用无细胞体外蛋白质合成体系,现已被抗体筛选cDNA表达文库的方法取代。源自相关组织的cDNA被克隆到表达载体。插入cDNA的表达质粒在宿主细胞中表达外源性蛋白质多肽,用特异性抗体筛选出表达相应蛋白质的克隆,即可获得表达该蛋白质的cDNA。

二、DNA序列导向的致病基因克隆

新的人类致病基因有可能通过同源序列,即人类平行进化同源基因或其他物种定向进化同源基因而被识别。DNA序列的信息应用于致病基因克隆已在含有三核苷酸重复序列的基因中获得成功。已知三核苷酸重复导致的大多为遗传性神经系统疾病。此类疾病的特点是可预见性,即年幼时发病,其后代病情加重。如果临床资料提示此特点,就有必要对患者进行三核苷酸重复的筛查。这种方法完全是定位非依赖性的方法。如一种能引起脊髓小脑性共济失调(SCA8)的重复体扩增类型,已被Koob等,于1999年用此类方法发现。

三、基因功能导向的致病基因克隆

基因突变或缺失的细胞或生物体常表现出生物学异常表型,将人DNA随机片段在具有缺陷的细胞或生物体内表达,其中能够纠正异常表型的DNA片段可能就是细胞或生物体内突变或缺失的基因。下面就举数例予以说明。

(一) 哺乳动物细胞株

DNA修复机制的缺陷存在于多种哺乳动物细胞株,用紫外线照射或化学诱变剂处理后，这种细胞株常表现出异常反应。DNA 修复机制缺陷的这些细胞株或源自患者的细胞，可以用正常人 DNA 或染色体片段转染。如果某一片段中含有细胞内缺陷的基因，并表达出相应的产物，细胞对紫外线或诱变剂的异常反应就有可能被纠正。Ⅲ型范科尼贫血(Fanconi's anemia, FA)(FACC, MIM 227645)相关基因就是用这种方法克隆的。

同样，肿瘤细胞株的生长调控机制障碍，可以通过染色体片段或 cDNA 克隆的转染予以纠正，以此定位并克隆肿瘤抑制基因。

(二) 酵母细胞

大量突变酵母细胞株的建立，为突变基因的克隆创造了极为有利的条件。在生物进化过程中，酵母蛋白质与某些人类蛋白质具有高度的同源性。因此，人类基因或蛋白质突变可以纠正突变酵母细胞株的功能缺陷。人嘌呤和嘧啶生物合成相关的酶蛋白基因，和一些重要的转录因子，就是在突变酵母细胞株中克隆成功的。

(三) 转基因小鼠

小鼠基因偶尔可以通过构建转基因小鼠系而被克隆。基本原理是用正常细菌人工染色体(BAC)克隆(包含可能的候选区域)构建转基因小鼠系，阳性转基因小鼠与携有突变基因的小鼠交配，如果子代小鼠突变表型减轻或消失，则 BAC 转基因小鼠就可能携带相应的正常基因。这一策略首先被应用于生物钟相关基因(clock gene)的克隆，后来又在克隆人 *DFNB3* 耳聋基因的过程中发挥了重要作用(图 4-4)。人 *DFNB3* 基因定位在相当于小鼠耳聋基因 Shaker-2 区域。用含有 Shaker-2 候选区域的 BAC 克隆构建转基因小鼠，通过与 Shaker-2 突变小鼠交配，获得了 Shaker-2 突变表型被纠正的 BAC 转基因小鼠，并由此克隆出非典型肌浆球蛋白基因，*Myo15*。根据鼠 *Myo15* 基因序列克隆了人 *MYO15* 基因，它在 *DFNB3* 候选区域的定位已被证实，并在 *DFNB3* 受累患者中发现了突变位点。

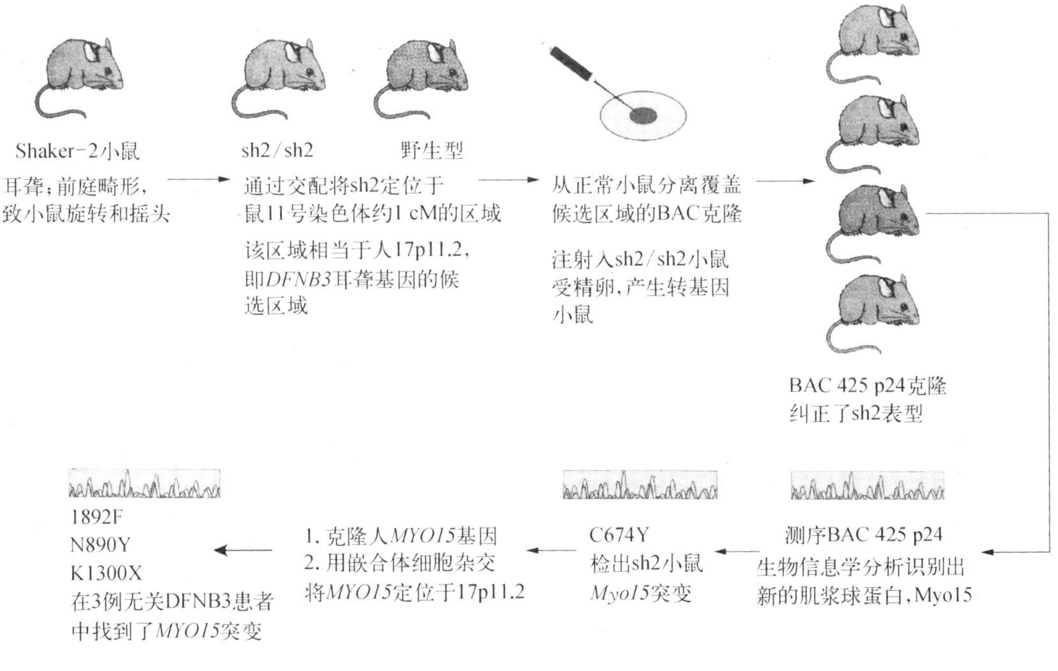

图 4-4 利用转基因小鼠纠正基因功能缺陷的原理克隆人类致病基因

(四) 癌基因的克隆

利用细胞转化实验克隆激活为癌基因,不失为一种简单有效的方法。NIH－3T3 小鼠成纤维细胞株用癌基因转染后,可进一步被转化,表现出恶性细胞的生物学性状。用人类恶性肿瘤细胞中的随机 DNA 片段转染 3T3 细胞,在体外培养过程中,部分细胞有可能形成转化灶,分离被转化的细胞和基因组 DNA,构建噬菌体文库,用人类特异性 Alu 重复序列筛选该文库,就有可能获得携带有激活癌基因的噬菌体克隆。显然,这也是一种功能基因克隆的策略。

如果染色体缺失导致人类疾病,识别存在于正常人而不存在于患者的基因,或许是克隆人类疾病基因的一条捷径。一般来说,引起人类疾病的突变基因,在患者和正常人组织中的表达水平有所不同。当然,错义突变常导致基因功能改变,而非基因表达水平的改变。通过筛选患者与正常人之间基因缺失与否或表达差异,是定位非依赖性基因克隆的又一途径。消减克隆(subtractive cloning)也称消减杂交(subtractive hybridization)的方法,适用于由染色体缺失导致的疾病基因的克隆。基本原理,就是比较正常 DNA 和缺失 DNA 片段的大小或序列,从而识别出导致人类疾病的缺失基因。通常先将正常 DNA 与过量缺失 DNA 混合,经过变性和退火,形成 DNA 双螺旋的两条链大部分来自正常 DNA,其中优先退火的正常 DNA 序列,就反映出患者 DNA 缺失的序列。这种方法最成功的应用实例,就是迪谢内型肌营养不良(*DMD*)基因的克隆,具体内容将在第三节中叙述。

第三节　定位克隆和定位候选基因克隆

与定位非依赖性的基因克隆策略不同,定位克隆(positional cloning)法首先需获取目标基因在染色体上的位置信息,然后采用各种实验方法克隆基因和进行定位。具体步骤包括:① 通过家系连锁分析信息或染色体微小缺失等数据,确定目标基因在染色体上的位置;② 通过染色体步移(chromosome walking)、染色体区带显微切割等技术,获得基因所在区段的 DNA 片段叠连群(contig),绘制出更精细的染色体图谱;③ 确定含有候选基因的染色体片段;④ 从这些片段中进一步筛选目的基因,并作突变检测验证和功能分析。

定位克隆从某种意义上讲是人类基因组计划的一个缩影。两者都需要首先绘制高分辨率的遗传图和物理图,然后构建连续克隆系,最后是测序和鉴定。不同的是定位克隆需要确定候选区域并且确定有可能引起某种疾病的突变基因。

一、定位克隆

(一) 候选区域的确定

定位克隆法是首先将某个目标基因定位在一个约有 10 Mb 或更长的候选染色体区域,接着是收集尽可能多的家系并且建立一个覆盖该区域的高密度多态性标记的图谱。这些多态性标记可以通过查询数据库获得,也可根据实际需要从生物医学公司定制或购买。常用的多态性标记是微卫星标记或单核苷酸多态性标记。多态性标记的图谱越详细,就越容易将候选基因定位在一个尽可能小的范围。然后再通过 DNA 连锁分析等策略,将候选基因定位到 1 Mb 的范围内。

(二) 利用转录图帮助鉴定新基因

假如候选区域内的已知基因都不是所要寻找的疾病基因,即这些基因的功能与疾病的表型不相吻合,或者说经过检测这些基因中并没有发生突变,那么就需要设法在这一区域内寻找新的可能的致病基因。理论上通过 cDNA 文库就能查找到所有新基因,但现实是单靠该文库还存在一些问题。因此,在筛查 cDNA 文库时,首先需明确查找来源于何种组织的 cDNA 文库。例如,要研究一种神经肌肉性疾病,那么就需要首先选择来源于肌肉组织的 cDNA 文库。然而,很多组织特异性疾病也是由一些广泛表达的基因功能异常所引起的,所以当从某种组织的 cDNA 文库中不能筛选到目的基因时,可以尝试从另一种组织的 cDNA 文库中重新筛选。胚胎脑组织 cDNA 文库因为含有较多的基因表达序列,因而常成为科研人员首选的 cDNA 文库。

(三) 染色体异常在定位克隆中的作用

染色体异常能给定位克隆工作带来不少便利,尤其是肿瘤的研究常常依赖于染色体异常所带来的信息(表 4-1)。

表 4-1　染色体异常相关基因的定位克隆

疾　　病	MIM 编号	定　位	基　因	染色体异常
迪谢内(Duchenne)型肌营养不良	310200	Xp21.3	*DMD*	del(X)(p21.3); t(X;21)(p21.3;p13)
视网膜母细胞瘤	180200	13q14	*RB*	del(13)(q13.3q14.5)
神经纤维瘤病	162200	17q11.2	*NF1*	t(1;17)(p34.3;q11.2) t(17;22)(q11.2;q11.2)
肾母细胞瘤(Wilms' tumor)	194070	11p13	*WT1*	del(11)(p14p13)
无虹膜症	106210	11p13	*PAX6*	t(4;11)(q22;p13) del(11)(p13)
家族性结肠息肉病	175100	5q21	*APC*	del(5)(q15q22)
脆性 X 综合征	309550	Xq27.3	*FMR1*	FRAXA 脆性位点
结节性硬化症 2 型	191092	16p13	*TSC2*	候选区域的微缺失
希佩尔-林道病(Hippel-Lindau disease)	193300	3p25	*VHL*	候选区域的微缺失
多囊肾病	173900	16p13.3	*PKD1*	t(16;22)(p13.3;q11.21)

1. 易位和倒位　当一个患者有明显的疾病表型,同时发现其染色体有明显的平衡易位或倒位,可能有三种解释:① 这种染色体异常与疾病表型毫不相关,它们的同时出现纯属偶然;② 这种染色体重排实际上是非平衡的——有些染色体物质的增多或减少没有被注意到;③ 其中的一个染色体断裂点是引起这种疾病的原因。

如果染色体断裂破坏了一个基因的编码序列,或者将这个基因的编码序列与其调控序列分隔开来,这样的染色体断裂会造成一种“功能缺失(loss of function)”的表型。在有些情况下,染色体断裂也会造成“功能获得(gain of function)”。例如,染色体断裂造成了一个基因的调控序列和另一个基因的编码序列融合,导致一些异常蛋白质的表达。无论是功能缺失或功能获得,染色体断裂点对疾病基因的定位常可提供非常重要的线索。

染色体断裂的精确位点可以用荧光原位杂交(FISH)技术确定。也可以用断裂点附近的一系列DNA克隆与患者的基因组DNA杂交,以此来确定断裂点的位置。

2. 缺失和重复 细胞遗传学上可分辨的缺失通常涉及到几个兆的碱基对。如此大片段的染色体缺失通常产生相当复杂、非常特异的疾病表型。但是如果能发现特异性表型,这种缺失就能有助于在一个较大的染色体区域内定位疾病基因。

小范围的缺失(也叫微缺失)对定位克隆有重要作用。数万或数十万个碱基对的缺失在一些疾病中并非少见。它们通常是由于侧翼重复序列的非平衡重组而产生的。微缺失可以通过检测标记等位基因的非遗传性、定量PCR、FISH等分析来确定。

染色体片段的重复在定位克隆中的作用不如染色体缺失那样明显。如果说侧翼重复序列的非平衡重组是造成微缺失的一个主要原因,那么微重复也应该有相同的概率。但是实际上很少发现染色体的微重复,也许是因为大多数的染色体重复并不具有致病性而被人们忽略了。如果一种重复与一种特定的疾病表型相联系,那么可能的原因是断裂点的基因被破坏而造成基因功能缺失。

(四)*DMD*基因的定位克隆

对迪谢内(Duchenne)型肌营养不良症(DMD)的研究导致定位克隆方法的建立。在对病变部位的肌肉组织做了详细的病理学研究仍不能揭示*DMD*基因的生化发病机制,研究人员开始采用定位克隆法克隆*DMD*基因,并获得了成功。

1. *DMD*基因的位点 早在1982年,通过限制性片段长度多态性及连锁分析,已经将*DMD*基因定位在Xp21,对*DMD*基因位点的进一步确认得益于对一些受累女性患者的研究。当时全球只报道了大约20例女性患者,她们都没有DMD家族史,并且没有证据表明她们从父方或母方接受了突变的*DMD*基因。然而,她们都是X染色体与常染色体平衡易位的携带者。尽管这些女性患者的常染色体断裂点不同,但X染色体上的断裂点总是在Xp21。已知X染色体的失活是随机的,如果发生易位的那条X染色体失活,这些细胞将会由于致死性的遗传不平衡而导致患者死亡。如果正常的X染色体失活,而发生易位的X染色体具有活性,那么易位的X染色体由于不能产生肌营养不良蛋白(dystrophin)最终导致DMD的发生(图4-5)。

2. 消减克隆法分离*DMD*基因 Kunkel等则采用消减克隆也称消减杂交法分离*DMD*基因。他们把从正常人细胞中分离的mRNA反转录成单链cDNA,然后与超量的患者mRNA进行杂交,结果在正常人和患者细胞中同时表达的cDNA,能与患者细胞中的mRNA退火形成DNA-RNA杂交分子。那些在患者细胞中不表达而在正常人细胞中表达的cDNA,由于没有相应的mRNA,不能形成DNA-RNA杂交分子,仍处于单链状态。羟磷灰石过柱后,DNA-RNA杂交分子结合于柱上,收集洗脱出的单链cDNA,再转为双链cDNA后,构建成高丰度的消减文库。消减文库的每个克隆被用作探针与来源于正常人群和DMD患者的DNA样本做Southern杂交。其中一个pERT87-8克隆在大约7%的患者DNA样本中检测到了相应的缺失。该结果提示pERT87-8克隆的位置非常靠近*DMD*基因。通过染色体步移获得的其他一些相邻的基因组探针被用来筛查肌肉组织的cDNA文库。由于*DMD*基因mRNA的丰度很低,而且外显子较小,分布区域太大,所以分离DMD的cDNA并非易事,但他们最终还是克隆出了*DMD*基因。

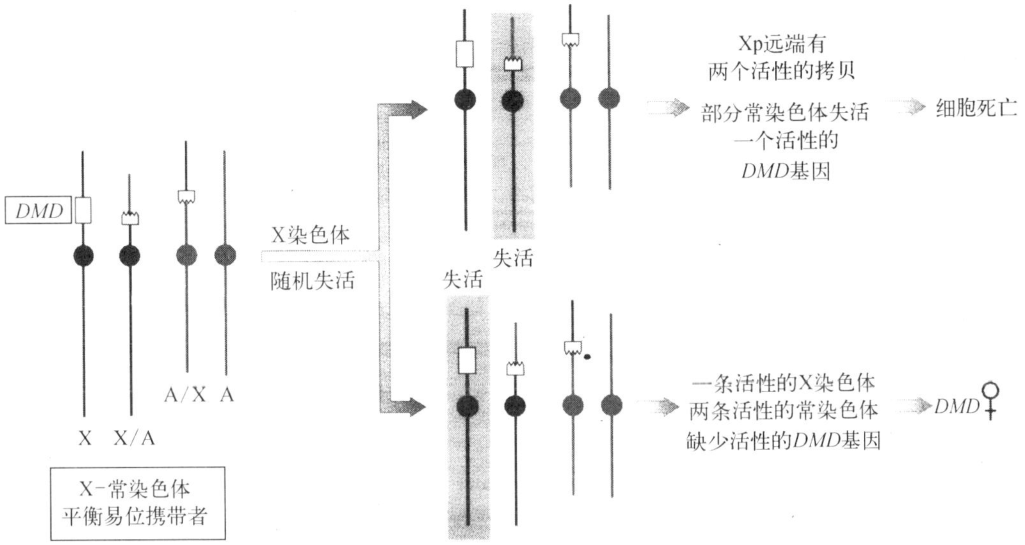

图 4-5　Xp21 与常染色体易位的 DMD 女性患者中的 X 染色体失活

3. 通过克隆断裂点分离 *DMD* 基因　当 Kunkel 教授的研究小组致力于用消减克隆的方法分离 *DMD* 基因时，Worton 领导的研究小组用另外一种方法也成功地克隆了 *DMD* 基因。他们在一例存在 X 染色体与 21 号染色体易位的女性患者中，发现 21 号染色体的断裂点位于短臂。已知 21 号染色体短臂上有许多重复的 rRNA 基因。他们制备了基因组文库，并开始寻找同时含有 rDNA 和 X 染色体序列的克隆。这就导致了 XJ（X junction）克隆的分离。然后用 XJ 克隆为探针，在患者的 DNA 样本中检测到相应的缺失和多态性。XJ 克隆后来被证实是位于 *DMD* 基因的第 17 个内含子。

（五）连锁不平衡分析分离 *CF* 基因

下面以囊性纤维化（cystic fibrosis，*CF*）基因为例，说明连锁不平衡分析在致病基因克隆中的应用。早在 1985 年，对受累同胞对的分析就发现 *CF* 与一种酶蛋白——Paraoxonase 的多态性有连锁关系。随后进行的大量定位工作将 Paraoxonase 定位在 7 号染色体上，各种 DNA 标记的应用将 *CF* 基因定位在 7q31－q32，其近端和远端标记分别为 *MET* 原癌基因和 D7S8 克隆。然而，研究人员却没有发现任何患者在 7q31－q32 处发生染色体易位、倒位或缺失，也没有发现微缺失。在没有任何突变信息的情况下，研究人员只好用染色体步移构建了覆盖 *MET* 和 D7S8 之间绝大部分区域的邻接克隆系。此后，采用连锁不平衡分析分离 *CF* 基因。所谓连锁不平衡是指当有多个等位基因（或 DNA 标记）时，各等位基因与另一基因间连锁频率的差别。某一基因与目标基因连锁不平衡越强，说明两者在基因组中距离越近。D7S8 和 *MET* 与 *CF* 基因并无明显的连锁不平衡，但候选区域内的 DNA 标记 KM19 和XV2. C 与 *CF* 基因存在很强的连锁不平衡。由此确定了 *CF* 基因的定位，并最终克隆出囊性纤维化跨膜调节子（cystic fibrosis conductance regulator gene，*CFTR*）基因。DNA 序列分析发现在 70% CF 患者缺失该蛋白质中第 508 位的苯丙氨酸（△F508）。*CFTR* 基因编码一种离子通道蛋白，该基因突变导致氯离子跨膜转运障碍并最终致病。

（六）候选区域大规模测序确定 Branchio－Oto－Renal 综合征基因

Branchio－Oto－Renal 综合征（Branchio－Oto－Renal syndrome，BOR）（MIM 113650）是

一种常染色体显性遗传病。因发现一位患者有8号染色体重排,故对其作基因定位,最后将该病基因定位在470~650 kb长的片段内。通过筛选基因组文库得到候选区域的3个P1和3个PAC邻接克隆。通过大规模测序获得邻接克隆系的全长序列,EMBL和GenBank数据库比对分析发现获得的序列与果蝇发育相关基因Eyes absent(*Eya*)具有较高同源性,其中DNA序列同源性为69%,蛋白质同源性达88%。随后人类*EYA1*基因被克隆,并在42个无亲缘关系的患者中发现了该基因的7种突变,而且小鼠的表达谱与BOR综合征的发育异常完全一致。然而当时对*EYA1*基因功能的认识不多,也不知道果蝇*Eya*基因突变会导致缺乏复眼或组成复眼的单眼数目减少。因此,定位克隆法仅是一个开端,阐明疾病发生、发展还需要对基因功能和作用机制进行更深入的研究。

(七)下颌面骨发育不全综合征(Treacher-Collins syndrome)基因的克隆

下颌面骨发育不全综合征(Treacher-Collins syndrome)是一种常染色体显性遗传病,主要累及颌面部的发育,包括外耳和中耳畸形、下颌骨发育不全和腭裂等。通过微卫星标记及连锁分析将该病基因定位在5q32-5q33.1。随后研究人员绘制了该区域的遗传图和放射杂交图,并构建了YAC邻接克隆系,还采用外显子捕获和筛查cDNA文库等方法绘制了转录图谱。进一步研究发现该区域至少有7个基因,最终在胎盘cDNA文库中寻找到一段不完全的候选cDNA。Northern杂交分析表明该基因在多种组织中广泛表达,且在各物种之间非常保守。在确定了该基因的外显子-内含子结构后,突变分析显示该基因在患者中存在5种不同的突变形式。下颌面骨发育不全(Treacher-Collins syndrome)基因(*TCOF1*)的克隆是定位克隆又一个成功的范例。

二、定位候选基因克隆

前面两节叙述的定位非依赖性基因克隆策略和定位克隆在原理上是完全不同的。事实上大多数疾病基因都是通过定位候选克隆策略确定的,即联合应用定位和非定位信息,由定位信息给出数个或数十个候选基因,并由非定位信息对这些基因作进一步筛查。定位克隆往往只能确定候选基因的区域,而这一区域可能含有数十个基因,因此需要应用各种非定位信息进一步缩小候选基因的范围。

(一)表达谱和功能分析

定位于候选区域内的基因,是否具有与疾病相关的表达谱或功能,对选择候选基因有极大帮助。人类或其他生物的同源基因表达谱和功能信息同样会对候选基因的选择提供重要线索。

1. 表达谱分析　疾病基因应有与疾病表型相应的表达谱。至少疾病发生时在病变部位应有表达,但不一定只局限在病变部位,许多全身表达的基因可能只引起某些特定组织的病理变化。例如,神经管缺陷可能与神经胚形成前后(即人胚胎3~4周或小鼠7.5~9.5 d胚胎)表达的基因有关,由此可以用RT-PCR、Northern-blot或原位杂交的方法检测小鼠胚胎组织内候选基因的表达。如果需要,也可以用不同时期人胚胎标本进行检测。

2. 基因功能分析　遗传病的病理学研究很难给出足够的信息进行疾病基因的定位非依赖性克隆,但这些信息有助于对定位候选基因进行选择。视紫质和原纤蛋白(微纤维蛋白)基因克隆就是这方面的经典例子。

遗传性视网膜退化包含各种形式的色素性视网膜炎(retinitis pigmentosa，RP)(MIM 613731)，它们都会因视网膜色素沉积引起视力进行性减退。人视紫质基因(rhodopsin，*RHO*)(MIM 180380)于1986年被定位到3q21－qter，最终定位于3q22.1。*RP*是一类具有遗传异质性的基因，*RHO*基因突变可导致RP4的发生。

马方综合征(Marfan's syndrome，MFS)(MIM 154700)的表型说明患者有某些结缔组织成分异常。MFS连锁分析将*MFS*基因定位到15q，而后微纤维蛋白-1(fibrillin－1，*FBN1*)(MIM 134797)基因被定位到15q21.1。因此，*FBN1*就成了MFS基因的有力候选者，并最终证实了*FBN1*就是MFS的突变基因。

(二)相关人类基因或EST的同源序列分析

确定候选区域内的转录本最简单的方法是将基因组序列与数据库中未定位的EST比对，比对成功则说明此区域内存在外显子。在某些时候，候选区域内的某个基因与已知的疾病基因密切相关，如果两种疾病相似，那么这个基因就很可能是疾病基因。例如，确立了微纤维蛋白基因是MFS中突变的基因后，其定位在5q的另一家族成员也就成了Marfan样表型的候选基因。先天性挛缩性蜘蛛脚样趾(指)(MIM 121050)的相关基因定位到5q，并且由*FBN2*基因突变引起，也是通过这一途径发现的。

值得注意的是许多疾病基因具有异质性，不同基因的突变可能会导致相似的疾病表型。这些疾病基因不论在结构上还是功能上可能并不相关。原因就在于人体组织器官或个体发育的过程，组织细胞的功能活动常有多种蛋白质或代谢途径共同参与。

(三)与模式生物相关的同源性分析

对各物种基因的同源性分析表明，基因序列同源性是生物界的普遍现象。几乎每一个小鼠基因都能在人类基因组中找到精确的对应物。在其他哺乳动物也有类似情况，甚至在人和斑马鱼(zebrafish)、果蝇、线虫乃至酵母基因间都存在广泛的同源性。除了基因序列外，许多代谢途径和发育途径等也是高度保守的。因此对较低等生物的各种代谢或信号传导途径的理解，有助于阐明人类相应代谢或信号传导途径的分子基础。所不同的是，哺乳动物可能有多个相平行的途径对应于低等生物的某一途径。翅缺失果蝇在转入了人同源基因*Lhx2*后，竟然长出了翅，这说明尽管各物种形态、习性等相差很远，但许多基因却是高度保守的。在此基础上，只要对模式生物体有充分的研究，就可以通过对候选区域内基因与较低等生物进行同源分析，根据同源物的功能预测候选基因的功能。换个角度看，也可以通过小鼠等模式生物的图谱预测人类直向同源物(ortholog)的染色体定位，从而预测一些尚未明确定位的候选基因。

1. 人-小鼠同源性分析　小鼠是重要的模式生物，也是利用同源性寻找人类疾病基因最有价值的模型。这主要是由小鼠的自然特性和对小鼠的深入研究决定的。第一，在所有研究较深入的物种中，小鼠在进化上最接近人类。因此，小鼠和人直向同源基因突变产生的表型最为接近；第二，由于可以对小鼠人为地进行任意交配，很容易将突变基因定位到染色体上，即小鼠的表型信息很容易转化为定位信息。而人-小鼠染色体对应图谱在1996年就已完成，因此定位了小鼠的疾病相关基因后，很容易定位人的疾病基因；第三，人和小鼠直向同源基因外显子序列高度保守，一旦人或小鼠基因被确定，就可以据此设计探针或引物克隆对方的直向同源基因。

以瓦登伯格综合征Ⅰ型(Waardenburg's syndrome type Ⅰ，WSⅠ)(MIM 193500)为例说

明人–鼠同源分析的应用。WS Ⅰ特异性的色素异常和听力丧失是由受影响组织内黑色素细胞缺失引起的。连锁分析和染色体异常分析将疾病基因定位在 2q 远端。而与人 2q 远端同源的小鼠 1 号染色体含有一个已知的可以引起黑色素细胞缺失和色素异常的基因位点 Sp (splotch)，由此推断 Sp 极有可能就是人 WS Ⅰ疾病基因在小鼠中的直向同源物。对发病机制的研究进一步证实了这一推断。这一表型源于胚胎神经脊异常，因为黑色素细胞起源于神经脊并在胚胎发育中迁移到目标部位，因此，Sp 杂交小鼠表现出类似于人 WS Ⅰ患者的表型，而 Sp 纯合小鼠则具有神经管缺陷。当小鼠 *Pax-3* 基因定位到 Sp 位点附近后，该基因就成为可能的定位候选基因。Pax-3 是转录因子家族的一员，在小鼠胚胎发育的神经系统包括神经嵴中表达。*Pax-3* 的序列与以前发表未定位的人基因组克隆(*HuP2*)几乎一致。这一发现促使研究人员对小鼠 *Pax-3* 和人 *HuP2* 克隆进行突变筛选，结果在 Sp 小鼠和 WS1 患者相应基因位点发现突变，并确定 *HuP2* 基因是 *Pax-3* 的直向同源基因，故将 *HuP2* 命名为 *PAX-3*。

2. 人–鼠基因同源性分析的局限性　尽管人–鼠同源分析在很多情况下能成功地确定候选基因，但有时并不足以完成基因定位候选克隆，如突变可引起人 WS Ⅱ(Waardenburg's syndrome type Ⅱ, MIM 193510)的 mi/MITF 位点。研究发现小鼠 mi 位点可能含有某些 *WS2* 基因同源物，mi 位点在小鼠 6 号染色体上，邻近这一区域的小鼠基因分别在人 3p25、3q21–q24 和 10q11.2 区找到了同源基因，然而这些基因无一与 *WS2* 连锁。直到后来克隆到 mi 的同源基因 *MITF* 并定位到 3q14，并通过另外的方法将 *WS2* 也定位到了同一位置，最终完成进一步的克隆分析。

3. 利用更低等生物的突变表型分析　低等生物的突变表型分析常用于直向同源基因(orthologous gene)确定后研究基因功能。然而有时也可用于辅助确定人类疾病基因。*MSH2* 和 *MLH1* 就是通过对酵母错配修复基因(mismatch repair genes)和人直向同源基因突变体表型的相似性分析确定其为遗传性直肠癌致病基因的。

Banfi 等(1996)系统地应用果蝇表型信息去筛查人疾病基因定位候选克隆，并建立了 DRES 数据库。具体方法是用 EST 数据库中的人 EST 与可以引起已知突变的果蝇基因进行对比，发现 66 个配对 EST 克隆。这些克隆可被视为定位候选基因，再用 FISH 和放射杂交作图等方法对 EST 克隆进行定位。

4. 与低等生物进行序列同源性分析　在进行定位候选克隆时，获得的基因组序列或 cDNA 序列都可以与低等生物 DNA 数据库进行对比，如果某一序列与低等生物已知功能的基因具有同源性，就可以根据已知基因的功能推断该基因的功能。

第四节　候选基因的证实

无论用何种方法或策略克隆疾病基因，最终总会得出一个或一批候选基因。要明确基因型和表型之间的关系，就必须对候选基因逐一进行检测分析，得出最强有力的直接证据，证明候选基因的突变缺失与疾病表型的发生存在因果关系。具体方法可能有以下几种。

一、候选基因检测分析的方法

（一）突变筛查

在候选基因中筛选疾病特异性突变是目前最普遍的方法。主要技术手段就是 DNA 测序。一般而言，这种方法实用，也相对较快。大多数遗传性疾病相关的候选基因一般均可发现特异的 DNA 结构异常，包括 DNA 突变。在其他家系患者的候选基因中，检测出突变常有力提示所选择的候选基因的正确性。但仍需要其他证据予以明确证实。突变检测的方法有多种，包括 DNA 直接测序、单链构型多态性（SSCA）分析、变性梯度胶电泳（DGGE）、异源双链分析（HA）、化学错配切割（CMC）、蛋白质截短试验（PTT）等，详见第十四章。

（二）体外恢复正常表型

对某些遗传病来说，基因突变使基因功能丧失，由此产生的表型应是可逆的。例如，体外培养的细胞株或来自患者的原代细胞表现某种突变表型，用克隆的正常等位基因转染细胞，其突变表型随转染基因的表达而消失，由此证明所克隆的疾病基因的正确性和特异性。

（三）产生疾病动物模型

疾病候选基因克隆后，证实其疾病特异性的一个最有效的方法是产生疾病动物模型。功能丧失型突变常可用基因敲除的方法产生基因敲除小鼠系，这种经基因工程修饰的小鼠应期望出现类似人类疾病的表型；功能获得型突变常可通过转基因技术产生转基因小鼠，通常是将突变的致病基因引入小鼠生殖系。同样，产生的转基因小鼠应出现类似人类疾病的表型。尽管这些经过基因工程修饰的小鼠疾病模型有时并不能完全再现人类疾病表型，但作为体内研究的技术手段，在生物医学研究中日益显示出它的优越性。详见本章第六节。

二、突变筛选证实候选基因的原则

经过一系列的技术手段所获得的疾病候选基因，无论证据有多充分，都必须在受累患者中检测到基因突变。为此，收集一定数量的正常人和多个家系患者的 DNA 标本至关重要。第一步是设计 PCR 引物用于扩增患者基因组 DNA（外显子/内含子结构清楚）或由 mRNA 经 RT－PCR 产生的 cDNA。扩增产物即可用于未知点突变的检测。对症状严重，发病较早的常染色体显性或 X－连锁隐性遗传病或由基因功能丧失所致的疾病表现，突变筛选常采取直接针对疾病表型的策略。因为前一种类型的患者常携带独特的突变基因。如果检测的候选基因是正确的，从其他家系患者中常可以检测到相同基因不同类型的突变，包括那些严重影响基因表达的突变类型（无义突变、移码突变等）。如果在对照样本中不能检测出相应的突变，则基本上可以确定所检测的候选基因为致病基因。但在有些情况下，突变的识别和解释可能较为困难，主要原因有以下几种：

（一）未知位点的异质性

几种不同基因的突变常造成几乎相同的表型，因此，未经选择的患者标本可能会在不同的基因位点出现致病性的突变。如果检测的候选基因突变仅见于极少数患者，那么大多数患者的该基因就没有突变。较为理想的做法是，研究人员只用候选区域证实连锁的家系样本，问题是在很多情况下很难做到。况且，隐性遗传病和部分显性遗传病的家系常常比较小,很难进行独立的连锁分析。对一些严重的显性遗传病,患者发病常呈散发而无明显家族史。

(二)突变均质性

一般来说,功能获得型突变的类型较功能丧失型突变集中,因此前者的突变谱相应地较为局限,且不应出现在基因缺失或断裂造成的功能丧失型突变。亨廷顿(Huntinton)舞蹈病(MIM 143100),和软骨发育不全即短臂侏儒症(MIM 100800)可能是说明突变均质性的两个很好的例子。实际上,几乎所有软骨发育不全的患者只有两种突变类型中的一种,即成纤维细胞生长因子受体基因 *FGFR3* 的两种突变均引起相同位点的氨基酸改变(G380R)。

(三)并非所有突变都具有致病性

单核苷酸多态性(SNP)就反映了基因组 DNA 个体间的变异,其中绝大多数 SNP 对基因结构、表达和功能无显著影响。这就为识别致病性的错义突变造成了困难。因此,有必要对正常人群中的 SNP 频率分布进行大规模系统研究。

(四)突变也可能很难找到

大基因较难进行突变检测,以至于较难发现突变。例如 I 型神经纤维瘤(MIM 162200)基因 *NF* 和成人多囊肾(MIM 173900)基因 *PKD1*。特别是 *F8C* 基因突变可引起严重的血友病,但用常规 PCR 未能检测到突变,直至在该基因发现大片段倒位后,才明确出现功能丧失的分子机制。

第五节 高通量分析技术在致病基因研究中的应用

上述传统的定位克隆、候选定位克隆等方法在克隆人类致病基因时往往存在耗时、费力、检测率低的问题,而且还受到患者人数少、家系少或小等因素的限制,导致仍有大量孟德尔疾病的致病基因未被发现,影响了遗传性疾病诊断的进程。随着新一代测序技术的迅速发展、测序费用的降低和时间缩短,使得全外显子组测序或全基因组关联分析成为现实。

一、全外显子组测序技术用于致病基因的检测

全外显子组测序(exome sequence)或称外显子组捕获(exome capture)法是指通过全外显子组测序,结合生物信息分析技术,寻找到家系中患者和正常人所特有的 SNP,进而检测相关遗传病的致病基因。

(一)全外显子组测序的主要步骤

全外显子组测序法主要包括目标区域序列的富集、DNA 测序、生物信息学统计 3 个主要步骤。

1. 目标区域序列的富集　由罗氏公司推出的 NimbleGen 外显子捕获芯片和安捷伦科技公司推出的 SureSelect 平台为全外显子组测序奠定了基础。NimbleGen 外显子序列捕获芯片(Sequence Capture 2.1M Human Exome microarrays)主要利用杂交和 DNA 微阵列技术原理捕获目标区域。工作流程是将打断后的基因组 DNA 与定制的序列捕获芯片杂交,洗去未杂交

上的片段，随后将富集的目标片段洗脱扩增，最后进行高通量测序。该法的优点是具有高特异性和高覆盖度、捕获区域可按需设计进行和省时省力等。安捷伦的 SureSelect 平台是基于寡核苷酸合成技术的液相靶向序列捕获系统。其工作流程是将打断后的基因组 DNA 与 SureSelect 诱饵共孵，通过含有链霉亲和素标记的磁珠，钓出 RNA 诱饵-DNA 杂合体，洗脱磁珠，降解 RNA 诱饵，富集目的区域，再进行高通量测序。该技术的优点是高特异性、高准确性、卓越的重现性。

2. DNA 测序　全外显子组测序需要新一代测序技术来完成，其技术原理是：片断化的基因组 DNA 两侧连上接头，用不同的方法产生几百万个空间固定的 PCR 单克隆阵列，所有单克隆独立地进行引物杂交和酶延伸反应，同时拍摄每个延伸所掺入的荧光标记信号来获取测序数据。目前常用的新一代测序仪包括美国 Illumina 公司和英国 Solexa Technology 公司合作开发的 Illumina 测序仪、美国 Roche Applied Science 公司的 454 基因组测序仪、美国 Applied Biosystems 公司的 SOLiD 测序仪等。这些新型测序仪属于合成测序，大多使用循环芯片测序法，通过对布满 DNA 样品的芯片重复进行基于 DNA 的聚合酶反应（模板变性、引物复性杂交及延伸）以及荧光序列读取反应。

3. 数据统计分析　数据统计分析主要包括基本的数据分析（如图像的去噪、锐化、定位和偏移校正、依据光强度获得碱基）和生物信息分析（如检验靶区域的测序深度和覆盖度、比对序列、检测和注释 SNPs 和短小的插入或缺失），这对于测序数据的深入发掘具有重要的意义。

（二）全外显子组测序在致病基因检测中的应用

利用传统的连锁分析法检测孟德尔遗传病的致病基因，往往需要足够多的患者、多代遗传的大家系，因此不适合只有散发病例的孟德尔遗传病，而全外显子组测序没有这些限制。为验证全外显子测序在孟德尔遗传病检测中的可行性，Ng 等利用安捷伦 244 K 芯片捕获外显子和 Genome Analyzer Ⅱ系统对 12 例研究对象进行测序，其中 8 例为 HapMap 计划中的个体，4 例为无亲缘关系的弗-谢综合征（Freeman-sheldon syndrome，FSS）患者。已知 FSS 是一种由 *MYH3* 基因突变引起的常染色体显性遗传病，颅腕跗骨发育不良。通过逐步排除法最后验证了 FSS 的致病基因为 *MYH3*。这项研究表明，全基因组外显子测序可用于研究少数散发病例和小家系的孟德尔遗传病，为后续的研究提供了基于全基因组外显子测序策略的研究思路。随后，全基因组外显子测序已逐渐运用于孟德尔遗传病的检测，也运用于一些代谢性疾病的检测。表 4－2 显示部分应用的例子。我国在该方面的研究也取得一定的成绩，2010 年，中南大学湘雅医院唐北沙教授领导的研究小组，应用外显子组测序技术，发现小脑共济失调新的致病基因 *TGM6*，这是我国科学家在孟德尔遗传病研究的一项突破。2011 年，深圳华大基因和安徽医科大学研究人员利用外显子测序技术，发现并验证了 *NCSTN* 基因的突变可导致逆向性痤疮的发生，该项成果对 *NCSTN* 基因突变的检测和逆向性痤疮及其相关疾病的诊断、治疗具有重要的意义。

表 4－2　全外显子组测序在孟德尔遗传病检测中应用

疾　　病	遗传模式	致病基因	全基因组外显子测序	
			捕获芯片	测序平台
弗里曼-谢尔登综合征	AD	*MYH3*	SureSelect	Illumina
歌舞伎面谱[Kabuki 综合征(ks)]	AD	*MLL2*	SureSelect	Illumina

（续表）

疾　　病	遗传模式	致病基因	全基因组外显子测序	
			捕获芯片	测序平台
幸-吉综合征（Schinzel－Giedion syndrome）	AR	*SETBP1*	SureSelect	SOLiD
Sensenbrenner 综合征	AR	*WDR35*	SureSelect	SOLiD
Fowler 综合征	AR	*FLVCR2*	SureSelect	Illumina
Perrault 综合征	AR	*HSD17B4*	SureSelect	Illumina
Hajdu－Cheney 综合征	AD	*NOTCH2*	SureSelect	Illumina
成骨不全	AR	*SERPINF1*	SureSelect	SOLiD
米勒综合征	AR	*DHODH*	SureSelect	Illumina
布-维-范综合征（Brown－Vialetto－van Laere syndrome）	AR	*C20orf54*	NimbleGen	Illumina
血磷酸酯酶过多智力迟钝综合征	AR	*PIGV*	SureSelect	SOLiD
家族性 β-脂蛋白过少血症	AD	*ANGPTL3*	SureSelect	Illumina
色素性视网膜炎	AR	*DHDDS*	NimbleGen	Illumina
非综合征性耳聋	AR	*GPSM2*	SureSelect	Illumina
肾脏相关性 ciliopathy（NPHP－RC）	AR	*SDCCAG8*	NimbleGen	Illumina
Carnevale，Malpuech，米歇尔聋（Michel's deafness）和 OSA 综合征	AR	*MASP1*	SureSelect	Illumina
原发性淋巴管性水肿	AD	*GJC2*	SureSelect	Illumina
肌萎缩性侧索硬化（ALS）	AD	*VCP*	SureSelect	Illumina
非综合征的智力迟钝	AR	*TECR*	SureSelect	Illumina
van Den Ende－Gupta 综合征	AR	*SCARF2*	SureSelect	Illumina
自身免疫性淋巴组织增生症（ALPS）	AR	*FADD*	SureSelect	Illumina
小脑共济失调	AD	*TGM6*	NimbleGen	Illumina
进行性神经病性（腓骨）肌萎缩（Charcot－Marie－Tooth atrophy）	AD	*SH3TC2*	NimbleGen/SureSelect	SOLiD

注：AD 是常染色体显性遗传模式，AR 是常染色体隐性遗传模式；GA 是 Genome Analyzer 的缩写；* 表示候选基因定制芯片。

二、全基因组关联分析用于多基因病易感基因的定位

全基因组关联研究（genome-wide association study，GWAS）是一种在全基因组层面上快速扫描遗传标记（SNP）的方法，通过多中心、大样本、反复验证的关联研究，最终找到与某一特定的多基因遗传病或体细胞遗传病（特别是肿瘤）相关的遗传变异。

（一）全基因组关联研究的设计思路和工作流程

现有的 GWAS 法大多采用两阶段的设计。第一阶段采用覆盖整个基因组的高通量 SNPs 分型芯片对第一批样本进行扫描，筛选出 $P<10^{-7}$ 的 SNPs；第二阶段针对已获得的阳性 SNPs 进行扩大样本后的进一步验证，筛选出 $P<5\times10^{-8}$ 的 SNPs。这种设计思路减少了基因分型的工作量和经费投入，同时通过重复实验降低了假阳性率。

GWAS 的工作流程为：① 经过处理的 DNA 样品与高通量的 SNP 分型芯片进行杂交；② 通过特定的扫描仪对芯片进行扫描，将每个样品所有的 SNP 分型信息以数字形式储存于计算机中；③ 对原始数据进行质控，检测分型样本和位点的得率（call rate）、病例对照的匹配程度、人群结构的分层情况等；④ 对经过各种严格质控的数据进行关联分析；⑤ 根据关联分析结果，综合考虑基因功能多方面因素后，筛选出最有意义的一批 SNP 位点；⑥ 根据需要验

证 SNP 的数量,选择合适通量的基因分型技术在独立样本中进行验证;⑦ 合并分析 GWAS 两阶段数据,最后得出结论。

目前应用于 GWAS 的全基因组分型的技术平台主要来自 Illumina 公司和 Affymetrix 公司。每张基因分型芯片上包含了上万个 SNPs 检测探针。目前常用的高密度分型芯片包括 Affymetric 500 K、Affymetric 6.0、Illumina 300 K、Illumina 1 M 等;还有部分芯片整合了拷贝数变异(Copy number variations, CNVs)探针,如 Illumina 370 和 Affymetric 6.0 等,这样使研究者能够同时对人类基因组常见变异 SNPs 和 CNVs 进行分析。

(二) 全基因组关联研究在多基因遗传病易感基因定位中的应用

随着 SNP 分型技术的不断完善,GWAS 已被广泛应用于多基因遗传病及肿瘤易感基因的定位及研究。Klein 等于 2005 年率先在《科学(Science)》上发表文章,他们应用该法证实年龄相关性黄斑变性与补体因子 h 基因(*CFH*)之间存在强烈的关联。随后,一系列多基因遗传性状/疾病的 GWAS 研究在全球几十个研究小组中展开,并取得了一系列令人振奋的发现。2007 年,英国科学家报道了对 17 000 个大样本进行的 GWAS 研究,他们在 7 种常见的多基因遗传病[包括双向性情感障碍、冠心病、克鲁恩病(克隆病)、高血压、类风湿关节炎、1 型糖尿病、2 型糖尿病]中发现了与这些疾病相关的众多易感基因位点。该项研究可谓全球规模最大的 GWAS 项目,对后续研究具有示范作用。2010 年,Stahl 等报道了应用 GWAS 荟萃分析法识别的 7 个类风湿关节炎的易感基因,包括 *IL6ST*、*SPRED2*、*RBPJ*、*CCR6*、*IRF5*、*PXK* 和 *AFF3*;Turnbull 等则使用该法发现了 5 个新的乳腺癌易感基因,分别位于 9、10、11 染色体以及位于 6q25.1 和 *LSP1* 基因上。我国科学家在 GWAS 研究中也取得很好的成果,上海交通大学贺林教授领导的团队对精神分裂症进行了 GWAS 研究,发现 *ZNF804A* 基因与精神分裂症的易感性相关;上海交通大学医学院宋怀东教授领导的团队开展了格雷夫斯(Graves')病的 GWAS 研究,发现 *MHC*、*CTLA-4*、*TSHR*、*FCRL3* 等基因为该病的易感基因。安徽医科大学张学军教授领导的团队开展了银屑病、系统性红斑狼疮、麻风、白癜风等皮肤病相关基因的 GWAS 研究,分别发现这些疾病存在多个有价值的易感基因。北京协和医学院肿瘤医院林东昕教授和南京医科大学沈洪兵教授共同领导的团队开展了肺癌、食管癌、胃癌、胰腺癌等常见肿瘤相关基因的 GWAS 研究,发现一批与多种肿瘤发生相关的易感基因。此外,中山大学曾益新教授领导的团队开展了鼻咽癌相关基因的 GWAS 研究、军事医学科学院贺福初教授领导的团队开展乙肝病毒相关肝癌的 GWAS 研究、复旦大学余龙教授领导的团队开展了肝癌相关基因的 GWAS 研究,也先后发现了数十个多基因遗传病或肿瘤的易感基因。

截至 2012 年底,已有 1 617 篇有关 GWAS 研究的论文发表,涉及 249 种多基因遗传或体细胞遗传的性状或疾病。如想了解 GWAS 研究的新进展可浏览 http://www.genome.gov/gwastudies。可以预期,未来 GWAS 研究将会涉及疾病基因组学研究的多个方面:① 全基因组拷贝数变异关联分析;② 全基因组测序研究;③ 全基因组外显子测序研究;④ 全基因组转录组和表达谱研究;⑤ 全基因组表观遗传学研究。

第六节　模式生物及其在致病基因功能研究中的应用

生物体由低等向高等、由简单向复杂的进化过程中,很多生物学现象是非常保守的,低等生物的生命现象及分子基础与高等生物相似。因此,可以通过选择合适的物种,对其开展研究,获得对生命基本规律或者人类健康的认识,这样的物种就称为模式生物(model organisms)。当然,利用模式生物有助于人类遗传病致病基因的功能研究及发病机制的探索。

一、常用的模式生物及其特点

一般而言,模式生物应具备下列条件:一是容易繁殖,且生命周期较短;二是已知模式生物的遗传背景,并已建立较成熟的遗传操作技术和表型分析的方法;三是通过实验能回答或解决研究者所关注的生物学问题。根据上述条件,大肠埃希杆菌(大肠杆菌)、酵母、线虫、果蝇、斑马鱼、小鼠和大鼠等被列入其中。

大肠埃希杆菌(大肠杆菌)(*Escherichia coli*)是自然界中广泛存在的原核生物,其特点是:可以在液体或固体中培养,生长迅速,克隆方便,基因操作简便、安全。通过对大肠埃希杆菌的研究使人类知道了基因的化学本质是 DNA,也懂得了 DNA 复制的半保留性,遗传信息传递的中心法则及转录和翻译的机制等。因此,它已被广泛应用于分子生物学、遗传学和生物化学的研究,也被用于人类感染性疾病和其他微生物的研究。

啤酒酵母(*Saccahromyces cerevisiae*)是一种只有单个细胞的真核生物。它可在液体或固体环境中生长,且安全、方便、操作简单。此外,它可以通过有丝分裂或出芽方式繁衍后代。通过对啤酒酵母的研究使人类懂得了真核细胞的染色体结构和复制机制,细胞周期及其遗传调控,DNA 复制和重组机制,真核系统的信号传导途径等。因此,它除了被用于分子生物学、遗传学、生物化学的研究外,也可用于真核细胞周期调控、信号转导等研究。

秀丽线虫(*Caenorhabditis elegans*)是一种多细胞的真核生物。线虫的成虫只有 1mm 大,实验室饲养简单,生命周期短,保种方便,大部分为雌雄同体;已知成虫由 959 个细胞构成,其中 302 个细胞为神经细胞;所有的细胞谱系已清楚,成虫过程中有 131 个细胞经历凋亡。通过对线虫的研究使人类懂得了细胞死亡的遗传调控机制,发现了 RNA 干扰等。因此,它是研究胚胎发育和退行性神经疾患的重要模式生物。

黑腹果蝇(*Drosophila melanogaster*)是一种多细胞的低等生物。它的个体小,适合实验室饲养,生命周期短(仅 2 周),繁殖能力强(每次可产数百个卵)。有关果蝇的研究可追溯到 1908 年,当时美国遗传学家 Morgan 选择了黑腹果蝇进行遗传分析,证实了基因的物质载体是细胞核中的染色体,随后创立了遗传连锁律和交换律的理论。20 世纪中叶,Lewis 等科学家发现并鉴定了调控个体发育程序的同源盒(Homeobox),阐明了胚胎发育遗传调控的基本原理。因此,果蝇是遗传学、发育生物学理想的模式生物。

斑马鱼(zebrafish)是一种生活在淡水中的脊椎动物,与金鱼、鲤鱼同属鲤科。其体长仅 4 cm,淡水饲养,繁殖周期仅 3 个月,产仔频繁,数量多,适合于实验室养殖。此外,其胚胎透明,易进行遗传学操作。利用反义寡核苷酸来抑制斑马鱼的特定基因可进行基因功能失活的研究,也可利用其组织专一性启动子研究胚胎发育中的形态变化。

小鼠(*Mus Musculus*)是世界上最小的哺乳动物之一。它有着世代周期短、多胎妊娠、繁育容易等特点。此外,小鼠的生物进化史、胎盘形成和早期胚胎发育与人类相近,组织器官结构和细胞功能与人类相似,而且有高级神经活动。更为重要的是,人类 99% 的基因存在于小鼠，基因同源性高达78.5%。因此，生物学家常将小鼠作为人类基因序列信息如实转化成功能信息的"转化器"；是"代人受过"，研究人类疾病的"显微镜"；是催生新药或新疗法的"孵化器"。本节将要讨论的模式生物主要以小鼠为例。

二、模式生物的用途及基因组改造

模式生物在生命科学的研究中主要有三类用途或应用。第一类是只对模式生物进行观察和检测的用途；第二类是不改变模式生物的基因，但是对这类生物施加了外界影响的应用；第三类是改变模式生物基因组的应用。

（一）仅用于自然发生后模式生物的表型观察和检测

这类实验包括模式生物的解剖、形态观察和组织学分析、基因鉴定、各种免疫印迹和RNA检验方法等。由于模式生物有其自身的特性，所以这类实验应用有其自身独特的价值。例如小鼠的近交系通常都是高癌系，可以用于自发癌症的研究；而小鼠的生命周期短，也便于进行老化研究。这类实验由于都是自然发生的表型，所以其结果的可信度较高。

（二）对模式生物施加外界影响后的表型观察和检测

根据对模式生物施加外界影响的不同可将这类实验分为两种，一种是非生物源性的，一般施加的外界影响包括辐射、毒素等各种环境因素以及各种化学合成药品。在这些实验中，首先将模式生物暴露在特定环境中，然后通过模式生物对这些刺激的反应，研究动物如何抵抗不利环境的作用，及在不利环境下动物受到什么伤害。相关结果将有助于提高人类自身对不利环境的抵抗，同时也可以利用模式生物的反应将其作为环境检测的实验对象；另一种是生物源性的，施加的外界刺激包括蛋白质、激素等试剂的注射以及细胞、组织移植等。注射各种生物制剂的目的和注射化学合成药品的目的相仿，都是希望通过模式生物来研究这些制剂的作用效果。而细胞或组织的移植在医学上较有意义。例如，因小鼠便于获取、实验重复性好、与人类的反应性相似等特性，故使其成为一种较好的药物和治疗方案的测试用动物。选择小鼠来做移植实验也有许多优势。近交系小鼠中由于个体之间的遗传背景基本相同，所以同品系异体移植的组织发生排异反应的可能较小，为研究提供了便利。而且小鼠中免疫缺陷的品系，如裸鼠等对异体移植物无排异反应，所以经常用来作为人类肿瘤细胞的转移和生长模型的载体。

（三）模式生物基因组改变后的表型观察与检测

由于模式生物发生自发突变概率只有20万分之一，所以期待运用自然突变进行突变筛选的目标很难实现。为此，科学家建立了一系列小鼠基因组改造技术，用以证明一个特定基因在某个器官形成过程中的功能。运用基因组改造技术建立起来的疾病模型，不仅对生物医学的基础研究至关重要，而且对发现新的药物靶标、新药筛选等均有重要意义。

目前基因组改造技术分为三大类：一是通过物理或化学方法在小鼠生殖细胞DNA中随机诱导单个或多个碱基的突变，然后通过与野生型小鼠交配，将突变传给后代。常用方法包括辐射诱变技术和化学药品诱变技术，如目前在小鼠诱变研究中使用的突变剂（Ethylnitrosourea，ENU）；二是通过ES细胞或受精卵原核显微注射，在基因组中随机插入特定的碱基序列，如转基因技术、"基因诱捕（gene trap）"技术及转座子技术；三是在基因组的特定位置插入或删除特定的碱基序列，即基因定位突变，如因基因序列置换导致基因失活的基因打靶或基因敲除(knock-out)技术,和因取代的序列中只引进特定突变的基因敲入(knock-in)技术等。

值得一提的是,在生物进化过程中同一基因常常在不同的发育阶段及在不同的器官形成中发挥不同的功能。另外,肿瘤等复杂疾病的发生与不同组织与器官的体细胞突变有关。因此,要真正阐明基因在特定组织或器官中的功能,真实模拟特定肿瘤突变,建立合适的疾病模型,就需要采用组织特异性基因敲除小鼠法或条件性基因敲除法。

三、模式生物操作技术的原理与流程

如前所述,利用模式生物研究人类未知基因的功能或人类疾病的发病机制,就是在模式生物基因组中进行人为的"加"或"减",其中转基因技术是对模式生物基因组做"加法",基因敲除技术是对模式生物基因组做"减法"。下面以小鼠为例介绍相关技术。

(一)转基因小鼠技术及其工作流程

转基因小鼠技术(transgenic mouse)是指将外源基因导入到小鼠组织细胞内,并发挥作用的过程。该技术可追溯到20世纪70年代,1974年Jaenisch和Mintz将纯化的SV40病毒DNA注射到小鼠胚泡的囊胚腔,并将其植入假孕小鼠的输卵管,得到了整合有SV40病毒的小鼠。两年后,Jaenisch等将逆转录病毒用于小鼠囊胚感染获得转基因小鼠,并能传代。1980~1981年间,Gordon、Brinster和Costantini等课题组,通过DNA小鼠受精卵原核注射建立了转基因小鼠的方法,1982年Palmiter等采用此方法使转基因小鼠过度表达人生长激素基因,获得了超级小鼠。随后,转基因小鼠技术被广泛应用于生命科学及医学科学的研究。

转基因小鼠技术的实验流程:① 构建含有外源基因的转基因质粒;② 将处于超排卵状态的母小鼠与发育成熟的公小鼠交配,第二天从母鼠中取出受精卵;③ 通过一种在显微镜下注射的方法将外源基因导入受精卵细胞核;④ 将显微注射后存活下来的受精卵植入假孕小鼠的输卵管中,使假孕小鼠发育成熟。当然,出生后的小鼠体内是否含外源基因还需要进行鉴定,是否会出现预期的结果尚需作系统观察及分析。

(二)小鼠基因敲除技术及其工作流程

小鼠基因敲除技术(knock-out mouse),是指利用细胞内染色体DNA可以和导入细胞的外源DNA,在相同序列的区域内发生同源重组的现象,在小鼠胚胎干细胞(ES细胞)中定点破坏内源的基因,然后利用ES细胞发育的全能性,获得从ES细胞发育而来的带有预定基因缺陷的杂合子小鼠,通过遗传育种最后获得目的基因纯合缺陷的小鼠个体。该技术的产生可追溯到1981年,当时Evans和Kaufman从小鼠胚胎中分离到胚胎干细胞,ES细胞随即被用于建立转基因小鼠系。1986~1987年间,Robertson、Hooper和Kuehn等实验室先后对ES细胞进行遗传操作,并获得ES细胞来源的小鼠个体。1988年Thomas等在ES细胞中建立了基于同源重组的基因打靶技术,并获得了含有特定基因型的动物模型。1989年Jaenisch等建立b2微球蛋白基因敲除小鼠,为免疫学研究提供了动物模型。1993年Gu等建立了条件性基因敲除(conditional knock-out)和基因敲入(gene knock-in)的技术。随后,基因敲除技术广泛应用于生命科学和医学等领域。2007年Capecchi、Smithies和Evans教授因为利用胚胎干细胞发现引入特殊基因修饰的原理而获得诺贝尔生理学与医学奖,这是对该技术的充分肯定。

基因敲除技术的实验流程：① 基因打靶载体的构建；② ES 细胞的 DNA 转染；③ 基因敲除阳性细胞克隆的筛选和鉴定；④ ES 细胞的囊胚注射和胚胎移植；⑤ 嵌合体小鼠及基因敲除杂合子小鼠的获得；⑥ 纯合子小鼠的获得及表型分析。

条件性基因敲除技术的实验流程：① 通过同源重组建立基因“flox”小鼠；② 通过受精卵原核注射建立组织特异性表达 Cre 重组酶的转基因小鼠；③ 在“flox”小鼠基因组中靶基因的编码区两端通过同源重组插入可被 Cre 重组酶识别的 LoxP 位点；④ 结果分析依据：在没有 Cre 表达时，该基因的表达和功能不受影响；在表达 Cre 的细胞内，Cre 将删除两个 LoxP 位点之间的序列，从而导致该基因在此细胞内失活；⑤ 通过“flox”小鼠与组织特异性表达 Cre 转基因小鼠的交配，得到在特定组织敲除该基因的小鼠模型。

在上述技术建立的基础上，又出现了一批新的操作技术，包括基因捕获技术、RNA 干扰技术等，为致病基因的机制研究提供了新的平台。

四、模式生物在人类疾病研究中的应用

自转基因及基因敲除技术问世以来，各种动物模型已在生命科学及医学科学等方面产出了一批富有影响力的成果。如在阿尔茨海默病的研究中，通过建立基因敲除小鼠和突变基因表达模型，已先后发现和验证了早老素突变、淀粉样蛋白突变、tau 蛋白突变，是产生痴呆的重要致病机制。在肿瘤发病机制的研究中，模式生物的作用更大。研究发现，表达带有 R193P 或 A135V 突变的 p53 的转基因小鼠易发肺癌、骨癌和淋巴样肿瘤，而表达 R172H 突变 p53 的转基因小鼠则易发骨肉瘤和骨癌等。同时，通过基因敲除技术，已相继建立了 *p53*、*Rb*、*Apc*、*Nf1*、*Nf2*、*Brca1* 和 *Brca2* 等抑癌基因动物模型，这些模型为抑癌基因的研究提供有益的启示。如 $p53^{-/-}$ 小鼠的表型并不像预期的那样，该小鼠可正常发育到成年，但随后易发生神经管缺陷。$p53^{-/-}$ 小鼠更易自发肿瘤，且在化学致癌剂的诱发下肿瘤进展的速度加快。$Rb^{-/-}$ 剔除小鼠因 *Rb* 基因缺失而导致胚胎致死，但在前 12 d 其胚胎却能正常发育，提示 *Rb* 并非在细胞周期进展中所必需。此外，通过致癌物或促癌物对基因工程修饰小鼠模型的作用，还证实了结、直肠癌发生中的多步骤遗传损伤的假说。模式生物在心血管疾病的研究中同样发挥着其他方法不可替代的作用。如已建立的 *Tll1* 基因敲除小鼠发生了致命性的室间隔缺损，而 *FOG2* 基因敲除小鼠则发生法洛四联症等。再如 *ApoE* 基因敲除小鼠的血浆总胆固醇水平比正常水平高 5 倍，发生动脉粥样硬化的时间明显提前。因此，*ApoE* 基因敲除小鼠被认为是最恰当的动脉粥样硬化的动物模型。

值得一提的是，基因敲除技术已开始揭示细胞内一种重要的非编码 RNA——miRNA 在哺乳动物发育和稳态维持过程中的生理功能。miRNA 是一种大小为 21 ~ 23 个碱基的单链小分子 RNA，由具有发夹结构的 70 ~ 90 个碱基大小的单链 RNA 前体经过 Dicer 酶加工后生成。这些非编码小分子 RNA 与靶基因 mRNA 分子的 3′端非编码区域（3′UTR）或者编码区互补配对后，主要通过降低 mRNA 分子稳定性和翻译抑制两种方式参与靶基因表达调控。miRNA 基因敲除小鼠的研究结果显示，miRNA 能够决定特定发育过程的转换，但更多时候对特定发育过程或者细胞功能起到精细调节的作用。值得关注的是，条件性基因敲除或打靶技术因能够对基因打靶进行时间和空间上的精确调控，迅速取代了传统的完全基因敲除技术，成为在生物整体水平上进行基因和基因组功能研究的主流。为了克服基因诱捕技术

的缺陷,研究者还建立了高通量的条件基因打靶策略,构建了全基因组范围内所有编码基因的报告基因标记的条件性基因打靶等位基因。此外,未来基因敲除技术还将从单个基因敲除向全基因组基因敲除转变;从简单基因敲除向精细突变转变;从编码基因敲除向非编码基因敲除转变。

近年来,我国科学家在模式生物研究方面取得长足的进步,主要研究领域涉及生物技术、基因识别、基因表达谱、基因功能、个体发育、疾病发病机制,以及药理、毒理等方面。特别是科技部重点项目"国家遗传工程小鼠资源库的建立"的结题完善了国内转基因、基因敲除和化学诱变等小鼠基因组改造技术服务平台。建成了具有一定规模、在国际上有一定地位的上海南方模式生物研究中心、南京大学模式动物研究所等研发基地。上海南方模式生物研究中心围绕国家目标,承担国家和地方科技项目,开展基础和应用基础研究,并为相关科研机构或企业提供模式生物技术服务。中心自 2000 年成立以来已累计研发出 520 余种各类遗传工程小鼠模型,其中转基因小鼠 132 种;常规基因敲除小鼠 68 种;条件性基因敲除小鼠 172 种;基因敲入小鼠 8 种。在这些小鼠模型中包括人类疾病小鼠模型 40 余种,涉及人类重大疾病 10 余种,如白血病、肿瘤、乙型肝炎、糖尿病、骨质疏松症、心血管疾病、神经精神性疾病等。

总之,模式生物必将成为在体解析人类新基因功能的核心平台,成为体内基因表达调控研究的有效途径,成为发育生物学研究不可或缺的技术手段,成为人类疾病相关或致病基因功能研究的理想模型,成为解析疾病发病机制和药物筛选的有力工具,成为药物疗效及作用机制研究的必要手段。

(王铸钢)

建议阅读文献

1. Peltonen L, Mckusick VA. Dissecting human disease in the postgenomic era. Science, 2001, 291: 1224 - 1229.
2. Mushegian AR, Bassett DE, Boguski MS, et al. Positionally cloned human disease genes: patterns of evolutionary conversation and functional motifs. Proc Natl Acad Sci USA, 1997, 94: 5831 - 5836.
3. Goh KI, Cusick ME, Valle D, et al. The human disease network. Proc Natl Acad Sci USA, 2007, 35(18): 8685 - 8690.
4. Vainzof M, Ayub-Guerrieri D, Onofre PC, et al. Animal models for genetic neuromuscular diseases. J Mol Neurosci, 2008, 34(3): 241 - 248.
5. Bamshad MJ, Ng SB, Bigham AW, et al. Exome sequencing as a tool for Mendelian disease gene discovery. Nat Rev Genet, 2011, 12(11): 745 - 755.

建议浏览网站

1. 人类孟德尔遗传网络版: http://omim.org
2. 自然遗传学杂志: http://www.nature.com/ng/index.html
3. 美国人类遗传学杂志: http://www.cell.com/AJHG/home
4. 上海南方模式生物研究中心: http://www.biomodel.com.cn

5. 美国杰克逊实验室：http://www.jax.org

思　考　题

1. 简要说明致病基因识别的原则和策略。
2. 举例说明定位候选基因克隆法在人类遗传病基因识别的应用。

英 文 阅 读

Detecting New Metabolic Disease Pathways

The majority of publications reporting genetic studies of complex diseases investigate candidate genes and known metabolic pathways. The major problem with any strategy for analyzing a candidate gene or metabolic pathway is that we look wherever we can (that is, among the candidates that we already know) and we most probably overlook other essential genes or pathways because of our ignorance of human biology. Proteins, the products of genes, perform their functions by interacting with each other in coordinated networks. But, only a fraction of these networks have been identified and characterized through classical biochemistry, structural analyses, and assays of activity. A much more comprehensive view of how proteins interact with each other inside cells will become possible with sequence information from multiple species, including humans. Knowing the full complement of our genes, we should be able to identify all of the metabolic pathways in the human body, no matter how short the half-life of the participating proteins or how small the developmental window during which the pathway is turned on.

Several biocomputing-based strategies have been introduced to construct genetic networks. Homology searches among genomes of various species can identify orthologs (closely related gene sequences between species) and paralogs (closely related gene sequences within a species) that encode proteins of known function. Furthermore, shared regulatory motifs and coordinated expression patterns are good indicators of genes that operate in networks. The current search for co-regulated genes is propelled by two very different technologies: biocomputing-based motif searches and expression microarrays. Motif identification combines sequence comparisons and database searches to seek out common promoter and enhancer regions. Expression microarrays directly examine gene co-regulation under a variety of experimental conditions.

Phylogenetic profiling looks for genes that have the same pattern of presence or absence across multiple species. Functionally related genes, which encode proteins that interact with each other, should be subject to similar evolutionary pressures. The Rosetta Stone (or fusion domain) method identifies proteins that are separate molecules in one organism but fused together in another. The gene neighbor method identifies genes that are clustered together on the same chromosome in different species.

These approaches already have identified a number of protein networks. For example, recent analysis of sex determination genes from a number of different primate species has provided evidence that, as anticipated, the evolutionary trees predicted for the DAX1, SOX9, and SRY genes are very similar. These strategies need to be developed further because absolute reliability has not been achieved with any of them. As increasing numbers of eukaryotic genome sequences are deposited in databases and more three-dimensional protein structures are determined from different species, even currently available strategies will yield more reliable information.

Model organisms provide an alternative and complementary approach to the identification of new metabolic pathways. The sophisticated genetic technology with which we study Drosophila has provided us with an extraordinary opportunity for analyzing the functions of all fly genes. For example, isolating mutations in fly orthologs of human genes has revealed new tyrosine kinase pathways in Drosophila. An oncogenic form of the signaling molecule Ras gives rise to profound developmental abnormalities in the fly eye. By crossing flies that display these abnormalities with heavily mutagenized flies, one can screen for mutations in other genes that modify (either enhance or suppress) the severity of the eye phenotype. This type of "modifier screen" has led to a nearly complete dissection of signaling pathways downstream of Ras, pathways that are conserved in human cells. Recently, similar strategies have been applied to the study of the fly insulin-signaling pathway. Drosophila and other experimental species will be valuable for identifying genes involved in new biochemical pathways, including those implicated in human disease.

第五章

人类染色体和染色体病

染色体(chromosome)是细胞中遗传物质的载体,由于易被碱性染料染色,所以叫染色体(染色质)。染色体是在细胞有丝分裂或减数分裂后期出现的,由染色质经过螺旋化形成,因此染色体与染色质具有同样的化学组成,即两者是同一物质在细胞周期不同阶段表现出的不同形态和构型。

染色体是由阿诺德(Arnold)在1879年和弗莱明(Flemming)在1882年分别报道的。1888年正式被命名为染色体。但是确定人类染色体数目的过程却十分曲折。关于人类染色体数目的报告自8条至50条以上不等。主要原因是当时观察染色体的方法是"切片法"。即先将生物的组织制成石蜡切片置于载玻片上,染色后在显微镜下观察。有的染色体可能会因为多次被切到而呈现为几条染色体;有的染色体也可能因为没有被切到而不出现在这一切面上。1922年,美国细胞遗传学权威佩因特(Painter)提出人类染色体为48条,并写进了当时的生物学教科书。1952年美籍华人徐道觉用低渗溶液预处理可获得分散极佳的染色体,并发现人类的染色体数目为46条,但他并未坚持自己的发现。1955年,Levan和美籍华人蒋有兴(Joe Hin Tjio)采用低渗处理和秋水仙素作用使细胞分裂终止于中期的技术,发现人类细胞染色体数是46条而不是48条,这一发现随后为Ford和Hamerton(1956)的工作所证实和补充。人类染色体数目的正确计数,使临床细胞遗传学产生了一个重大的飞跃。此后相继发现了唐氏综合征(Down syndrome)等染色体数目异常的染色体病。20世纪70年代后,各种显带技术的发展使人类染色体结构畸变的发现成为可能。此后,染色体研究与各种分子生物学技术相结合有力地促进了细胞遗传学的发展。

第一节　人类染色体的研究方法

一、人类染色体标本的制备

(一) 标本的获取

获得各种组织的染色体标本是进行染色体研究和疾病诊断的前提。根据研究目的不同或疾病诊断需要,可采集不同的组织或细胞。由于染色体存在于细胞核中,故只要是有核的活细胞均可用于染色体分析的标本。当然,最常用的标本是外周血,该标本基本可以满足大多数染色体病的研究或诊断需要。骨髓染色体标本制备通常用于白血病患者,特别是慢性或急性粒细胞性白血病患者。此外,胸腔积液或腹腔积液脱落细胞及肿瘤标本可诊断肿瘤患者。羊水脱落细胞、胎儿绒毛细胞、脐血细胞、皮肤成纤维细胞等主要用于产前诊断。

(二)染色体标本的制备步骤

染色体的制备目前多以外周血为主,但由于外周血中的淋巴细胞大多处于细胞间期,无法观察到染色体。故需要在细胞培养时加入一些药物使其转化为淋巴母细胞,即从细胞间期进入细胞分裂期。常用的药物是植物血凝素(phytohemagglutinin, PHA)。血标本在含有 PHA 的培养基中培养 72 h 左右,此时淋巴细胞经过几个分裂周期,大多数细胞已进入有丝分裂早中期或中期之间。培养至 68 ~ 70 h 加入细胞分裂抑制剂——秋水仙碱(colchicine)处理,以破坏细胞中纺锤丝的形成及其作用,使细胞分裂停留在有丝分裂前期末或中期。为了使染色体散得较开,便于观察和计数,还需使用 0.075 mol/L KCl 低渗溶液(hypotonic treatment)进行处理,以便使细胞胀破,染色体分散排列。低渗溶液处理后,用固定液(甲醇:冰醋酸以3:1体积比配置)固定、离心,制成细胞悬浮液。用滴片法将细胞悬液滴于预冷的玻片上,经空气干燥和染色后,便可在显微镜下进行观察和分析(图 5-1)。

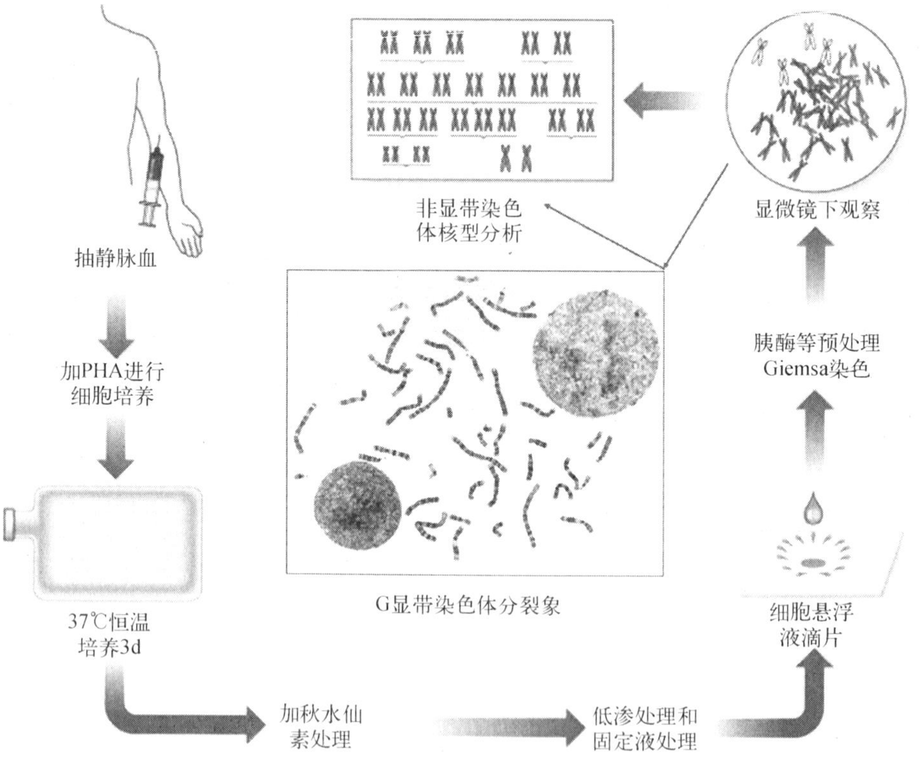

图 5-1 染色体制备过程

使用外周血标本制备染色体一般 3 天就可以得到足够分析的分裂相。来自其他细胞类型的细胞培养(像皮肤成纤维母细胞、羊水细胞、绒毛细胞和肿瘤细胞等)需要 1 ~ 2 星期的培养,才能收获足够的细胞用于细胞遗传学分析。成纤维细胞等能够进行多次培养,必要时可保留几周甚至几个月时间。成纤维细胞等也能在液态氮中冷冻和储藏几年以便作进一步分析用。此外,有些细胞可以采用直接制备法,如骨髓细胞,本身就有较多数量的分裂细胞,可以无需培养直接制备染色体。

（三）人类染色体的形态和分类

有丝分裂中期的染色体处于高度螺旋化状态，呈杆状，经秋水仙素处理后，纺锤丝被破坏，使原来已纵裂的染色体在着丝粒处不能分开，故这时的染色体似"X"型或"∧"型。经低渗溶液处理，使细胞膜破裂，染色体分散而便于观察和计数（图 5－1）。这种染色体形态为中期染色体（metaphase chromosome），也称之为秋水仙素染色体（colchicine chromosome）。

中期染色体主要由 5～6 个部分组成（图 5－2），每个部分各有特点。每条染色体均有一个着丝粒（centromere），在细胞分裂时，它是纺锤丝固着的部位，也是染色体最后分离的部位。着丝粒把整条染色体分成两部分，上方较短的部分称为短臂（short arm），用 p 表示；而下方较长的部分称为长臂（long arm），用 q 表示。每条染色体的长臂和短臂可以看到纵分为二的 2 条染色单体（chromatid），此即是已复制好的新染色体。另外，在有些染色体的长臂或短臂上可见除着丝粒外的收缩凹陷，称为次级缢痕（secondary constriction）（着丝粒区域称为初级缢痕）。次级缢痕亦常作染色体分类的一种依据。在某些染色体的一端还可看见以细丝相连的球形小体，称之为随体（satellite），这种结构多存在于短臂极短的近端着丝粒染色体的短臂末端，属于异染色质区域。随体的有无也是染色体分类的依据之一。在染色体末端有端粒（telomere）结构，它由一类串联重复 DNA 顺序（TTAGGG）组成。端粒是保持染色体稳定性所必需的，染色体如果没有端粒就会倾向与其他的染色单体合并，并且易形成断片，导致融合或丢失。

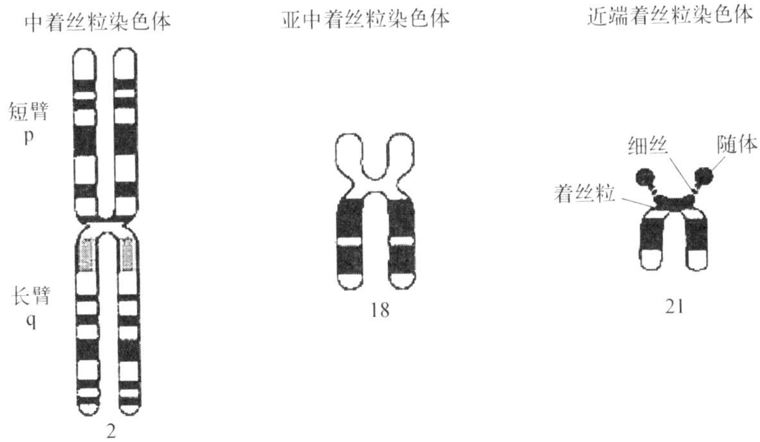

图 5－2　染色体一般形态与着丝粒类型

人类染色体的形态按照着丝粒在染色体上的位置不同可以分成三种类型：即中着丝粒型（metacentric），亚中着丝粒（submetacentric），以及近（端）着丝粒型（acrocentric）。中着丝粒型染色体的着丝粒位于染色体中部或近中部，着丝粒两端的短臂（p）和长臂（q）几乎相等，如 A 组的第 1 号和第 3 号，E 组的第 16 号及 F 组的第 19～20 号染色体均属此类。亚中着丝粒型染色体的着丝粒位于短臂一端，短臂和长臂有明显差异，如 B 组的第 4～5 号，C 组的第 6～12 号、E 组的第 17～18 号染色体属于此类。而近（端）着丝粒型染色体的短臂极短，着丝粒位置几乎近于短臂之末端区域，因此短臂和长臂间呈现显著性的差异，如 D 组和 G 组的染色体（图 5－2）。

（四）人类染色体的多态性

染色体多态性（chromosomal polymorphism）是指在正常健康人群中，存在各种恒定的微小变异，包括结构长短、带纹宽窄和着色强度等染色体变化。染色体多态性常见部位包括：

1. Y染色体的长度变异　种变异存在着种族差异。主要变异部位是Y染色体长臂结构异染色质区，即长臂远端约2/3区段处。Y染色体若大于F组或第18号染色体，称为“长Y”、“大Y”或“巨Y”，描述为Yq^+；若Y染色体的长度为G组染色体长度的1/2以下，称“小Y”染色体，描述为Yq^-，但这种现象比较罕见；

2. D组、G组近端着丝粒染色体的短臂、随体及随体柄部次缢痕区（NOR）的变异　表现为随体的有无、大小及重复（双随体）等；短臂、次缢痕区的增长或缩短；

3. 第1、9和16号染色体次缢痕的变异　表现为次缢痕的有无或长短的差异。而在着丝粒的异染色质区也可出现倒位的现象。

染色体的多态性变异主要发生于结构异染色质区，因此一般没有明显的表型效应和病理学意义，也就是说一般没有不良的临床后果。但近来的研究资料显示，某些多态现象与临床症状相关联。因此染色体多态性的临床意义，还需要进一步研究。由于染色体多态现象是一种较稳定的结构变异，能够在显微镜下观察到，并且按孟德尔方式遗传，故可作为一种遗传标志，应用于基础研究和临床实践。

染色体多态性的应用主要包括以下几个方面：① 可用于追溯染色体（包括额外染色体或异常染色体）的来源。产前诊断中，进行羊水细胞或绒毛细胞检查时，可根据染色体多态现象鉴定胎、母细胞，判断有无母体细胞污染。例如，根据21号染色体的短臂、随体、次级缢痕，以及显带着色强度等多态性特征，来追溯额外的21号染色体究竟来自父方还是母方，进而确定唐氏综合征（21三体综合征）患者额外染色体的来源；② 进行亲权鉴定（paternity test）。根据子女和父母（或可能的父母）的染色体多态性标记的异同，可以帮助判断子女与其父母的真实关系；③ 染色体多态性还可作为一种遗传标记，进行不同种族或民族人群中的遗传学研究。

二、人类染色体的研究方法

（一）非显带染色体分类依据及分组

人类46条染色体的正式分类是1960年在美国丹佛（Denver）会议上提出的，1963年在英国伦敦会议上进一步作了补充，1966年芝加哥会议上又依据放射自显影法进一步鉴别各组的染色体特征。在1978年的人类细胞遗传学命名委员会会议上，规定了初期非显带染色体分组的标准（criteria of chromosome groups）。

1. 非显带染色体分组的标准

（1）相对长度：染色体的相对长度（relative length）采用以下方法计算，即任何一条染色体的长度（Li）与22条单倍体中常染色体的长度之和（ΣL_A）加上一条X染色体长度（L_X）总和之比，用百分比表示之。为此，每条染色体的相对长度为常数。即可用下列公式表示。

$$相对长度 = \frac{Li}{\Sigma L_A + L_X} \times 100\%$$

(2) 臂比率：每条染色体长臂长度和短臂长度之比，即臂比率(arm ratio)。

$$臂比率 = q/p$$

(3) 着丝粒指数：每条染色体短臂的长度占该条染色体全长的百分率，即称为着丝粒指数(centromere index)。

$$着丝粒指数 = \frac{p}{p+q} \times 100\%$$

(4) 随体的有无：D组合G组染色体有随体，而Y染色体无随体。

2. 各组的特征　根据上述规定，可把人类46条染色体分为7组，各组分类特征如下，见表5-1。

表5-1　人类染色体分组定义

组　别	染色体编号	区别特征
A	1,2,3	大型中着丝粒染色体
B	4,5	大型亚中着丝粒染色体
C	6,7,8,9,10,11,12,X	中型亚中着丝粒染色体
D	13,14,15	中型近端中着丝粒染色体，均有随体
E	16,17,18	中型亚中着丝粒染色体，但比C组染色体小
F	19,20	小型中着丝粒染色体
G	21,22,Y	小型近端着丝粒染色体，除Y外，均有随体

A组：包括第1~3号染色体，为大型中着丝粒型染色体，彼此很容易从大小和着丝粒位置来区别。第1号是更接近中着丝粒型的染色体，长臂可有1个次级缢痕；第2号是偏离中心的近中着丝粒型染色体，第3号较前两号为小，为中着丝粒型染色体。

B组：包括第4~5号染色体，为大型亚中着丝粒型染色体，第4号略大于第5号。用氚标记胸腺嘧啶核苷作掺入试验，第4号标记于全长，第5号仅标记于短臂。

C组：包括第6~12号和X染色体，在这组染色体中各条染色体较难区分，它们是一组中等大小的亚中着丝粒型染色体。第6、7、11号和X染色体比第8、9、10和12号染色体更接近于中着丝粒型。第9号长臂有1个次级缢痕。X染色体大小介于第7号和第8号之间，但比第7号更接近于中着丝粒型染色体。

D组：包括第13~15号染色体，为中等大小的近端着丝粒型染色体。它们的短臂上都带有随体。由放射自显影可以看出第13号标记出现在长臂中间近末端处，第14号标记出现在短臂或着丝粒区，而第15号则不出现标记。

E组：包括第16~18号染色体，为较短的亚中着丝粒型染色体。第16号接近中着丝粒型，其长臂近着丝粒部位有次级缢痕；第17和第18号为亚中着丝粒型，但第17号的短臂比第18号略长些，在氚标记放射自显影中，第17号比第18号完成DNA复制较早，所以在第17号中几乎看不见放射自显影的标记。

F组：包括第19~20号染色体，为短的中着丝粒型染色体，第19号略大于第20号。

G组：包括第21~22号和Y染色体，为最短的近端着丝粒型染色体。第21号和第22号短臂末端均有随体相连，Y染色体无随体，其长臂两末端比较并拢，长臂的两末端界线比较模糊，长臂中部有1个次级缢痕。Y染色体的大小变化较大，有时甚至可达到D组的大小。

3. 核型与核型分析的概念　把人体某个细胞中的全部染色体按其大小、形态特征顺序排列所构成的图像称为核型（karyotyping）。核型分析（karyotyping）就是将待测细胞的染色体按染色体的分组标准逐一进行分析的过程，所得核型可用于确定染色体是否正常。

4. 非显带染色体核型分析的应用　采用非显带染色体核型分析的方法，在1959年就发现了三种染色体数目畸变：① Lejeune等证明唐氏（Down）综合征患者有1条额外的21号染色体；② Ford证明特纳综合征（Turner's syndrome）妇女只有1条X染色体；③ Jacobs和Strong证明克兰费尔特综合征（Klinefelter's syndrome）有2条X染色体和1条Y染色体。但是由于技术的限制，到20世纪60年代末要精确鉴别一条染色体的畸变还有困难。比如原来认为唐氏（Down）综合征部分患者的那条额外染色体是21号染色体，后来经荧光显带技术发现那条额外染色体是G组中最小的一条，应该是第22号而不是第21号，只因长久沿用下来，故仍保留这一错误的序号。

（二）显带技术及其应用

上述的中期染色体经固定后直接用Giemsa染液染色，染色体着色均匀，没有在染色体上显示深浅条纹，故称之为非显带染色体（non-banding chromosome），这对于识别个别染色体的结构畸变存在一定的缺陷。到了20世纪60年代末期，发现荧光染料可使染色体显示亮暗相间的条纹结构，这种带有亮暗条纹的染色体被称为显带染色体（banding chromosome）。这种显带技术的问世无疑地为细胞遗传学的临床应用提供了技术支持。

目前国际上通用的四种显带技术是：喹吖因荧光法（Q带）、胰酶Giemsa法（G带）、逆相Giemsa法（R带）和着丝粒区异染色质法（C带）。其显示方法见表5-2。

表5-2　人类染色体主要显带技术

显带技术代号	带　型	处理方法	染色方法
QFQ	Q	荧光	氮芥喹吖因染液
GTG	G	胰酶	Giemsa染液
RHG	R	加热	Giemsa染液
CBG	C	$Ba(OH)_2$	Giemsa染液

1. Q带　Q带是瑞典细胞化学家Caspersson领导的一个科研小组在1968年建立的。他们应用荧光染料氮芥喹吖因（quinacrine mustard, QM）处理染色体，接着在荧光显微镜下发现，每条染色体沿着其长轴出现了一条条宽窄不同的横纹——带。1970年他们发现同一类荧光染料可使人体染色体显示不同亮度的独特带型（banding pattern），这样就可以清晰地鉴别每一条染色体。由于是由荧光染料显示的带型故称为Q带（Q banding）（图5-3）。Q显带主要显示染色体DNA中A-T丰富区部分。由于光晕的效应，故每条带纹的界限不够清晰。此外，染色玻片不能长时间保存，否则荧光容易淬灭。但是Q显带对某些染色体，如Y染色体具有特殊的鉴别功能。

2. G带　采用胰酶（trypsin）等蛋白水解酶处理染色体标本，再用Giemsa染液染色，染色体亦呈深浅相间的条纹，这种带型称为G带（G banding）（图5-4）。该项技术是Sumner和Seabright等（1971）在Q显带技术基础上发展起来的。G带显示的深浅条纹基本上与Q带一致，即G带技术中出现的深染区为Q带的亮（明）纹区，反之亦然。G带技术可在普通的光学显微镜下观察、计数、分类。染色后的片子可作较长时间的保存，故G带技术是临床

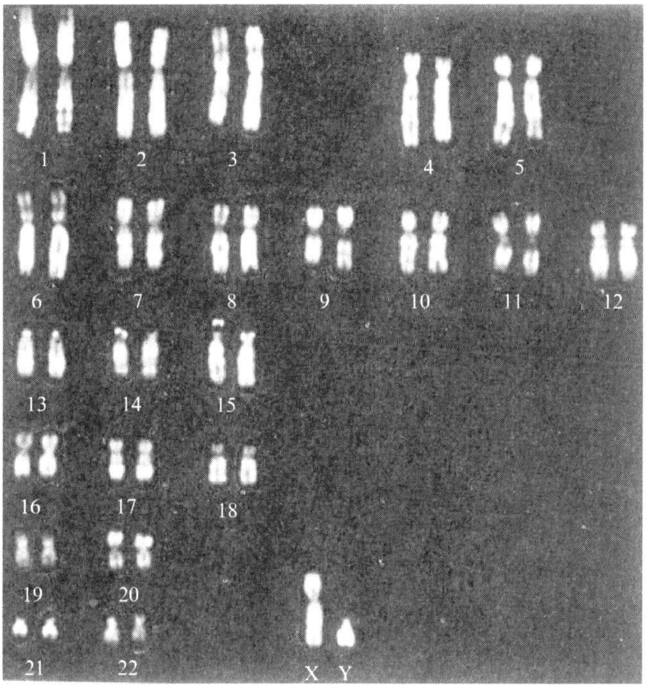

图5-3 Q显带染色体

进行染色体分析的最常用、最可靠的一项技术。该项技术的缺点是玻片处理的稳定性和重复性较差,常易受周围环境(例如气候、温度、片龄等因素)的影响。在常规的G显带中,估计在人类单倍体染色体中约有410条的深、浅染条纹可以被定位和计数。

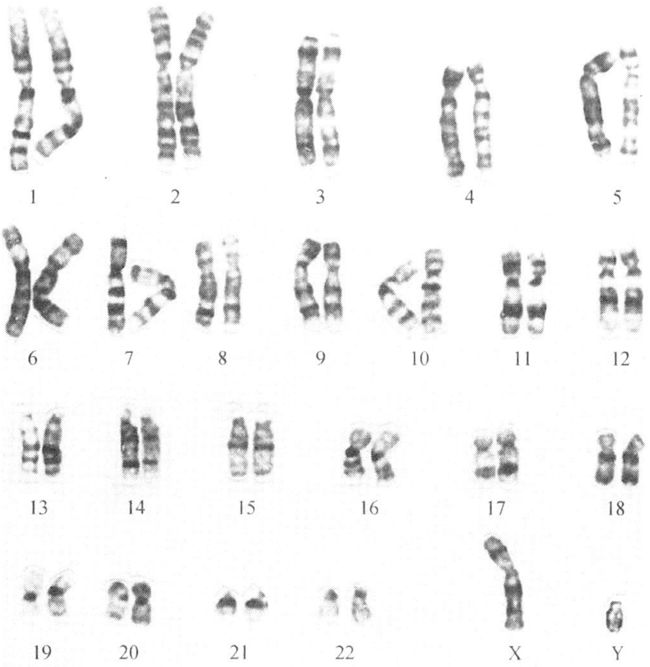

图5-4 G带染色体

3. R带　染色体制片先经高温溶液(80～90℃)处理,或经5－溴－2′－脱氧尿嘧啶核苷(5－bromo－2′－deoxyuridine, BrdU)及紫外线处理,然后用Giemsa染液染色,染色体亦可以显示出与G带相反的带纹,即在G带中出现的深染纹,而在R带上则出现浅染纹,反之亦然。因此这项技术被称为逆相Giemsa法(reverse Giemsa method),其带型称为R带(R band)(图5－5)。在Q带和G带上,染色体的短臂和长臂末端通常无法显示出其界纹或是深染的条纹,而在R带中则可显示出深染区,因而R带有利于测定染色体长度及其末端区域的结构改变(诸如缺失、末端易位等)。

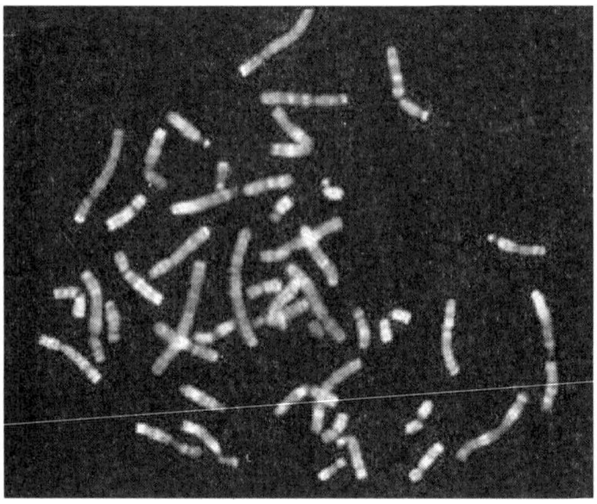

图5－5　R带染色体

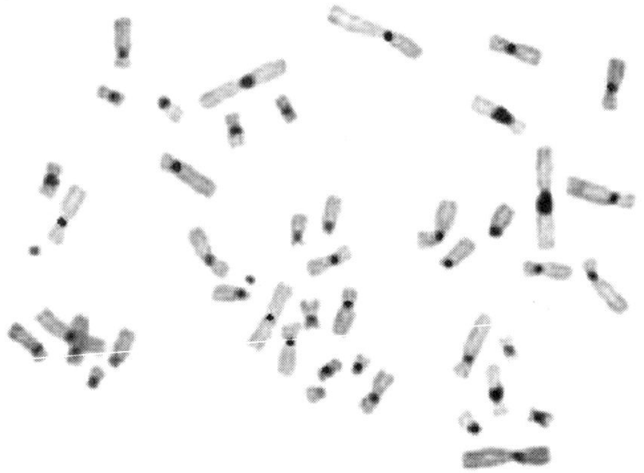

图5－6　C带染色体

4. C带　如果染色体制片先经强碱溶液(如氢氧化钡)处理,然后用Giemsa染色,这时染色体只有着丝粒和着丝粒周围区域可染上深色,两臂的常染色质部分仅呈浅染的轮廓。这是一种染色体臂上不显带的带型,仅用于显示异染色质区域或着丝粒区域的变化。因此,此种技术称为着丝粒区异染色质法(cemric heterochromatin method),其带型称为C带(C banding)(图5－6)。

5. 高分辨G带　应用普通G显带技术,在单倍体(n)的人类中期染色体上只能看到322～410条深浅带纹。由于人类染色体上的基因数达2.0万～2.5万个,所以普通G显带不能满足基因定位和识别的需要,随之高分辨显带技术应运而生。

1975年Bigger和Savage发现,如果在细胞培养时加入某些化学物质,如放线菌素D(actinomycin D)、BrdU等物质,可以阻止染色体的进一步螺旋化。1978年Viegas－Pequigott等,用BrdU处理获得了有丝分裂晚前期和早中期的染色体。为了使培养的组织细胞更多地进入分裂期,还采用一些能使细胞分裂同步化的药品,如甲氨蝶呤(methotremte, MTX)。经放线菌D等处理后,再加秋水仙碱类物质处理就可以使染色体长度比原先增长50%以上,为显示更多的带型创造了条件。1977年Yunis和Chandle制出了高分辨的带型,在每套单倍体染色体组可显出深浅带纹达850条。目前的研究工作更提高了一步,显带数可达1 000～1 500条带,见图5－7。

染色体高分辨G带分析的开展,使每条带上可以分出更细致的亚带,这为鉴别某些遗传性疾病及细胞遗传学的研究提供了更为有效的工具。四种染色体显带技术的选用提示见表5－3。

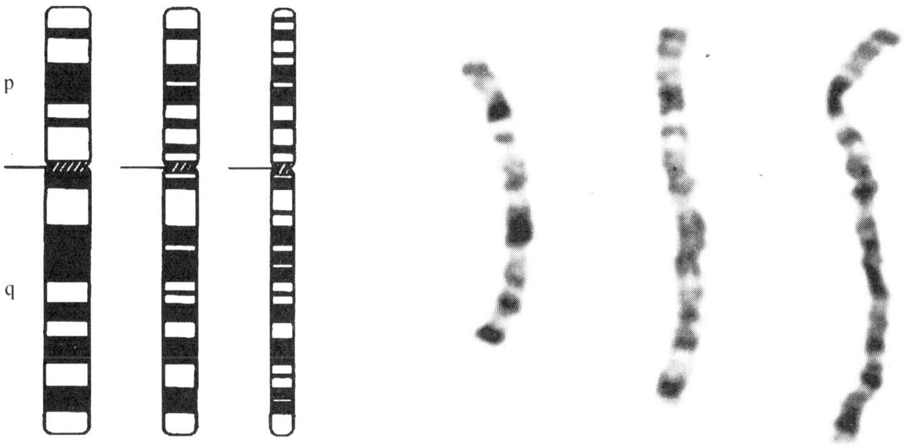

图5-7　高分辨G带染色体

表5-3　染色体显带技术的选用

染色体畸变	带型				选用理由
	Q	G	R	C	
X畸变	+	+		+	与C组鉴别，识别异常
Y畸变	+			+	Yq明亮Q带，C带识别染色质区
三体性	+	+		+	识别额外染色体
CML ph[1](22q)	+	+		+	21q大带，22q小带
易位和大的缺失	+	+		+	识别断裂点
小的末端缺失和有些易位			+		R带末端一般有深带，便于识别近末端断裂点及变异区
异常着丝粒区				+	识别着丝粒区
减数分裂异常配对或异常结构	+	+		+	Q带和G带类似体细胞，C带识别着丝粒区
近端着丝粒染色体随体和短臂变异	+			+	荧光亮度鉴别D组和C组的多态性
环形和结构的异常	+	+	+	+	识别结构异常和着丝粒区

（三）G显带染色体的识别

G显带核型分析是临床常规应用的染色体病诊断的手段之一。在进行G带带型描述时，“深带”表示被Giemsa着色的带纹，“浅带”表示不着色或基本不着色的带纹。“浓”、“淡”表示深带着色的强度。近侧段、中段、远侧段表示距离着丝粒的远近。

（四）常用的染色体分析方法

1．姐妹染色单体互换(sister chromatid exchange, SCE)　SCE是指一条染色体的两条单体之间的同一位置发生同源片段对称性相互交换。能显示SCE的染色体技术亦称为姐妹染色单体分析技术。该技术不仅能从细胞水平上检测染色体的结构变化和增殖周期动力学，而且能从分子水平上为DNA的损伤、修复、复制和细胞突变、癌变和畸变等提供一种简便而准确的方法。

SCE的实验原理是：在细胞培养的第1个细胞周期，即在DNA自我复制的过程中，培养液中加入 BrdU 时，作为胸苷的类似物在 DNA 链的复制过程中，取代了胸苷。由于 DNA 复制是半保留机制，在第 1 周期时，两条单体的 DNA 双链中各有一条 DNA 单链被取代，因而两条单体没有什么不同，用 Giemsa 染色均为深色。但到了第二次复制后，两条单体就有了差别。因为此时，一条单体的两条链中仍有一条未被取代的链，而另一条单体的两条链却已被 BrdU 所取代，并且这条 DNA 链具有螺旋化较低的特性，因而降低了该姐妹染色单体对 Giemsa 着色的亲和力，着色很浅，呈现两条染色单体一深一浅，形成鲜明对比。如果此时两条单体之间存在互换，就可以很清楚地显示出来。目前产生 SCE 的机制虽尚未完全阐明，但它显然与 DNA 损伤和修复过程有关。作为一种简便和敏感的遗传学指标，它可以用来研究诱变的各种因素，在突变、肿瘤研究等领域中应用广泛。

2. 荧光原位杂交（fluorescence in situ hybridization，FISH）技术　FISH 是一种非放射性原位杂交方法。该技术采用特殊荧光素标记的 DNA 探针，在染色体、细胞或组织切片标本上进行 DNA 杂交，从而检测细胞内 DNA 或 RNA 特定序列是否存在。

该技术的原理是：荧光原位杂交是根据碱基互补配对原理，将特殊的荧光素（或生物素、地高辛等）标记的 DNA 探针与染色体、间期细胞核或组织切片标本中的靶核酸序列进行杂交，经洗涤后直接（或通过免疫荧光信号扩增）在荧光显微镜下检测，从而对靶目标中的待测核酸进行定性、定位，以及相对定量的分析。

3. 比较基因组杂交（comparative genomic hybridization，CGH）技术　CGH 技术是对 FISH 技术的进一步延伸，直接将待测和参照基因组 DNA 与正常人中期染色体进行杂交和比较，分析和检测待测基因组 DNA 拷贝数的变化。用于了解遗传物质是否缺失或重复，是了解基因组内遗传物质不平衡的一个重要手段。

该技术的原理是：根据碱基互补配对的原则，将待测基因组 DNA 和参照 DNA 分别进行绿色异硫氰酸荧光素（FITC－dUTP）和红色德克萨斯红（Texas Red-dUTP）荧光标记，同时与正常人的中期染色体共杂交，通过荧光显微镜拍照，利用分析软件计算两种荧光信号强度之比，进一步获得待测与参照 DNA 序列的拷贝数之比，从而间接判断待测 DNA 拷贝数是否增多或缺失。

4. 染色体脆性部位检测技术　染色体能在特殊的培养条件下诱发形成各种类型的脆性位点。所谓脆性位点（fragile site）是指染色体上一定部位出现的一种断裂点，但并非完全断裂，而是一种裂隙（gap）现象，即在此断裂点上可见有一细的 DNA 链相连，或者有不着色的染色质相连接。脆性位点是在一定的条件下出现的。例如叶酸敏感的 X 染色体脆性位点是与 X 连锁智力迟缓有一定联系。这种细胞必须生长在没有叶酸，或者用甲氨蝶呤和 5－氟脱氧尿核苷（fluorodeoxyuridine，FudR）处理后的培养液中生长，才可以出现此类脆性位点，因为上述试剂能干扰叶酸的代谢。脆性位点是一种真实而稀有的细胞遗传学现象。纯合子（一对同源染色体在相同位点发生的脆性位点）中也并非所有白细胞中都能观察到。脆性位点多数与个体表现异常无必然的相关关系。现在已比较明确的是，X 染色体长臂上的脆性位点 fra（X）（q27.3）与智力落后有密切的关系，并且是可遗传的。此外，肿瘤的发生与脆性位点的存在有一定关联，因为某些癌基因的定位正是脆性位点的多发部位。

第二节 人类细胞遗传学国际命名体制

一、人类细胞遗传学国际命名体制发展简史

在1956年人类染色体的正确数目确定后,各种各样的染色体数目或结构异常被陆续报道。由于不同的染色体研究实验室提出了多种分类和命名体制,使当时的染色体命名比较混乱。因此有必要确立一个统一的命名体制。

1960年4月在美国丹佛市召开的国际遗传学学术会议上,对人的染色体分群和命名的术语、符号、方法等作了统一规定,1977年,人类染色体命名常务委员会对染色体命名体制进行修订,会后公布了《国际人类细胞遗传学命名体制(International System for Human Cytogenetic Nomenclature, ISCN)(1978)》。1981年该委员会又公布了《国际人类细胞遗传学高分辨显带命名体制》,在1977年所制定的中期染色体带型命名规定的基础上,提出了高分辨的晚前期和早中期染色体带型命名规定和模式图。这些规定目前为世界各国学者所普遍采用。2008年,ISCN委员会在温哥华会议上对经典的染色体命名体制又重新进行了修订和拓展。更新、修改了所有以前的人类细胞遗传学命名体制。这个新的体制称为《ISCN 2009》。

二、常用符号及其意义

细胞遗传学常用符号及其意义见表5-4。

表5-4 细胞遗传学常用符号和编写术语

符号	字源	意义
+, -		符号前表示整条额外增加或丢失,符号后表示部分增长或缺失
/		嵌合体
→		从→到
?		识别没有把握,或为可疑者
:		断裂
::		断裂后重接
;		区分涉及结构重排的染色体
cen	centromere	着丝粒
del	deletion	缺失
dup	duplicaton	重复
end	endoreduplication	内复制
fem	female	女性
mal	male	男性
i	isochromosome	等臂染色体

（续表）

符　号	字　源	意　义
ins	insertion	插入
inv	inversion	倒位
mat	maternal	母源
pat	paternal	父源
mar	marker	标记染色体
r	ring chromosome	环形染色体
rep	reciprocal translocation	相互易位
rob、t	Robertsonian translocation	罗伯逊易位
sce	sister chromatid exchange	姐妹染色单体互换
t	translocation	易位
ter	terminal	染色体末端

三、染色体命名和书写原则

染色体的命名及书写原则应根据国际人类细胞遗传学命名系统（ISCN）的统一命名进行，见图5-8。

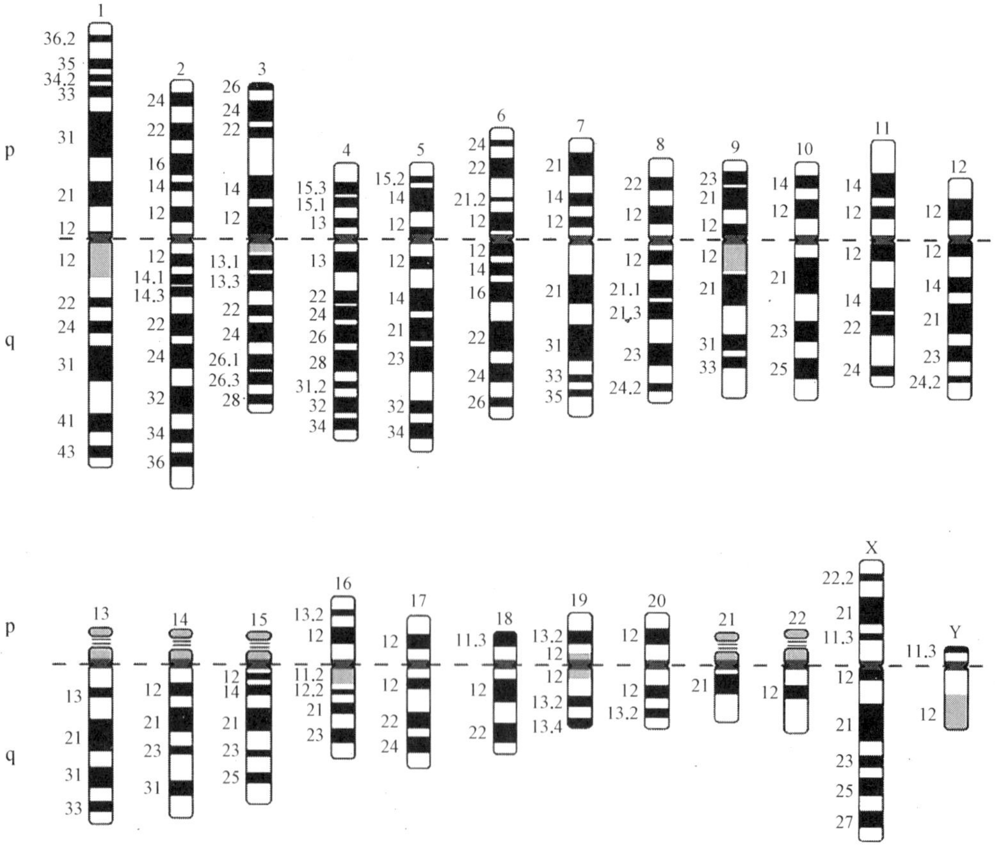

图5-8　ISCN(2009)

（一）正常人类染色体核型书写规则

正常人类核型由23对染色体所组成，其中常染色体为22对，性染色体为1对，女性为XX，男性为XY，常染色体分成7组，按照大小和着丝粒的位置进行排列。

（二）正常和异常核型的命名

ISCN系统能对任何染色体的组成进行书写和描述。表5－4提供了某些在人类细胞遗传学上命名的缩写符号的列表。

1. *基本公式*　在一个核型的描述中，整个染色体由三部分组成：即染色体总数、性染色体的组成及畸变、常染色体畸变情况。书写时三者间分别用标点符号逗号分开。正常女性核型是46，XX；正常男性核型是46，XY。

2. *非显带染色体核型的书写规则*　根据国际命名体制，为了简化核型的书写，对于许多染色体畸变分别以其英文缩写表示。

异常染色体核型的书写公式：一个加号（＋）或减号（－）放在染色体数目之前，表示完整的染色体增加（三体）或者丢失（单体）。嵌合体是指在一个个体内有不同的核型，不同核型用斜线隔开。例如：

（1）45，X *表示*：具有仅一条X染色体的个体，其染色体总数为45条；

（2）47，XY，＋21 *表示*：47条染色体数，性染色体为XY和一条额外的第21号染色体（21三体）；

（3）45，X/46，XX/47，XXX *表示*：由三个细胞系组成的嵌合体。

对于具有结构变化的染色体核型的书写：基本原则同上。需要描述畸变类型和染色体的重组断片和断点，举例如下：

（1）46，X，i(Xq)：表示一个46条染色体的女性核型，有一条正常的X染色体和一条X长臂等臂染色体；

（2）46，XX，－13，＋t(13q21q) *表示*：具有46条染色体的女性核型，带有一个不平衡的罗伯逊易位，易位发生在13号和21号染色体之间，其中13号染色体的长臂和第21号染色体的长臂相互易位，13号染色体的短臂和第21号染色体的短臂相互易位，并在细胞分裂中丢失。结果形成一条正常的13号染色体被易位染色体所取代，第21号染色体的长臂是三体型，多出的拷贝在易位的染色体上。

3. *显带染色体核型的书写规则*　每条显带染色体根据ISCN规定的界标（landmark）划分为若干个区，每个区（region）又包括若干条带（band）。界标是确认每一染色体上具有重要意义的、稳定的、有显著形态学特征的指标，包括染色体两臂的末端、着丝粒和某些稳定且显著的带。两相邻界标之间为区。每一条染色体都是由一系列连贯的带组成，没有非带区。它借助其亮-暗或深-浅的着色强度，清楚地与相邻的带相区别。

每一染色体都以着丝粒为界标，分成短臂（p）和长臂（q）。区和带的序号均从着丝粒为起点，沿着每一染色体臂分别向长臂、短臂的末端依次编号为1区、2区、……，以及1带、2带……界标所在的带，属于此界标以远的区，并作为该区的第1带。被着丝粒一分为二的带，分别归属于长臂和短臂，分别标记为长臂的1区1带和短臂的1区1带。因此，在显示一条染色体上的某一个带时，必须包括4种符号：① 染色体号数；② 臂的符号；③ 区号；④ 带号。这些符号依次联写，不必留间隔，也不用标点分开。例如5q14表示为第5号染色体长臂1区4带，其他亦然（图5－9）。

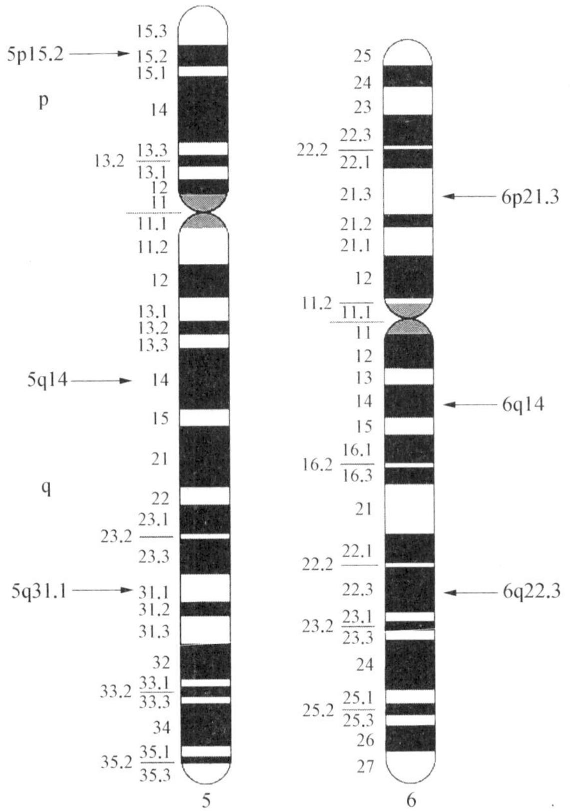

图5－9　染色体区带的命名

高分辨显带再分带至亚带，例如图5－9中6p21.3是指第6号染色体短臂上的2区1带3亚带。注意亚带的显示需要在原来带名之后加小数点，接着给予亚带的编号，亚带亦由着丝点向外依次编号。高分辨显带之后可在染色体上显示较多的“带纹”和更多细微的结构变化。

第三节　人类染色体畸变

染色体畸变(chromosome aberration)是指体细胞或生殖细胞内染色体发生的异常改变。其后果与细胞的不同周期及个体发育不同阶段有关。染色体畸变可分为数目畸变和结构畸变两大类。其中染色体的数目畸变又可分为整倍性改变和非整倍性改变。结构畸变主要有缺失、重复、插入、易位和倒位等。无论是数目畸变，还是结构畸变，其实质是涉及染色体或染色体节段上连锁基因群的增减或位置改变，使遗传物质发生了改变，结果都可以导致染色体异常综合征，或染色体病。据估计，在自发性流产胚胎中约有50%是由染色体畸变所致。

一、染色体畸变发生的原因

染色体畸变及基因突变可自然发生，称为自发畸变(spontaneous aberration)；也可通过物理、化学和生物因素的诱变而产生,称为诱发畸变(induced aberration)。常见的诱发因素有:辐射(如 γ 线、紫外线等)、病毒(如风疹病毒、巨细胞病毒、肝炎病毒、艾滋病病毒等)及化学物质(如某些杀虫剂、抗生素、食品添加剂及铅、汞、苯、镉等)。还可由亲代遗传而来。孕妇高龄也是形成21 三体,以及其他三体性染色体畸形儿的原因之一。

(一) 环境因素诱变

大多数染色体异常是外界因素诱变所致。近年来,随着环境污染日趋严重,使自然流产和染色体异常患者的发生风险不断增高。常见的诱变因素有以下几类:

1. *化学因素*　化学诱变是目前诱变致畸因素之首,许多化学物质,如一些化学药品、农药、毒物和抗代谢药等,都可以引起染色体畸变。据调查,某些化工厂的工人由于长期接触苯、甲苯等,出现染色体数目异常和发生染色体断裂的频率远高于一般人群。农药中的除草剂和杀虫的砷制剂等都是染色体畸变的诱变剂。

某些药物特别是一些抗肿瘤药物、保胎及预防妊娠反应的药物,均可引起人类染色体畸变或产生畸形胚胎。如环磷酰胺、氮芥、白消安(马利兰)、甲氨蝶呤、阿糖胞苷等抗癌药物可导致染色体畸变;抗痉挛药物苯妥英钠可引起人淋巴细胞多倍体细胞数增高。妊娠早期3个月内用药更容易引起胎儿畸变等。

农药的大量使用也造成了染色体畸变率的增高。有些学者分析了有机磷杀虫剂(如乐果、敌百虫、敌敌畏等)急性中毒患者,发现至少在一个月之内染色体畸变率有显著增高的现象。此外,农药通过未处理干净的水果、蔬菜进入人体后累积,亦可引起人类染色体畸变。

工业毒物更是诱发人类染色体畸变的一大祸害,长期与一些有害毒物,如苯、甲苯、铝、砷、二硫化碳、氯丁二烯、氯乙烯单体接触的人群,染色体畸变率增高。许多食品添加剂也是一种致畸剂,某些食品的防腐剂和色素等添加剂中所含的化学物质也可以引起人类染色体发生畸变,如硝基呋喃基糖酰胺 AF－2、环己基糖精等。

2. *物理因素*　在自然空间存在的各种各样的射线,可对人体产生一定的影响,但其剂量极微,因此影响不大。但大量的电离辐射,对人类具有极大的潜在危险。例如放射线物质爆炸后散落的放射性尘埃、医疗上所用的放射线等,对人体都有一定的损害。工业放射性物质的污染也可引起细胞染色体的改变。细胞受到电离辐射后,可引起细胞内染色体发生异常。畸变率随射线剂量的增高而增高;最常见的畸变类型有断裂、缺失、双着丝粒染色体、易位、核内复制、不分离等,这些畸变都可使个体的性状出现异常。射线影响可分急性或慢性两种。如果一次照射大剂量的射线,可在短期内引起造血障碍而死亡。长期接受射线治疗或从事放射工业的人员,由于微小剂量的射线不断积累,会引起体细胞或生殖细胞染色体畸变。有实验证明,受照射卵细胞中染色体不分离的频率明显高于未受照射组。

3. *生物因素*　导致染色体畸变的生物因素包括两个方面。一是由生物体产生的生物类毒素;二是某些生物体,如病毒本身可引起染色体畸变。

大多数的霉菌所产生毒素是危害人类健康的,这种物质不但具有一定的致癌作用,同时也可引起细胞内染色体畸变,如杂色曲霉素、黄曲霉素、棒曲霉素等,均可引起染色体畸变。

病毒也可引起宿主细胞染色体畸变,尤其是那些致癌病毒,其原因主要是影响 DNA 结构。SV40 病毒、劳斯(Rous)肉瘤病毒、牛痘病毒、风疹病毒、带状疱疹病毒、仙台病毒等,均可诱发染色体畸变。如果用病毒感染离体培养细胞将会出现各种类型的染色体异常。此外,在感染肝炎病毒(甲、乙型)、麻疹病毒,以及流行性腮腺炎病毒等时,患者血液中淋巴细胞染色体亦可出现各种畸变。有人认为肝炎病毒可诱发骨髓细胞染色体畸变,并可能与再生障碍性贫血形成有关。我国曾在肝炎患者的染色体检查中发现有染色体非整倍体增多等畸变现象,而且这种现象与肝炎患者的病情进展有关,活动期更为明显。在一些致癌的病毒中,它们对于染色体畸变的影响更为显著,如伯基特(Burkitt)淋巴瘤相关病毒可以引起体细胞染色体畸变。病毒引起染色体畸变多为断裂和重排,也可引起部分染色体丢失。

(二)遗传因素所致

除环境因素外,染色体畸变还可由遗传因素所致,主要表现在亲代生育年龄的影响,以及家族性染色体不平衡综合征家系的出现。亲代生育年龄对于产生下一代染色体异常的频率有很大的关系,特别是母亲生育年龄的影响更为显著。例如唐氏(Down)综合征的发生率,母亲生育年龄在30岁以下的发生率约为1/1 000,而40岁以上生育者,其风险要增高至1/80,甚至可达1/30以上。实际上,母亲生育年龄的影响只是环境因素在体内累积作用的表现,这与生殖细胞老化,以及合子早期所处的宫内环境有关。一般认为,生殖细胞在母体内停留的时间越长,受到各种因素影响的机会越多,在以后的减数分裂过程中,容易产生染色体不分离而导致染色体数目异常。另外还发现了一种家族性染色体不平衡综合征,在这类家族中的个体成员其后代容易发生染色体非整倍体异常的子代,至于具体原因目前尚无明确结论,据推断可能是因为该家族中成员的细胞内细胞质黏度较正常为高,因此在生殖细胞形成过程中,易发生染色体不分离现象,故造成后代非整倍体个体的产生。

二、染色体数量畸变及其产生机制

人体正常生殖细胞精子和卵子所包含的全部染色体,称为一个染色体组(chromosome)。因此,精子和卵子为单倍体(haploid),以n表示,分别含有22条常染色体和1条性染色体。受精卵则为二倍体(diploid),以2n表示,包括22对常染色体和1对性染色体。以人二倍体数目为标准,体细胞的染色体数目(整组或整条)的增加或减少,称为染色体数目畸变。包括整倍体改变和非整倍体改变两种形式。

(一)整倍体畸变

如果染色体的数目变化是单倍体(n)的整倍数,即以n为基数,整倍地增加或减少,称为整倍体(euploid)畸变,超过二倍体的整倍体被称为多倍体(polyploid)。

在2n的基础上,如果增加一个染色体组(n),则染色体数为3n,即三倍体(triploid);若在2n的基础上增加2个n,则为4n,即四倍体(tetraploid)。三倍体以上统称为多倍体。如果在2n的基础上减少一个染色体组,则称为单倍体(haploid)。

在人类中已知有三倍体和四倍体的个体,但只有极少数三倍体的个体能存活到出生,存活者多为2n/3n的嵌合体。在自发流产的胎儿中,有染色体畸变的占42%。其中,三倍体占18%,四倍体占5%,可见在流产的胎儿中三倍体是常见的类型。一般认为,三倍体胎儿易于流产的原因,是在胚胎发育过程的细胞有丝分裂中,形成三极纺锤体,因而造成染色体在细胞分裂中期、后期时的分布和分配紊乱,最终导致子细胞中染色体数目异常,从而严重干扰胚胎的正常发育而导致流产。四倍体比三倍体更为罕见,往往是四倍体和二倍体(4n/2n)的嵌合体,或在流产的胚胎中发现。

整倍体改变的机制：多倍体细胞的形成是比较复杂的,不同的多倍体形成机制不同。

可能的途径主要有双雌受精、双雄受精、核内复制和核内有丝分裂等。

1. 双雌受精　二倍体的异常卵子与一个正常的精子发生受精，从而产生一个三倍体的合子，称为双雌受精(digyny)。在卵细胞发生的第二次减数分裂过程中，次级卵母细胞由于某种原因未形成第二极体，因此应分给第二极体的染色体组仍留在卵细胞中，使该卵细胞成为异常的二倍体卵细胞。当它与一个正常的精子结合后，就将形成含有三个染色体组的合子(三倍体)，可形成69，XXX 或 69，XXY 两种核型的受精卵。

2. 双雄受精　一个正常的卵子同时与两个正常的精子发生受精称为双雄受精(dispermy)。由于每个精子均带有一个染色体组，所以当两个精子同时进入一个卵细胞时，就将两个染色体组同时带入了这一卵细胞，所形成的合子内则含有三个染色体组(三倍体)，可形成69，XXX、69，XXY 和 69，XYY 三种类型的受精卵。

3. 核内复制　核内复制(endoreduplication)是在一次细胞分裂时，DNA 不是复制一次，而是复制了两次，而细胞只分裂了一次。这样形成的两个子细胞都是四倍体，这是肿瘤细胞常见的染色体异常特征之一。

4. 核内有丝分裂　在正常的细胞分裂时，染色体正常复制了一次，但至分裂中期时，核膜仍未破裂、消失，也无纺锤体的形成，因此，细胞分裂未能进入后期和末期，没有细胞质的分裂，结果细胞内含有四个染色体组，形成了四倍体，即核内有丝分裂(endomitosis)。

总之，双雌受精或双雄受精是产生三倍体的主要原因；而核内复制或核内有丝分裂是形成四倍体形成的主要原因。

(二) 非整倍体畸变

一个体细胞的染色体数目增加或减少了一条或数条，称非整倍体(aneuplíod)，这是临床上最常见的染色体畸变类型。发生非整倍体改变后，会产生亚二倍体或超二倍体等。

1. 亚二倍体　当体细胞中染色体数目少了一条或数条时，称为亚二倍体(hypodiploid)，其染色体数目为 $2n-X$。若某对染色体少了一条($2n-1$)，细胞染色体数目为45，即构成单体型(monosomy)。临床上常见的有 21 号、22 号和 X 染色体的单体型，核型为 45，XX(XY)，-21；45，XX(XY)，-22 和 45，X。单体型个体大多在胚胎期流产，只有少数可以存活。如核型为 45，X 的个体特纳综合征(Turner's syndrome)是由于 X 染色体的丢失所至，具有性腺发育不全等临床症状。

2. 超二倍体　当体细胞中染色体数目多了一条或数条时，称为超二倍体(hyperdiploid)，其染色体数目为 $2n+X$。在超二倍体的细胞中某一同源染色体的数目不是2条，而是 3 条、4 条甚至更多。在人类染色体数目畸变中最常见、种类最多的是某对染色体多了一条($2n+1$)，细胞内染色体数目为 47，即构成该染色体的三体型(trisomy)。例如，在常染色体病中，除了第 17 号染色体尚未有三体型的病例报道外，其余的染色体三体型均有报道，但是由于染色体的增加，特别是较大染色体的增加，将造成基因组的严重失衡而破坏或干扰胚胎的正常发育，故绝大部分常染色体三体型核型只见于早期流产的胚胎。少数三体型病例可以存活至出生，但多数寿命不长，并伴有各种严重畸形。

三体型以上的同源染色体数量改变统称为多体型(polysomy)，如四体型、五体型等。多体型常见于性染色体中，如性染色体四体型(48，XXXX；48，XXXY；48，XXYY)和五体型(49，XXXXX；49，XXXYY)等。如果患者细胞中一对同源染色体同时缺失，即减少了一对同源染色体($2n-2$)，称为缺体型(nullisomy)。人类缺体型尚未见报道，说明这种核型的个体是不能存活的。

3. 假二倍体　指某对染色体减少一个，同时另一对染色体又增加一个，染色体的总数不变，还是二倍体数（46 条），但不是正常的二倍体核型，则称为假二倍体（pseudodiploid）（2n +1 -1）。

（三）嵌合体

同时存在两种或两种以上核型的细胞系的个体称嵌合体（mosaic）。如 46，XX/47，XXY、45，X/46，XX 等。嵌合体可以是数目异常之间、结构异常之间以及数目和结构异常之间的嵌合。嵌合体临床症状多为非典型或轻型。

显带染色体数目畸变的符号及其意义见表 5 -5。

表 5 -5　染色体数目畸变的符号及其意义

畸变类型	符　号	意　义
多倍性	69，XXY	总数 69，性染色体 2 条 X，1 条 Y，男性核型
多体性	47，XY，+21	总数 47，性染色体为 XY，多 1 条第 21 号染色体
	47，XXY	总数 47，性染色体 2 条 X，1 条 Y，男性核型
单体性	45，X	总数 45，性染色体只有 1 条 X
	45，XX，-C	总数 45，性染色体为 XX，C 组染色体中少 1 条
假二倍体	46，XY，+18，-21	总数 46，性染色体为 XY，多 1 条 18 号染色体，少 1 条 21 号染色体
嵌合体	45，X/46，XY	一个个体中具有两种细胞系；其中一个细胞系性染色体只有 1 条 X，另一个细胞系性染色体为 XY
	45，X/46，XX/47，XXX	一个个体中具有三种细胞系；一个细胞系性染色体只有 1 条 X，一个细胞系有正常 2 条 X，还有一个细胞系有 3 条 X

非整倍体产生的主要原因是染色体不分离。在细胞进入中、后期时，如果某一对同源染色体或姐妹染色单体彼此没有分离，而是同时进入一个子细胞，结果所形成的两个子细胞中，一个将因染色体数目增多而成为超二倍体，另一个则因染色体数目减少而成为亚二倍体，这个过程称为染色体不分离（non-disjunction）。染色体不分离可以发生于生殖细胞成熟过程中，也可以发生于受精卵卵裂过程，以及胚胎发育早期的细胞有丝分裂过程中。

生殖细胞减数分裂时，染色体的不分离可发生于第一次减数分裂，也可发生于第二次减数分裂。染色体不分离发生于第一次减数分裂，使得某一对同源染色体不分离，同时进入一个子细胞核，所形成的配子中，一半将有 24 条染色体（n +1），另一半将有 22 条染色体（n -1）。与正常配子受精后，将形成超二倍体或亚二倍体。若在第二次减数分裂发生染色体不分离，所形成的配子的染色体数将有以下几种情况：1/2 为 n、1/4 为（n +1）、1/4 为（n -1）。它们与正常配子受精后，得到相应的二倍体、超二倍体、亚二倍体。对于性染色体，由于女性是 XX，两条性染色体相同，因此无论不分离发生于第一次还是第二次减数分裂，均产生 XX 和性染色体为 0 的两种卵子，受精后的结果相同。而男性性染色体组成是 XY，两条性染色体不同，如果性染色体不分离发生于第一次减数分裂时，则产生 XY 和 0 的两种异常精子；如果发生于第二次减数分裂时，则产生 XX、XY 和性染色体为 0 的三种异常类型的精子，它们与正常的卵子结合后受精的结果也是不一样的。

染色体不分离也可以发生于体细胞的有丝分裂过程中。在受精卵卵裂时或胚胎发育早期，某一染色体的姐妹染色单体不分离，可导致产生由两种细胞系或三种细胞系组成的嵌合体。不分离发生于第一次卵裂，则形成具有两个细胞系的嵌合体，一个为超二倍体细胞系，一个为亚二倍体细胞系。不分离发生在第二次卵裂以后，即形成具有三个或三个以上细胞系的嵌合体(46/47/45)。不分离发生得越晚，正常二倍体细胞系的比例越大，临床症状也相对较轻。性染色体的不分离，女性则会产生 X 和 XXX 两种异常的细胞株，而使该个体成为 45, X0/46, XX/47, XXX 嵌合体；男性就会产生 X 和 XYY(Y 不分离)或是 Y 和 XXY(X 不分离)的异常细胞株，而使该个体成为嵌合体 45, X0/46, XY/47, XYY 或是 46, XY/47, XXY(Y 单体不能存活)的嵌合体(图 5-10)。

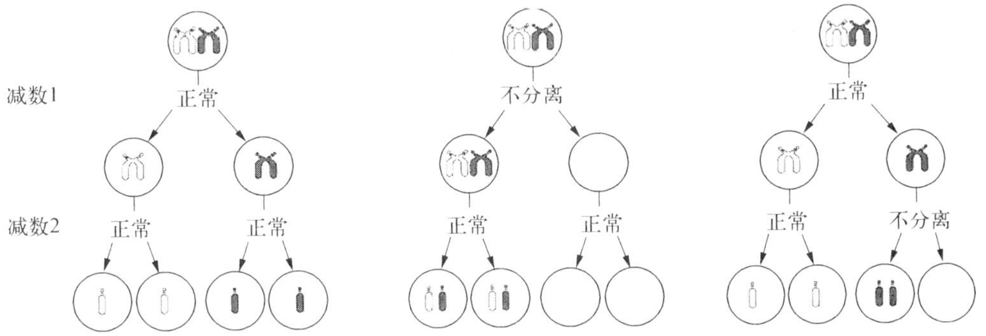

图 5-10　染色体不分离及其后果

此外，染色体丢失(chromosome lose)，或称染色体分裂后期延滞(anaphase lag)，也是嵌合体形成的一种方式。在细胞有丝分裂时，某一染色体未与纺锤丝相连，不能移向两极；或者在移向两极时行动迟缓，滞留在细胞质中，造成染色体丢失而形成亚二倍体。

三、染色体结构畸变

(一) 染色体结构畸变及其产生原因

染色体结构畸变(structural aberration)，指染色体发生断裂(breakage)，然后断裂片段重接(reunion)引起染色体结构畸变，即重排(rearrangement)。

染色体结构畸变的发生受多种因素的影响，如物理因素、化学因素、生物因素和遗传因素等。在这些因素的作用下，首先是染色体发生断裂，然后是断裂片段的重接。断裂的片段如果在原来的位置上重新接合，称为愈合或重合(reunion)，即染色体恢复正常，不引起遗传效应。如果染色体断裂后未在原位重接，也就是断裂片段移动位置与其他片段相接或者丢失，则可引起染色体结构畸变，又称染色体重排(chromosomal rearrangement)。染色体结构畸变一般发生于成熟分裂，大多数发生于第一次成熟分裂前期。这时由于染色体发生了断裂，在重新连接时发生了错误，导致染色体部分结构发生了改变。因此，染色体断裂和重组是导致染色体结构畸变的主要原因。

(二) 结构畸变类型

染色体结构畸变的类型，可分为缺失、重复、倒位、易位、环形染色体、等臂染色体等(图 5-11)。

1. 缺失(deletion, del)　指染色体臂的部分缺失。染色体断裂后，断裂下来的片段未能再与原来或别的染色体结合而在继后的分裂中丢失，使位于这个片段的基因也随之发生丢

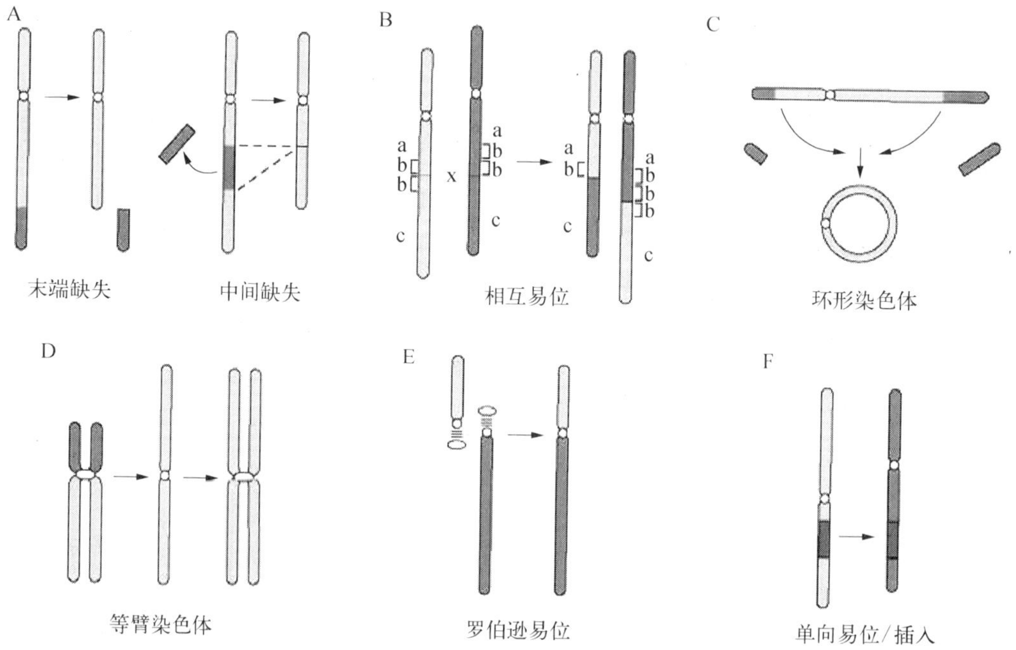

图 5-11　染色体结构畸变的常见类型

失，引起发育异常。人类最常见的染色体缺失的病例，如猫叫综合征，为 5 号染色体短臂部分缺失。

染色体的缺失由于其部位不同可分为末端缺失及中间缺失两类：

（1）末端缺失(terminal deletion)：指染色体的长臂或短臂发生一次断裂，缺失了末端节段。如图 5-12 所示，1 号染色体长臂的 2 区 1 带发生断裂，其远侧段(q21→qter)丢失。这条染色体是由短臂的末端至长臂的 2 区 1 带所构成。这种结构畸变的简式描述为：46，XX(XY)，del(1)(q21)；详式描述为：46，XX(XY)，del(1)(pter→q21:)；

（2）中间缺失(interstitial deletion)：指染色体的长臂或短臂内发生了两次断裂，两断裂面之间的断片脱离后两断裂面又重新结合。如图 5-12 所示，3 号染色体长臂上的 q21 和 q31 发生断裂和重接，这两断点之间的片段丢失。这种结构畸变的简式描述为：46，XX(XY)，del(3)(q21q31)；详式写为：46，XX(XY)，del(3)(pter→q21::q31→qter)。

2. 重复(duplication，dup)　指一个染色体上某一片段多了一份或几份的现象，产生这种现象的原因，是同源染色体中的一条断裂之后，其断片连接到另一条同源染色体上的相对应部位，或是由同源染色体的不等交换，结果一条同源染色体上部分基因重复了某一部分的遗传序列而造成了局部序列的重复，而另一条同源染色体则相应片段缺失了。由此产生的两种生殖细胞在与正常生殖细胞结合时，就会产生带有局部三体或局部单体的受精卵。

3. 倒位(inversion，inv)　某一染色体发生两次断裂后，两断点之间的片段旋转 180°后重接，造成染色体上基因序列的重排。染色体的倒位可以发生于同一臂(长臂或短臂)内，也可以发生在两臂之间，分别称为臂间倒位和臂内倒位。

（1）臂内倒位(paracentric inversion)：指倒位部分不包括着丝粒而仅限于一侧臂之内，因此没有改变染色体的着丝粒类型，在外形上不易察觉。例如 1 号染色体 p22 和 p34 同时

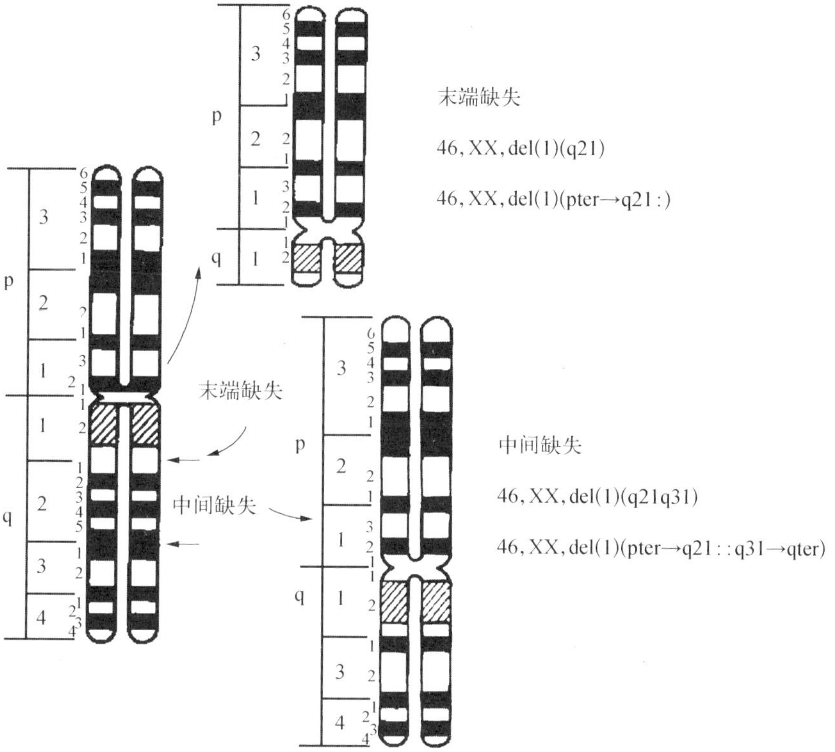

图 5－12　染色体缺失模式图

发生了断裂,两断点之间的片段倒转后重接,形成了一条臂内倒位的染色体(图 5－13a)。这种结构畸变的简式为: 46, XX(XY), inv(1)(p22p34);详式为: 46, XX(XY), inv(1)(pter→p34 :: p22→p34 :: p22→qter);

(2)臂间倒位(pericentric inversion):指倒位部分包括着丝粒。这时染色体形态有可能发生改变,可以从原来的中着丝粒型的染色体变成亚中着丝粒型的染色体。如 2 号染色体的 p15 和 q21 同时发生了断裂,两断点之间的片段倒转后重接,形成了一条臂间倒位染色体(图 5－13b)。这种结构畸变的简式为: 46, XX(XY), inv(2)(p15q21);详式为: 46, XX(XY), inv(2)(pter→p15 :: q21→p15 :: q21→qter)。

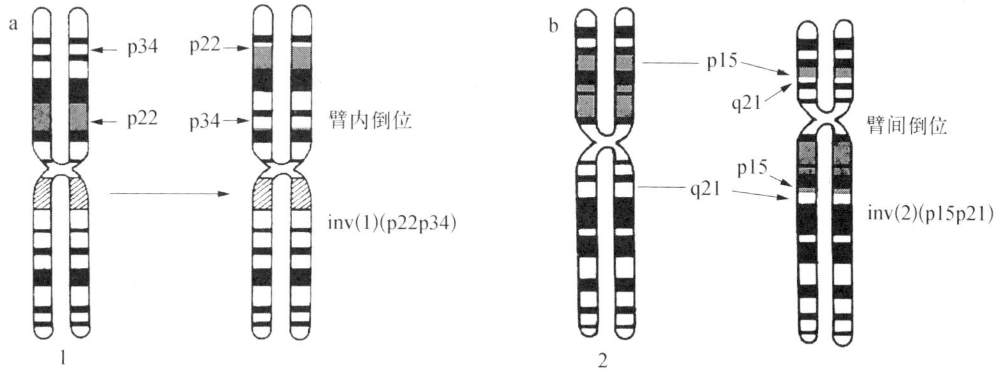

图 5－13　染色体倒位模式图

4. 易位(translocation, t) 指染色体的节段位置发生改变,即一条染色体断裂后,其片段接到同一条染色体的另一处或接到另一条染色体上去。易位有两种类型:非相互易位和相互易位。

(1) 非相互易位(nonreciprocal translocation):一条染色体断裂后,其断片易位到另一条染色体上,如果连接于其末端,称为末端易位(terminal translocation);如果染色体断片插入到另一条染色体臂的中间去,则称为插入易位(insertion translocation);

(2) 相互易位(reciprocal translocation):即两条染色体同时发生断裂,断片交换位置后重接,形成两条衍生染色体(derivation chromosome)。当相互易位仅涉及位置的改变而不造成染色体片段的增减时,则称为平衡易位。反之经过易位后,造成个体的遗传物质的缺少或增多,影响个体的发育,这类易位称为不平衡易位(unbalanced translocation)。如2号染色体长臂2区1带和5号染色体长臂3区1带同时发生了断裂,两断片交换位置后重接,形成两条衍生染色体。这种结构畸变的简式为:46, XX(XY), t(2;5)(q21;q31);详式为:46, XX(XY), t(2; 5)(2pter→2q21 :: 5q31→5qter;5pter→5q31 :: 2q21→2qter)(图5-14a)。

罗伯逊易位(Robertsonion translocation, Rob t),又称着丝粒融合(centric fusion),是一种涉及两条近端着丝粒型染色体的易位类型,其断裂点发生在着丝粒部位或着丝粒附近,其断裂后整个染色体臂发生了相互易位,两个长臂在着丝粒处接合在一起,形成一条由长臂构成的衍生染色体;两个短臂则构成一个小染色体,小染色体在分裂过程中逐步丢失。由于小染色体几乎全部为异染色质,而由两条长臂构成的染色体上,则几乎包含了两条染色体的全部基因,因此,罗伯逊易位携带者虽然只有45条染色体,但表型一般正常,只在形成配子时会出现异常,造成胚胎死亡而流产或出生先天畸形等。这种罗伯逊易位往往发生在D组与G组间的近端着丝粒的染色体中。如14号染色体长臂的1区0带(14q10)和21号染色体的短臂的1区0带(21p10)同时发生了断裂,两条染色体带有长臂的断片相互连接,即在着丝粒部位融合,形成的衍生染色体包含了21号染色体的21p10→qter节段和14号染色体14q10→qter节段,其余的部分均丢失。这种结构畸变的简式为:45, XX(XY), rob(14;21)(q10;p10);或45, XX(XY), der(14;21)(q10;p10)(图5-14b)。

5. 环形染色体(ring chromosome, r) 是染色体缺失的另一种类型。一条染色体的长、短臂同时发生了断裂,含有着丝粒的片段两断端发生重接,即形成环形染色体。断裂下来的远端断片通常在细胞分裂过程中丢失。在恶性肿瘤患者中可以见到这类染色体,其出现常与放射治疗有关。少数先天异常的患者(包括性畸形和不育者)可能带有常染色体或性染色体的环形染色体存在。如2号染色体的p21和q31分别发生了断裂,断点以远的片段丢失,含有着丝粒的中间片段两断端p21与q31相接形成环状染色体(图5-15a)。这种结构畸变的简式为:46, XX(XY), r(2)(p21q31);详式为:46, XX(XY), r(2)(:: p21→q31 ::)。

6. 等臂染色体(isochromosome, i) 指染色体的两臂带有相等的遗传信息。等臂染色体一般是由于着丝粒分裂异常造成的。正常情况下,染色体最后的着丝粒分裂是纵向分裂,分裂后的两条染色体形态一致。而等臂染色体的形成则是由于着丝粒发生了横向分裂,结果长臂、短臂各自形成了一条染色体,即形成了一条具有两个长臂和一条具有两个短臂的等臂染色体。以X染色体为例,具有两个长臂的等臂染色体的简式为:46,X,i(X)(q10);详式为:46,X, i(X)(qter→q10 :: q10→qter);具有两个短臂的等臂染色体的简式为:46, X, i(X)(p10);详式为:46, X, i(X)(pter→p10 :: p10→pter)(图5-15b)。

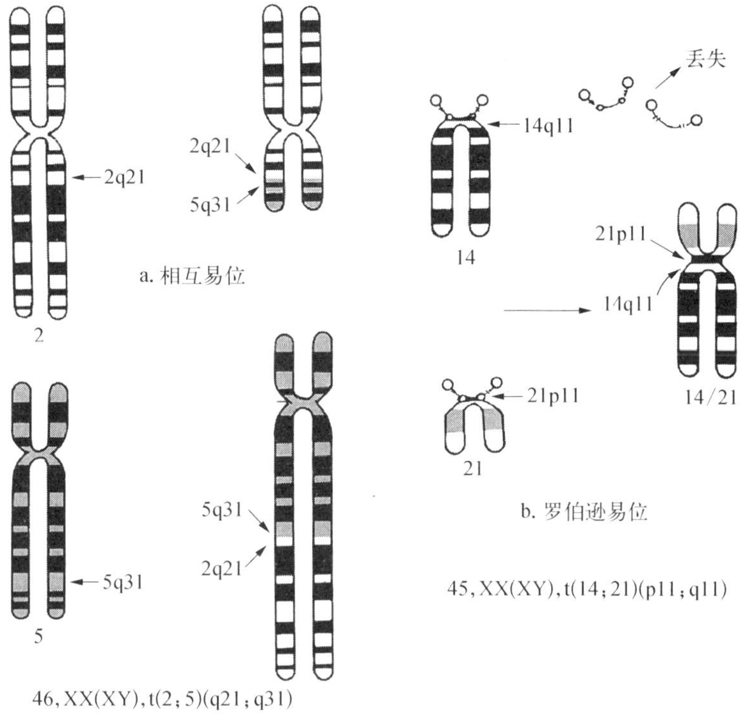

图 5-14 染色体易位模式图

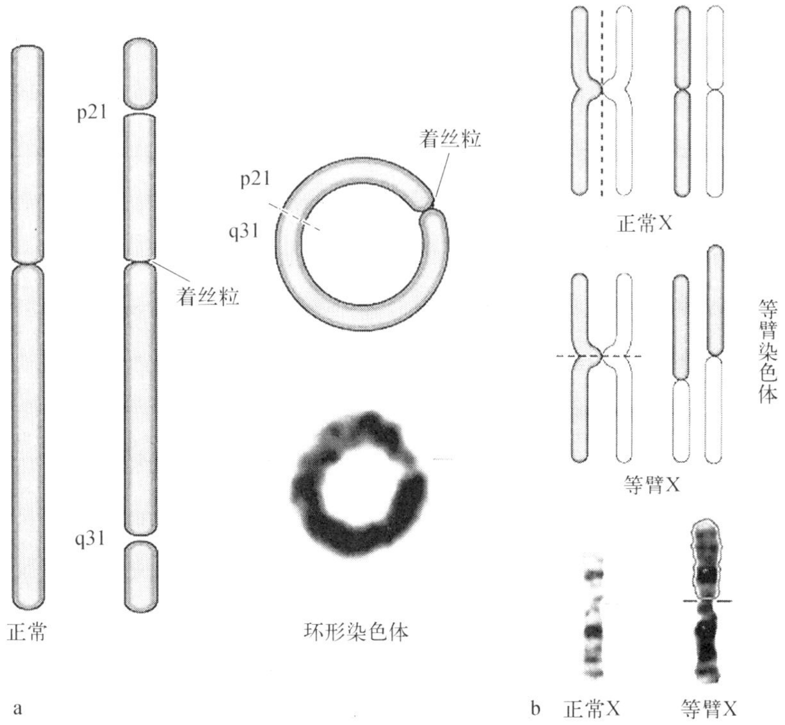

图 5-15 环形染色体与等臂染色体

非显带染色体结构畸变的符号和意义见表5－6。

表5－6 非显带染色体结构畸变符号的意义

畸变类型	符号	意义
部分增长	46, XY, 1q$^+$	总数46,性染色体为XY,1号长臂部分增长
多体性及部分增长	47, XY, +14p$^+$	总数47,性染色体为XY,多1条14号染色体,且其短臂部分增长
易位	46, XY, t(Bp$^-$; Dq$^+$)	总数46,性染色体为XY,B组1条染色体和D组1条染色体发生相互易位,结果使B组染色体短臂部分缺失,D组染色体长臂部分增长
	46, X, t(Xq$^+$; 16p$^-$)	总数46,1条X染色体正常,另1条X染色体和第16号染色体相互易位,使X染色体的长臂部分增长,而16号染色体的短臂部分缺失
	45, XX, −D, −G, +t(DqGq)	总数45,性染色体为XX,D组和G组各缺1条染色体,而多1条由它们的长臂相连而成的易位染色体
	46, XX, −D, t(DqGq)	总数46,性染色体为XX,少1条D组染色体,多1条由其长臂和G组1条染色体长臂相连而成的易位染色体
环形染色体	46, XX, r(16)	总数46,性染色体为XX,第16号染色体为环形染色体
等臂染色体	46, X, i(Xq)	总数46,一条X染色体正常,另一条为X长臂等臂染色体

显带染色体结构畸变核型的书写一般分为简式和繁式两种,以G带为主,符号和意义举例见表5－7。在简式中,对染色体结构的改变只用其断裂点来表示。按国际命名规定,应依次写明染色体总数,性染色体组成,然后用一个字母(如t)或三联字符号(如del)写明重排染色体的类型,其后的第一个括弧内写明染色体的序号,第二个括弧写明区号、带号以表示断点;在繁式中,除了简式中应写明的内容外,与简式有所不同,即是在最后一个括弧中不是只描述断裂点,而是描述重排染色体带的组成。

表5－7 显带染色体结构畸变符号和意义

畸变类型	符号和意义
环　形	简式: 46, XY, r(2)(p21q31); 详式: 46, XY, r(2)(::p21→q31::) 意义: 总数46,性染色体XY,第2号染色体短臂2区1带与长臂3区1带断裂点相接成环形
等　臂	简式: 46, X, i(X)(q10); 详式: 46, X, i(X)(qter→q10::q10→qter) 意义: 总数46,一条正常X染色体和一条X长臂等臂染色体,后者是从X长臂末端到着丝粒再到长臂末端止
末端缺失	简式: 46, XX, del(1)(q21); 详式: 46, XX, del(1)(pter→q21:) 意义: 总数46,性染色体XX,第1号染色体长臂2区1带处断裂,其远端部分缺失,保留短臂末端到长臂2区1带处止
中间缺失	简式: 46, XX, del(1)(q21); 详式: 46, XX, del(1)(pter→q21::q31→qter) 意义: 总数46,性染色体XX,第1号染色体长臂2区1带处和3区1带处断裂,中间部分缺失,它们又再重新相接,所以保留从短臂末端到长臂2区1带,再与3区1带相接到长臂末端止
相互易位	简式: 46, XY, t(2;5)(q21;q31); 详式: 46, XY, t(2;5)(2pter→2q21::5q31→5qter; 5pter→5q31::2q21→2pter) 意义: 总数46,性染色体XY,第2号染色体长臂2区1带断裂,其远端部易位到第5号染色体,而第5号染色体3区1带处断裂,其远端部分易位到2号上,重组形成2条新的染色体。一条是自2号短臂末端到2号长臂2区1带处,再接于5号染色体的长臂3区1带到5号长臂末端;另一条是自5号短臂末端到5号长臂3区1带处,再接于2号染色体的长臂2区1带到2号长臂末端

（续表）

畸变类型	符号和意义
臂内倒位	简式：46，XY，inv(2)(p13p24) 详式：46，XY，inv(pter→p24::p13→p24::p13→qter) 意义：总数46，性染色体XY，断裂和连接发生于2号染色体短臂1区3带和2区4带处，这部分片段倒位后重接，使2区4带初和1区3带连接，而1区3带处则与2区4带处连接，造成这部分顺序颠倒，但其着丝类型未变
臂间倒位	简式：46，XY，inv(2)(p21q31) 详式：46，XY，inv(2)(pter→p21::q31→p21::q31→qter) 意义：总数46，性染色体XY，断裂和连接发生在2号染色体短臂2区1带和长臂3区1带处，位于这些带间断片顺序颠倒后重接，使长臂3区1带连接于短臂的2区1带处，而另一侧短臂的2区1带则与长臂的3区1带处相接，造成2p21－2q31间的顺序颠倒了。由于该断片涉及着丝粒，因此重接后的染色体着丝粒类型可以有所变化

第四节　染色体病

人类染色体数目或结构异常均可称为染色体病(chromosomal disorder)，或称染色体畸变综合征(chromosomal aberration syndrome)。这类疾病的实质是染色体上的基因或基因群的增减或基因位置的改变，影响了众多基因的表达和作用，破坏了基因的平衡状态，造成机体发育障碍或功能异常。染色体异常多见于自发流产胎儿。少数即使能活到出生，也往往表现有生长和智力发育迟缓、性发育异常，以及先天性多发畸形等。染色体病目前主要通过遗传咨询和产前诊断予以预防。

人类染色体病，包括常染色体病和性染色体病，现已明确的染色体病有300余种。染色体病常有下列主要特征：① 往往出现多发性先天畸形、生长发育和智力发育通常落后。在性染色体异常的个体中，性发育出现异常，如第二性征不发育，男性乳房发育等；② 多为散发。即双亲染色体正常，畸变染色体是亲代生殖细胞形成过程中，发生了染色体畸变或受精卵早期卵裂新发生的染色体畸变，这类患者往往无家族史；③ 少数患者的染色体结构畸变是由表型正常的双亲遗传而来，双亲之一为平衡染色体结构重排携带者，可将畸变的染色体遗传给子代，引起子代的染色体不平衡而致病，这类患者常伴有家族史；④ 带有染色体异常的个体，可通过产前诊断进行确诊。

一、常染色体病

常染色体病(autosomal disease)，是由常染色体数目或结构异常引起的疾病。常染色体病约占染色体病的2/3，包括三体综合征、单体综合征、部分三体综合征、部分单体综合征和嵌合体等。三体综合征指一个个体内的个别染色体存在三个拷贝，而不是正常的两个拷贝。大多数三体的胚胎在怀孕早期就已死亡，仅有常染色体21、18和13三体可在群体中看到活产个体。此外，活产个体中常见的染色体结构畸变是5p－综合征。常染色体病患者一般均有较严重或明显的先天性多发畸形、智力和生长发育落后，常伴特殊肤纹，即所谓的“三联征”。

（一）21 三体综合征

21 三体综合征（21 trisomy syndrome），亦称唐氏综合征（Down syndrome）或先天愚型，是一种常见的常染色体三体综合征。此病首次于 1866 年为英国医生 Down 发现。1932 年 Waardenburg 提出本病为染色体异常所致。人类染色体分析技术建立后，1959 年 Lejeune 等证实本征系由于小型近端着丝粒染色体出现三体性（后来确定为 21 号），故称为 21 三体综合征。该征的群体发病率大致在 1/800 ~ 1/600 之间，这是个群体的平均值，它取决于母亲的年龄。在年龄小于 30 岁的母亲中，发病率在 1/1 800 ~ 1/1 500；在年龄大于 35 岁的母亲中，发病率急剧增高（图 5 - 16）。

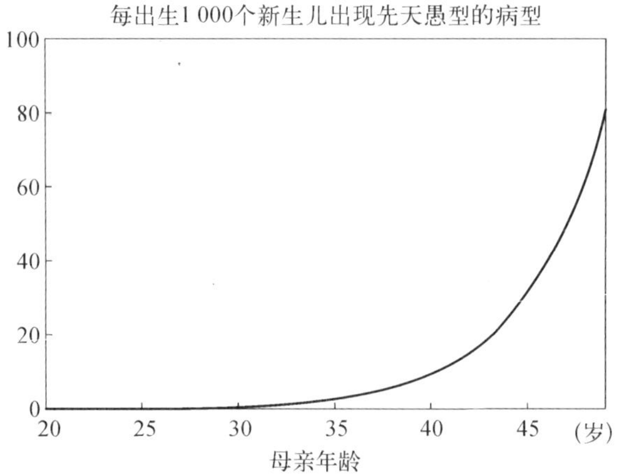

图 5 - 16 母亲生育年龄与先天愚型发生率之间的相关性

1. 临床表现 21 三体综合征患者有多种临床表现，其主要表现为智力低下（患者的 IQ 值在 20 ~ 60 之间，平均为 40 ~ 50 岁）、发育迟缓和特殊面容。特殊的面容表现为鼻梁低，内眦赘皮，两眼外眼角向上翘（图 5 - 17）。耳小，常为低位。口常张开，流涎多，舌伸出口外，呈裂缝舌（fissured tongue, furrowed tongue）。50% 有先天性心脏畸形，并有裂唇、裂腭，及多指（趾）、并指（趾）等畸形。手指短，小指呈指弯曲，单一指槽线，掌纹多呈通贯手（猿线），蹈趾与第二趾间距大，呈草鞋脚（sandal foot）（表 5 - 8），男性多为不育，女性虽能生育，但也可将此病遗传给后代。

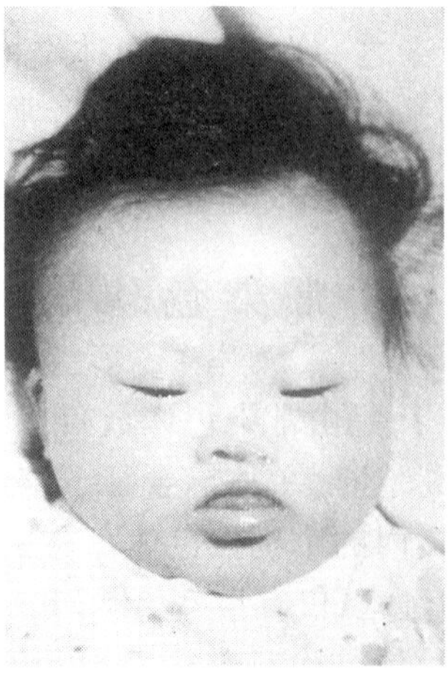

图 5 - 17 唐氏综合征（Down syndrome，21 三体综合征）患者的面容

表 5-8　唐氏综合征(Down syndrome, 21 三体综合征)症状特征

身体部位	症　　状
全身	两性分布相等,存活年龄可变
神经	肌张力减退,精神性运动障碍
头	特征性面容,患者与他(她)们同胞相比,更像其他 21 三体综合征患者。枕部平削
眼	眼裂上翘,内眦赘皮,虹膜有一圈圆形淡灰色 Brushfield 斑
耳	小耳,经常低位
鼻	鼻梁低
口与颈	外伸的裂缝舌,此系继发于上颌发育不全和窄腭
颈	颈宽,常有颈蹼
心	50% 患者有先天性心脏病,其中室间隔缺损和房室管最为常见
腹	腹直肌分离,脐疝,十二指肠闭锁
手	手与手指短,小指指弯曲
足	第 1、2 趾间宽(草鞋脚),且有足底沟
尿殖	偶有隐睾(男性)
X 线检查	骨盆 X 线髂指数 <60, 小指第 2 指骨发育不全
肤纹	猿线,轴三角远移,10 个尺箕或第 4,5 指桡箕
发生率	大约 1/1 000

2. 遗传学类型及产生机制　根据患者的核型组成不同,可将唐氏(Down)综合征分为三种遗传学类型:游离型、易位型、嵌合型。

(1) 游离型 21 三体:约占全部患者的 92.5%。核型为 47, XX(XY), +21。它是生殖细胞形成过程中,在减数分裂时发生染色体不分离的结果。染色体不分离多见于母方的卵母细胞(约占 95%),且主要为第一次减数分裂不分离。此外,某些表型正常的母亲实际是 21 三体细胞很少的嵌合体,如果其生殖细胞中嵌合 21 三体细胞,她们的子女就有可能获得额外的 21 号染色体,特别是较年轻的、有过 1 个以上的 21 三体孩子的母亲(图 5-18)。

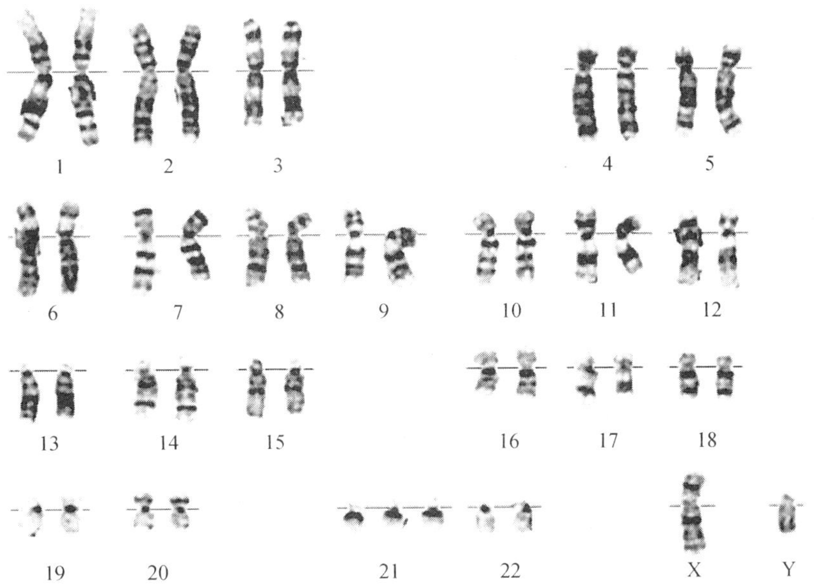

图 5-18　游离型 21 三体的染色体核型

(2) 易位型 21 三体：约占 5%，增加的一条 21 号染色体并不独立存在，而是与 D 组或 G 组的一条染色体发生罗伯逊易位，染色体总数为 46，其中一条是易位染色体。可为 D/G 易位或 G/G 易位。最常见的是 D/G 易位，如核型为 46，XX(XY)，-14，+t(14q21q)，其次为 G/G 易位，如核型为 46，XX(XY)，-21，+t(21q21q)。

易位型 21 三体患者来自平衡易位携带者亲代，双亲之一通常是表型正常的染色体平衡易位携带者(balanced translocation carrier)，其核型为 45，XX(XY)，-14，-21，+t(14q21q)。染色体平衡易位携带者在生殖细胞形成时，理论上经减数分裂可以产生 6 种类型的配子，但实际上只有 4 种配子形成(图 5-19)，故与正常个体婚配后，将产生 4 种核型的个体。因此，染色体平衡易位携带者虽外表正常，但常有自然流产或死胎史，所生子女中，约 1/3 正常，1/3 为易位型先天愚型患者，1/3 为平衡易位携带者。在 G/G 易位中，如亲代之一为 21/21 平衡易位携带者，将产生 21/21 易位型 21 三体患者和 21 单体胚胎，由于 21 单体胚胎不能存活，存活子代将均为 21/21 易位型 21 三体患者。

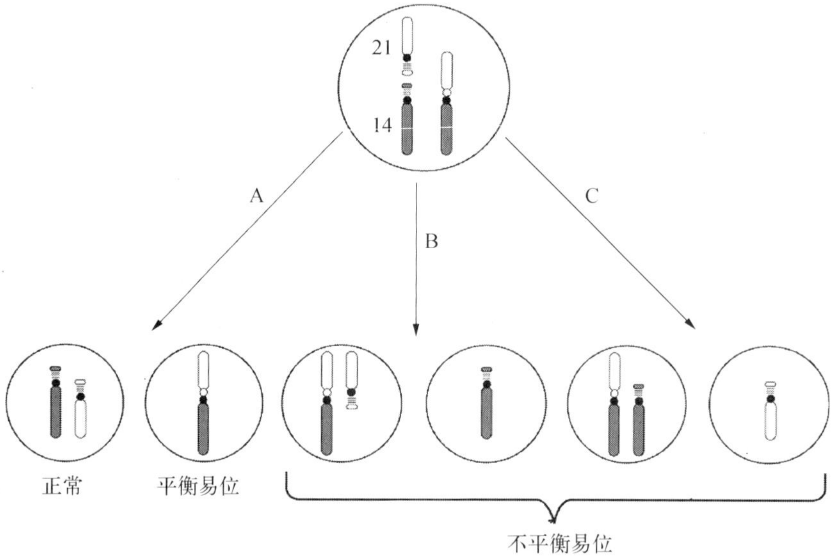

图 5-19 14/21 平衡易位型携带者易位染色体的传递

(3) 嵌合型 21 三体：较少见，约占 2%。此型产生的原因主要为有丝分裂不分离的结果。如果第一次卵裂时发生不分离，就会产生 47，XX，+21 和 45，XX，-21 两个细胞系，而后一种细胞很难存活，因此，导致嵌合体的不分离多半发生于以后的某次有丝分裂，所有嵌合体内都有正常的细胞系。不分离发生得越晚，正常细胞系所占比例就越多，则患者症状就越轻。如 47，XX(XY)，+21 细胞系比例低于 9% 时，一般不表现出临床症状。

(二) 18 三体综合征

本病由 Edwards 等于 1960 年首先报告，故又称为爱德华兹综合征(Edwards' syndrome)。新生儿发病率为 1/3 500 ~ 1/8 000，患者发育迟缓，通常于 6 个月内死亡，仅有少数患者可活至数年。

1. 临床表现　患者往往有凸出的枕骨，低位耳朵和小颏畸形，胸骨短小，臀部外展受限。99% 的患者有先天性心脏异常，最常见者为室间隔或动脉导管未闭；肌张力亢进，智力发育落后,指纹和掌纹异常,呈通贯手。其特征性表现是手呈特殊的挛缩状态,第3和第4手指紧贴于手掌,并且第2和第5指相交在一起;脚呈摇篮底形,大踇趾上翘(图5-20)。出生时体重低,平均仅2 243 g。因严重畸形,出生后不久死亡,出生后1/3于1个月内死亡,50%于2个月内死亡,90%以上于1岁内死亡,只有极个别患者活到儿童期。

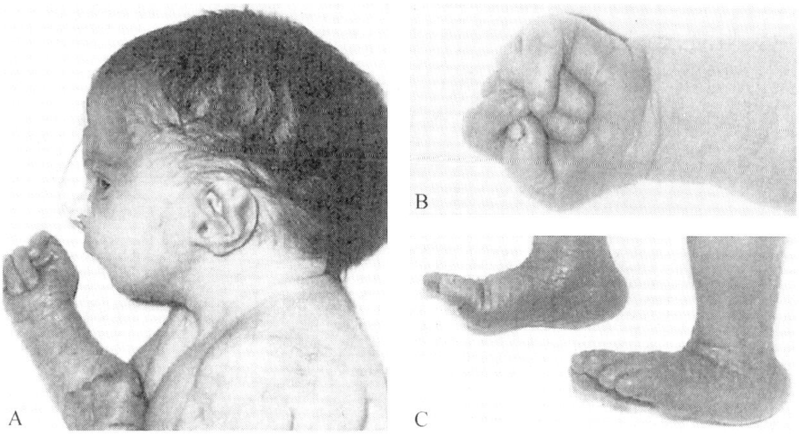

图5-20 爱德华兹综合征(Edwards' syndrome,18三体综合征)患者的表型

2. *核型及产生机制* 本症核型多为游离型18三体。约占80%,患者为47,XX(XY),+18,发生与母亲年龄增大有关;另10%为嵌合型,即46,XX(XY),/47,XX(XY),+18;其余为各种易位,主要是18号与D组染色体易位,双亲是平衡易位携带者而导致18三体综合征很少。

(三)13三体综合征

1957年Bartholin等记述了该病的临床特征。1960年Patau等确认其为13三体,故又称为巴多综合征(Patau's syndrome)。新生儿中的发病率约为1/25 000,女性明显多于男性。发病率与母亲年龄增大有关。患者的畸形比上述两种综合征严重。99%以上的胎儿流产,出生后45%患者于1个月内死亡,90%于6个月内死亡。

1. *临床表现* 患者有唇裂、裂腭及眼异常(从小眼到无眼畸形)、低位耳朵、小颌、耳聋;88%患者有先天性心脏缺损,最常见的室间隔缺损,动脉导管未闭和内膜旋转异常;前脑缺损(前脑无裂畸形,原脑畸形),大脑无胼胝体,小脑小;智力与运动发育障碍,肌张力过高或过低;有多囊肾,肾盂积水,隐睾,双角子宫,肠扭转、脐疝等;还有多指(趾)畸形,拇指后屈,手一般如同18三体综合征,指甲过分凸出;皮脊纹发育不全,多见桡箕与弓纹,轴三角远移,褶单一掌褶线,大踇趾球部腓侧弓纹或腓侧S形纹。

2. *核型及产生机制* 80%的病例为游离型13三体,即47,XX(XY),+13;其发生与母亲年龄有关,额外的13号染色体大多来自母方第一次减数分裂的不分离。其次为易位型13三体,以t(13q14q)为多见,约占易位型的58%,t(13q13q)占38%,t(13q15q)占4%。当双亲之一是平衡易位携带者时,因绝大多数异常胎儿流产死亡,出生患者的风险不超过2%;如果双亲之一为t(13q13q)易位携带者,也由于只能产生三体或单体的合子,流产率可达100%,故不宜妊娠,应绝育。少数病例为与正常细胞并存的嵌合型13三体,即46,XX(XY)/47,XX(XY),+13,一般体征较轻。

(四) 5p⁻综合征

1963 年由 Lejeune 等首先报道,因患者具特有的猫叫样哭声,故又称为猫叫综合征(Cri du chat syndrome)。新生儿的发病率为 1/50 000,受累个体中女孩多于男孩(1:2)。在智能低下患者中占 1% ~1.5%,在小儿染色体病中占 1.3%,在常染色体结构异常患者中居首位。

1. 临床表现　本病的最主要临床特征是患者在婴幼儿期的哭声似小猫的叫声。其次是智力落后,生长阻滞,小头畸形,宽阔的鼻梁,满月形脸容,低位耳朵,并指(趾),眼裂斜向下方,眼距过宽,内眦赘皮,斜视,拇指后屈;20% 患者有先天性心血管畸形,最常见者为室间隔缺损或动脉导管未闭。大部分患者能活到儿童,少数可活到成年(图 5-21)。

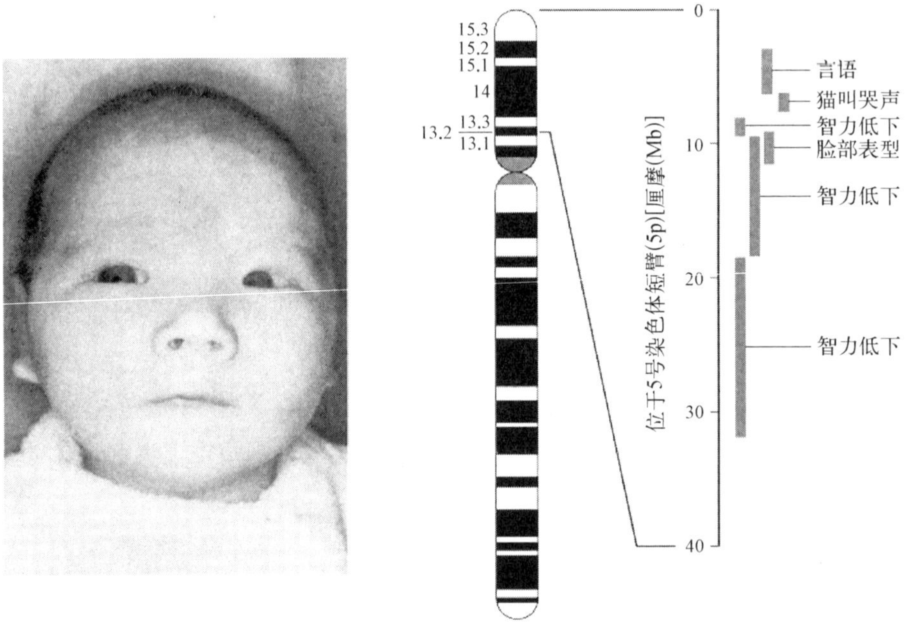

图 5-21　猫叫综合征(Cri du chat syndrome, 5p⁻综合征)患者及其核型

2. 核型及产生机制　细胞遗传学研究表明,猫叫综合征的关键性区域是在 5p15 附近的 p15.2 ~ p15.3 边缘,患者 5 号染色体短臂缺失的片段大小不一。经分析已知病例的 85% ~ 90% 的结果是由于新发生的染色体畸变所致,而 10% 是来自亲代中一个平衡易位的错误分离的结果,环状染色体或嵌合体则比较少见。

二、性染色体病

性染色体病(sex chromosome disease),指性染色体 X 或 Y 发生数目或结构异常所引起的疾病。性染色体虽然只有 1 对,但性染色体病约占染色体病的 1/3;新生儿中性染色体病的总发病率为 1/500。性染色体病的表型与性染色体有关,一般而言,除特纳综合征(Turner's syndrome)(45,X)及个别患者外,大多在婴儿期无明显临床表现,要到青春期因第二性征发育障碍或异常才就诊。临床检查时首先要对患者进行遗传性别(genetic sex)鉴别。对可疑患者外周血培养作核型分析是主要手段,但还有更简便的鉴定遗传性别的方法,那就是检查间期细胞核的 X 和 Y 性染色质。性染色质首先由 Barr 和 Bertram 于 1949 年在雌猫神经细胞核中发现。随后,1954 年 Davidson 和 Smith 在正常女性的多形核中性粒细胞中发现鼓槌(drumstick)。1970 年 Pearson 用荧光技术发现了男性的性染色质。这些性染色质的发现使我们可能利用间期细胞作性别诊断。

(一) 性染色质

性染色质(sex chromatin)是 X 和 Y 染色体在间期细胞核中,显示出来的一种特殊结构,包括 X 染色质(X chromatin)和 Y 染色质(Y chromatin)。

1. X 染色质　X 性染色质又称性染色质小体(sex chromatin body),X 小体(X body)或 Barr 小体(Barr body,巴尔小体)。在女性的间期细胞中可以在细胞核膜的边缘看到一块染色极深,直径在 1 μm 左右的小丘状染色质块,一般认为是由一条复制延迟的失活的 X 染色体高度固缩而成(图 5－22)。

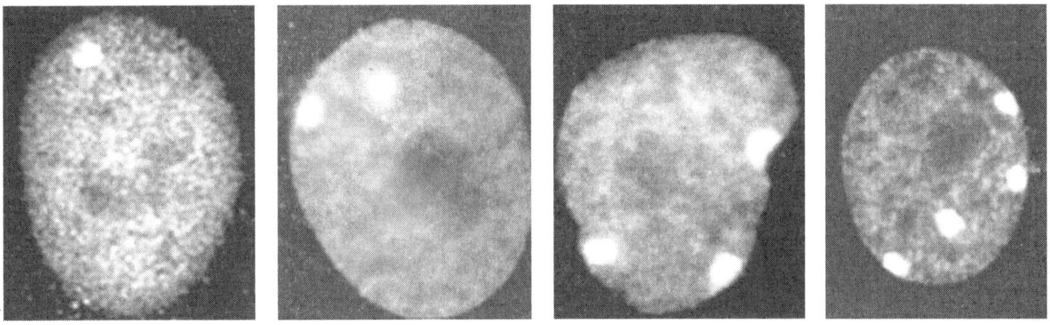

46,XX　1　　47,XXX　2　　48,XXXX　3　　49,XXXXX　4

图 5－22　间期细胞显示数量不等的 X 染色质

女性两条 X 染色体上每个基因所形成的产物,为什么不比只有一条 X 染色体的半合子男性相应的基因产物多?为什么某一 X 连锁的突变基因纯合女性的病情并不比半合子的男性严重?1961 年,Mary Lyon 提出了 X 染色体失活的假说(Lyon 假说),对这些问题进行了解释。Lyon 同时也注意到间期核内 X 染色质数目总是比 X 染色体数目少 1 个,即 XX 者只有 1 个 X 染色质,XXX 者有 2 个 X 染色质。因此,两个 X 染色体中有 1 个 X 染色体是异固缩的,并且是迟复制的。(异固缩,heteropythosis:细胞分裂时,核内染色质要凝缩成染色体结构,对碱性染料着色很深,一旦脱离分裂期,染色体去凝集成松散状态,此时染色着色力减弱。但是,有些染色体或其片段的凝缩周期与其他的不同,这种现象称为异固缩。)在细胞代谢中,异固缩的 X 染色体没有活性,只有 1 个 X 染色体有活性。在异常细胞中具有的额外 X 染色体也无活性。对于正常男性,单个 X 染色体不发生异固缩,而且任何时候都是有活性的,故无 X 染色质。X 染色质的数目为 X 染色体数目减去 1。

Lyon 假说的要点如下:① 失活发生于胚胎发育早期(人类晚期囊胚期——约第 16 天左右);② X 染色体的失活是随机的,异固缩的 X 染色体可以来自父亲也可以来自母亲;③ 失活是完全的,雌性哺乳动物体细胞内仅有一条 X 染色体是有活性的。另一条 X 染色体在遗传上是失活的;④ 失活是永久的和克隆式繁殖的(图 5－23)。

一旦某一特定的细胞内的 X 染色体失活,那么由此细胞而增殖的所有子代细胞也总是这一个 X 染色体失活。如果是父源的 X 染色体失活,则其子细胞中失活的 X 染色体也是父

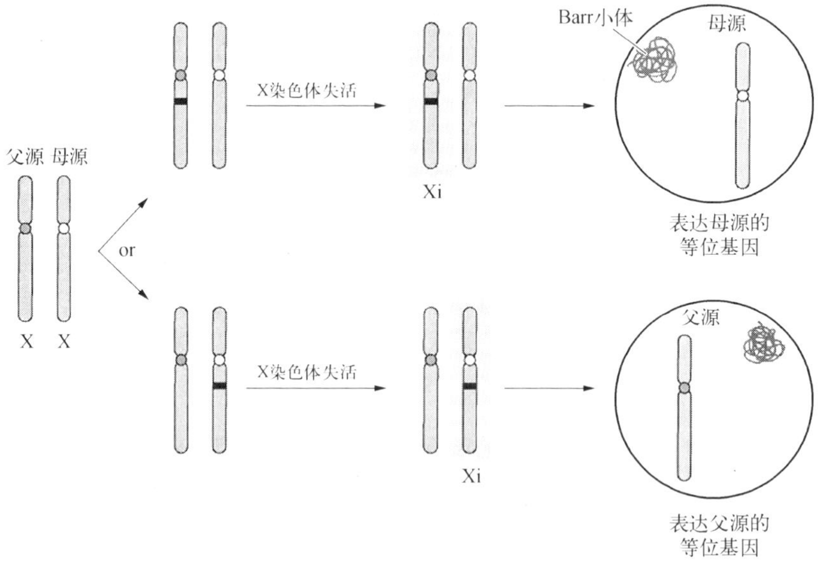

图 5－23 父源或母源的 X 染色体失活

源的，所有这个细胞的子代细胞中都将表达有活性的母源 X 染色体。因此，失活是随机的，但却是恒定的。

需要指出的是，虽然 X 染色体失活通常是随机的，但结构异常的 X 染色体，如，有缺失的 X 染色体是先失活的；但在 X 染色体与常染色体平衡易位携带者个体中，通常是正常的 X 染色体先失活。另外值得注意的是，虽然 X 失活是广泛的，但并不是完全的，失活的 X 染色体上基因并非都失去了活性，有一部分基因仍保持一定活性。据估计，人类 X 染色体上约有 1/3 的基因可能逃避完全失活（见第十三章表观遗传学）。因此当 X 染色体数目偏离正常数目时，个体就表现出多种异常的临床症状。如 47，XXY 的个体不同于 46，XY 的个体；47，XXX 的个体不同于 46，XX 的个体，而且 X 染色体越多时，表型的异常更严重。

2. Y 染色质　正常男性的间期细胞用荧光染料染色后，在细胞核内可出现一强荧光小体，直径为 0.3 μm 左右，称为 Y 染色质或 Y 小体（图 5－24）。Y 染色体长臂远端部分为异染色质，可被荧光染料染色后发出荧光。这是男性细胞中特有的，女性无 Y 性染色质。男性细胞中 Y 染色质的数目与 Y 染色体的数目相同。如核型为 47，XYY 的个体，细胞核中有两个 Y 染色质。在正常男性和 XXY 男性中只有 1 个 Y 性染色质。多 Y 综合征男性可有 1 个以上的 Y 性染色质。

（二）先天性睾丸发育不全综合征

1942 年因 Klinefelter 首先报道该征因而命名为克兰费尔特综合征（Klinefelter's syndrome），又称先天性睾丸发育不全或原发性小睾丸症。1956 年 Bradbury 等证明这类患者体细胞间期有一个 X 染色质（或 Barr 小体），1959 年 Jacob 等证实其核型为 47，XXY，因此亦称为 XXY 综合征。该征 X 小体为阳性，Y 小体亦阳性。发生率相当高，在男性新生儿中占 1/1 000～2/1 000，在身高 180 cm 以上的男性中占 1/260，在不育的男性中占 1/10。

1. 临床表现　外表为男性，具有男性生殖器，但阴茎短小，睾丸极小或为隐睾，睾丸精细管呈玻璃样变形或为条索状睾丸，无精子产生，不育。部分患者男性乳房发育（gynecomastia）（图 5－25），腋毛、阴毛稀少或无，胡须稀疏，喉结不显，皮下脂肪发达，皮肤细

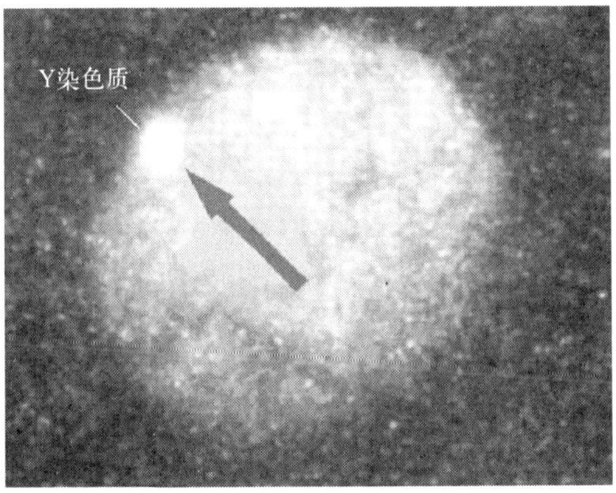

图 5－24　Y 染色质

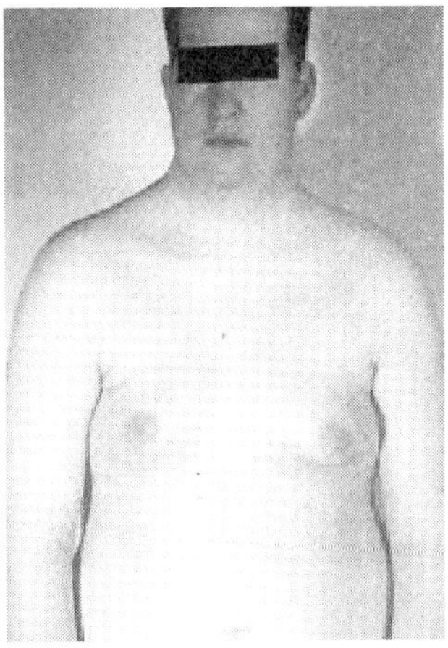

图 5－25　先天性睾丸发育不全综合征患者出现男性乳房发育

致如女性，其性情体态表现为趋向于女性化。患者至青春期时促性腺激素显著增加，这与因缺乏此激素而引起生理性青春期延迟的男孩恰恰相反。少数患者有智力落后现象。患者身材瘦长，体力较弱（表 5－9）。

表 5－9　先天性睾丸发育不全综合征症状特征

身体部位	症　状
全身	表现型男性，但口腔黏膜涂片为 X 性染色质阳性。儿童期无体质异常，通常在青年期或成年期诊断。瘦长的类无睾者体型多见
神经	智力发育尚可到正常，但通常较同胞为差
胸	常有男性乳房发育
尿殖	青年和成人期小睾丸（长度 <2 cm），不育
肤纹	平均指纹纹嵴总数低
发生率	活产男婴中 1∶850

2. 核型　80%～90% 的病例为 47，XXY（图 5－26）；10%～15% 为嵌合型，常见的有 46，XY/47，XXY、46，XY/48，XXXY 等；此外还有 48，XXXY、49，XXXXY、48，XXYY 等。该综合征的产生主要是由于患者双亲中有一个亲代在生殖细胞形成过程中发生了性染色体不分离。1969 年 Race 和 Sanger 估计本症患者的额外 X 染色体有 40% 的可能性来自父亲，60% 的可能性来自母亲。成熟分裂过程中染色体不分离有 5/6 的可能发生于第一次减数分裂，1/6 的可能性发生于第二次减数分裂。由于本征患者不育，因而患者不能将多余的性染色体传至后代。

（三）先天性卵巢发育不全综合征

先天性卵巢发育不全综合征，1938 年 Turner 首先报道，命名为特纳综合征（Turner syndrome），也称为女性先天性性腺发育不全又称为 45，X 或 45，X 综合征。1954 年 Polani 证实患者细胞核 X 染色质阴性；1959 年 Ford 证明其核型为 45，X。在新生女婴中约为 1/5 000，但在自发流产胎儿中可高达 18%～20%。本病在怀孕胎儿中占 1.4%，其中 99% 流产，即在宫内不易存活。

1. 临床症状　原发闭经（primary amenorrhea）（少数为继发性闭经），卵巢萎缩，性腺为

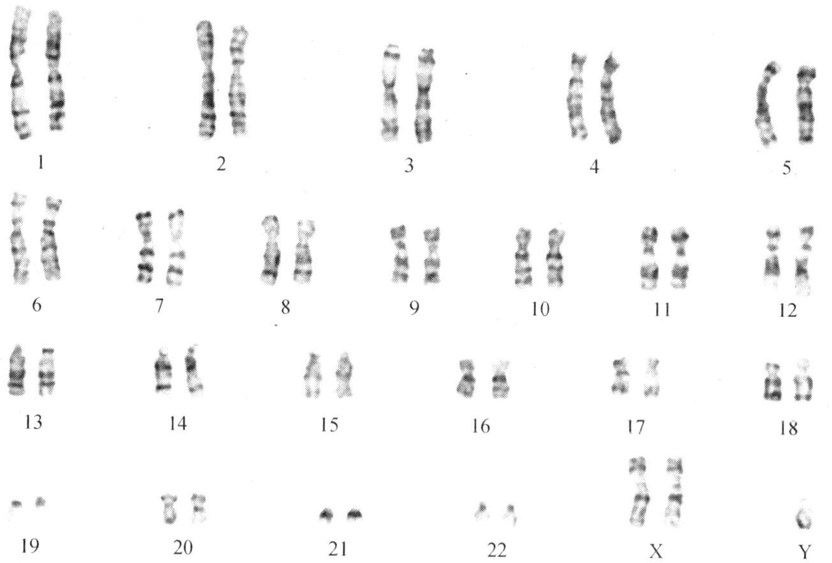

图5－26　先天性睾丸发育不全综合征(Turner's syndrome)患者的核型(47,XXY)

纤维条索状，无滤泡、子宫，外生殖器及乳房幼稚型。成年时外生殖器不良，仍保持幼年状态，阴毛及腋毛稀少甚至缺如，患者身材矮小(身高一般不超过 1.50 m)，并可有肘外翻(cubitus valgus)，颈蹼(neck web)，颈后发际较低(图 5－27)，盾状胸(shield chest)，乳房不

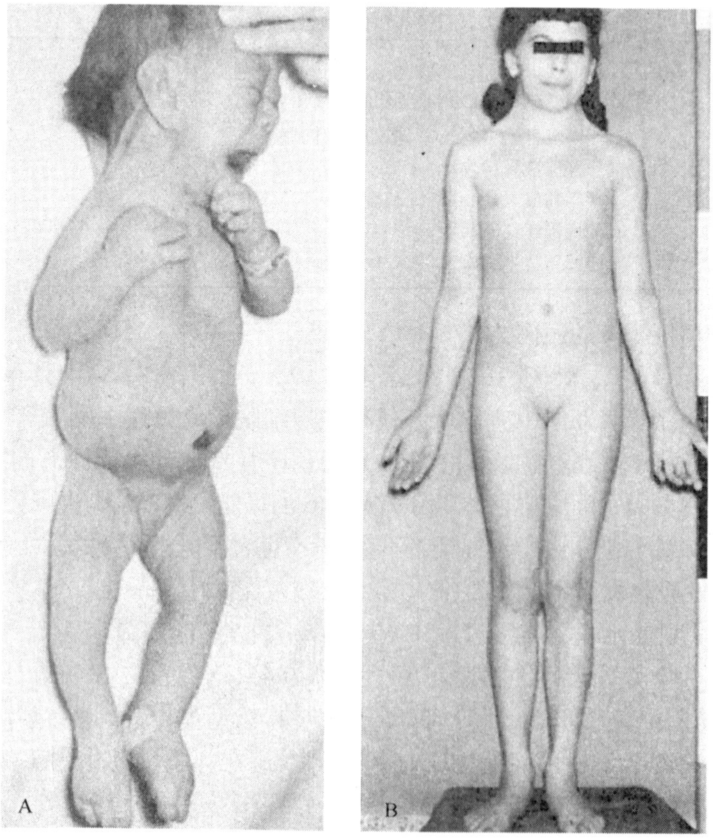

图5－27　先天性卵巢发育不全综合征(Turner's syndrome)患者表型

发育，两乳头间隔较宽，可达锁骨中线与腋下线。皮肤色素痣增多，指甲凸出、面容呆板、智力发育落后。部分患者可并发心、肾、骨骼等各种先天畸形。尿中雌激素明显减少，而有大量促性腺激素。这与继发垂体功能不全者恰恰相反，见表 5 - 10。患者出生体重轻，新生儿期脚背有淋巴样肿。智力可正常，但低于同胞，或轻度障碍。患者常因身材矮小或原发闭经就诊。

表 5 - 10　先天性卵巢发育不全综合征(Turner's syndrome)症状特征

身体部分	症　　状
全身	女性。心血管或肾脏疾病可改变正常预期寿命，身材矮小，X 性染色质阴性
神经	智力发育一般是好的，但通常低于同胞，常有知觉性听力丧失
皮肤	常见色素痣
头部	特殊性面容、上颌窄，下颌小
眼	常见内眦赘皮，偶有上睑下垂，眼距过宽不常见
耳	通常正常，有时较大
口	鲨鱼样嘴，上唇弯曲，下唇平直
颈	后发际低，蹼颈约见于 50% 患者
胸	盾状胸，发育不良的乳头相隔甚开，乳房不发育
心血管	约 35% 患者有异常，主动脉缩窄最常见，肺动脉狭窄罕见，偶有特发性高血压
四肢	肘外翻(前臂内翻)，婴儿期手脚背面淋巴水肿，指甲营养不良，第 4 ~ 5 掌骨短；第 5 指短，为弯曲指，中间偏胫侧外生骨疣
尿殖	卵巢发育不全，多不育
X 线检查	锁骨两侧端及骶翼发育不全，扁椎骨，长骨干骺端发育不良，"掌骨征阳性"(第 4 ~ 5 掌骨短)
肤纹	20% ~ 30% 患者轴三角远移，指嵴纹总数高于平均数
发生率	1∶5 000(女性中 1∶2 500)

2. 核型及产生机制　约 55% 病例为 45，X(图 5 - 28)，还有各种嵌合型和结构异常的

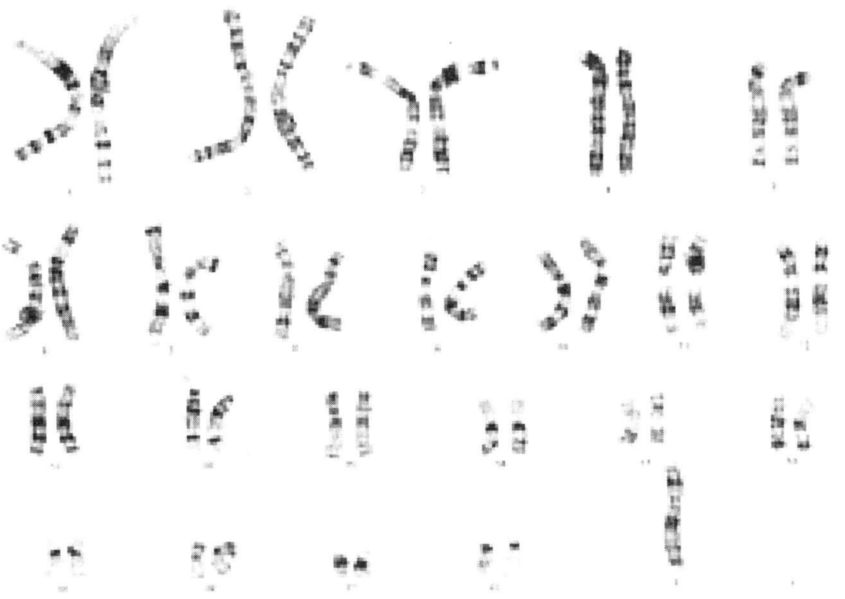

图 5 - 28　先天性卵巢发育不全综合征(Turner's syndrome)患者的核型(47，XO)

核型，最常见的嵌合型为45，X/46，XX，结构异常为46，X，i(Xq)。一般说来，嵌合型的临床表现较轻，轻者有可能有生育力，而有Y染色体的嵌合型可表现出男性化的特征；身材矮小和其他特纳(Turner)体征主要是由X短臂单体性决定的；但卵巢发育不全和不育则更多与长臂单体性有关。

该病的单个X染色体大多来自母亲，也即约75%的染色体丢失发生于父方，约10%的丢失发生于合子后卵裂早期。

（四）脆性X染色体智力障碍综合征

脆性位点(fragile site)是一种在染色体特定位置上出现的断裂点，但是它并不完全断裂，而是呈一裂隙(gap)的现象，即在此断裂点上还可见有一细丝相连或者有不着色的染色体链相接。脆性位点是一种真实而稀有的细胞遗传学现象。纯合子中也并非所有细胞都能观察到。这种脆性位点似乎是无害的，因为它们大多数与个体表现型异常无必然的相关关系。现在已比较明确的是X染色体长臂上的脆性位点fra(X)(q27.3)与智力落后有密切关系，而且是可遗传的。

Martin和Bell(1943)首报本征家系，故也将该征称为马丁-贝尔综合征(Martin-Bell syndrome)。然而第一例脆性X染色体，却是1969年由Lubs在一个家族性X连锁智力发育障碍家庭中发现的。1976年Giraud等和1977年Harvey等，在10个家庭25位男性患者、1位女性患者和13位正常女性中证实了这种脆性X染色体与智力低下的关系。迄今已有许多学者在智力低下的患者中进一步确证，故将其列为一种独立的综合征，称为脆性X染色体智力障碍综合征(fragile X chromosome mental retardation syndrome)。

1. *临床表现* 该征在不同年龄和性别患者会有不同的表现，青春期前一般临床表现不典型，青春期患者主要临床特征包括智力障碍、大睾丸、特殊面容、大耳郭、语言障碍和行为异常等。具体表现如下：

(1) 智力障碍：除少数智力正常的男性携带者外，男性患者大多数表现为中度至重度智力障碍。患者不仅在抽象思维和推理能力方面有明显缺陷，而且概念形成和完成任务的能力也明显低下。女性携带者的表现比较复杂，部分患者长脸唇厚，智力低下，语言表达能力较差；

(2) 巨睾症：男性患者有巨睾症和性腺功能低下的表现；

(3) 特殊面容：面部狭长，前额突出，大嘴唇厚，单耳轮，大耳郭，高腭弓，下颌前突；

(4) 语言障碍：患者存在发音缺陷，还存在与智力水平相应的语言障碍，吐字不清等；

(5) 行为异常：其中一类表现为胆怯、忧虑、性情孤僻，并且可有一定的简单技能；另一类表现为好动，情绪易激动，狂躁，而且有破坏行为，常撕破衣物、打碎东西或有突如其来的攻击行为；

(6) 神经系统异常：可有四肢运动困难，轮替运动差，伴有笨拙的不随意运动、关节强直，以及全身反射亢进等。

2. *核型及产生机制* 该征X染色体脆性位点在Xq27.3(图5-29)。1991年Verberk等、Fu等和Kremer等，分别发现该征的遗传缺陷在于Xq27.3处一个新发现的基因(*FMR-1*)5′不翻译区有一段不稳定的(CGG)，即三核苷酸重复序列。对正常人重复拷贝数(n)在30±24(PCR法)~40±25(Southern印迹法)之间，对智力障碍患者可高达≥230。介于两者之间的为携带者。

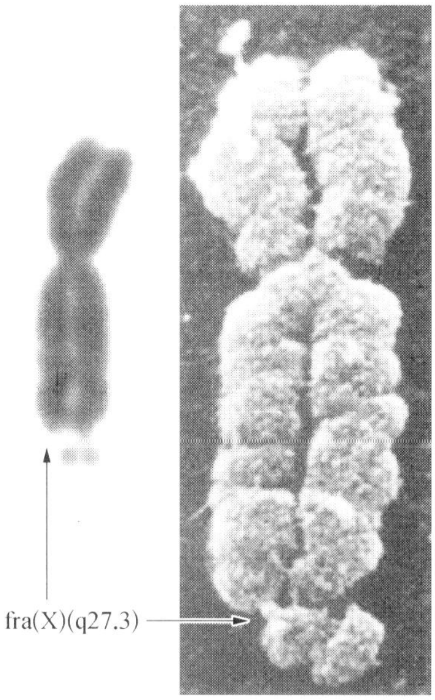

图 5－29　X 染色体脆性位点(Xq27.3)

在重复拷贝数高于正常变异范围时,这个序列就不稳定,会断裂而在电泳中显示若干 DNA 重复片段,并导致不同程度的智力障碍。这个$(CGG)_n$重复序列在通过女性传递时通常使拷贝数增高(也有减少的),而在通过男性传递时通常保持原有拷贝数或有所降低。

脆性 X 染色体综合征分子机制的揭示,带来了一个新的突变概念。经典的突变概念是静态的,突变是遗传物质从一种质态变为另一种质态。脆性 X 部位的突变却是动态的,一个家系的各个成员之间可以不一样,甚至一个个体的不同组织也会是不一样的。这就导致了脆性 X 染色体综合征 X 连锁隐性遗传那种不寻常的、独特的遗传格局。

(五) 超雌综合征

1959 年 Jacob 首先发现 1 例 47,XXX 女性,称之为“超雌”。1964 年 Day 等又发现多例。此种女性间期细胞核中可发现有两个 X 性染色质。1962 年 Carter 等报道了 48, XXXX 女性,1963 年 Kesaree 和 Woolley 报道了 49, XXXXX 的女孩,这些病例均称为超雌综合征(Superfemale syndrome)或多 X 综合征(Poly－X syndrome)。该病发生率在新生女婴中为 1/1 000。

1. *临床症状*　多 X 女性的表现型与正常女性并无多大差异,约 70% 病例的青春期第二性征发育正常,并可生育;另外 30% 患者性发育幼稚,卵巢功能低下,原发性闭经或继发闭经,伴有智力落后。第二性征发育差。有些人性发育正常,亦有月经,并有生育能力,但智力发育较差。1/3 患者可伴先天畸形,如先天性心脏病、髋脱位;部分可有精神缺陷。约 2/3 患者智力稍低。X 染色体越多,智力发育越迟缓,畸形亦越多见。

2. *核型*　核型多数为 47, XXX,少数为 46, XX/47, XXX,极少数为 48, XXXX、49, XXXXX。体细胞间期核内 X 小体数目增多,额外的 X 染色体,几乎都来自母方减数分裂的不分离,且主要在第一次,母亲年龄增高的影响见于来自母方第一次减数分裂不分离的病例。4 个 X 染色体的个体一般引起生理和智力发育方面的障碍,而 5 个 X 染色体的个体通常有多方面的生理缺陷和严重的发育障碍。

(六) 超雄综合征

1961 年由 Sandburg 等首次报告。1968 年 Jacobs 等描述了具有第二条 Y 染色体的男性，从而引起极大的兴趣，因为在男性罪犯中，XYY 的发生率较高。在监狱和精神病院中约 3% 的男性是此类患者，并且患者的身材很高。新生儿中发生率约为 1/1 000。

1. *临床表现* 男性，患者身材高大，常超过 180 cm。表现型多数正常，偶尔可见尿道下裂，隐睾，睾丸发育不全并有生精过程障碍和生育力下降；但大多数患者通常能生育，子代一般正常，也有可能出生 47，XYY 的儿子。对患者调查表明：① 性格严重受损，极端不安定和不负责，大多数有智力损害；② 犯罪行为通常是针对财产的暴力型犯罪（盗窃、抢劫、诈骗、放火等）；③ 犯罪年龄很小，据调查平均年龄为 13.1 岁；④ 并无明显的犯罪或智力缺陷的家族史，因此 47，XYY 的个体常与行为过火、精神变态或者犯罪行为有关。

2. *核型及产生机制* 核型为 47，XYY，额外的 Y 染色体来自父方精子形成过程中的第二次减数分裂，发生 Y 染色体的不分离。由此产生 YY 精子。尚有一些 XXYY 和 XXXYY 等变异体，它们有类似于 XYY 和先天性睾丸发育不全综合征的一部分特征。

第五节 染色体微缺失综合征

随着高分辨技术的发展，人们可以在光镜下看到小片段染色体的缺失。由于这种小片段缺失可导致多器官受累，故将其称为微缺失综合征（microdeletion syndrome）。该征是介于染色体病与单基因病之间的过渡类型，往往涉及多个基因位点的缺失，见表 5－11。目前较为典型的例子包括普拉德-威利综合征（Prader－Willi syndrome，PWS）和安吉尔曼综合征（Angelman's syndrome，AS，又称快乐木偶综合征）。

表 5－11 染色体微缺失综合征

疾病	染色体微缺失部位	主要症状
朗-吉综合征（Langer－Giedion syndrome）（毛发、鼻、指骨综合征）	8q24	毛发稀疏，梨形鼻，有球状鼻尖和张开的鼻翼，锥形指骨骨骺，智力发育从正常到严重障碍
肾母细胞瘤（Wilms' tumor）	11p13	肾母细胞瘤、血尿、急性腹痛等
视网膜母细胞瘤	13q14.11	视网膜母细胞瘤导致白瞳，前房积血等
普拉德-威利综合征（Prader－Willi syndrome）	15q11～12（父源）	出生时严重肌张力减退，吮吸困难，2～3 岁后饮食过量，肥胖，行为异常
安吉尔曼综合征（Angelman's syndrome，快乐木偶综合征）	15q11～12（母源）	发育迟后，不讲话，急冲式动作，阵发不恰当大笑，脑电图异常
米-迪综合征（Miller－Dieker syndrome）	17q13	多发性畸形，如无脑回畸形，严重生长障碍
迪格奥尔格综合征（DiGeorge's syndrome）	22q11	细胞免疫缺乏，胸腺无或发育不全
迪谢内（Duchenne）型肌营养不良	Xp21	腓肠肌假性肥大，约 1/3 有智力落后

普拉德-威利综合征患者出生时就有肌张力减退和吮吸困难，通常需要管饲。患者面部平，上唇呈帐状。外生殖器发育不良，男婴通常睾丸未降，女婴则阴唇发育不全。患者2～3岁时转为饮食过量，永不满足的食欲，导致肥胖。特殊面容有：颞间径窄，杏仁眼，眼裂上斜，斜视。其他体征有矮小，手与脚均小，毛发肤色浅。约60%的患者的染色体微缺失发生于15q11～12。

安吉尔曼综合征患者有严重运动和智力发育障碍，共济失调，肌张力减退，癫痫，无言语，不寻常的面容表现为大颌和张口露舌的表情。患者有急冲式动作，阵发不恰当的大笑，又称快乐木偶综合征（happy puppet syndrome）。约50%患者的染色体微缺失发生于15q11～12，另一半可用15q11～12片段DNA探针检出微缺失。

值得一提的是，普拉德-威利综合征与安吉尔曼综合征缺失的染色体片段均在15q11～12，但它们的临床症状大不一样。研究显示两者微缺失的区域或基因不同，其中普拉德-威利综合征微缺失的是第15号染色体上父源已激活的PWS区和母源已失活的*AS*基因。而安吉尔曼综合征微缺失的是第15号染色体上父源已失活的PWS区和母源已激活的*AS*基因（图5-30）。这是因基因印迹（gene imprinting）带来亲代效应的一个最典型的例子。参见第十三章表观遗传学。

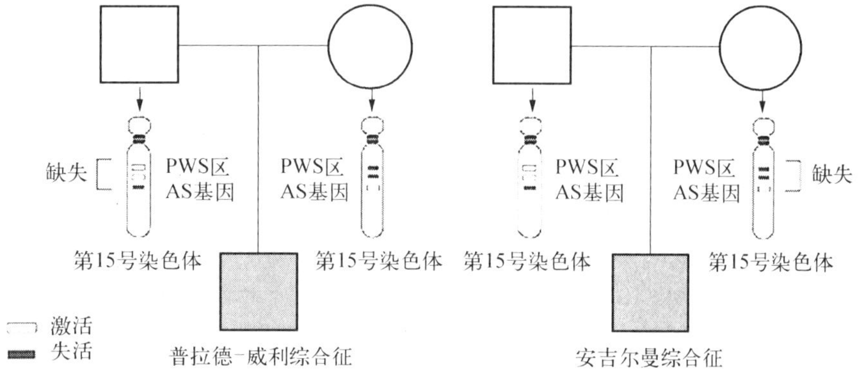

图5-30　普拉德-威利综合征（Prader-Willi syndrome）与安吉尔曼综合征（Angelman's syndrome）微缺失基因的不同

第六节　两性畸形

个体的性腺，或内生殖器、外生殖器、第二性征具有不同程度的两性特征。这些个体的性染色体核型往往是正常的，可由基因突变所致，因而不能包括在性染色体异常的范畴内。但染色体检查可确定核型，将有助于诊断。

一、真两性畸形

患者体内兼有两种不同性腺，或为一侧睾丸，一侧卵巢；或为两种性腺混合物，称为卵睾丸(ovotestis),皆为真两性畸形(true hermaphroditism)。患者外生殖器及第二性征不同程度地介于两性之间,其外表可为男性或女性。真两性畸形的核型约57%为46, XX;12%为46, XY;5%为46, XX/46, XY,余为各种染色体异常。

二、假两性畸形

有些个体的染色体核型与其表现型相一致,但在性发育过程中因性激素水平不正常,或者由于在胚胎发育过程中受到母体异常激素的影响[如母亲怀孕早期过多地使用雄激素,可以引起女性胎儿的发育趋向于男性化,导致性发育异常,产生假两性畸形(pseudohermaphroditism)]。在假两性畸形患者中性腺只有一种,但其第二性征或外生殖器却有不同程度的性畸形。

(一)男性假两性畸形

染色体核型为46, XY;X性染色质阴性,Y性染色质阳性。性腺为睾丸,内外生殖器呈间性,第二性征异常。部分有女性化表型。本症主要有下列几种类型:

1. *睾丸女性化综合征(testicular feminization syndrome)* 该综合征是一种由男到女的性逆转(sex reverse),其表型为女性,常见的临床症状有乳房和外生殖器发育如女性,有阴道开口,但阴道短且止于盲端,子宫缺如,在其腹部可触及睾丸。患者往往有正常的雄激素水平,但其靶细胞对雄激素的反应不敏感,因此性征趋向于女性化,故亦称雄激素不敏感综合征(androgen insensitivity syndrome, AIS)(MIM 300068)。该症是由于位于Xp12上的雄激素受体基因发生了隐性突变所致,故为X连锁隐性遗传病,有家族史,男性常为受累者,患者不育。

2. *不完全男性假两性畸形* 该征也称部分雄激素不敏感综合征(partial androgen insensitivity syndrome, PAIS)(MIM 312300)。它是一种比上述综合征轻的男性假两性畸形。临床症状是尿道下裂,有时可达Ⅲ度,阴囊深度分裂如大阴唇,阴茎短小,睾丸小或为隐睾,乳房发育如女性。本症患者虽可有正常雄激素水平,但由于其靶细胞部分对雄激素的反应不敏感,因而出现部分女性化。该症亦是由于位于Xp12上的雄激素受体基因发生突变所致,有家族史,受累者为男性,女性为此病携带者。习惯上将阴茎发育更趋向于正常,无阴道样会阴孔,无青春期男性化者称为赖芬斯坦综合征(Reifenstein's syndrome),为男性促性腺激素过多性性腺功能减退症。

(二)女性假两性畸形

核型为46, XX,性腺为卵巢,内外生殖器呈间性,第二性征发育有男性化倾向。X性染色质阳性,Y性染色质阴性。该征主要有下列几种类型:

1. *先天性肾上腺皮质增生症(congenital adrenocortical hyperlasia)* 该征是导致女性假两性畸形的最多见原因。其中大约90%是由于定位于6p21.33的21-羟化酶缺乏(21-hydroxylase deficiency)(MIM 201910)所致,该酶缺乏使氢化皮质酮(hydrocortisone)不足,进而使垂体的促肾上腺皮质激素(ACTH)分泌增多,肾上腺皮质增生,雄激素合成过多。受累女孩发生男性化,如阴蒂肥大,大阴唇多皱襞甚至融合,常使性别判定发生困难。受累男孩有男性性早熟。11-羟化酶缺乏使氢化皮质酮前体和脱氧肾上腺皮质素(desoxy cortisone)堆积,亦可引起本症。两者均为常染色体隐性遗传。

2. 46, XX 男性性逆转除见于睾丸女性化综合征患者(46; XY)外,亦见于46, XX 男性。46, XX 男性为1964 年 De La Chapelle 等首先报道。患者为男性外表,有先天性睾丸发育不全综合征的表现,但平均高度比他们矮些。患者显示雄激素缺乏症,胡须和体毛少于正常男性,阴毛分布可如女性样。1/3 有男性乳房增大。阴茎、阴囊小,但分化良好。睾丸小,无精子发生,偶尔可见不成熟精子。有时射出物含有精子。患者有心理异常和精神衰弱症。

46, XX 核型的个体为何有男性表型? 特别是有睾丸的形成(尽管一般无精子产生),目前认为可能由以下因素所造成。

(1) 未能检出含有 XY 核型组织的嵌合体:由于目前对人体作染色体分析仅限于少数组织,如血液、骨髓、皮肤等,患者实际上可能是 XX/XY 嵌合体。

(2) 由于 Y 染色体与 X 染色体或常染色体间相互易位:Y 染色体短臂上的睾丸决定基因易位至 X 染色体或常染色体上相应部位,这时虽然未见 Y 染色体,但易位的 X 染色体或常染色体携带有睾丸决定基因,因而使该个体亦可以有睾丸形成。这一点现已为许多学者通过 Y 染色体特异性 DNA 探针,用分子杂交的方法加以证实。

此外,如果胎儿血液循环中含有过量的雄激素或雌激素,女胎的外生殖器可发生男性化。这些激素来自母体,分为内源性或外源性两种。母亲如其肾上腺皮质功能亢进或是接受激素治疗,如用孕酮预防自发性流产,那时血液中的雄激素可以过量。由治疗用药引起激素亢进者称为医源性疾病(iatrogenic disease)。

综上所述,性染色体异常可以引起性畸形,但性畸形并非都有性染色体异常。性畸形的个体,经药物或手术治疗后可部分改善其临床症状,但多无生育能力。一部分性畸形个体(假两性畸形)经手术或药物治疗后,可以有生育能力。有些性畸形(如先天性肾上腺皮质增生症)在近亲结婚子女中的发病率有所增高。

(吴晓林)

建议阅读文献

1. Lyon MF. X-chromosome inactivation and human genetic disease. Acta Paediatr Suppl, 2002, 91(439): 107-112.
2. Visootsak J, Rosner B, Dykens E, et al. Behavioral phenotype of sex chromosome aneuploidies: 48, XXYY, 48, XXXY and 49, XXXXY. Am J Med Genet A, 2007, 143A(11): 1198-1203.
3. Rizvi AA. 46, XX man with SRY gene translocation: cytogenetic characteristics, clinical features and management. Am J Med Sci, 2008, 335(4): 307-309.
4. Shaffer LG, Bui TH. Molecular cytogenetic and rapid aneuploidy detection methods in prenatal diagnosis. Am J Med Genet C Semin Med Genet, 2007, 145C(1): 87-98.
5. Willemsen R, Levenga J, Oostra BA. CGG repeat in the FMR1 gene: size matters. Clin Genet, 2011, 80(3): 214-225.
6. Giltay JC, Maiburg MC. Klinefelter syndrome: clinical and molecular aspects. Expert Rev Mol Diagn, 2010, 10(6): 765-776.
7. Brothman AR, Persons DL, Shaffer LG. Nomenclature evolution: Changes in the ISCN from the 2005 to the 2009 edition. Cytogenet Genome Res, 2009, 127(1): 1-4.
8. International Standing Committee on Human Cytogenetic Nomenclature. ISCN 2009: An International System for

Human Cytogenetic Nomenclature (2009). S Karger Ag, 2009.

建议浏览网站

1. 遗传学和细胞遗传学图册：http://atlasgeneticsoncology. org/ISCN09/ISCN09. html
2. 美国国立生物技术信息中心：http://www. ncbi. nlm. nih. gov
3. 《自然》杂志教育网：http://www. nature. com/scitable/topic/chromosomes-and-cytogenetics-7
4. 美国人类基因组研究所染色体异常网站：http://www. genome. gov/11508982

思 考 题

1. 简述非显带染色体制备的过程，以及关键步骤。
2. 秋水仙素中期染色体有哪些形态结构？
3. 染色体的分组依据是什么？每组有哪些特征？
4. 常用的显带染色体技术有哪些？它们各有什么特点？
5. 名词解释：整倍体畸变，超二倍体，亚二倍体，嵌合体，缺失，倒位，易位（罗伯逊易位），环形染色体，等臂染色体。
6. 21 三体综合征、猫叫综合征、先天性睾丸发育不全综合征、先天性卵巢发育不全综合征和脆性 X 染色体智力障碍综合征的主要临床症状和核型是什么？
7. 一个表型正常的女孩，其体细胞染色体总数为 45，她有一个正常的哥哥和一个先天愚型的弟弟，两兄弟的染色体总数均为 46，试问三兄妹各自的核型是什么？它们是怎样形成的？
8. 据报道，一孕妇 36 岁，孕期检查为双胞胎。于孕 16 个星期行产前筛查，筛查结果提示为：21 三体 1/190 高风险（1/270 低风险）。建议做羊水细胞遗传学检查，于两星期后行双胎羊水穿刺，羊水细胞染色体核型分析，结果显示双胎之一为 47，XY，+21。请分析患者产生原因，并为患者及家属提供遗传咨询和优生指导。

英 文 阅 读

Molecular Diagnosis of Klinefelter Syndrome

In 80% ~ 90% of the cases, a non-mosaic 47, XXY karyotype is found in all analyzed cells. If the diagnosis was established prenatally in chorionic villi or amniotic fluid, postnatal karyotyping is useful to see if there is any evidence of mosaicism. In the remaining 10% ~ 20% of cases a mosaic 46, XY/47, XXY karyotype can be found or karyotypes with additional X chromosomes such as 48, XXYY, 48, XXXY or even 49, XXXXY. It could be debated if the latter two really should be regarded as Klinefelter Syndrome (KS) variants because they differ considerably from the KS males originally described and the clinical spectrum that later on turned out to accompany a 47, XXY genotype. A KS-like phenotype has also been found in a number of patients with structural abnormal X chromosomes such as 47, X, iXq, Y in which there is a triple dosage of the long arm of the X chromosome and a normal dosage of the short arm. These patients are also infertile but do not have an increased body length, indicating that increased dosage of genes on the long arm of the X influence fertility, whereas those on the short arm (such as the *SHOX* gene located in the pseudoautosomal region 1 [PAR1]) influence body length. Another karyotype that can be found is an apparently normal 46, XX female karyotype which contains the translocated and submicroscopically detectable *SRY* gene (46, XX, *SRY*+). Very recently an intriguing difference was reported between the methylation status of *XIST* in either 46, XX males or 47, XXY KS cases. *XIST* is the X chromosome-inactive-specific-transcript. This is a sequence on the proximal long arm of the X chromosome, which is expressed on the inactive X and silenced (by methylation) on the active X. KS cases and "normal" females showed similar methylation levels of 44 and 47% respectively, as expected. The 46, XX, *SRY*+ males however showed a severely diminished methylation of 18%. Two 46, XX males lacking *SRY* showed methylation levels similar to KS cases and "normal" females. Although the underlying mechanism of these methylation differences is not understood nor is its clinical significance, these data do show that further distinction between these diagnostic subgroups can be made at the molecular level.

Nowadays routine karyotyping is replaced more and more by whole genome arrays, which have a much higher resolution in detecting small deletions or duplications. In the case of non-mosaic KS, this change of technique will not make any difference. If a diagnosis of KS is considered, classical karyotyping may, however, be the technique of first choice because the latter is more sensitive for detecting low-grade mosaicism. Arrays usually are not capable of detecting less than 20% of mosaic cell lines, whereas in classical karyotyping counting a larger number of cells up to 100 or more is easily feasible.

Another way of detecting mosaicism is investigating other cell types such as fibroblasts, buccal cells or urine sediment. For analysis of fibroblasts, a skin biopsy and culture of the sample is necessary. It is much easier to obtain cells by scraping buccal cells, putting them in medium and treating them as if they were lymphocytes. In this way several slides can be obtained for interphase FISH with centromere X probes. Similarly, cells from a urine sediment can be studied. The question remains how many new cases of mosaic KS can be detected by studying the tissues in clinically suspected cases. In one study on four KS cases, low percentages of XY cells were not significantly different between buccal cells and lymphocytes.

To improve the diagnostic rate in KS, other large-scale techniques were considered, such as screening for Barr bodies. In a cohort of 309 adults with infertility or hypogonadism this method was evaluated. Barr body analysis revealed a specificity of 95% and a sensitivity of 82% for the diagnosis of KS. Others showed that quantitative PCR of the androgen receptor gene was a reliable method to detect an extra X with no misdiagnosis of KS cases within a cohort of 50 individuals. One KS case was detected in a pilot study on newborn screening for fragile X syndrome, indicating that this method is also capable of diagnosing KS.

第六章

单基因遗传病

单基因遗传病(monogenic disorder),是指由单个基因突变所引起的遗传病。突变基因在常染色体上或性染色体上,可呈显性或隐性遗传,依照突变基因所在的染色体,和基因显性、隐性的不同,表现出不同的遗传方式。经典的单基因遗传方式符合孟德尔定律,故又称为孟德尔遗传(Mendelian inheritance),但遗传病研究的实际情况也可能出现偏离常规理论的现象。美国遗传学家 Victor A. Mckusick 所著的《人类孟德尔遗传》(Mendelian Inheritance in Man)为单基因遗传病经典著作,1966~1998 年,共出版了 12 版。此后,《人类孟德尔遗传》以网络版(Online Mendelian Inheritance in Man, OMIM)形式公布,网址为 www. ncbi. nlm. nih. gov/OMIM,其数据库在线实时更新。

第一节 单基因遗传基本概念和系谱分析法

基因携带着遗传信息,它按一定方式从上代往下代传递,经过表达,形成一定的遗传性状或遗传病。每个基因在染色体上都有特定的位置,称为位点或基因座(locus)。遗传方式按基因所在染色体可分为常染色体遗传、X 连锁遗传和 Y 连锁遗传。截至 2013 年 2 月 1 日,OMIM 上公布的与单基因相关的性状和疾病为 21 640 种,其中常染色体遗传性状与疾病共 20 329 种,X 连锁遗传共 1 187 种,Y 连锁遗传共 59 种,线粒体遗传共 65 种。

一、单基因遗传的基本概念

同源染色体在对应位点上决定同一遗传性状的基因,称为等位基因(allele)。基因所控制的能够表达显示出来的遗传性状为表现型(phenotype),与性状形成有关的遗传结构,即一个个体某个位点的基因组成称为基因型(genotype)。假设体细胞中两条同源染色体的同一位点上有一对等位基因 A 或 a,故一个个体的基因型可能为 AA、Aa 或 aa。个体表现出由一对等位基因所决定的性状,其中杂合状态下得到表现的基因称为显性基因(dominant gene),未能表现的基因称为隐性基因(recessive gene)。显性基因一般用大写的英文字母表示,如 A,其等位的隐性基因则用小写英文字母表示,如 a。一对等位基因彼此相同(如 AA 和 aa)称为纯合子(homozygote),一对等位基因互不相同(如 Aa)称为杂合子(heterozygote)。依照基因显性、隐性的不同,遗传方式又可分为显性遗传和隐性遗传。

二、系谱分析法

对于遗传病特别是单基因遗传病而言，常用一些遗传学特有的方法，如系谱分析法来分析判断其遗传方式。因此，寻找大家系并对其进行分析是确定某种遗传病遗传方式的重要环节，也是后续开展基因定位，以及基因突变分析的基础。

系谱（pedigree）是表明在家系中某种遗传病发病情况的一个图解。绘制系谱前首先必须进行家系调查，在家系调查时，以该家系中首先被确认的遗传病患者，即先证者（proband，propositus，index case）为线索，对系谱作回顾性调查，追踪家系中各个成员的情况，包括亲属间相互关系、性别、年龄、健康状况、婚姻史、生育史等，综合所有信息运用国际通用的系谱符号（symbol）绘制成系谱图（pedigree chart）。正确的系谱分析需要开展详细的家系调查，调查对象应包括尽可能多的亲属成员，正常者和受累者同等重要。需要详细记录先证者同胞和父母的年龄和健康状况，母亲历次的怀孕史（包括流产、新生儿死亡或婴幼儿死亡），母亲的同胞，以及其孩子的年龄和健康情况。对先证者父系亦须作同样调查，还必须了解家系中是否有近亲婚配。然后将收集的家系信息用系谱符号绘制成系谱图，以便进行系谱分析。临床遗传工作者不仅要学会绘制系谱，而且还应掌握系谱分析的基本技能，通过系谱分析可对其遗传方式得出初步认识。最后要有同一婚配类型的多个系谱加以综合分析，才能得出遗传方式的结论。常用的系谱符号见图6－1。

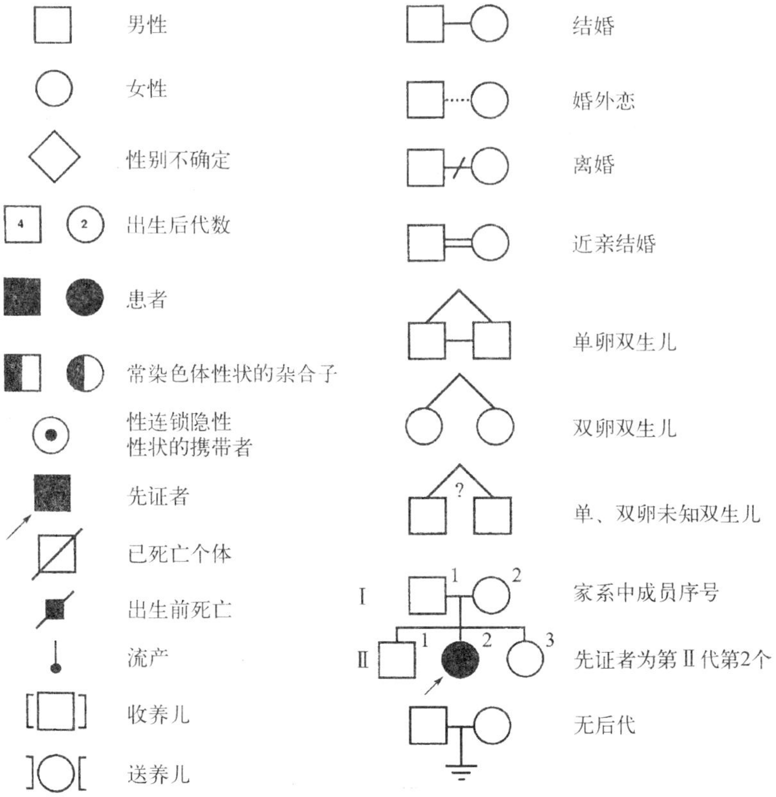

图6－1　常用系谱符号

第二节　单基因遗传病的遗传方式和特点

一、常染色体显性遗传

常染色体显性遗传(autosomal dominant inheritance, AD)致病基因为位于1~22号常染色体的显性基因。假设致病基因为A,正常基因为a,那么基因型为AA的个体,由于为致病基因纯合子故一定患病,而且症状严重;基因型为Aa的杂合子中,因致病基因A的作用得以表现,所以也是遗传病患者;基因型为aa的个体由于为正常基因的纯合子故为正常人。

(一)疾病举例

常染色体显性遗传病种类繁多,略举数例于表6-1。

表6-1　常染色体显性遗传病和致病基因举例

常染色体显性遗传病	致病基因	基因定位	MIM号码
家族性高胆固醇血症	*LDLR*	19p13.2	143890
急性间歇性卟啉病	*HMBS*	11q23.3	176000
迟发性成骨发育不全症	*COL1A1*	17q21.33	166200
成年多囊肾病	*PKD1*	16p13.3	173900
强直性肌营养不良	*DMPK*	19q13.32	160900
血色素沉着症	*HFE*	6p22.2	235200
神经纤维瘤病	*NF1*	17q11.2	162200
家族性结肠息肉病	*APC*	5q22.2	175100
α珠蛋白生成障碍性(地中海)贫血	*HBA*	16p13.3	140700
多发性骨性连接综合征3型	*FGF9*	13q12.11	612961

[例一]　亨廷顿病(Huntington disease, HD),MIM 143100

该症于1872年由George Huntington医生首先报道,又称亨廷顿舞蹈病(Huntington chorea disease)或遗传性舞蹈病(hereditary chorea disease),患者常于30~45岁时缓慢起病,也可更早或在儿童时期起病,一般多为青年和中年病员。患者有大脑基底神经节的变性;可引起广泛的脑萎缩,主要损害尾状核、豆状核(主要是壳核)和额叶。临床表现为进行性加重的舞蹈样不自主运动(如不能控制的痉挛)和智能障碍。患者的舞蹈样动作快速,而且累及全身肌肉,但以面部和上肢最明显。阵发性舞蹈运动中间有一较长间歇期。不自主运动在睡眠时消失。随着病情加重,可出现语言不清,甚至发音困难。精神症状常在不自主运动发生1~2年或数年后出现,也有发生于不自主运动之前者,主要表现为进行性加重的智能障碍,最终出现痴呆。此外,患者常有欣快表情,生活懒散,衣着不整,妄想或幻觉。部分病例可有癫痫发作。

亨廷顿舞蹈病相关基因*HTT*(原先命名为*IT15*)定位于4p16.3,长约180 kb,有67个外显子,编码的蛋白质 Huntingtin 由 3 144 个氨基酸构成。基因 5′端有不稳定的(CAG)$_n$ 重复序列,该重复序列在群体中存在长度多态性,正常人群的拷贝数变异在 9 ~ 35 之间,而亨廷顿舞蹈病患者的(CAG)$_n$ 重复序列超过 40 个拷贝。因 CAG 编码谷氨酰胺,故亨廷顿舞蹈病属于多谷氨酰胺病(polyglutamine disorders)。

［例二］ 马方综合征(Marfan's syndrome, MFS), MIM 134797

马方综合征为比较常见的遗传病之一,又称蜘蛛脚样指(趾)(arachnodactyly),主要罹患器官为骨骼、心血管系统和眼。该症临床特征为:患者身材高而瘦、肢长。躯体上半身(头顶到耻骨联合)与下半身(耻骨联合到脚底)的比例降低。两臂伸长的长度大于身高,颅骨长而细,硬腭弓高,常见鸡胸或漏斗胸。四肢细长,手指如蜘蛛脚样,常伴有韧带松弛及脊柱侧凸。眼部典型损害为晶状体脱位,也可出现高度近视眼、视网膜剥离等。该病患者60% ~ 80% 有心血管疾病,最常见的是二尖瓣功能障碍。严重并发症是破裂性主动脉瘤,主动脉窦破裂和二尖瓣腱索的破裂,心血管畸形常引起患者过早死亡。

马方综合征是由于原纤蛋白(fibrillin)异常所致,原纤蛋白基因 *FBN1* 定位于15q21.1,该基因全长约 200 kb,共由 65 个外显子组成。研究发现几乎所有外显子上都存在不同形式的突变,但没有心血管异常表现的轻型患者的突变多位于 59 ~ 65 外显子。据报道,美国前总统林肯疑患有此病。

［例三］ 多发性骨性连接综合征 3 型(multiple synostoses syndrome 3, SYNS3), MIM 612961

多发性骨性连接综合征是一类常染色体显性遗传病,该病的临床表现为短指(趾)畸形、多处关节强直或融合。迄今,已报道的 SYNS 有 3 种类型:即由骨形态发生蛋白(bone morphogenetic protein, BMP)的拮抗物 *NOG* 基因突变所导致的多发性骨性连接综合征Ⅰ型(SYNS1)、由生长分化因子 5 (growth/differentiation factor 5, *GDF5*)基因突变所致的多发性骨性连接综合征Ⅱ型(SYNS2)和由成纤维生长因子 9(fibroblast growth factor9, FGF9) 基因突变所致的多发性骨性连接综合征Ⅲ型(SYNS3),其中 SYNS3 是由作者所在教研室发现(图 6 -2)。研究显示 *FGF9* 第 2 外显子第 99 位密码子发生的错义突变,可导致编码丝氨酸的密码子突变为天冬酰胺(S99N),破坏骨关节的形成,最终导致该病的发生。应用基因敲入(knock-in gene)技术已建立了 $FGF9^{S99N}$ 基因突变小鼠模型,表型分析显示敲入小鼠模型尾椎关节出现融合,椎间盘消失;膝关节出现轻度畸形或融合,初步证明 $FGF9^{S99N}$ 突变可导致小鼠出现多发性骨性连接综合征的表型。

(二) 常见婚配类型和子代再发风险

人类的致病基因最初都是由正常基因(也称野生基因)突变而来,所以其频率很低,大多介于 0.001 ~ 0.01 之间。因此,对常染色体显性遗传病来说,患者大多为显性致病基因的杂合子(Aa),一般纯合子(AA)患者很少见,而且往往病情严重,多数个体胎死腹中或造成婴儿早期死亡,偶见纯合子患者活至成年。下面以两种不同的婚配类型为例,说明子代的再发风险。

1. 杂合子患者与正常人婚配 因为大多数常染色体显性遗传病患者为致病基因杂合子,所以最常见的婚配类型为常染色体显性遗传杂合子患者(Aa)与正常人(aa)婚配。这种特定婚配类型每胎(包括流产和死胎)得病概率(probability)是 1/2,同一婚配类型家庭的子女中平均将有半数得病,概率比(probability ratio)为 1∶1 (图 6 -3)。

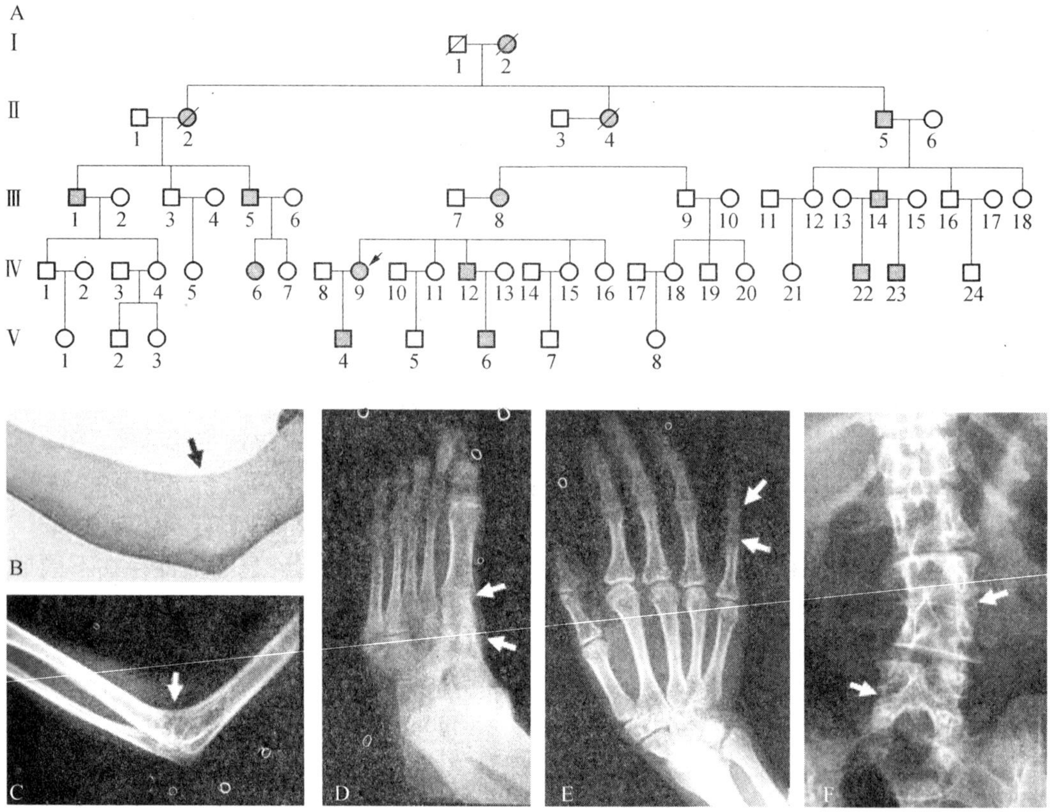

图 6－2　多发性骨性连接综合征Ⅲ型家系和临床特征

		亲代(Aa)(患者)	
		A	a
亲代(aa)(正常)	a	Aa	aa
	a	Aa	aa

子代表现型	正常(aa)		患者(Aa)
概率	1/2		1/2
概率比	1	:	1

图 6－3　常染色体显性遗传病杂合子患者与正常人婚配图解

概率比在遗传学上又称为遗传比率或孟德尔比率。概率和概率比可以相互转换，当概率具有公分母时，其分子之比即为概率比。概率和概率比表示不同遗传方式下特定婚配类型的家庭每胎出生某种孩子的概率。概率和概率比同时表示同一婚配类型的家庭，其患病同胞和正常同胞组合的分配频率中，符合特定遗传比率的这种家庭数最多，其分配概率属于众数概率。如同上述常染色体显性遗传 Aa × aa 婚配类型的家庭，每胎出生患者的概率为 1/2，出生正常孩子的概率也为 1/2，其概率比为 1∶1。群体中同为 Aa × aa 婚配类型的家庭，符合遗传比率的家庭数最多。概率和概率比也表示同一婚配类型家庭的所有同胞合计，将符合遗传比率。当家系较小时，有时单靠一个系谱往往得不到准确的遗传比率，因此必须随机调查同一婚配类型的若干家系，合并同胞数据，就可得到预期的遗传比率。

2. 杂合子患者相互婚配　杂合子患者（Aa）相互婚配时，每胎孩子得病的概率是0.75，同一婚配类型家庭的子女中将有3/4得病，只有1/4为正常，概率比为3∶1。

（三）遗传特点

图6－4为常染色体显性遗传病的典型系谱，从中可总结出以下特点：① 致病基因在常染色体上，遗传与性别无关，男女受累机会均等，由父到子传递；② 每代都可出现患者，在连续世代中呈垂直分布；③ 患者父母中必有一方为受累者（Aa×aa），或双亲均为受累者（Aa×Aa）。患者绝大多数为杂合子，父母中一人受累时，每胎得病概率为0.5，父母双方均受累时每胎得病概率为0.75；④ 双亲无病时，子代中一般均正常，也就是说患者亲代通常受累；但也可能出现在没有明显家族史的家庭，这种突变病例可能是因为亲属病情较轻，以致未被察觉或诊断，也可能是由于亲代生殖细胞中的新突变，故其自身正常，只影响子代的表型，并继续向下一代传递。

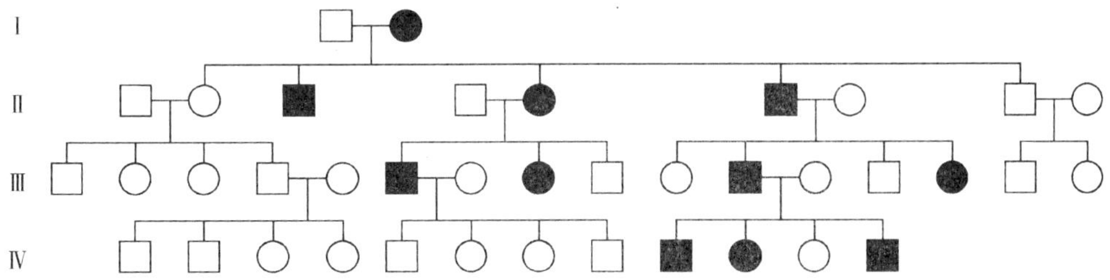

图6－4　常染色体显性遗传病系谱

两种有鉴别意义的婚配类型可提示或排除常染色体显性遗传：① 当父母均为患者（Aa×Aa）而出生了正常的孩子，提示为常染色体显性遗传。因为在常染色体隐性遗传中，父母均为患者时所有孩子都受累；② 如患者父母均未受累（新的突变除外），一般可以排除为常染色体显性遗传。

在常染色体显性遗传病中，因一个基因突变所产生的杂合子只能产生正常等位基因一半的基因产物，引起剂量不足而致病。这些基因产物可能是具有重要生理功能的运载蛋白，如血红蛋白，或是关键性的结构蛋白，如膜受体，或是某种限制代谢速率的酶。纯合子患者虽然较少，但病情较为严重。若杂合子患者的表型介于纯合子患者与正常人之间，称为不完全显性（incomplete dominance）。

二、常染色体隐性遗传

常染色体隐性遗传（autosomal recessive inheritance，AR）的致病基因为隐性基因。其特点是在杂合子状态（Aa）时，由于显性基因A的存在，隐性基因a不能表现出相应的性状，而只有为隐性基因纯合状态（aa）时才能表现出相应的性状。因此常染色体隐性遗传病患者为致病基因纯合子，即在某一特定遗传位点上两个等位基因均为突变的致病基因才得病。常染色体隐性遗传病正常显性基因纯合子(AA)和杂合子(Aa)表现型均正常,没有临床症状的杂合子又被称为携带者(carrier),致病基因纯合子(aa)为患者。

(一) 疾病举例

略举已知常染色体隐性遗传性状和遗传病数例于表6-2。

表6-2 常染色体隐性遗传病和致病基因举例

常染色体隐性遗传病	致病基因	基因定位	MIM号码
镰状细胞贫血	*HBB*	11p15.4	603903
苯丙酮尿症	*PAH*	12q23.2	261600
白化病Ⅰ型	*TYR*	11q14.3	203100
半乳糖血症	*GACT*	9p13.3	230400
肝豆状核变性(Wilson's disease)	*ATP7B*	13q14.3	277900
先天性肾上腺皮质增生症	*CYP21A2*	6p21.33	201910
泰-萨克斯病(Tay-Sachs disease)	*HEXA*	15q23	272800
胱氨酸尿	*CBS*	21q22.3	236200
戈谢病Ⅰ型(Gaucher's disease)	*GBA*	1q22	230800
黏多糖累积病Ⅰ型	*IDUA*	4p16.3	607014
尿黑酸尿症	*HGD*	3q13.33	203500
糖原累积病Ⅰ型	*G6PC*	17q21.31	232200
尼曼-皮克病(Niemann-Pick disease)	*SMPD1*	11p15.4	257200
精氨酸血症	*ARG1*	6q23.2	207800

[例] 囊性纤维变性(cystic fibrosis, CF), MIM 219700

该症是白种人中发病率较高的一种常染色体隐性遗传病,较少见于黑种人和黄种人。疾病累及的器官主要是胰腺和肺,临床表现不仅与胰腺外分泌功能破坏有关,而且累及支气管腺体,导致慢性支气管炎,以及肺部感染合并肺气肿。胆道系统阻塞会引起胆汁性肝硬化,累及肠道腺体时会出现胎粪性肠梗阻(青年或成年患者可表现为远端肠梗阻综合征)。炎热时因汗腺受累可由汗液排出大量电解质特别是氯离子,甚至可导致机体衰竭。男性患者也可由于输精管阻塞导致的退行性变而无生殖能力。15%的患者无胰腺功能不足,即胰腺功能完全,轻型病例可直到中年才表现出症状。

该症基因*CFTR*(*CF t*ransmemebrane *r*egulator)定位于7q31.2,长约190 kb,有24个外显子,编码蛋白由1 480个氨基酸组成。此蛋白为上皮细胞膜表面氯离子通道,与cAMP依赖性细胞内外分泌调节机制有关。70%患者的*CFTR*基因突变发生于第508位密码子,为3个碱基对特异缺失(△F508)。突变导致细胞膜表面氯离子通道缺陷,氯转运异常,表现出典型的临床症状。因为氯转运对维持正常胰腺分泌功能是必需的,细胞对Cl^-的非通透性,盐和液体分泌减少导致胰腺外分泌受阻及气道内黏稠液堆积。汗腺中盐的重吸收障碍使得汗液里氯离子浓度大大高于正常值。其他突变形式多种多样,如482位核苷酸G→A,因为仍可保留有效膜表面氯离子通道功能,仅会并发轻度疾患。

(二) 常见婚配类型和子代再发风险

1. 杂合子携带者相互婚配 常染色体隐性遗传病家系中最常见的是两个杂合子(Aa×Aa)婚配,每胎孩子得病的概率是0.25,而在患者的表现型正常同胞中杂合子占2/3。同一婚配类型家庭的子女中将有1/4得病(图6-5)。

		杂合亲代(Aa)(携带者)	
		A	a
杂合亲代(Aa)(携带者)	A	AA	Aa
	a	Aa	aa

子代表现型	正常(AA)		表型正常的携带者(Aa)		患者(aa)
概率	1/4		2/4		1/4
概率比	1	:	2	:	1

图6-5　常染色体隐性遗传病杂合子相互婚配图解

2. 杂合子携带者与正常人婚配　实际上，人群中最多的婚配类型为杂合子与正常人婚配（Aa×AA），子代表现型全部正常，但其中将有一半是携带者（图6-6）。

		杂合亲代(Aa)(携带者)	
		A	a
纯合亲代(AA)(正常)	A	AA	Aa
	A	AA	Aa

子代表现型	正常(AA)		表型正常的携带者(Aa)
概率	1/2		1/2
概率比	1	:	1

图6-6　常染色体隐性遗传病杂合子携带者与正常人婚配图解

3. 杂合子携带者与患者婚配　杂合子携带者与患者婚配（Aa×aa）可能发生于近亲婚配，子代中将有一半为患者，另一半为携带者（图6-7）。这种家系由于连续两代出现患者，

		杂合亲代(Aa)(携带者)	
		A	a
纯合亲代(aa)(患者)	a	Aa	aa
	a	Aa	aa

子代表现型	患者(aa)		表型正常的携带者(Aa)
概率	1/2		1/2
概率比	1	:	1

图6-7　常染色体隐性遗传病患者与杂合子携带者婚配图解

子代比例模拟显性遗传格局,故称为类显性遗传(quasidominant inheritance),不易与常染色体显性遗传区分。在近亲婚配家庭中出现这种遗传格局时,应该考虑到常染色体隐性遗传的可能性。

4. 患者相互婚配　患者相互婚配(aa × aa),子女将全部受累。由于隐性致病基因少见,这种婚配的可能性极少,只有在发病率高的隐性遗传病中才能见到。

(三)遗传特点

图6-8为典型的常染色体隐性遗传病的系谱,归纳起来有以下特点:① 致病基因在常染色体上,遗传与性别无关,男女受累机会均等;② 隐性遗传病并不连续传递,多散发或隔代遗传,患者在同胞间呈水平分布格局;③ 患者为隐性致病基因纯合子,其父母无临床症状,但双方必为携带者,属杂合子相互婚配(Aa × Aa),每胎得病概率是0.25,每胎出生杂合子概率是0.5,在患者的表现型正常同胞中杂合子占2/3;④ 患者亲代可能为近亲婚配。父母为近亲婚配时,子代发病风险增高。

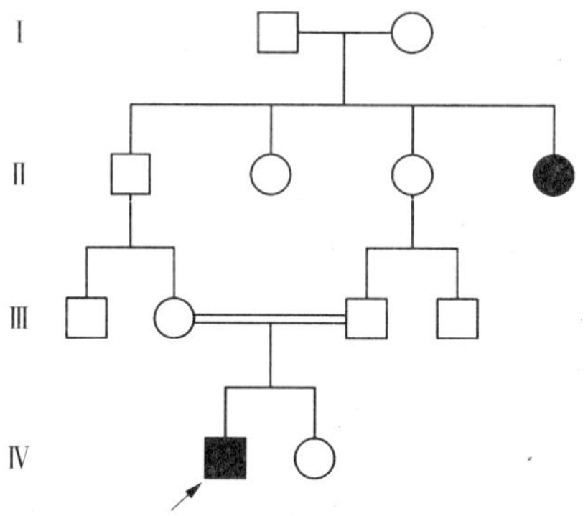

图6-8　常染色体隐性遗传病系谱

由于致病基因的频率很低,所以常染色体隐性遗传病的发病率多为1/10 000 ~ 1/1 000 000。有些隐性致病基因在特定人群中有较高的发病率,如囊性纤维变性在白人中的发病率较高,镰状红细胞贫血在黑种人中的发病率较高,泰-萨克斯(Tay - Sachs)病在犹太人中的发病率较高。在这些特定群体中,父母通常可不存在近亲关系。

常染色体隐性遗传病通常发病较早,很多受累者在婴幼儿期即已显示症状,而且临床表现比显性遗传病一致,延迟发病者也较显性遗传病少。另外,隐性遗传病多见于先天性代谢病,突变基因产物涉及酶、运输蛋白、结构蛋白和调节蛋白等,其中研究最多的是各种遗传性酶缺乏。杂合子可以检出特定酶活性的降低,但由于人体正常的调节机制使携带者不至于出现临床症状。只有在纯合子状态下,酶活性低到超过人体的代偿能力时才会致病。已检出的遗传性酶缺乏,涉及氨基酸、核酸、多糖和脂类等代谢环节,由于代谢通路中断,导致中间产物累积或终末产物缺乏,表现为各种代谢病,具体内容详见第九章,生化遗传病。

三、X连锁显性遗传

连锁遗传的致病基因在性染色体上,其遗传与受累者的临床严重程度在两性中表现不同。男性与女性性染色体构成有所不同,正常男性有1条X染色体,1条Y染色体,正常女性则有 2 条 X 染色体。若 X 染色体上有一对等位基因 H、h，女性有三种基因型 X^HX^H、X^HX^h 和 X^hX^h，而男性基因型只有两种 X^HY 和 X^hY。

Y 染色体上仅有少数基因，绝大多数连锁遗传的基因都在 X 染色体上，这些基因将随 X 染色体传递，故称为 X 连锁遗传。X 染色体上的基因当然也和常染色体上的基因一样，可为显性或隐性。某种程度上说 X 染色体上基因的显性、隐性只对女性有意义，因为女性有 2 条 X 染色体，基因的显性、隐性关系与常染色体无异。而男性只有 1 条 X 染色体，Y 染色体由于缺少同源节段而没有相应的等位基因，所以男性只有成对的等位基因中的一个基因，称为半合子（hemizygote）。对于男性而言基因并无显性、隐性之分，只要在 X 染色体上有突变基因，即使该基因在女性为隐性致病基因，其病理作用仍可得到表现。

女性的两条染色体可以随机传给其女儿和儿子，但男性的 X 染色体一定传给其女儿而绝不传给其儿子，因此在 X 连锁遗传中不可能有男到男，即父传子的现象，男性的 Y 染色体一定传给其儿子。可见对于 X 连锁遗传的疾病，男性的致病基因只能从母系传来，将来只会传给他的女儿，疾病传递存在性别交叉，称为交叉遗传（criss-cross inheritance）。

X 连锁显性遗传（X-linked dominant inheritance, XD）的显性致病突变基因在 X 染色体上，只要一条 X 染色体上有此突变基因即可致病，如女性纯合子 X^HX^H、女性杂合子 X^HX^h 或男性半合子 X^HY 为患者，而基因型为 X^hX^h 的女性和 X^hY 男性是正常人。

（一）疾病举例

若干 X 连锁显性遗传病举例见表 6-3。

表 6-3 X 连锁显性遗传病和致病基因举例

X 连锁显性遗传病	致病基因	基因定位	MIM 号码
口、面、指综合征 Ⅰ 型	*OFD1*	Xp22.2	311200
雷特综合征（Rett syndrome）	*MECP2*	Xq28	312750
高氨血症 Ⅰ 型（鸟氨酸氨甲酰基转移酶缺乏）	*OTC*	Xp11.4	311250
色素失调症	*IKBKG*	Xq28	308300

［例］ 抗维生素 D 佝偻病（vitamin D-resistant rickets），MIM 307800

该病又称低磷酸盐血（症）（hypophosphatemia），是一种以低磷酸盐血，导致骨发育障碍为特征的遗传性骨病。患者由于肾小管对磷酸盐重吸收障碍，从而血磷下降，尿磷增多，同时肠道对磷、钙的吸收不良进而影响骨质钙化，形成佝偻病。患者多于一周岁左右发病，最先出现的症状为“O”型腿，严重的有进行性骨骼发育畸形、多发性骨折、骨疼、不能行走、生长发育缓慢等症状。与维生素 D 缺乏导致的佝偻病不同，补充常规剂量的维生素 D 对患者无效，必须补充大剂量维生素 D，同时补充磷酸才能达到治疗效果。临床观察显示，女性患者的病情较男性患者轻，少数只有低磷酸盐血，而无佝偻病的骨骼变化，这可能是女性患者多为杂合子，其中正常 X 染色体的基因发挥了一定的作用。

本病基因 *PHEX*（*ph*osphate-regulating *e*dnopeptidase homolog, X-linked）定位于 Xp22.11，有 18 个外显子，编码 749 个氨基酸，属于Ⅱ型膜整合的锌依赖性内肽酶家族，调节肾脏对钙和磷的共转运。

（二）常见婚配类型和子代再发风险

1. 杂合子女性患者与正常男性婚配　X 连锁显性遗传家系中杂合子女性患者（X^HX^h）

与正常男性(X^hY)婚配,子女各有 1/2 为患者(图 6-9)。

		正常男性(XY)	
		X	Y
杂合女性患者(X^RX)	X^R	X^RX	X^RY
	X	XX	XY

子代表现型	正常女性(XX)	杂合子女性患者(X^RX)	正常男性(XY)	半合子男性患者(X^RY)
概率	1/4	1/4	1/4	1/4
概率比	1 :	1 :	1 :	1

图 6-9 X 连锁显性遗传病杂合子女性患者与正常男性婚配图解

2. 半合子男性患者与正常女性婚配 半合子男性患者(X^HY)与正常女性(X^hX^h)婚配,由于男性患者的 X^H 一定传给女儿,因此女儿都将是患者,儿子全部正常(图 6-10)。

		半合子男性患者(X^RY)	
		X^R	Y
正常女性(XX)	X	X^RX	XY
	X	X^RX	XY

子代表现型	杂合女性患者(X^RX)	正常男性(XY)
概率	1/2	1/2
概率比	1 :	1

图 6-10 X 连锁显性遗传病半合子男性患者与正常女性婚配图解

(三) 遗传特点

综上所述,X 连锁显性遗传病的系谱(图 6-11)有以下特点:① 女性患者多于男性患者,约呈 2:1;② 每代都可出现患者,类似常染色体显性遗传呈垂直分布;③ 显性致病基因在 X 染色体上,患者父母中必有一方为受累者;④ 女性患者的子女中,各有 1/2 为患者,男性患者只将疾病传给其女儿,而绝不传给其儿子,借此可与常染色体显性遗传相鉴别。

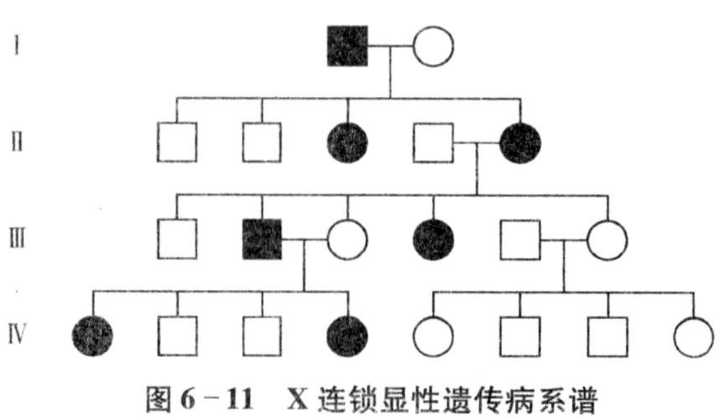

图 6-11 X 连锁显性遗传病系谱

一般来说，男性患者的临床症状较女性患者为重。如抗维生素D佝偻病，男性患者的骨骼变化较女性为重；在耳-眼-肾综合征中，男性患者可发生严重的肾功能衰竭。有些X连锁显性遗传遗传病半合子男性致死，因此这些疾病只能发生于杂合子女性，她们的流产率增高，流产胎儿大多为受累男性因而致死。系谱呈现出女性患者将疾病传给半数女儿的格局，例如色素失调症、局部皮肤发育不全症、口-面-指综合征Ⅰ型及鸟氨酸氨甲酰基转移酶缺乏性高氨血症等。

四、X连锁隐性遗传

X连锁隐性遗传（X-linked recessive inheritance, XR）致病隐性突变基因在X染色体上，杂合子女性（X^HX^h）不得病，为携带者，只有当女性为纯合子（X^hX^h）时才得病，而半合子男性（X^hY）即可得病。基因型为X^HY男性和X^HX^H女性则完全正常。

（一）疾病举例

X连锁遗传病绝大多数属于X连锁隐性遗传，已知X连锁隐性性状和疾病若干举例见表6－4。

表6－4　X连锁隐性遗传病和致病基因举例

X连锁隐性遗传病	致病基因	基因定位	MIM号码
红色盲	*OPN1MW*	Xq28	303900
鱼鳞病	*STS*	Xp22.31	308100
布鲁顿（Bruton）丙球蛋白缺乏血症	*BTK*	Xq22.1	300755
血友病A	*F8*	Xq28	306700
血友病B	*F9*	Xq27.1	306900
睾丸女性化综合征	*AR*	Xq12	300068
莱施-奈恩综合征（Lesch－Nyhan syndrome，自残综合征）	*HPRT1*	Xq26.2－q26.3	300322
黏多糖累积病Ⅱ型（Hunter综合征）	*IDS*	Xq28	309900
贝克尔（Becker）型肌营养不良	*DMD*	Xp21.2－p21.3	300376
迪谢内（Duchenne）型肌营养不良	*DMD*	Xp21.2－p21.3	310200

［例］　迪谢内型肌营养不良（Duchenne muscular dystrophy, DMD），MIM 310200

又称假性肥大性肌营养不良（pseudohypertrophic muscular dystrophy），是一种大多为男孩罹患的X连锁肌病。患者的肌膜透过性增强，肌细胞中的酶渗漏至血液中，引起肌肉变性。患者多于4～5岁发病，主要影响腰带与臀部肌群，所以开始行走较晚，站立时腰椎过度前凸，行走时步态不稳，左右摇摆。自仰卧位站立时，必先翻身俯卧，以手、膝支地，在上肢帮助下使下肢直立，然后用手撑起躯干（又称高尔斯病，跳跃性痉挛，Gowers disease）（图6－12）。后期患者双侧腓肠肌假性肥大，其肌肉组织已被结缔组织所代替，并有脂肪组织浸润，所以无力，同时尿中肌酸增多。发病至十岁左右患者常卧床不起，多于20岁以前死亡。

该病相关基因*DMD*位于Xp21.2－p21.1，长约2 300 kb，是人类基因中已知的最大基因，有79个外显子，指导合成的蛋白质为抗肌营养不良蛋白dystrophin，由3 685个氨基酸构成，是位于细胞膜胞质侧的细胞骨架蛋白，羧基端结合糖蛋白形成复合体发挥正常生理功能。突变中以一个或几个外显子的缺失最为常见，基因突变使机体不能正常合成抗肌营养

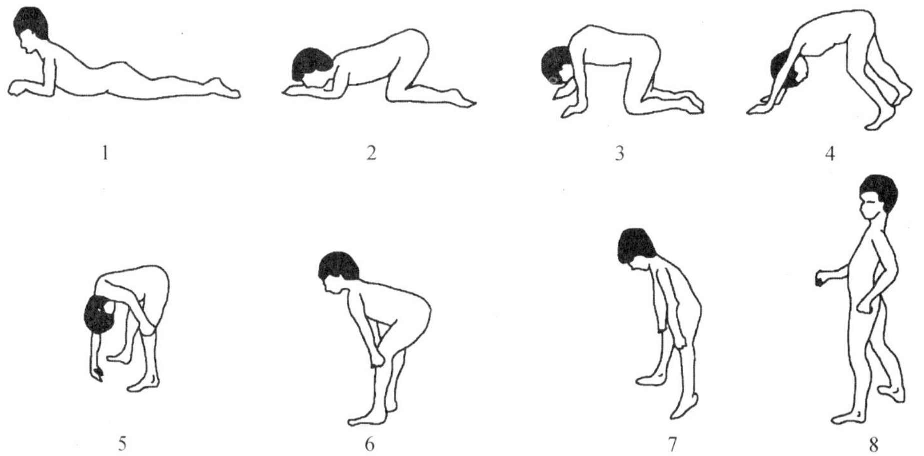

图 6－12 迪谢内(Duchenne)型肌营养不良患者从俯卧位靠双手支撑爬起来的动作(高尔斯病,Gower disease)

不良蛋白,最终导致疾病的发生。

(二) 常见婚配类型和子代再发风险

1. 杂合子女性携带者与正常男性婚配　X 连锁隐性遗传家系中最常见的是表现型正常的杂合子女性(X^HX^h)与正常男性(X^HY)婚配,子代中将有半数儿子受累,半数女儿为携带者(图 6－13)。

携带者女性(X^dX) ＼ 正常男性(XY)	X	Y
X^d	X^dX	X^dY
X	XX	XY

子代表现型	正常女性(XX)	携带者女性(X^dX)	正常男性(XY)	半合子男性患者(X^dY)
概率	1/4	1/4	1/4	1/4
概率比	1	: 1	: 1	: 1

图 6－13 X 连锁隐性遗传病杂合子女性携带者与正常男性婚配图解

2. 半合子男性患者与正常女性婚配　半合子男性患者(X^hY)与正常女性(X^HX^H)婚配,所有儿子和女儿的表现型都正常,但父亲的 X^h 一定给了其女儿,因此所有女儿均为杂合子携带者(图 6－14)。

(三) 遗传特点

综上所述,X 连锁隐性遗传病的系谱有以下特点:① 男性患者远多于女性患者,在 X 连锁隐性遗传病家系中,纯合子女性患者少见,患者多为男性;② 遗传病呈交叉遗传,男性患者把致病基因通过杂合子女儿传给她们半数儿子,可出现隔代遗传现象。有些 X 连锁隐性遗传病患者不能存活到生育期,故此种疾病完全由表现型正常的携带者女性传递,上述的迪谢内(Duchenne)型肌营养不良就是典型病例;家系中患者呈斜行分布(舅父和外甥受累),

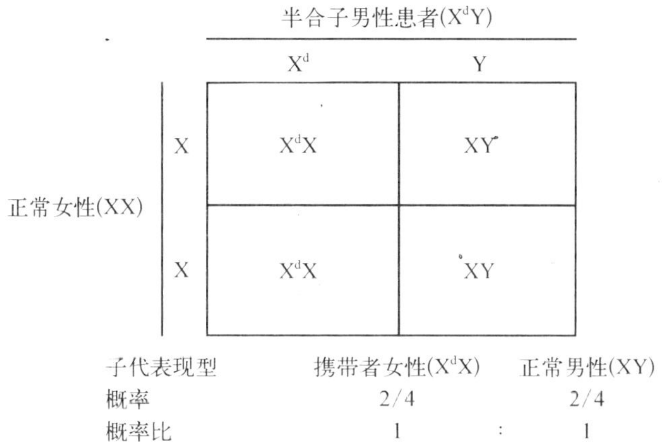

图 6-14　X 连锁隐性遗传病半合子男性患者与正常女性婚配图解

男性患者不会把此病传给其儿子。患者母亲是杂合子携带者,父方无家族史,母方的男性亲属可能受累,母方女性亲属可能是携带者,患者兄弟可能受累,患者姐妹可能是携带者,与显性遗传的患者呈垂直分布(亲代和孩子受累),和常染色体隐性遗传的患者呈水平分布(同胞受累)相比较,X 连锁隐性遗传的患者往往为斜行分布,因为 X 染色体上隐性致病基因系,由男性患者表现型正常的姐妹传递给她的儿子,构成舅父和外甥受累这样的斜向格局(图6-15);③ 携带者女性与正常男性婚配,男孩每胎得病概率是 0.5。半合子男性患者与正常女性婚配,子女都正常,女孩必为携带者;④ 半合子男性患者与表现型正常的携带者女性结婚可见于近亲婚配,男孩、女孩的得病概率均为 0.5。因此,男性患者应避免近亲婚配。

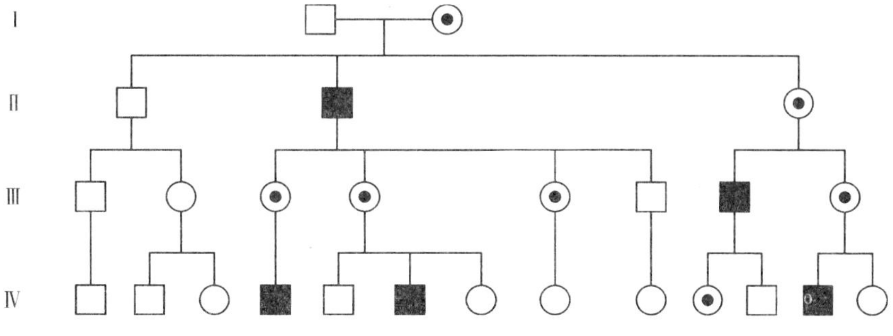

图 6-15　X 连锁隐性遗传病系谱,男性患者能生育

X 连锁隐性遗传病在女性中罕见,女性患者可能是隐性基因纯合子,也可能合并染色体畸变。如特纳(Turner)综合征妇女(XO)或睾丸女性化(XY)妇女都只有一条 X 染色体,曾有报道只有一条 X 染色体的妇女发生了 X 连锁隐性遗传的血友病或迪谢内(Duchenne)型肌营养不良。

五、Y 连锁遗传

Y 染色体上仅有少数基因,如耳毛基因、睾丸决定因子等。致病基因位于 Y 染色体上,为 Y 连锁遗传(Y-linked inheritance),目前已知 Y 连锁遗传性状和遗传病较少。

［例］ XY 型性腺发育不全(XY female type gonadal dysgenesis), MIM 480000

患者出生时似乎是女性,但核型为46, XY。青春期无第二性征发育,性腺呈条索状,性染色质阴性,但身高正常,没有其他类似于特纳(Turner)综合征的表现。患者的条索状性腺有很高的肿瘤发生率。

该症相关基因为 Y 染色体性别决定基因 *SRY*(sex-determinating region of the Y chromosome, SRY),定位于 Yp11.3,长约 850 bp,仅有一个外显子,编码基因产物调控睾丸决定因子 TDF,从而使中性性腺分化成睾丸。如果基因突变或缺失就可导致XY 型性腺发育异常。

Y 连锁遗传致病基因位于 Y 染色体,它必然随 Y 染色体由父亲传给其儿子。由于男性只传给男性,也称为全男遗传(holandric inheritance)。

第三节 影响单基因遗传的因素

人体的种种遗传性状都由基因决定,但是基因型和表现型的关系十分复杂。有的致病基因的表现型效应在胎儿期即已显现,有的则要到个体一定的发育阶段,才出现表现型效应,甚至即使有某一致病基因存在,也不一定都出现表现型效应。基因的表现型效应,是由基因和环境因素相互作用所形成的。

对性状的形成来说,基因只提供了产生这种性状的内在可能性,是否形成这种性状则取决于外界环境对基因环境(遗传背景)的影响。性状是基因的外部表现,基因则是性状发生的内在基础。基因是遗传得来的,性状是表达出来的,一个基因型并非只决定一种表现型,它可以在不同环境因素影响下,经过不同的发育途径,形成几种表现型。因此,在表现型形成的过程中,遗传和环境的作用有时难以区分,即表现型相同的个体可能具有相同或不同基因型,表现型不同的个体也可能有或没有基因型差异。

一种基因所决定的表现型的范围叫做反应规范(reaction norm),环境条件的变化很多,任何基因型的反应规范,因而也是极其宽广的。

研究遗传病首先要揭示其遗传方式。如果其病理表现型在一个家系中区分明显,则其遗传方式不难识别。但实际情况往往可能出现偏离常规的现象,或因取样误差掩盖了正确的遗传比率。下面就取样误差,以及可以影响基因表达,从而混淆系谱解释的若干问题加以说明。

一、确认与校正

(一)确认

对遗传病家系的取样称为确认(ascertainment)。确认的基本类型有:完全确认和不完全确认。

1. 完全确认(complete ascertainment) 如果在真实的随机样本中,从一定婚配类型的双亲开始调查其子女,即双亲中至少有一人为先证者,因而检出其家系,所得数据,除包括有一个以上患病同胞的家庭外，还包括无患者同胞的家庭，所得数据完整，即为完全确认。从概率比含义中，可知合并同胞数据，即为完全确认所得的理论比率，但这只有在常染色体显性遗传病中才有可能，因为这种遗传方式产生受累后代的绝大多数亲代，是杂合子与正常纯合子（$Aa \times aa$）的婚配，即亲代中肯定有患者。

2. 不完全确认（incomplete ascertainment） 由于父母均正常，所以从患者调查其同胞，样本包括至少有一个或一个以上患病同胞的家庭，而全部是正常同胞的家庭被漏检。实得家系数据中患者偏多，所得遗传比率存在偏倚。常染色体隐性遗传病的调查只能是不完全确认。根据个别患者被确认的相对概率，不完全确认又可分为三种：

（1）截短确认（truncate ascertainment）：在特定地区人群中取得随机的大样本，这时凡有一个以上患者家庭均被检出，只有全部是正常孩子的家庭被漏检。那么确认是截短的。例如，在某一地区通过彻底调查医院病史记录、学校健康卡、单位保健科的病史记录，在国外还包括私人门诊记录，可得此种确认。这时除了漏检的全部是正常孩子的家庭之外，那些有1个、2个或者更多患者的家庭都以二项式状态分布。

（2）单个确认（single ascertainment）：在特定小范围内或临床上，凡有一个以上患者的家庭，通过一个先证者被检出。由于检出率极低，每家不会有一个以上的先证者。这时一个家系被确认的概率直接决定于该同胞组中的患者同胞数。

如调查只限于一年内进入一年级的全体儿童，那么尽管有的家庭有较多的患病儿童，但他们可能只有1个患病儿童进入一年级。当然，家庭中患病儿童多，其中之一在这个年级的可能性也就大，这种情况下单个确认是适用的。

（3）多个确认（multiple ascertainment）：介于截短确认与单个确认之间，在特定小范围或临床上，凡有一个以上患者的家庭，通过先证者检出。有的同一家系可分别通过一个以上的先证者被检出一次以上，但并非所有患者都是先证者。如，某家系有2个患者，他们分别在不同医院被检出，所以此家系被检出2次，即为多个确认。

（二）校正

只有完全确认时，同一婚配类型的同胞合并数据符合遗传比率。但在临床上被检出的遗传病家系是至少有一个患者的家庭，而全部是正常同胞的家庭不可能来就诊，这部分家庭就被漏检了。这时所得的合并数据存在确认偏倚，漏检家庭数越多，越偏离遗传比率；漏检家庭数越少，则越接近遗传比率。漏检家系随着同胞组的扩大而减少。例如在常染色体显性遗传病中，当同胞数 $s>5$ 时，漏检家系已少于5%；$s>7$ 时，漏检家系已少于1%。在常染色体隐性遗传病中，其漏检严重，只有当 $s>11$ 时，才使漏检家系少于5%；$s>16$ 时，漏检数刚刚达到1%；$s>17$ 时，漏检数才少于1%。

由于隐性遗传病的调查只能是不完全确认，实得数据中患者偏多，因此所得比率偏离期望值，这就需要通过校正（correction）以确定某种遗传病的遗传比率。校正有多种方法，适用于不同的确认。单个不完全确认较为常用，校正也较简单。

常用方法有Weinberg（1912）的先证者法（proband method），可用于单个确认或多个确认。其基本原理是把先证者除去，仅计算先证者之同胞，实际上是把同胞数 s 转换为同胞组 $s-1$，前者取样为不完全确认，后者就转换成完全确认，就可得到接近期望的比率（表6-5）。

表 6-5 常染色体隐性遗传单个确认校正的理论计算

（婚配类型 Aa×Aa，s=4）

同胞数(s) 正常 N	同胞数(s) 患者 R	真正相对概率 *P*	真正相对家庭数 f	相对检出频率（患者数）k	样本相对家庭数 fk	校正同胞数 N′	校正同胞数 R′	样本校正后同胞计数 正常 AA，Aa fkN′	样本校正后同胞计数 患者 Aa fkR′
4	0	81/256	81	0	0	4	0	0	0
3	1	108/256	108	1	108	3	0	324	0
2	2	54/256	54	2	108	2	1	216	108
1	3	12/256	12	3	36	1	2	36	72
0	4	1/256	1	4	4	0	3	0	12
			$\sum=256$		$\sum=256$			$\sum=576$ 3/4	$\sum=192$ 1/4

以上为先证者法从理论上证明它符合遗传比率3:1。在实际应用上，只需去除先证者即可得到符合遗传比率的结论，下面以囊性纤维变性家系为例（表6-6）说明之。按表原始数据如不加校正，

$$校正前\ Q(aa)=患者同胞者数/同胞总数=22/42=0.524$$

即患者(aa)的频率0.524，与期望频率0.25偏差很大。

表 6-6 15个家系22例囊性纤维变性患者作隐性遗传假设检验

同胞数 s	样本家庭数 F	样本同胞总数 t=sF	样本同胞计数 正常 N	样本同胞计数 患者 R
1	2	2	0	2
2	5	10	3	7
3	2	6	4	2
4	6	24	13	11
	$\sum F=15$	$\sum T=42$	$\sum N=20$	$\sum R=22$

按Weinberg先证者法校正，计算过程中每家去除1个先证者以校正由于全部为正常同胞被漏检所造成的偏倚。在检出时因每个家庭均有1个先证者，所以样本的家庭数即为先证者数。

Weinberg先证者法校正：

校正样本同胞总数：$\sum T'=\sum T-\sum F=42-15=27$

校正患者同胞总数：$\sum R'=\sum R-\sum F=22-15=7$

校正后比率：

	正常同胞		患者同胞
	$P(AA,\ Aa)=\sum N/\sum T'=20/27=0.741$		$Q(aa)=\sum R'/\sum T'=7/27=0.259$
概率比	2.857	:	1.000

以患者同胞Q(aa)的0.259作为1，则正常同胞P(AA，Aa)的0.741即为2.857，接近

于3:1。

患者同胞 Q(aa)的校正观察值(0.259 3 ×27)为7例;而理论值(0.25 ×27)则应为6.75例。正常同胞 P(AA, Aa)的校正观察值(0.740 7 ×27)为20例;而理论值(0.75 ×27)则应为20.25例。

作校正观察值与理论值的差异显著性测定:

$$\chi^2 = \sum \frac{|O-E|^2}{E}$$

$$\chi^2 = |7-6.75|^2/6.75 + |20-20.25|^2/20.25 = 0.0123$$

$$df = 1 \quad \chi^2_{0.90} = 0.0158 \quad \chi^2_{0.95} = 0.0039$$

$$0.95 > P > 0.90$$

测定结果是概率 P 远大于0.05,表明校正观察值与理论值之间无统计学差异。

二、外显率和表现度

(一) 外显率

外显率(penetrance)是指一群具有某种致病基因的人中,出现相应病理表现型的人数百分率。外显率是一个全或无的概率,即遗传易感者中实际患病者的百分率。如果一群具有致病基因的个体100%发生相应的遗传病,就是完全外显(complete penetrance);相反如果具有致病基因的个体中只有一部分人产生相应的遗传病,另一部分人并未发生疾病,就是不完全外显(incomplete penetrance),或称外显降低(reduced penetrance)。有致病基因而不患病者称为不外显者(nonpenetrance)(图6-16)。

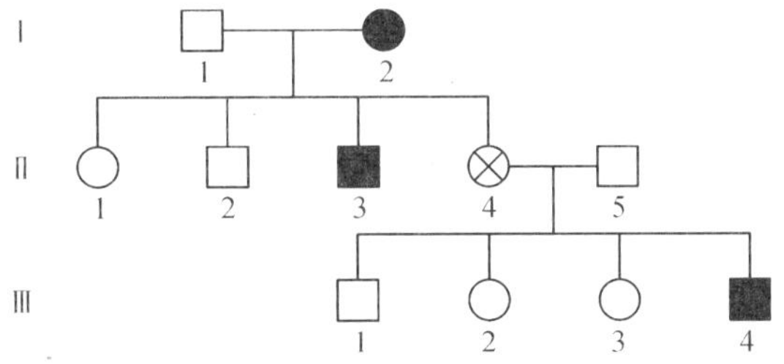

图6-16　常染色体显性遗传家系,$Ⅱ_4$为不外显者

例如单纯性轴后(尺侧)多指(趾)畸形(postaxial polydactyly)(AD),共调查115个家庭,子代中均有此种多指(趾)畸形。但在这115对夫妻中,91对的婚配类型为受累者×正常;24对为正常×正常。理论上115个家庭的亲代至少应有115个患者,而其中有24人是未外显者,占20.87%,其外显率应为91/115=0.79(或79%)。考虑到有些不表达者因子女均正常而被漏检,因此轴后多指(趾)的外显率为70%~75%。

(二) 表现度

表现度(expressivity)是指基因表达的程度,大致相当于临床严重程度,如轻度、中度和重度。当一种畸形疾病或综合征的表现极为轻微而无临床意义时,称为顿挫型(forme fruste)。

一个遗传病家族中如不同患者症状有所不同,即其症状有轻有重,说明它的表现度多变。蚕豆病(favism)是由于遗传性葡萄糖-6-磷酸脱氢酶(G-6-PD)缺乏所致。该病主要表现为急性血管内溶血、血红蛋白尿。患者症状有轻有重,其中暴发型表现为骤然发作溶血危象,高热、深度昏迷、惊厥,处理不当可于24~48小时内死亡;轻型表现为头痛、恶心、呕吐、四肢疼痛及腹痛,短时间内轻度血红蛋白尿和轻度贫血;顿挫型仅表现为头痛、恶心、呕吐等,而无血红蛋白尿。

表现度多变亦可见于马方(Marfan)综合征家系。如某一家系先证者的母亲有骨骼症状和晶状体移位,先证者的舅舅除有骨骼症状和晶状体移位之外还有心脏病症状。病情最严重的是先证者的大舅有严重心脏病而于26岁时突然去世。

不外显和表现度多变,两者可同时存在于一个遗传病系谱中,例如常染色体显性遗传足畸形可不外显,仅为屈曲指(趾),多指(趾)畸形表现度也可多变。

由于外显率和表现度的存在可知杂合子个体在不同内外环境作用下可以表现为显性,即表达出相应病理表型,也可以不表达出相应的病理表型。此外,表达出病理表型的程度也可以不同,这种显性的不规则传递方式称为不规则显性(irregular dominance)。显性基因不表达的原因仍有待进一步研究,可能是杂合子个体具有的其他一些基因对致病基因的表现型效应产生了加强或弱化的作用。

三、基因多效性

一个或一对突变基因产生的多种继发效应,称为基因多效性(pleiotropy, pleiotropism)。多效性仅对症状而言,说的是基因单一作用的多方面表现。基因的多效现象极为普遍,许多由突变基因引起的遗传综合征都说明存在基因的多效性。

比如苯丙酮尿症(phenylketonuria, PKU)(AR),经典型PKU原发缺陷为遗传性缺乏苯丙氨酸羟化酶。患者血、尿中苯丙氨酸和苯丙酮酸水平升高。其继发症状为:严重智力发育障碍;苯丙氨酸不能转变为酪氨酸,黑色素相应减少,发色变浅;激动行为,多动;反射功能亢进,肌肉紧张过度;患者有霉臭或鼠臭。

再如镰状细胞贫血(sickle-cell anemia)(AR),其原发效应是由于血红蛋白β链第6位谷氨酸被缬氨酸取代,形成变异型血红蛋白HbS,纯合子患者血红蛋白溶解度下降,红细胞镰变。其继发症状为:贫血可导致脾肿大、虚弱、倦怠;红细胞黏滞度增高可导致血栓形成和梗死。根据血栓形成部位的不同,出现各种不同的症状,如心力衰竭、血尿、肾衰竭、脑血管意外、四肢疼痛及腿部溃疡、腹部疼痛、脾梗死等。这是基因多效性的一个非常典型的例子。

四、延迟显性

有些遗传病在出生时就已出现,是先天的。但遗传病不一定都是先天的,因为很多基因要到一定发育阶段才表达。某些遗传病有特殊的发病年龄(onset age)。如先天性肾上腺皮质增生症出生时已有症状,又如苯丙酮尿症、半乳糖血症均于出生后不久发病。泰-萨克斯(Tay-Sachs)病、迪谢内(Duchenne)型肌营养不良于出生后最初几年内发病。肢带型肌营养不良(limb-girdle muscular dystrophy)要接近青春期才发病。某些遗传病的发病年龄可变动,如亨廷顿(Huntington)舞蹈病发病年龄在 15 ~ 60 岁。又如面肩肱型肌营养不良(facioscapulohumeral muscular dystrophy)发病年龄在 2 ~45 岁。其中显性基因在达到一定年龄才发病的现象称为延迟显性(delayed dominance)。

五、限性遗传与偏性遗传

(一) 限性遗传

常染色体致病基因的表达,仅限于一种性别受累者,称为限性遗传(sex-limited inheritance)。例如男性性早熟(precocious puberty)(AD)仅限于男性受累,女性即使带有此显性基因亦仍为正常女性,即此基因在女性无表现型效应,但女性可将此显性基因传给其子而导致男性性早熟,呈现限性遗传现象。此限性遗传易与 X 连锁隐性遗传相混淆,但前者每代均可出现患者,有父传子现象,后者通常隔代遗传,无父传子现象(图 6 - 17)。如男性患者不育,则限性遗传不易与 X 连锁隐性遗传区分,因为不能提供 X 连锁遗传的最关键证据,即无父传子遗传的证据。迪谢内(Duchenne)型肌营养不良(XR)和睾丸女性化综合征(XR)同样不能提供无父传子的证据。

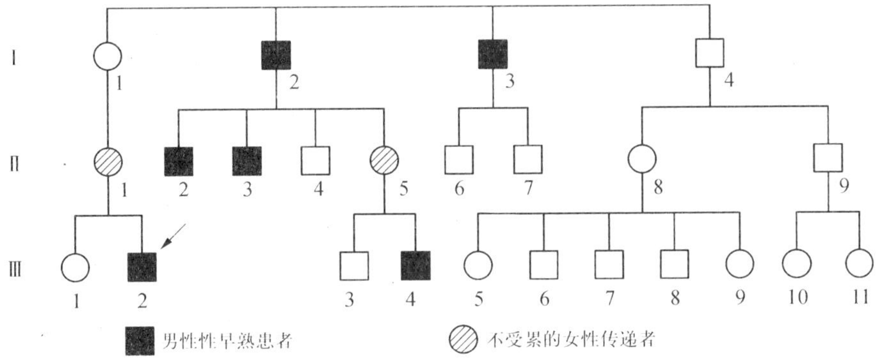

图 6 - 17　男性性早熟家系

限性遗传亦见于女性。子宫阴道积水(hydrometrocolpos)导致子宫脱垂,为常染色体隐性遗传,当然只有女性隐性纯合子才发病,可见于近亲婚配家族。

(二) 偏性遗传

虽非 X 连锁遗传的疾病,但在两性中的表达,其程度和频率均有不同,为偏性遗传(sex-influenced inheritance)或称从性遗传(sex-influenced inheritance)。例如秃发(baldness)(AD)绝大多数患者为男性,这种偏性遗传现象可能是激素的效应。又如血色素沉着症(hemochromatosis)(AD),男性患者较多,表现为血色素在器官中沉着而变色,女性则因月经失血而受到保护。但妇女在绝经期后,发生率会有所增高。

六、X 染色体失活与显示杂合子

在第五章人类染色体与染色体病,已介绍了 Lyon 假说,其中,述及女性两条 X 染色体在胚胎发育早期就随机失活了其中的一条,即为 X 染色体失活(X inactivation, lyonization)。

因此女性的两条X染色体存在嵌合现象。平均说来，女性一半细胞中父源的X染色体有活性，另一半细胞中母源的X染色体有活性。如有一妇女为X连锁遗传病杂合子，预计半数细胞中带有突变基因的那条X染色体失活，故细胞是正常的；另外半数细胞中带有正常基因的那条X染色体失活，细胞将为突变型。曾有报道，偶见X连锁隐性遗传的血友病或迪谢内（Duchenne）型肌营养不良的男性患者的杂合子母亲也受累，这种X连锁隐性遗传的女性杂合子所表现出的临床症状，称为显示杂合子（manifesting heterozygote）。这是因为女性X染色体有随机失活现象，机遇使她大部分细胞中带有正常基因的X染色体失活，而带有隐性致病基因的那条X染色体恰好有活性，从而表现出或轻或重的临床症状。

那么，如何区分纯合女性患者和"显示杂合子"呢？纯合女性患者所有儿子都受累，只要此女性患者有1个正常儿子，就证明她必为杂合子。纯合女性患者的病情，像半合子男性患者一样严重，而"显示杂合子"女性通常受累程度较轻。X染色体失活使女性实际上成为半合子，由此就有女性表现出X连锁隐性遗传病的症状。临床上有X连锁隐性遗传病的妇女，应该做染色体和/或基因型分析。

X染色体失活是随机的，但在特殊情况下，失活的随机性可有例外：在女性的两条X染色体中，如果其中有一条有遗传物质丢失（如缺失、环状或等臂染色体），总是这条结构异常的X染色体失活，形成的Barr小体就会小于或大于正常；如果一个女性的X染色体与常染色体之间发生易位，通常是与常染色体发生易位的X染色体保留活性，而那条完整的X染色体失活，当然也可发生其他失活的格局。

出现上述情况是很容易理解的。在缺失的情况下，如果是另一条完整的X染色体失活了，那条有活性但缺失的X染色体将使细胞不能存活。在X染色体和常染色体易位的情况下，易位的X染色体节段失活会使与常染色体相接的节段也发生失活，这时那对所涉及的常染色体就成为功能性单体，这也使细胞不能存活。在这两种情况下，非随机失活的效应，使有X染色体异常的女性的那条有活性的X染色体上的基因成为半合子，如果有活性的那条X染色体正好带有隐性致病基因，女性可显示X连锁疾病。

多年来，对女性两条X染色体与男性一条X染色体的剂量效应，是怎样补偿的一直没有满意的解释，用X染色体失活能很好地解释这种现象，但是也有一些问题尚无定论，如，具有异常性染色体构成的个体所表现出的异常表型问题。如果仅有1条X染色体是完全有活性的，那么为什么特纳（Turner）综合征（46，XO）或克兰费尔特（Klinefelter）综合征（47，XXY）患者会有各种畸形呢？为什么随着X染色体数目增加，如47，XXX和48，XXXY等患者会伴有进行性增多的畸形呢？通过进一步研究表明X染色体的失活是不完全的，人类X染色体上大约有15%的基因可逃避失活。如雄性减数分裂中与Y染色体配对的X染色体上XY配对区域，又称拟常染色体区域（pseudoautosomal region，PAR），雌性和雄性中具有等位片段。动物实验还发现小鼠在个体发育的早期，有些基因是沉默的，后来在个体发育的过程中又逐步被激活。X染色体失活，以及其调节机制，将在第十三章表观遗传学中详细介绍。

七、亲代印迹

亲代印迹（parental imprinting）或遗传印迹（genetic imprinting），是哺乳类动物中一个普

遍存在的现象。所谓亲代印迹，是指同一基因会随着它来自父源或母源而有不同的表现。这与基因在男女生殖细胞形成过程中受到不同的暂时修饰有关，由于这些修饰使得染色体或基因带有了亲代的印迹。近年来的研究表明这是一种不符合孟德尔遗传的表观遗传修饰。一些遗传病的表现度与外显率就受到突变基因亲代印迹的影响（表 6－7）。

表 6－7　一些显性突变的疾病和亲源效应

疾　病	所在染色体	亲缘效应
亨廷顿（Huntington）舞蹈病	4p16.3	父源传递发病年龄提前
脊髓小脑性共济失调Ⅰ型	6p22.3	父源传递发病年龄提前
肌强直性营养不良	19q13.32	全部由母源传递
神经纤维瘤Ⅰ型	17q11.2	母源传递症状加重
神经纤维瘤Ⅱ型	22q12	母源传递发病年龄提前

亨廷顿（Huntington）病的基因若为母源传递，则子女的发病年龄不会提前，且症状也不加重，仅表现为舞蹈样动作；若为父源传递，则子女的发病年龄提前，且症状严重，表现为僵直。所以亨廷顿（Huntington）病发病年龄的变化及症状的表现程度均受到突变基因亲代来源的影响。脊髓小脑性共济失调（spinocerebellar ataxia）的亲源效应与亨廷顿（Huntington）病相似。而肌强直性营养不良（myotonic dystrophy）和神经纤维瘤Ⅰ型或Ⅱ型（neurofibromatosis type1 or 2）的亲源效应正好相反，经母亲传递的患者发病年龄提前或症状加重。遗传印迹的分子机制与表观遗传有关，印迹基因的作用机制，详见第十三章，表观遗传学。

八、亲缘系数和近亲婚配

亲缘系数（coefficient of relationship, coefficient of kinship），是指有共同祖先的两个人，在某一位点上具有同一基因的概率，以 k 表示。

按双等位基因分离规律，每传一代得到其中一个等位基因的概率为 1/2。如亲子之间的亲缘系数为 1/2，同胞之间的亲缘系数也是 1/2，祖孙之间的亲缘系数为 $1/2 \times 1/2 = 1/4$。

那么，近亲婚配时亲缘系数是多少？他们对后代中发生遗传病的风险又会有多大影响？所谓近亲婚配（consanguineous marriage），是指两个配偶在几代之内曾有共同祖先，根据我国 2001 年版《婚姻法》第七条的规定，有下列情形之一的，禁止结婚：一是直系血亲和三代以内的旁系血亲；二是患有医学上认为不应当结婚的疾病。其中三代以内的旁系血亲就包括表兄妹婚配，因为他们能从共同的祖（或外祖）父母传到相同的基因。当表兄妹中一个人是某种致病基因的携带者时，另一个人很可能也是携带者。因此，他们婚配生育时因两个相同隐性基因相遇而产生患者的机会必然要比随机婚配时高。

下面以姨表兄妹婚配为例（图 6－18）加以说明。设表兄 $Ⅲ_2$ 为杂合子 Aa，即他为杂合子的概率 $P_{Aa}=1$。他的隐性基因 a 来自外祖父 $Ⅰ_1$ 的概率是 $1/2 \times 1/2$。外祖父 $Ⅰ_1$ 把他的隐性基因 a 传给他外孙女 $Ⅲ_3$（$Ⅲ_2$ 的表妹）的概率也是 $1/2 \times 1/2$。这两件事情恰好同时发生，即表兄 $Ⅲ_2$ 有 a 而表妹 $Ⅲ_3$ 也有 a 的概率为两者概率的乘积 $(1/2 \times 1/2)(1/2 \times 1/2) = 1/16$。这就是隐性基因 a 来自共同外祖父 $Ⅰ_1$ 的概率。当然表兄妹同时具有的隐性基因 a 也可能以同样的概率来自外祖母 I_2。因此在表兄 III_2 为杂合子时，其表妹 III_3 也是杂合子的总概率是：

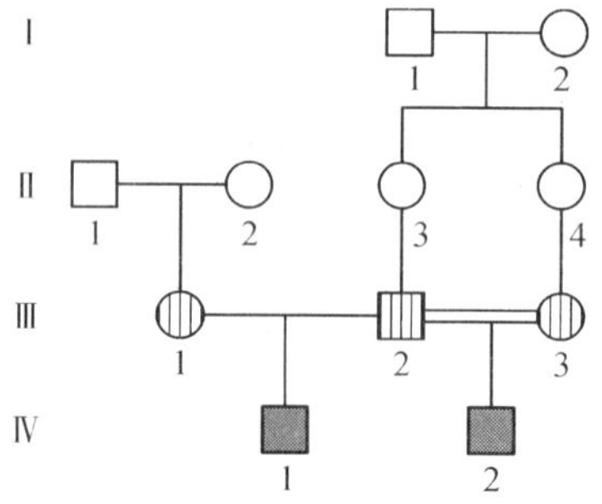

图 6-18 姨表兄妹婚配半乳糖血症家系

$$P_{Aa} = (1/2 \times 1/2)(1/2 \times 1/2) + (1/2 \times 1/2)(1/2 \times 1/2) = 1/8$$

所以姨表兄妹的亲缘系数 k = 1/8。由此可知，近亲婚配是不适宜的。隐性遗传病发病率越低，群体中该病的杂合子频率也越低，因此，随机婚配出生患者的危险率很低。但表亲之间总有 1/8 的机会是同一隐性基因的携带者，正常表亲结婚时其风险虽略有下降，但与随机婚配时的危险率比较，提高的倍数较多。所以正常表亲出生遗传病患者，就提示隐性遗传。近亲婚配可通过测定婚配双方的亲缘系数，以估计他们遗传方面的相似程度（表 6-8，图 6-19）。有关近亲婚配的有害效应见第八章，群体遗传。

表 6-8 亲缘级数与亲缘系数的关系

与先证者的亲缘关系	亲缘系数
单卵双生	1
一级亲（父母、同胞、子女）	1/2
二级亲（祖父母或外祖父母、叔姑或舅姨、半同胞、侄子侄女或外甥外甥女、孙子女或外孙子女）	1/4
三级亲（曾祖父母或外曾祖父母、曾孙子女或外曾孙子女、一级表亲等）	1/8

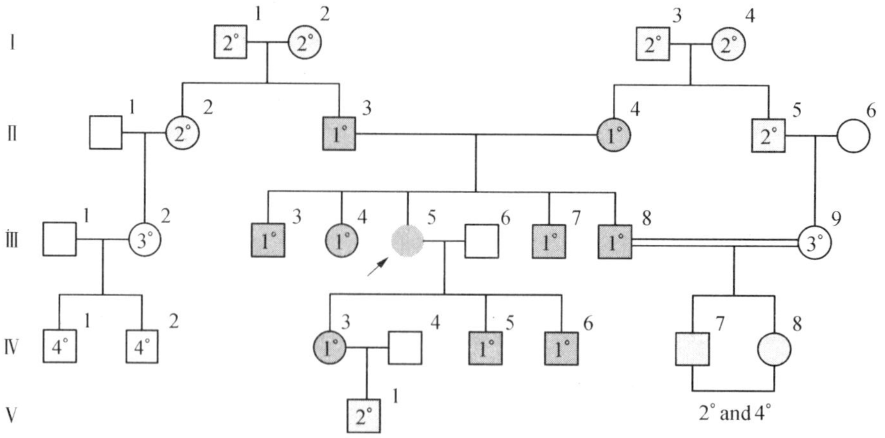

图 6-19 亲属间的亲级关系

注：符号中的数字为先证者与这些亲属间的亲级。

九、遗传异质性

有些临床症状相似的疾病，可有不同的遗传基础，称之为遗传异质性（genetic heterogeneity）。由于遗传基础的不同，它们的遗传方式、发病年龄、病情进展、严重程度、受损部位、预后，以及复发率等都可能是不同的。遗传异质性可分为基因位点异质性（locus heterogeneity）和等位基因异质性（allelic heterogeneity），分别由不同基因位点上的突变和同一位点上的不同突变造成。

先天性聋哑（AR）存在明显的基因位点异质性。曾报道一对夫妇均为聋哑，但他们所生子女全部正常，说明这对夫妇的遗传缺陷不在同一位点上，他们的聋哑分别是由不同位点上的不同隐性基因引起的。如用 d 和 e 分别代表这两个有关的隐性基因，父亲可能是 ddEE（聋哑由纯合型 dd 引起）；母亲是 DDee（聋哑由纯合型 ee 引起）。他们的子代将全是杂合子 DdEe，每个基因位点上都有一个显性的正常等位基因，因此子女都有正常的听觉。这种现象也被称为互补（complementation）。如果一对聋哑夫妇的子女全为聋哑，则属非互补（noncomplementation），提示他们的隐性致病基因属同一位点（图 6－20）。

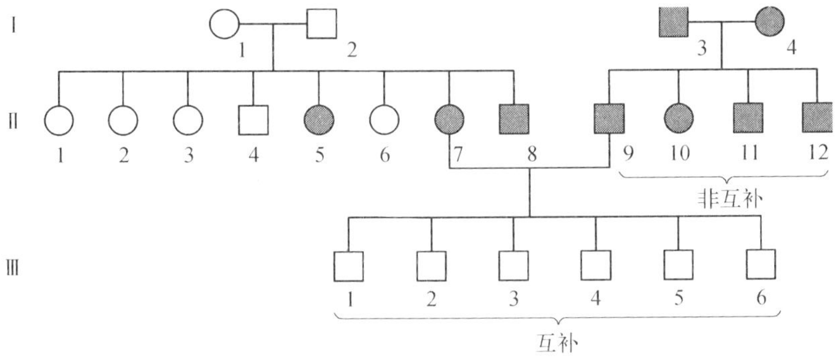

图 6－20　常染色体隐性遗传聋哑家系存在遗传异质性

注：II_7和II_9子女均为正常，提示他们的聋哑基因互补，两者属于不同的位点；II_9的同胞均为聋哑，提示他们父母的聋哑基因非互补，两者为等位基因。

又如，几种类型的肌营养不良，虽临床症状相似，但它们的遗传方式各不相同。迪谢内（Duchenne）型肌营养不良和贝克尔（Becker）型肌营养不良为 X 连锁隐性遗传，肢带型肌营养不良为常染色体隐性遗传，而面肩肱型肌营养不良则为常染色体显性遗传。血友病也有几种不同类型，它们的致病基因各不相同。

黏多糖累积病 I 型为常染色体隐性遗传，临床症状与之相似的 II 型（亨特综合征，Hunter's syndrome）则为 X 连锁隐性遗传，此为基因位点异质性。相同的基因不同的突变使黏多糖累积病 I 型又可分为 I－H 型（胡尔勒综合征，Hurler's syndrome）和 I－S 型（沙伊综合征，Scheie's syndrome），此为等位基因异质性。

随着研究的深入，将会发现更多的遗传性疾病是异质的。遗传异质性的发现，是我们对遗传病发病机制认识深化的结果。大部分遗传病都可能存在遗传异质性，这一点是临床医师应该予以重视的。

十、遗传早现与三核苷酸重复

有些遗传病，在世代传递过程中有发病年龄逐代提前，和病情症状逐代加剧的现象，被称为遗传早现（genetic anticipation）。

常染色体显性遗传的肌强直性营养不良（myotonic dystrophy）是最先被注意到有早现现象的病种，其临床症状有肌强直、肌肉虚弱与消瘦，患者面容显示上睑下垂、面肌虚弱，以及颌肌和胸锁乳突肌消瘦。肌强直性营养不良大多于青年或成年发病，也可发生于新生儿和幼童，但儿童患者症状更为严重，包括两侧面瘫和颌肌虚弱、肌张力减退、新生儿呼吸窘迫、喂食困难、畸形足、智力障碍等。该症家系常见祖父一代患者轻微受累，如仅有白内障；父母这一代患者呈现中度肌病；子女一代患者严重受累且有智力落后。发病年龄也是逐代提前。据 Penrose（1948）统计，亲代患者平均发病年龄 38 岁，子女患者平均发病年龄只有 15 岁，两代患者发病年龄提前 23 年。但是这样一种早现现象的机制多年来一直未能找到。有人认为这不是一种客观存在的生物学现象，而只是一种确认偏差或统计导致的人为现象。

但是随着医学遗传学的深入发展，早现现象一再被提到医学遗传学家们的面前。亨廷顿（Huntington）舞蹈病和脊髓小脑性共济失调（spinocerebellar ataxia）由父源传递则发病年龄提前。神经纤维瘤由母源传递则发病年龄提前。

Sherman 等（1985）对脆性 X 综合征作分离分析，发现该征存在无症状的男性携带者。子代中智力损害的外显率取决于他们母亲的表现型，如无症状男性脆性 X 突变携带者的母亲和女儿，她们子代得智力障碍的风险很不一样。这两组妇女，按照孟德尔-摩根遗传理论，她们的脆性 X 位点应该是完全相同的。Sherman（1985）揭示的事实被称为谢尔曼（Sherman）悖论（paradox），实际上是一种早现现象。20 世纪 90 年代之后，医学遗传学家们终于揭示了早现现象是来自于不稳定的 DNA 重复序列而造成的动态突变。

1991 年发现，脆性 X 综合征是由于 *FMR-1* 基因 5′不翻译区一个不稳定的$(CGG)_n$重复序列，其不稳定性在于$(CGG)_n$拷贝数的变化。通过女性传递时这个$(CGG)_n$重复序列通常会增加（也有减少的），而通过男性传递时通常维持原有重复拷贝数或有所减少。这意味着在脆性 X 家系中，没有两个个体在这个位点上会是完全相同的。而且在拷贝数较高时，这个重复序列在体细胞中是不稳定的，因此不同组织和一个组织的不同细胞在这个位点遗传上也不完全相同。这个不稳定的$(CGG)_n$重复序列扩展超过一定长度时就会导致临床症状，故既存在临床上正常的男性传递者，也在携带者女性的子代中存在受累男性。这个分子异常与表现型密切相关。

1991 年还发现脊髓延髓性肌萎缩（spinobulbar muscular atrophy），即肯迪尼病（Kennedy's disease），患者的雄激素受体基因有扩增的$(CAG)_n$重复序列。接着，1992 年又发现肌强直性营养不良基因 *DM-1* 也含有一个不稳定的$(CTG)_n$重复序列。这个$(CTG)_n$重复序列在传递过程中，其 CTG 拷贝数总是增加的，而这个拷贝数也与肌强直性营养不良的病情严重程度和发病年龄密切相关。这个重复序列作为一种蛋白质激酶 3′不翻译区而被转录。鉴于亨廷顿（Huntington）舞蹈病在父系传递时有明显的发病年龄提前的早现现象，Harper 等（1992）认为应该加以仔细研究。果然，1993 年 3 月发现亨廷顿（Huntington）舞蹈病患者有不稳定的$(CAG)_n$重复序列，序列重复次数与发病年龄明确相关，在青年型亨廷顿(Huntington)舞蹈病患者中检出最长的$(CAG)_n$重复序列。亨廷顿(Huntington)舞蹈病无疑为不稳定、可扩展的三核苷酸重复序列导致遗传早现现象提供了强有力的证据。目前已报道的不稳定突变有20余种，见表6-9。

表6-9 由三核苷酸重复导致的遗传病

疾病	重复序列	正常重复次数	病理重复次数	重复部位
亨廷顿舞蹈病(Huntington disease, HD)	CAG	9-35	36-100	Coding
肯尼迪病(Kennedy disease, SBMA)	CAG	13-30	40-62	Coding
脊髓小脑性共济失调1(Spinocerebellar ataxia 1, SCA1)	CAG	6-38	39-80	Coding
脊髓小脑性共济失调2(Spinocerebellar ataxia 2, SCA2)	CAG	16-30	36-52	Coding
神经系统亚速尔病(Machado-Joseph disease, MJD, SCA3)	CAG	14-40	60->85	Coding
脊髓小脑性共济失调6(Spinocerebellar ataxia 6, SCA6)	CAG	5-20	21-28	Coding
脊髓小脑性共济失调7(Spinocerebellar ataxia 7, SCA7)	CAG	7-19	37-220	Coding
脊髓小脑性共济失调17(Spinocerebellar ataxia 17, SCA17)	CAG	25-42	47-55	Coding
齿状核红核苍白球丘脑下部核萎缩(Dentatorubral-pallidoluysian atrophy, DRPLA)	CAG	7-23	49->75	Coding
脊髓小脑性共济失调8(Spinocerebellar ataxia 8, SCA8)	CTG	16-37	100->500	3′UTR
脊髓小脑性共济失调12(Spinocerebellar ataxia 12, SCA12)	CAG	9-45	55-78	5′UTR
肌强直性营养不良(Myotonia dystrophica type 1, DM1)	CTG	5-35	50-4000	3′UTR
脆性X位点A(Fragile X site A, FRAXA)	CGG	10-50	200-2000	5′UTR
费里德赖希共济失调(Friedreich ataxia, FA)	GAA	8-33	100-900	Intronic
脆性X位点E(Fragile X site E, FRAXE)	CCG	6-25	>200	Promoter
眼咽型肌萎缩(Oculopharyngeal muscular dystrophy)	GCG	6	8-13	Coding

十一、拟表型

拟表型(phenocopy)指在个体发育过程中，环境因素的作用，使个体产生一种症状与某一特定基因所产生的表现型十分相似，或者说由环境因素引起的疾病，模拟了由遗传决定的表现型。例如有些个体的基因型决定该个体骨骼脱钙而发生佝偻病，这是遗传性抗维生素D佝偻病(vitamin D-resistant rickets)。可是，如果食物中长期缺乏维生素D，也会引起佝偻病，症状相似，这就是表现型模拟现象。又如短肢畸形是一种遗传缺陷，但孕妇服用沙利度胺(反应停，thalidomide)也可引起短肢畸形。孕妇服用某些激素制剂和甲氨蝶呤也可引起胎儿畸形，都类似于遗传性疾病。其他如严重蛋白质缺乏引起的恶性营养不良(kwashiorkor)，患者可出现类似白化病的症状。当然，要区别由遗传因素引起的变化还是由环境因素引起的变化，有时是很困难的。

(倪萦音)

建议阅读文献

1. Ross CA, Tabrizi SJ. Huntington's disease: from molecular pathogenesis to clinical treatment. Lancet Neurol, 2011, 10(1): 83-98.
2. Kirk KL, Wang W. A unified view of cystic fibrosis transmembrane conductance regulator (CFTR) gating: combining the allosterism of a ligand-gated channel with the enzymatic activity of an ATP-binding cassette (ABC) transporter. J Biol Chem, 2011, 286(15): 12813-12819.
3. Jan de Beur SM, Levine MA. Molecular pathogenesis of hypophosphatemic rickets. J Clin Endocrinol Metab, 2002, 87(6): 2467-2473.
4. Nowak KJ, Davies KE. Duchenne muscular dystrophy and dystrophin: pathogenesis and opportunities for treatment. EMBO Rep, 2004, 5(9): 872-876.
5. Bennett RL, Steinhaus KA, Uhrich SB. Recommendations for standardized human pedigree nomenclature. Pedigree Standardization Task Force of the National Society of Genetic Counselors. Am J Hum Genet, 1995, 56(3): 745-752.
6. Rochette J, Le Gac G, Lassoued K, et al. Factors influencing disease phenotype and penetrance in HFE haemochromatosis. Hum Genet, 2010, 128(3): 233-248.
7. Agrelo R, Wutz A. X inactivation and disease. Semin Cell Dev Biol, 2010, 21(2): 194-200.
8. Biliya S, Bulla LA Jr. Genomic imprinting: the influence of differential methylation in the two sexes. Exp Biol Med (Maywood), 2010, 235(2): 139-147.
9. Wu XL, Gu MM, Huang L, et al. Multiple synostoses syndrome is due to a missense mutation in exon 2 of FGF9 gene. Am J Hum Genet, 2009, 85: 53-63.
10. Munoz-Sanjuan I, Bates GP. The importance of integrating basic and clinical research toward the development of new therapies for Huntington disease. J Clin Invest, 2011, 121(2): 476-483.

建议浏览网站

1. 人类孟德尔遗传数据库：http://omim.org/statistics/entry
2. 人类基因突变数据库：http://www.hgmd.org
3. 基因与健康网上版：http://www.ncbi.nlm.nih.gov/books/NBK22183
4. 中国罕见病网站：http://www.chinararedisease.cn
5. 家族健康史记录网站：http://familyhistory.hhs.gov

思 考 题

1. 请写出下列图中家系最可能的遗传方式，理由是什么？

(1)

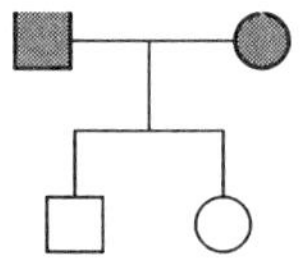

(2)

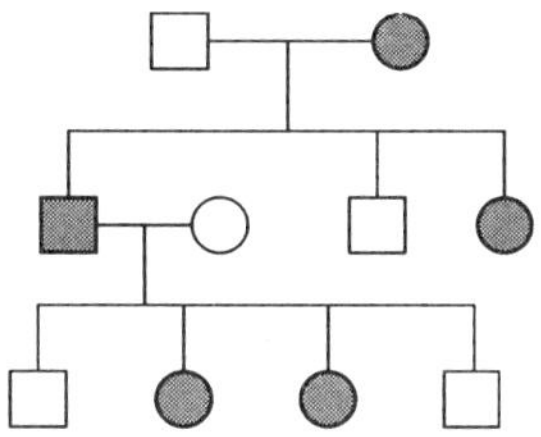

(3)

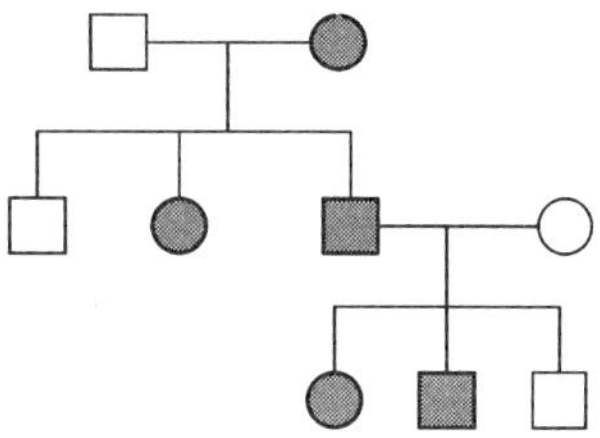

(4)

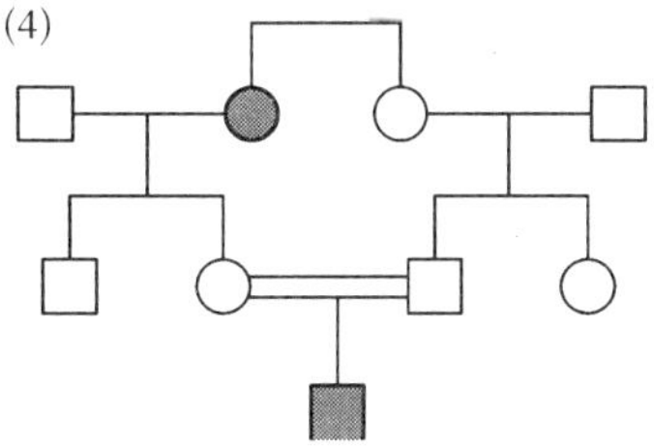

(5)

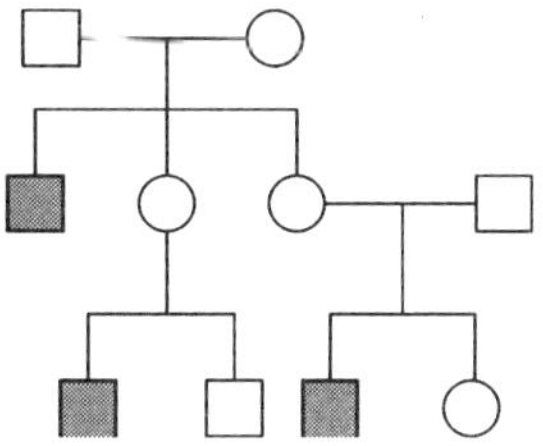

(6)

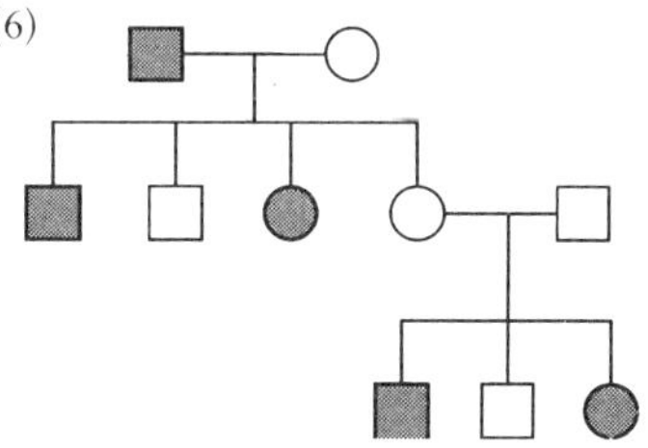

2. 请以肌强直性营养不良(myotonic dystrophy)为例,简述遗传早现的可能机制。

3. A. 试说明图中该家系最可能的遗传方式是什么。

B. 如Ⅳ5 和Ⅳ6 婚配,子代发病风险是多少?

C. 如Ⅳ2 和人群中正常男性婚配,子代风险是多少?

D. 如Ⅳ1 和Ⅳ2 婚配,子代风险又是多少?

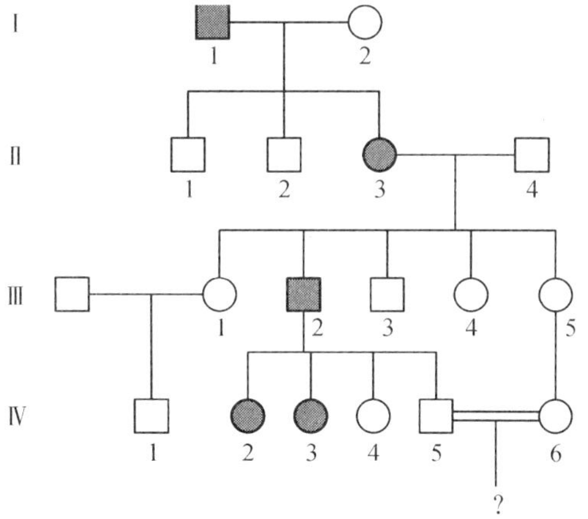

4. A. 思考题4 中图示,此家系最可能的遗传方式是什么?

B. 如Ⅱ1 和正常人婚配,子代发病风险是多少?

C. 如Ⅲ1 和Ⅲ2 婚配,子代风险是多少?

D. 如Ⅲ1 和Ⅲ3 婚配,子代风险是多少?

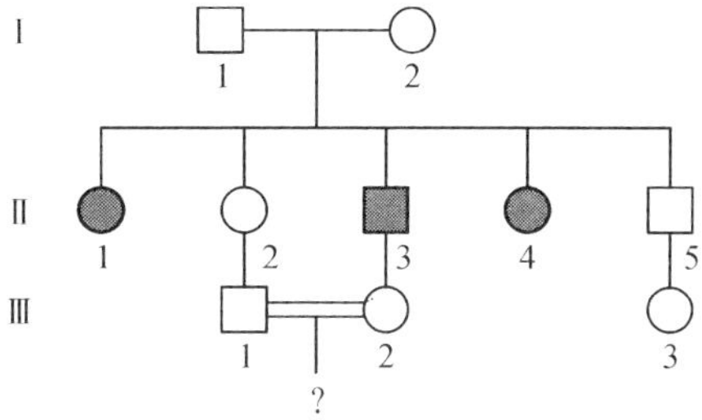

5. 半乳糖血症在某地区的杂合子频率约为1/100,在随机婚配情况下,每胎出生患者的概率是多少?若为姨表兄妹婚配,每胎出生患者的概率又是多少?据此,你可以得出什么结论?

英文阅读

Introduction

The broad spectrum of neurodegenerative diseases (NDDs) is characterized by the selective death of specific neuronal populations. Identification of the genes that cause the inherited forms of these diseases has led to a greater understanding of pathogenic mechanisms. Among the most common NDDs, the inherited forms are only a small subset of all cases, notable exceptions being spinal muscular atrophy, the spinocerebellar ataxias, and Huntington disease (HD). For instance, mutations in superoxide dismutase - 1 in amyotrophic lateral sclerosis, of 〈-synuclein or the leucine-rich repeat kinase-2 in Parkinson disease (PD), or of the amyloid precursor protein in Alzheimer disease (AD) account for just 1% ~5% of all cases in the general population. By contrast, although the prevalence of HD (5 ~ 10 per 100,000) is much lower than for PD or AD, the complete penetrance of the HD mutation makes this one of the most common inherited NDDs. HD is unique in that allele carriers can be identified prior to the development of clinically meaningful symptoms, making it a model for the development of disease-modifying therapies with the potential to influence similar strategies — from scientific and regulatory perspectives — for other NDDs with more heterogeneous etiologies. Given the monogenic nature of HD, its prevalence and penetrance, and the existence of worldwide clinical networks (http://www.euro-hd.net), we stress that HD is a disease for which this ambitious goal might be achieved.

HD is an autosomal dominant disease exclusively caused by the expansion of a CAG repeat in the huntingtin (*HTT*) gene, which encodes a stretch of polyglutamines at the amino terminus. Expansion length (>35 CAGs) is negatively correlated with age of onset of clinical symptoms and accounts for 60% - 70% of the variation. Clinically, HD is characterized by motor, cognitive, and psychiatric disturbances. These include deficits in movement control (chorea, dyskinesias), impairments in executive function, working memory, attention, impulsivity, loss of motivation and self care, emotional lability, and a high incidence of depressive disorders.

Traditionally, therapeutic approaches to HD have included compounds developed for psychiatric indications based on the affected neuronal circuitry: the frontal and motor corticostriatal circuits. None of these were initially developed for the treatment of HD. In this review we focus on the cellular and biological pathways affected by mutant HTT and the current status of associated drug discovery efforts. We also emphasize the need for further clinical research to validate existing hypotheses, which are mostly derived from animal studies and postmortem human tissues. It is generally accepted that most candidate therapeutics fail due to lack of efficacy in pivotal clinical studies. Leaving aside issues arising from inadequate clinical rating scales or trial design flaws, a simple explanation for this failure is that the pathogenic mechanistic hypotheses developed for a given indication, or the chosen intervention points within those mechanisms, the "targets", are incorrect. The critical question for both the basic and clinical research communities is how we can work together more effectively to better define targets to maximize success. In this context, success is defined as developing therapies to slow the progression of HD, leading to significantly improved quality of life and extended functional lifespan. Although an ambitious goal, a disease such as HD represents a unique opportunity in which true disease modification should be attainable.

HD is characterized by the progressive degeneration of a subset of neurons in the corpus striatum, populations of cortical pyramidal neurons in the motor, frontal, and occipital cortices, as well as neurons in other brain regions such as the hypothalamus. Current clinical diagnosis usually occurs in mid-life and is generally defined by the onset of motor symptoms. Intracellular inclusions of nuclear or neuropil HTT also contain other ubiquitinated proteins. Many of these neurological and neuropathological features are, perhaps surprisingly, associated with other NDDs of different molecular etiology. Traditionally, NDDs have been defined by the cardinal symptoms that arise from the affected circuitry; for instance, the executive, attention, and planning deficits manifest in HD can be linked to dysfunction of frontostriatal circuits. Since all HD patients share the same mutation, a treatment aimed at a mechanism proximal to HTT might benefit all patients; this is in contrast to AD or PD, in which only a minority of cases arise from well-known molecular alterations.

Identifying mutations causative for a given disease enables the development of genetic animal models; there are now many rodent models of HD, and sheep and primate models have been engineered more recently. The R6/2 mouse is the most widely used and expresses an N-terminal fragment of the HTT gene under the control of the human HTT promoter. The finding that a fragment of HTT was sufficient to cause HD-like symptoms, and that the progression was faster than in mice expressing full-length mHTT, supported the toxic fragment hypothesis. This theory postulates that the cleavage of HTT into N-terminal fragments is an early causative event in HD pathogenesis. Disease progression in the R6/2 mouse is rapid and recapitulates some of the pathological findings in postmortem HD tissues, including inclusion formation, some striatal and cortical neuronal death, ventricular enlargement, widespread white matter atrophy, and similar patterns of transcriptional dysregulation. Other full-length models of HD include knockin mouse models and transgenic YAC and BAC mice and rats. These differ in mHTT expression levels, length of the CAG repeat, age of phenotype onset, rate of disease progression, extent of neuronal death, and the robustness of behavioral (cognitive, psychiatric, and motor) disturbances. Most of the mechanistic hypotheses driving the field have been identified or explored within these rodent models.

Although molecular changes observed in HD seem to be well conserved, relatively minimal neuronal death occurs in rodents. Also, because frontal cortex anatomy is vastly different from rodents to primates, these models will likely only recapitulate some aspects of HD. Ideally, the clinical relevance of a particular intervention would be ascertained as rapidly as possible. In this regard, the main challenge in designing observational or exploratory interventional clinical studies is to gain insight into the exact nature of the deficits within complex biological mechanisms (in humans), which would support specific targets amenable to pharmacological intervention. It might only be possible to achieve this by "stressing" the system in a clinical context in order to uncover a statistically significant effect. For instance, an evaluation of energetic homeostatic responses (through direct measurements in muscle tissue) after an exercise stress paradigm might be necessary to uncover robust changes in energetic endpoints. To identify selective deficits that can be targeted therapeutically, an analysis of specific molecular alterations might only be possible through the use of peripheral tissues also affected in HD. Finally, to understand functional alterations in synaptic networks, or the involvement of specific neurotransmitter pathways, stressors might be applied to uncover these deficits prior to overt clinical symptoms. Clinically available drugs such as sub-anesthetic doses of ketamine to probe the NMDA receptor system might be used to investigate the effects in cognition in HD patients. These specific approaches, coupled with imaging technologies, can be informative of specific alterations in HD.

In developing disease-modifying strategies, it is important to understand the link between initial pathogenesis related to mHTT function and compensatory mechanisms that develop over the extended disease course. For this reason, the importance of conducting longitudinal studies in pre-manifest individuals cannot be overemphasized. Most published clinical studies involve manifest HD patients (who may be on multiple psychiatric medications), are cross-sectional, and typically have a sample population that is too small to draw significant conclusions. The continued support of physicians and individuals at risk is required to better understand the emergence of early HD-related changes and their correlation with onset and progression of clinically relevant symptoms. To achieve this, two studies — PREDICT-HD and TRACK-HD — are evaluating disease symptom progression in important clinical domains, as well as circuitry changes at and prior to clinical diagnosis. Similarly, developing optimal symptomatic therapies will also require an understanding of the heterogeneity in the manifestation and timing of symptoms.

第七章

多基因遗传病

除了人类单基因遗传性状或遗传病外,人类的许多性状、疾病或畸形,是受多对基因及多种环境因素控制的,这类疾病被称为多基因遗传性状或疾病(polygenic inheritance trait or diseases)、多因子遗传性状或疾病(multifactorial inheritance trait or diseases)或复杂性状或疾病(complex trait or diseases)。身高、肤色、智力、血压、性格等,属于多基因遗传性状;精神分裂症、哮喘、原发性高血压、糖尿病、冠心病、消化性溃疡、风湿性关节炎和癫痫等,属多基因遗传病;唇裂、腭裂、脊柱裂、无脑儿、先天性心脏病等,为与多基因遗传性状或疾病相关的先天畸形。

第一节　多基因遗传的阈值模型

多基因遗传的理论基础,是此类疾病或性状受许多对微效基因(minor gene)控制,这些微效基因彼此之间没有显性与隐性之分,是共显性的,而且相互间不存在连锁关系,但微效基因之间存在累加效应,一旦累加数超过一定限度就可能引发疾病。此外,目前的研究认为在多基因遗传中,除了微效基因外,可能存在一些起主要作用的所谓"主基因"(major gene),主基因对了解多基因遗传病的发生、诊断、治疗和预防很有帮助。下面讨论质量性状和数量性状的一些规律,以说明多基因遗传的阈值模型。

一、质量性状与数量性状

多基因遗传性状或疾病与单基因遗传性状或疾病有所不同,后者由一对基因所决定,因此,其基因型和表型之间的相互关系比较直截了当,往往可以分出具有某性状(受累)和不具有某性状(未受累)两种不同类型,即当该性状可以被检测时,这一性状的变异在群体中呈不连续分布,可以明显地分为 2 ~ 3 群,所以单基因遗传的性状也称质量性状(qualitative character)。例如正常人血浆中苯丙氨酸羟化酶(phenylalanine hydroxylase, PAH)的活性为100%,杂合子携带者的PAH活性为正常人的45% ~50%,苯丙酮尿症患者的PAH活性仅为正常人的0 ~5%。实际上,正常人、携带者和患者的PAH活性分别决定于基因型PP、Pp、pp,若将此性状的变异作图,则可以看到三个峰(图7-1)。

多基因遗传性状的变异在群体中的分布是连续的,只有一个峰,即平均值。不同个体间

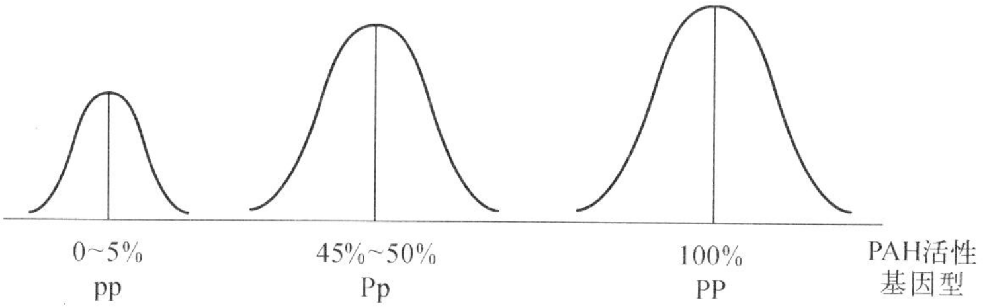

图 7－1　质量性状变异分布图

的差异只是量的变异,因此又称为数量性状(quantitative character)。例如,人的身高、智能、血压等。如果随机调查任何一个群体的身高,则极矮或极高的个体只占少数,大部分个体接近平均身高,而且呈现由矮向高逐渐过渡的走向,将此身高变异分布绘成曲线,往往得到正态分布的曲线(图 7－2)。

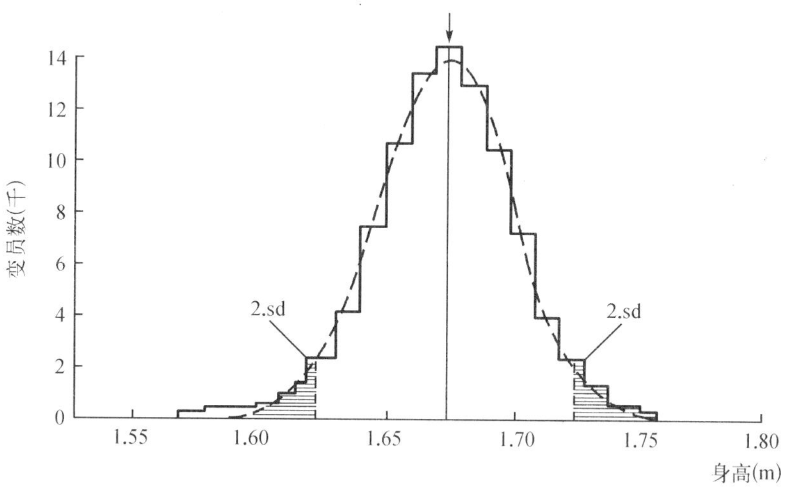

图 7－2　数量性状(人身高)变异分布图

二、数量性状的多基因遗传

人的血压高低是一种多基因遗传性状,由许多对数目不详、作用微小的等显性基因所决定。那么这些基因是如何决定人的血压的呢?假设有三对非连锁的基因控制人类的血压,它们分别是 A^1 和 A^2、B^1 和 B^2、C^1 和 C^2,频率都是 0.5。这三对基因中 A^2、B^2、C^2 较之 A^1、B^1、C^1 对血压的升高有增强作用,因此基因型 $A^1A^1B^1B^1C^1C^1$ 的个体血压较低,基因型 $A^2A^2B^2B^2C^2C^2$ 的个体血压较高,介于两者之间个体血压的高低取决于 A^1、B^1、C^1 和 A^2、B^2、C^2 基因的组合。人群中这三对非连锁基因按分离律和自由组合律,可产生 8 种精子或卵细胞。精卵随机结合共产生 64 种基因型,其中包括 27 种不同的基因组合。按基因型中血压高低基因的数目分组,可分成 7 组:即 6^10^2(表示 6 个基因标号都是 1,没有标号 2 的等位基因)、5^11^2、4^12^2、3^13^2、2^14^2、1^15^2、0^16^2,它们的频数分布是 1、6、15、20、15、6、1(表 7－1)。把以上由 3 对基因产生的 7 组基因型组合频数分布 1、6、15、20、15、6、1 作成柱形图,以横坐标为组合类别,纵坐标为频数,各柱形顶端连接成一线,即获得一条趋近于正态分布的曲线(图 7－3)。

表 7－1　三对非连锁基因的组合格局及其频率

标号基因数	基因组合格局	血压等级	频　率
$6^1 0^2$	$A^1A^1B^1B^1C^1C^1$	0	1/64
$5^1 1^2$	$A^1A^2B^1B^1C^1C^1$, $A^1A^1B^1B^2C^1C^1$ $A^1A^1B^1B^1C^1C^2$	Ⅰ	6/64
$4^1 2^2$	$A^2A^2B^1B^1C^1C^1$, $A^1A^1B^2B^2C^1C^1$ $A^1A^1B^1B^1C^2C^2$, $A^1A^2B^1B^2C^1C^1$ $A^1A^2B^1B^1C^1C^2$, $A^1A^1B^1B^2C^1C^2$	Ⅱ	15/64
$3^1 3^2$	$A^1A^2B^1B^2C^1C^2$, $A^1A^1B^1B^2C^2C^2$ $A^1A^2B^1B^1C^2C^2$, $A^1A^1B^2B^2C^1C^2$ $A^1A^2B^2B^2C^1C^1$, $A^2A^2B^1B^1C^1C^2$ $A^2A^2B^1B^2C^1C^1$	Ⅲ	20/64
$2^1 4^2$	$A^2A^2B^2B^2C^1C^1$, $A^1A^1B^2B^2C^2C^2$ $A^2A^2B^1B^1C^2C^2$, $A^1A^2B^1B^2C^2C^2$ $A^1A^2B^2B^2C^1C^2$, $A^2A^2B^1B^2C^1C^2$	Ⅳ	15/64
$1^1 5^2$	$A^1A^2B^2B^2C^2C^2$, $A^2A^2B^1B^2C^2C^2$ $A^2A^2B^2B^2C^1C^2$	Ⅴ	6/64
$0^1 6^2$	$A^2A^2B^2B^2C^2C^2$	Ⅵ	1/64

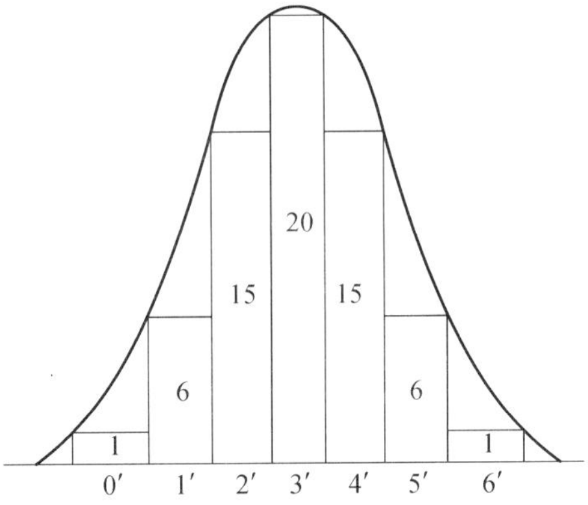

图 7－3　子一代血压变异分布图

实际上，基因的剂量等级，构成人群中不同程度的血压高低，该剂量等级可由二项式分布的概率密度函数公式（伯努利分布，Bernouilli distribution）求得：

$$P_n^x = [n! \div x!(n-x)!]\, p^x q^{n-x}$$

式中，n 代表每个人得到的基因总数，在血压这个例子中基因总数 n 为 6。x 为每个人得到标号 1 基因的数目，(n－x) 代表每个人得到标号 2 基因的数目。标号 1 基因的频率 p = 0.5，标号 2 基因的频率 q = 0.5，所得各项组合的分布概率即与表 7－1 所示相同。其相应的系数即是 1、6、15、20、15、6、1。

假如血压由 5 对基因所决定，其基因的剂量等级更多，相应的频数也更多。按照伯努利分布（Bernouilli distribution），它们为 1、10、45、120、210、120、45、10、1。将这些频数作成柱形图，就得到一条更为光滑、更接近于正态分布的曲线。如果有 5 对以上基因与血压有关，那么组合类别就更多，组间的差异就更小，就越趋近于连续的正态分布。

人的血压高低除受遗传因素影响外，还受多种环境因素的影响，如饮食结构、工作或学习压力、心情好坏等。如将这些环境因素随机组合，同样可连成一条接近正态分布的曲线。

如果将决定人类血压的遗传因素和环境因素组合起来，将得到一条光滑的正态分布曲线。多基因遗传性状或疾病如同血压一样均受多个致病基因及多种环境因素的影响，将这些因素叠加起来也能绘制成相关性状或疾病的正态分布曲线。这就是多基因遗传病或性状表现型数量级差频数分布的一种阈值模型。

三、易患性和发病阈值

在多基因遗传病中，由遗传素质或多个致病基因决定一个个体得多基因遗传病的风险，称为易感性(susceptibility)，带有多个致病基因，但尚未发病的人群，则称为易感人群。而由遗传素质和环境因素共同决定一个个体得多基因遗传病的风险，称为易患性(liability)。

研究发现，多基因遗传病易患性也呈正态分布，即大部分个体的疾病易患性接近平均值，易患性很低和很高的个体很少。当一个个体的易患性超过多基因遗传病发病的最低限度时就会患病，这一易患性的最低限度称为发病阈值(disease threshold)。通过发病阈值可将连续分布的易患性分成两部分，其中一部分是正常群体，另一部分是患病群体。

一个个体的易患性高低无法测量，但一个群体的易患性平均值可以从该群体的发病率做出估计。利用正态分布平均值与标准差的已知关系，可由发病率估计群体的发病阈值与易患性平均值之间的距离(标准差)。多基因遗传病易患性正态分布曲线下的面积代表总人群，发病阈值线右侧尾部面积代表发病率，阈值线左侧为表型正常人群(图7-4)。一般来说，多基因遗传病发病阈值线离易患性均数越远，发病率就越低；反之，发病阈值线离易患性均数越近，发病率就越高。

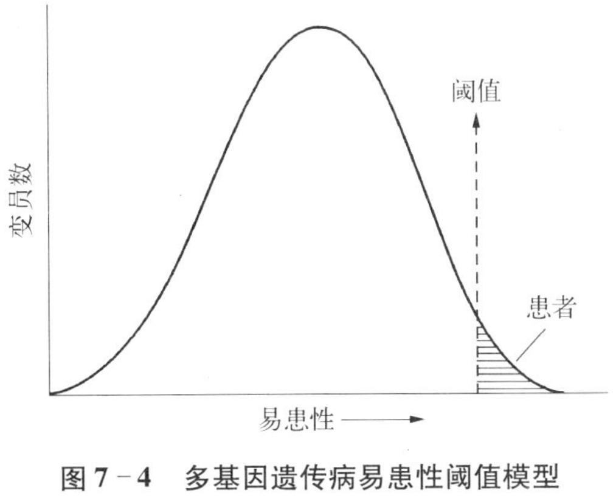

图7-4　多基因遗传病易患性阈值模型

四、遗传度的计算

在多基因遗传病中，遗传因素和环境因素都起一定的作用。其中，由遗传因素即致病基因,在决定相关疾病表现型中所起的作用大小被称为遗传度或遗传力(heritability)。遗传度一般用百分率(%)表示。一种多基因遗传病如果完全由遗传因素决定,则遗传度为100%,这种情况主要见于单基因遗传病。如果遗传度在70%~80%,就表明遗传因素在决定易患性变异和发病中起着重要作用;相反,遗传度在30%~40%,则表明遗传因素作用较小,而环境因素作用较大。遗传度的表示符号为H或h^2。H为广义遗传度,表示全部遗传组分在决定变量上所起的作用,用公式表示则为:

$$H = V_G / V_P = (V_D + V_A) / V_P,\ V_P = V_E + V_G$$

其中,V_E为环境方差,V_G为遗传方差,V_P为表型方差,V_D为显性效应方差,V_A为加性方差。h^2为狭义遗传度,表示仅有加性基因所起的作用,用公式表示为:

$$h^2 = V_A / V_P$$

通常以h^2表示遗传度。常用于计算遗传度的方法有两种。

(一) Falconer 公式

Falconer公式(1965)是根据先证者亲属的发病率与遗传度有关而建立的。患者一级亲属的发病率与遗传度有关。一级亲属发病率越高,表明遗传度越大,故可通过调查患者一级亲属发病率(q_r)和总人群发病率(q_g)来估计遗传度。根据数量性状遗传规律,患者易患性和患者亲属易患性呈显性相关,它们的回归系数(b)即为回归的斜率(图7-5)。由此,Falconer提出从回归系数(b)和亲缘系数(k)计算遗传度的公式,即:

$$h^2 = b/k,\ 其中\ b = (X_g - X_r)/a_g$$

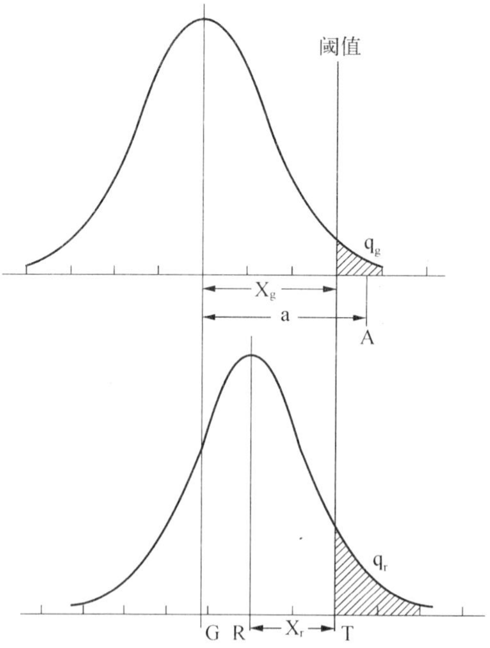

注:G为总人群平均易患性;A为总人群中患者(先证者)的平均易患性;R为患者一级亲属的平均易患性;T为易患性阈值;q_g为总人群发病率;q_r为患者一级亲属发病率;X_g为总人群平均易患性距离阈值的标准差数;X_r为患者一级亲属平均易患性距离阈值的标准差数;a为患者平均易患性距离总人群平均易患性的标准差数。

图7-5 总人群和患者一级亲属易患性分布的比较

例如,某群体先天性房间隔缺损的发病率(q_g)为0.1%。调查该群体100个患者的家系，患者一级亲属（双亲、同胞、子女）共669人，其中该病患者22人，即患者一级亲属发病率（q_r）为3.3%。查正态分布X值与a值表（表7－2）得X_g、X_r和a_g值，代入公式得：

$$b=(X_g-X_r)/a_g=(3.090-1.838)/3.367=0.372$$

因此，　　$h^2=b/k=0.372/0.5=0.744$

这说明某群体中先天性房间隔缺损的遗传度达74.4%，即遗传因素在该病的发生中起着重要作用。

如果不知道某种多基因遗传病的群体发病率，也可以用对照组亲属的发病率（q_c）来估计遗传度，其估计公式为：

$$h^2=b/k,b=p(X_c-X_r)/a_c$$

其中$p=1-q_c$，X_c是对照组亲属平均易患性（R_c）距离阈值（T）的标准差数。这样只要调查得到对照组亲属发病率（q_c）和患者亲属发病率（q_r），就可用以上公式估计遗传度。

表7－2　正态分布的 *X* 和 *a* 值表

q%	X	a	q%	X	a	q%	X	a	q%	X	a	q%	X	a
0.01	3.719	3.960	0.33	2.716	3.021	0.65	2.484	2.808	0.97	2.338	2.676	1.29	2.229	2.578
0.02	3.540	3.790	0.34	2.706	3.012	0.66	2.478	2.803	0.98	2.334	2.672	1.30	2.226	2.575
0.03	3.432	3.687	0.35	2.697	3.003	0.67	2.473	2.798	0.99	2.330	2.669	1.31	2.223	2.572
0.04	3.353	3.613	0.36	2.687	2.994	0.68	2.468	2.793	1.00	2.326	2.665	1.32	2.220	2.570
0.05	3.291	3.554	0.37	2.678	2.986	0.69	2.462	2.798	1.01	2.323	2.662	1.33	2.217	2.567
0.06	3.239	3.507	0.38	2.669	2.978	0.70	2.457	2.784	1.02	2.319	2.658	1.34	2.214	2.564
0.07	3.195	3.464	0.39	2.661	2.969	0.71	2.452	2.779	1.03	2.315	2.655	1.35	2.211	2.562
0.08	3.156	3.429	0.40	2.652	2.962	0.72	2.447	2.775	1.04	2.312	2.652	1.36	2.209	2.559
0.09	3.121	3.397	0.41	2.644	2.954	0.73	2.442	2.770	1.05	2.308	2.649	1.37	2.206	2.557
0.10	3.090	3.367	0.42	2.636	2.947	0.74	2.437	2.766	1.06	2.304	2.645	1.38	2.203	2.554
0.11	3.062	3.341	0.43	2.628	2.939	0.75	2.432	2.761	1.07	2.301	2.642	1.39	2.200	2.552
0.12	3.036	3.317	0.44	2.620	2.932	0.76	2.428	2.757	1.08	2.297	2.639	1.40	2.197	2.549
0.13	3.012	3.294	0.45	2.612	2.925	0.77	2.423	2.753	1.09	2.294	2.636	1.41	2.194	2.547
0.14	2.989	3.273	0.46	2.605	2.918	0.78	2.418	2.748	1.10	2.290	2.633	1.42	2.192	2.544
0.15	2.968	3.258	0.47	2.597	2.911	0.79	2.414	2.744	1.11	2.287	2.630	1.43	2.189	2.542
0.16	2.948	3.234	0.48	2.590	2.905	0.80	2.409	2.740	1.12	2.283	2.627	1.44	2.186	2.539
0.17	2.929	3.217	0.49	2.583	2.898	0.81	2.404	2.736	1.13	2.280	2.624	1.45	2.183	2.537
0.18	2.911	3.201	0.50	2.576	2.892	0.82	2.400	2.732	1.14	2.277	2.621	1.46	2.181	2.534
0.19	2.894	3.185	0.51	2.569	2.886	0.83	2.395	2.728	1.15	2.273	2.618	1.47	2.178	2.532
0.20	2.878	3.170	0.52	2.562	2.880	0.84	2.391	2.724	1.16	2.270	2.616	1.48	2.175	2.529
0.21	2.863	3.156	0.53	2.556	2.873	0.85	2.387	2.720	1.17	2.267	2.612	1.49	2.173	2.527
0.22	2.848	3.142	0.54	2.549	2.868	0.86	2.382	2.716	1.18	2.264	2.609	1.50	2.170	2.525
0.23	2.843	3.129	0.55	2.543	2.862	0.87	2.378	2.712	1.19	2.260	2.606	1.51	2.167	2.522
0.24	2.820	3.117	0.56	2.536	2.856	0.88	2.374	2.708	1.20	2.257	2.603	1.52	2.165	2.520
0.25	2.807	3.104	0.57	2.530	2.850	0.89	2.370	2.704	1.21	2.254	2.600	1.53	2.162	2.518
0.26	2.794	3.093	0.58	2.524	2.845	0.90	2.366	2.701	1.22	2.251	2.597	1.54	2.160	2.515
0.27	2.782	3.081	0.59	2.518	2.839	0.91	2.361	2.697	1.23	2.248	2.594	1.55	2.157	2.513
0.28	2.770	3.070	0.60	2.512	2.834	0.92	2.357	2.693	1.24	2.244	2.591	1.56	2.155	2.511
0.29	2.759	3.060	0.61	2.506	2.829	0.93	2.353	2.690	1.25	2.241	2.589	1.57	2.152	2.508
0.30	2.748	3.050	0.62	2.501	2.823	0.94	2.349	2.686	1.26	2.238	2.586	1.58	2.149	2.506
0.31	2.737	3.040	0.63	2.495	2.818	0.95	2.346	2.683	1.27	2.235	2.583	1.59	2.147	2.504
0.32	2.727	3.030	0.64	2.489	2.813	0.96	2.342	2.679	1.28	2.232	2.580	1.60	2.144	2.502

（续表）

q%	X	a	q%	X	a	q%	X	a	q%	X	a	q%	X	a
1.61	2.142	2.499	3.3	1.838	2.231	8.5	1.372	1.831	13.7	1.094	1.601	18.9	0.882	1.431
1.62	2.139	2.497	3.4	1.825	2.219	8.6	1.366	1.825	13.8	1.089	1.597	19.0	0.878	1.428
1.63	2.137	2.495	3.5	1.812	2.208	8.7	1.359	1.820	13.9	1.085	1.593	19.1	0.874	1.425
1.64	2.135	2.493	3.6	1.799	2.197	8.8	1.353	1.815	14.0	1.080	1.590	19.2	0.871	1.422
1.65	2.132	2.491	3.7	1.787	2.186	8.9	1.347	1.810	14.1	1.076	1.586	19.3	0.867	1.420
1.66	2.130	2.489	3.8	1.774	2.175	9.0	1.341	1.804	14.2	1.071	1.583	19.4	0.863	1.417
1.67	2.127	2.486	3.9	1.762	2.165	9.1	1.335	1.799	14.3	1.067	1.579	19.5	0.860	1.414
1.68	2.125	2.484	4.0	1.751	2.154	9.2	1.329	1.794	14.4	1.063	1.575	19.6	0.856	1.411
1.69	2.122	2.482	4.1	1.739	2.144	9.3	1.323	1.789	14.5	1.058	1.572	19.7	0.852	1.408
1.70	2.120	2.480	4.2	1.728	2.135	9.4	1.317	1.784	14.6	1.054	1.568	19.8	0.849	1.405
1.71	2.116	2.476	4.3	1.717	2.125	9.5	1.311	1.779	14.7	1.049	1.565	19.9	0.845	1.403
1.72	2.113	2.474	4.4	1.706	2.116	9.6	1.305	1.774	14.8	1.045	1.561	20.0	0.842	1.400
1.73	2.110	2.471	4.5	1.695	2.106	9.7	1.299	1.769	14.9	1.041	1.558	20.1	0.838	1.397
1.74	2.108	2.469	4.6	1.685	2.097	9.8	1.239	1.765	15.0	1.036	1.554	20.2	0.834	1.394
1.75	2.108	2.470	4.7	1.675	2.088	9.9	1.287	1.760	15.1	1.032	1.551	20.3	0.831	1.391
1.76	2.106	2.467	4.8	1.665	2.080	10.0	1.282	1.755	15.2	1.028	1.548	20.4	0.827	1.389
1.77	2.104	2.465	4.9	1.655	2.071	10.1	1.276	1.750	15.3	1.024	1.544	20.5	0.824	1.386
1.78	2.101	2.463	5.0	1.645	2.063	10.2	1.270	1.746	15.4	1.019	1.541	20.6	0.820	1.383
1.79	2.099	2.461	5.1	1.635	2.054	10.3	1.265	1.741	15.5	1.015	1.537	20.7	0.817	1.381
1.80	2.097	2.459	5.2	1.626	2.046	10.4	1.259	1.736	15.6	1.011	1.534	20.8	0.813	1.378
1.81	2.095	2.457	5.3	1.616	2.038	10.5	1.254	1.732	15.7	1.007	1.531	20.9	0.810	1.375
1.82	2.092	2.455	5.4	1.607	2.030	10.6	1.248	1.727	15.8	1.003	1.527	21.0	0.806	1.372
1.83	2.090	2.453	5.5	1.598	2.023	10.7	1.243	1.723	15.9	0.999	1.524	22.0	0.772	1.346
1.84	2.088	2.451	5.6	1.589	2.015	10.8	1.237	1.718	16.0	0.994	1.521	23.0	0.739	1.320
1.85	2.086	2.449	5.7	1.580	2.007	10.9	1.232	1.714	16.1	0.990	1.517	24.0	0.706	1.295
1.86	2.084	2.447	5.8	1.572	2.000	11.0	1.227	1.709	16.2	0.986	1.514	25.0	0.674	1.271
1.87	2.081	2.445	5.9	1.565	1.993	11.1	1.221	1.705	16.3	0.982	1.511	26.0	0.643	1.248
1.88	2.079	2.444	6.0	1.555	1.985	11.2	1.216	1.701	16.4	0.978	1.508	27.0	0.613	1.225
1.89	2.077	2.442	6.1	1.546	1.978	11.3	1.211	1.696	16.5	0.974	1.504	28.0	0.583	1.202
1.90	2.075	2.440	6.2	1.538	1.971	11.4	1.206	1.692	16.6	0.970	1.501	29.0	0.553	1.180
1.91	2.073	2.438	6.3	1.530	1.964	11.5	1.200	1.688	16.7	0.966	1.498	30.0	0.524	1.159
1.92	2.071	2.436	6.4	1.522	1.957	11.6	1.195	1.684	16.8	0.962	1.495	31.0	0.496	1.138
1.93	2.068	2.434	6.5	1.514	1.951	11.7	1.190	1.679	16.9	0.958	1.492	32.0	0.468	1.118
1.94	2.066	2.432	6.6	1.506	1.944	11.8	1.185	1.675	17.0	0.954	1.489	33.0	0.440	1.097
1.95	2.064	2.430	6.7	1.499	1.937	11.9	1.180	1.671	17.1	0.950	1.485	34.0	0.412	1.075
1.96	2.062	2.428	6.8	1.491	1.931	12.0	1.175	1.667	17.2	0.946	1.482	35.0	0.385	1.058
1.97	2.060	2.426	6.9	1.483	1.924	12.1	1.170	1.663	17.3	0.942	1.479	36.0	0.358	1.039
1.98	2.058	2.425	7.0	1.476	1.918	12.2	1.165	1.659	17.4	0.938	1.476	37.0	0.332	1.020
1.99	2.056	2.423	7.1	1.468	1.912	12.3	1.160	1.655	17.5	0.935	1.473	38.0	0.305	1.002
2.0	2.054	2.421	7.2	1.461	1.906	12.4	1.155	1.651	17.6	0.931	1.470	39.0	0.279	0.984
2.1	2.034	2.403	7.3	1.454	1.899	12.5	1.150	1.647	17.7	0.927	1.467	40.0	0.253	0.966
2.2	2.014	2.386	7.4	1.447	1.893	12.6	1.146	1.643	17.8	0.923	1.464	41.0	0.228	0.948
2.3	1.995	2.369	7.5	1.440	1.887	12.7	1.141	1.639	17.9	0.919	1.461	42.0	0.202	0.931
2.4	1.977	2.353	7.6	1.433	1.881	12.8	1.136	1.635	18.0	0.915	1.458	43.0	0.176	0.913
2.5	1.960	2.338	7.7	1.426	1.876	12.9	1.131	1.631	18.1	0.912	1.455	44.0	0.151	0.896
2.6	1.943	2.323	7.8	1.419	1.870	13.0	1.126	1.627	18.2	0.908	1.452	45.0	0.126	0.880
2.7	1.927	2.309	7.9	1.412	1.864	13.1	1.122	1.623	18.3	0.904	1.449	46.0	0.100	0.863
2.8	1.911	2.295	8.0	1.405	1.858	13.2	1.117	1.620	18.4	0.900	1.446	47.0	0.075	0.846
2.9	1.896	2.281	8.1	1.398	1.853	13.3	1.112	1.616	18.5	0.896	1.443	48.0	0.050	0.830
3.0	1.881	2.268	8.2	1.392	1.847	13.4	1.108	1.612	18.6	0.893	1.440	49.0	0.025	0.814
3.1	1.866	2.255	8.3	1.385	1.842	13.5	1.103	1.608	18.7	0.889	1.437	50.0	0.000	0.798
3.2	1.852	2.243	8.4	1.379	1.836	13.6	1.098	1.606	18.8	0.885	1.434			

例如，调查肾结石患者一级亲属1 437人，发病36人，其发病率$q_r=0.025$；又调查126名籍贯、年龄和性别均与患者相匹配的对照者一级亲属1 473名，其中发病6人，发病率$q_c=0.004$。$p=1-q=0.996$。分别查表得X_r、X_c和a_c。那么根据公式：

$$b=p(X_c-X_r)/a_c=0.996(2.652-1.960)/2.962\doteq0.233$$

$$h^2=b/k=0.233/0.5=0.466$$

结果表明肾结石的遗传度是46.6%，表明遗传因素在该病发病中的作用不如环境因素大。

（二）Holzinger公式

Holzinger公式（1929）是根据遗传度越高的疾病，同卵双生的患病一致率与异卵双生患病一致率相差越大而建立的。

所谓单卵双生（monozygotic twin）是指由一个受精卵形成的两个双生子，他们的遗传基础相同，生长发育环境则可能存在差异；二卵双生（dizygotic twin）是指由两个受精卵形成的两个双生子，他们的遗传基础不同（其差异程度与一般同胞间相同），生长发育环境也可能存在差异。所谓患病一致率是指双生子中一个患某种疾病，另一个也患同样疾病的频率。用下列公式估计遗传度H：

$$H=\frac{\text{单卵双生一致率}-\text{二卵双生一致率}}{1-\text{二卵双生一致率}}$$

例如，躁狂抑郁性精神病，是一种躁狂与抑郁交替出现的两极性精神病，调查患该病的单卵双生子15对，一致率67%；二卵双生子40对，一致率5%。

代入公式得：

$$H=(0.67-0.05)/(1-0.05)=0.652\,6$$

结果表明躁狂抑郁性精神病的遗传度为65.26%，说明遗传因素在该病发病中所起的作用较环境因素大。

一些受控于多基因遗传的常见病和先天畸形的遗传度见表7－3。

表7－3 常见多基因遗传病的群体患病率、患者一级亲属患病率、性别比和遗传度

疾病	一般群体患病率(%)	患者一级亲属患病率(%)	男/女	遗传度(%)
原发性高血压	4～8	20～30	1	62
哮喘	4	20	0.8	80
消化性溃疡	4	8	1	37
冠心病	2.5	7	1.5	65
精神分裂症	1.0	10	1	80
糖尿病(早发型)	0.2	2～5	1	75
脊柱裂	0.3	4	0.8	60
无脑儿	0.2	2	0.4	60
唇裂±腭裂	0.17	4	1.6	76
腭裂	0.04	2	0.7	76
先天性畸形足	0.1	3	2.0	68
先天性髋关节脱位	0.07	4	0.2	70

（续表）

疾　　病	一般群体患病率（%）	患者一级亲属患病率（%）	男/女	遗传度（%）
先天性幽门狭窄	0.3	男先证者 2 女先证者 10	5.0	75
先天性巨结肠	0.02	男先证者 2 女先证者 8	4.0	80
强直性脊椎炎	0.2	男先证者 7 女先证者 2	0.2	70

值得注意的是，遗传度估计值是从特定人群患病率中得到的，不适宜拓展到其他人群和其他环境。另外，遗传度是群体统计量，对某一个体毫无意义。

第二节　多基因病的遗传特点和再显风险的估计

一、多基因遗传病的遗传特点

归纳起来，多基因遗传病存在以下特点：① 发病与性别无关，大部分多基因遗传病在两性之间不存在显著性差异；② 受多对易感基因所控制，这些基因一般均为显性基因，分布在不同的染色体上或同一条染色体的不同区段，相互之间不存在连锁关系；③ 除少数主基因的作用稍大些外，大部分易感基因的作用很微小，但同类易感基因的作用可相互累加；④ 为数量性状变异，群体中正常性状的变异呈连续的正态分布格局，疾病易患性变异符合正态分布阈值模型；⑤ 在世代的传递中不符合孟德尔遗传规律，亲属中存在回归现象，亲属中发病成员数、疾病严重程度等都会影响再显危险率；⑥ 同卵双生的一致率高于异卵双生的一致率，近亲婚配能提高子代的再显危险率；⑦ 受环境因素影响明显，常作为疾病的诱发因素；⑧ 一般群体发病率为 0.1% ~1.0%，一级亲属发病率为 1.0% ~10.0%。

二、再显风险的估计

（一）亲属发病率与亲缘级数成反比

多基因遗传病有明显的家族聚集倾向，患者亲属发病率高于群体发病率，但亲属发病率会随着与先证者亲缘关系级数的递增而剧减，向群体发病率靠拢。患者一级亲属易患性分布明显右移，一级亲属发病率远高于群体发病率。随着亲属关系越来越远，易患性分布逐渐向着群体易患性分布回归，亲属中的发病率也将接近于群体发病率。假定易患性变异完全取决于遗传因素，即遗传度为100%，一级亲属的易患性平均值将介于群体易患性平均值和患者易患性平均值之间。二级亲属易患性平均值将介于一级亲属易患性平均值与群体易患性平均值之间的1/2处；三级亲属的易患性平均值将介于二级亲属易患性平均值与群体易患性平均值之间的1/2处。随着亲属级数递增（即亲缘关系越来越远），他们的发病率也相应降低。

（二）一级亲属发病率接近群体发病率的开方

当多基因遗传病的群体发病率为0.1%～1%，遗传度为70%～80%时，患者一级亲属的发病率（q_r）接近群体发病率（q_g）的开方，即 $q_r = \sqrt{q_g}$（Edwards 公式，1960）。遗传度低于70%～80%时，患者一级亲属的发病率低于群体发病率的开方值；高于70%～80%时，一级亲属发病率高于群体发病率的开方值。

因此，有了群体患病率和遗传度，即可对患者一级亲属患病率做出适当估计（图7－6）。

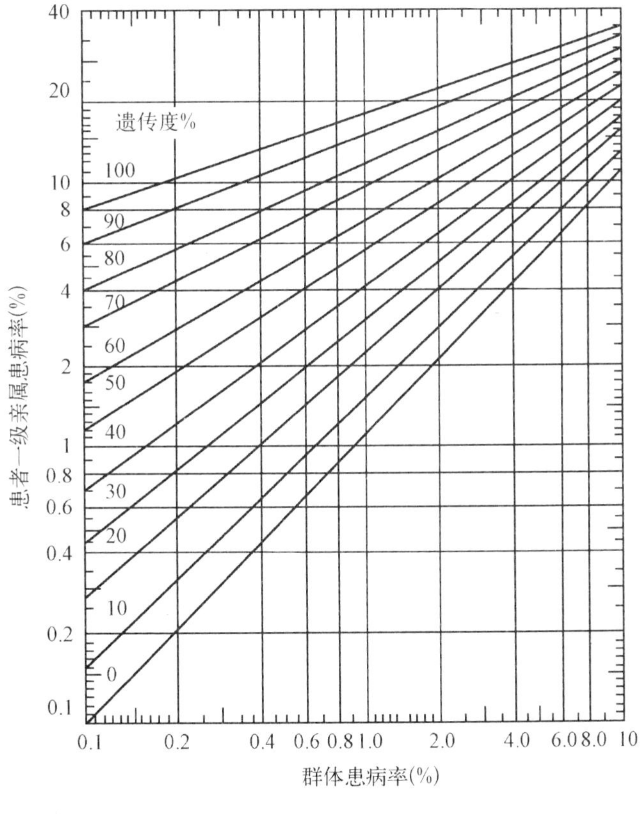

图7－6　群体中患病率、遗传度与患者一级亲属患病率的关系

图7－6显示了群体患病率、遗传度和患者一级亲属患病率之间的相互关系，可以从中估计多基因病的发病风险率。例如，无脑畸形和脊柱裂的患病率为0.38%，在图中横轴上查出0.38之点，作一垂直线与纵轴平行，已知此病的遗传度为60%，从图中找出遗传度60%的斜线，把它和0.38的垂直线相交点作一横线在纵轴上的一点近于4，即表明该病的一级亲属患病率接近4%。

（三）亲属中患者人数越多再显风险越高

在多基因遗传病中，当一个家庭中患病人数愈多，则亲属再发病风险愈高。例如，一对夫妇表型正常，但头胎出生了一个唇裂患者以后，再次生育时患唇裂的风险为4%；如果他们又生了第二个唇裂患者，第三胎生育唇裂风险则上升到10%。说明这一对夫妇带有更多能导致唇裂的致病基因，他们虽然未发病，但他们的易患性更接近发病阈值，因而造成其一级亲属再发病风险增高（表7－4）。这一点与单基因病遗传不相同，因为在单基因遗传病中的双亲基因组成已固定，并严格按孟德尔遗传规律遗传，故其后代患病概率不因为已生出几个患者而改变其原有的1/2或1/4发病风险。

表7－4 多基因病再发病风险估计［史密斯（Smith）表格］

双亲患者数		0			1			2		
		再发病风险率%								
一般群体患病率（%）	遗传度（%）	同胞患者数 0	1	2	同胞患者数 0	1	2	同胞患者数 0	1	2
1.0	100	1	7	14	11	24	34	63	65	67
	80	1	8	14	8	18	28	41	47	52
	50	1	4	8	4	9	15	15	21	26
0.1	100	0.1	4	11	5	16	26	62	63	64
	80	0.1	3	10	4	14	23	60	61	62
	50	0.1	1	3	1	3	9	7	11	15

（四）患病亲属的病情越重再显风险越高

多基因遗传病发病的遗传基础是微效基因，故有共显累加效应。在多基因遗传病中如果患者病情严重，证明其易患性远远超过发病阈值，而带有更多的易感基因，与病情较轻的患者相比，其父母所带有的易感基因也多，易患性更接近阈值。因此，再次生育时其后代再发风险也相应增高。例如，一侧唇裂的患者，其同胞的再发风险为2.46%；一侧唇裂加腭裂的患者，其同胞的再发风险为4.21%；双侧唇裂加腭裂的患者，其同胞的再发风险为5.74%。这一点也不同于单基因遗传病。在单基因遗传病中，不论病情的轻重如何，一般不影响其再发病风险率，仍为1/2或1/4。

（五）阈值高的性别一旦发病再显风险增高

在某种多基因遗传病的发病上存在性别差异时，表明不同性别的发病阈值是不同的。群体中患病率较低，但阈值较高性别的先证者，其亲属再发病风险相对增高；相反，群体中患病率相对高，但阈值较低性别的先证者，其亲属再发病风险相对较低。这种情况称为卡特效应（Carter effect）。例如，人群中先天幽门狭窄男性患病率为0.5%，女性患病率为0.1%，男性比女性患病率高5倍，则男性先证者后代中儿子患病率为5.5%，女儿的患病率是2.4%；而女性先证者后代中儿子患病率高达19.4%，女儿患病率达到7.3%。该结果说明，女性先证者比男性先证者带有更多的易感基因。图7－7显示如果女性患者比例增加时，群体的易患性会增加而右移。

综上所述，在估计多基因遗传病再发风险时，必须全面考虑上述各种情况，以及有关资料进行具体分析，才能做出切合实际的结论。

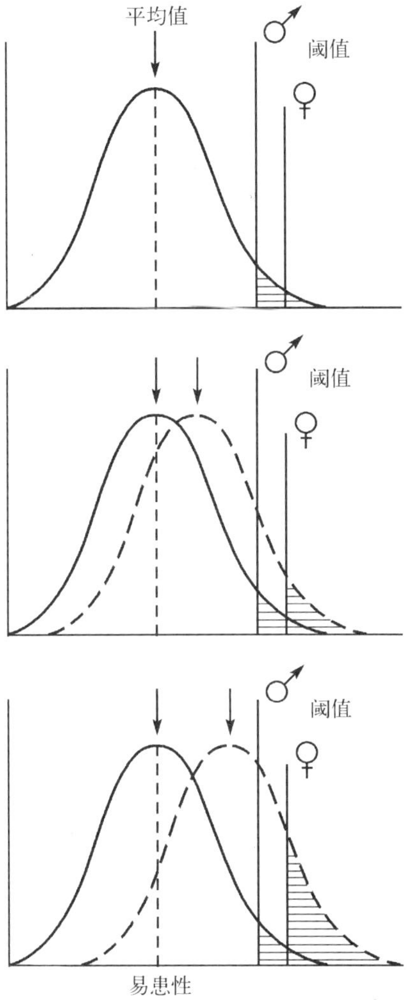

图 7－7　群体中先天幽门狭窄发病阈值有性别差异的易患性分布图

第三节　多基因遗传病的研究方法

随着人类基因组计划（Human genome project，HGP）和人类基因组单体型图计划（The international haplotype map project，HapMap）的相继完成，多基因遗传病易感基因的定位，以及发病机制的研究，逐步成为医学遗传病领域的研究热点。新的研究方法和统计软件不断问世，使一度困扰研究人员的难题得到初步解决，并在糖尿病、高血压、哮喘、精神分裂症，以及自身免疫性疾病的易感基因定位方面取得了飞速发展。

一、多基因遗传病基因定位的策略

多基因遗传病由于不遵循孟德尔遗传规律，且存在很强的遗传异质性，还受到拟表型、不完全外显、环境因素与遗传因素之间的交互作用，以及多位点多基因的影响，因此不宜照搬单基因遗传病基因定位的策略。目前，用于多基因遗传病易感基因定位的策略，主要有候选基因法、全基因组扫描法和定位候选克隆法等。

（一）候选基因法

将可能与某个多基因遗传病相关的一组已知基因作为候选基因，通过采集样本、进行连锁分析和关联分析，以确定候选基因与某一疾病之间的相关性及连锁关系。候选基因法的基本步骤为：① 根据多基因遗传病可能的生化机制，从已知基因中选出一组候选基因作为研究对象；② 将候选基因座位的遗传标记与某个多基因遗传病进行连锁分析，确定该候选基因座位是否与该遗传病相连锁；③ 筛查与该遗传病存在连锁关系的候选基因突变类型，并比较突变类型在疾病人群与正常人群之间的频率差异是否具有显著性；④ 基因多态性与疾病之间的关联研究；⑤ 进行该疾病相关基因的功能研究，以阐明候选基因突变的致病机制。

候选基因法针对性强、方法较简单。但如果疾病相关基因的功能未知时，就不会将其选为候选基因，降低了基因定位的效率；即使知道了某一候选基因与多基因遗传病之间存在连锁关系，也不能排除其他相关基因在该候选基因附近的可能性；此外，候选基因法在选择对象时也存在着盲目性。

（二）全基因组扫描法

人类基因组中存在着大量可变数量的高度串联重复序列，如微卫星 DNA 多态性（MS）和单核苷酸多态性（SNP）。它们具有种类多、分布广、多态性和杂合度高、易用 PCR 扩增等特点，已成为全基因组扫描和定位易感基因最常用的遗传标记。目前，多色荧光标记的微卫星 DNA 引物已经商品化，采用这些引物进行 PCR 扩增，将扩增产物在 DNA 自动测序仪上进行毛细管电泳，并采用基因组扫描和分型软件对电泳结果进行图像及数据处理，计算出各个微卫星位点上的等位基因大小和频率。一般用 400 对覆盖整个基因组的微卫星引物，选择数个大家系或由 300 多个患者同胞对组成的样本进行连锁分析，就有可能将某一多基因遗传病的易感基因定位到染色体的某一区带上，分辨率可达 10 cM。进一步用该区域内的 DNA 遗传标记进行精细定位，就有可能将范围缩小到 1 cM 以内，以便直接进行 DNA 测序，分离并克隆出某种多基因遗传病的易感基因。

（三）定位候选克隆法

目前，人类结构基因组计划已经完成，人类基因组中约 25 000 个基因在染色体上的位置已被初步确定。因此，通过全基因组扫描得到紧密连锁位点后，就可从基因组数据库中查出该定位区段内的所有基因，并从中选择有关基因进行基因突变分析，以确定多基因遗传病的易感基因。

（四）动物模型用于易感基因的功能研究

建立动物模型，通过动物模型的分析，就有可能找出模式生物与人类相近的病理生理变化，以及控制这些变化的遗传基础。目前，常用的动物模型主要有小鼠、果蝇、斑马鱼等。

二、易感基因定位的分析方法

在对多基因遗传病进行易感基因定位时，常采用连锁分析法和关联分析法作数据处理，以确定遗传标记与疾病之间是否存在连锁或关联关系。

（一）连锁分析法

连锁分析（linkage analysis），是证实多基因遗传病是否与 MS 或 SNP 标记存在连锁关系的较有效和准确的方法。其基本原理是：如果染色体上存在一个或数个多基因遗传病的易感基因或致病基因，那么就可以通过染色体上已知位点的遗传标记，与疾病易感基因之间存在的连锁关系，进行基因定位。如果分离分析结果提示多基因遗传病存在主基因效应，那么就可以采用统计学方法判断易感基因是否与遗传标记之间存在连锁关系。根据是否设置参数，连锁分析，又分为参数连锁分析和非参数连锁分析两种。

1. *参数连锁分析法* 参数连锁分析是在经典连锁分析法基础上发展起来的。经典连锁分析要求遗传病符合孟德尔遗传模式，且外显率完全，因此适用于单基因遗传病。多基因遗传病的主基因也呈孟德尔遗传，且外显率往往在 90% 以上，因此可在设置参数的基础上进行连锁分析。连锁分析法包括直接法或家系分析法、Bernstein 统计法、Fisher 法、最大似然法和对数优势记分法。其中多基因遗传病常用对数优势记分法。

2. *非参数连锁分析法* 非参数连锁分析法是一种在分析前不需要设定遗传模式，不需设定参数的连锁分析方法。与参数连锁分析方法相比，在进行多基因遗传病的连锁分析时具有较广的适用性。然而应该看到，非参数连锁分析法也是建立在可能遗传模式基础之上的，因此只能归在半参数分析法中。在具体分析时，尤其要考虑相关疾病的遗传异质性，以及相对危险率等问题。

（二）全基因组关联研究和连锁不平衡

在第四章第五节中，已介绍了全基因组关联研究（GWAS）的原理、操作流程及实际应用，已被证明 GWAS 是研究复杂疾病和性状遗传易感变异的一种有效手段。所谓关联研究是基于“常见疾病，常见变异（common disease, common variant）”的假设，其基本原理是：在一定人群中选择病例组和对照组，比较全基因组范围内所有 SNP 位点的等位基因或者基因型频率，在病例组与对照组间的差异。如果某个 SNP 位点的等位基因或基因型在病例组中出现的频率明显高于或低于对照组，则认为该位点与疾病间存在关联性。然后，根据该位点在基因组中的位置和连锁不平衡关系，推测可能的疾病易感基因。近年来飞速发展的基因分型技术、不断完善的统计学方法和统计分析软件，已为 GWAS 的开展提供了技术上的保障。

连锁不平衡（likage disequilibrium），是在人群中某些特定的单倍型，因一些与之相应的位点紧密连锁，致相应的等位基因发生共分离的现象，从而使这些单倍型在人群中出现频率升高，高于这些单倍型中各等位基因随机组合的频率。连锁不平衡现象的发生可能与以下因素有关：① 与人口“瓶颈现象”有关的新突变；② 不同人群之间的混杂；③ 自然选择；④ 遗传漂变等。连锁不平衡分析，相对于连锁分析而言，更易找到遗传效应较弱的基因，因此更适合于多基因遗传病的基因定位。但在实际应用时，需要较低的易感基因突变率，而且遗传标记位点与致病基因位点之间遗传距离较近，否则会受到重组和交换等因素的影响。

第四节　多基因遗传病举例

下面举三个例子，说明多基因遗传病遗传学研究的现状与进展。

一、糖尿病易感基因的研究

糖尿病(diabetes mellitus, DM)，是一种常见多发的与遗传因素有关的复杂性疾病。其患病人数正随着人民生活水平提高、人口老化、生活方式改变，以及诊断技术的进步而迅速增加。欧美人群糖尿病患病率达2%～3%，我国已上升到3.1%(1996)，2009年糖尿病国际论坛最新数据显示，我国城市人口中成年人糖尿病患病率已达9.7%。根据国际糖尿病联盟(IDF)预测，目前全球有糖尿病患者2.33亿，且以每年新发患者700万的速度剧增，预测到2025年将上升到3.8亿。在发达国家糖尿病是继心血管疾病和肿瘤的第三大非传染性疾病，糖尿病已成为世界上第五位死亡主因，成为严重威胁人类健康的全球性公共卫生问题。国际上通用的糖尿病分类标准是采用世界卫生组织(WHO)糖尿病专家委员会，1999年提出的病因学分型标准：①1型糖尿病；②2型糖尿病；③特殊类型糖尿病；④妊娠期糖尿病。在所有糖尿病患者中，2型糖尿病患者占90%～95%。目前对1型糖尿病和2型糖尿病易感基因的研究比较深入。

(一)1型糖尿病易感基因的研究

1型糖尿病是由于机体免疫系统破坏胰岛β细胞，导致胰岛素产生受阻所引起的一种多基因遗传病。免疫遗传学研究发现，定位于6p21.3的人类白细胞抗原(HLA)系统与1型糖尿病易感基因密切相关。采用基因组扫描和受累同胞对分析发现，以下与1型糖尿病相关的易感基因(见表7-5)，其中*IDDM*1、*IDDM*2、*IDDM*4、*IDDM*5、*IDDM*12等基因较肯定。

表7-5　已发现的*T1DM*易感基因

易感基因	位　点	标　记	LOD值	参考文献
*IDDM*1	6p21.3	HLA DQB1, DRB1	65.8	Davies(1994), Cox(2001)
*IDDM*2	11p15.5	*INS VNTR*	4.28	Cox(2001), Bennett(1995)
*IDDM*3	15q26.2	D10S107	2.5	Field(1994)
*IDDM*4	11q13.3	*FGF*3	3.4	Davies(1994)
*IDDM*5	6q25.1	ESR1, D6S476-D6S473	4.5	Luo(1996)
*IDDM*6	18q21.2	D18S487	1.1	Davies(1994)
*IDDM*7	2q31	D2S152	2.6	Cox(2001)
*IDDM*8	6q27	D6S264	5.0	Luo(1996)
*IDDM*9	3q21	D3S1576	2.4	Mein(1998)
*IDDM*10	10p11	D10S193	4.7	Mein(1998)
*IDDM*11	14q24.3	D14S67	4.6	Corder(2001), Field(1996)
*IDDM*12	2q33	CTLA4	3.57	Nistico(1996)
*IDDM*13	2q34	D2S164-D2S137	3.35	Morahan(1996)
*IDDM*15	6q21	D6S283	6.2	Delepine(1997)

（续表）

易感基因	位　点	标　记	LOD 值	参考文献
*IDDM*17	10q25	D10S554	4.9	Verge(1998)
*IDDM*18	5q33	IL12B	—	Morahan(2001)
未命名	1q42	D12S1617	3.3	Concannon(1998)
未命名	14q13.1	D14S70	2.0	Mein(1998)
未命名	16q23.1	D16S515	3.9	Cox(2001)

运用 GWAS 分析方法，进一步又发现了与 1 型糖尿病发病相关的 40 多个易感基因。其中，被三项以上研究证实，有比较肯定结论的 1 型糖尿病易感基因有 12 个，如 1p13.2(*PTPN*22)、2q24.2(*IFIH*1)、2q33.2(*CTLA*4)、6p21.32(*MHC*)、6q15(*BACH*2)、10p15.1(*PRKCQ* - *IL2RA*)、11p15.5(*INS*)、12p13.31、12q13.2(*ERBB*3)、12q24.13(*C12orf*30、*SH2B3/LNK*)、16p13.13(*KIAA*0350)、18p11.21(*PTPN*2)。

（二）2 型糖尿病的易感基因研究

2 型糖尿病的发病涉及胰岛 β 细胞数目减少，胰岛素分泌缺陷和/或终末器官对胰岛素产生抗性。2 型糖尿病占据糖尿病群体的大多数(95%)，其发病也与易感基因密切相关。2006 年，冰岛的一个遗传研究机构 deCODE 采用关联研究方法，发现了 *TCF7L2* 基因与 2 型糖尿病的发病密切相关。此后，该结果至少在 20 个不同人种和遗传背景的人群中得到验证，结果的一致性表明 *TCF7L2* 基因为普遍存在的 2 型糖尿病易感基因。2007 年，对 2 型糖尿病的易感基因研究取得了重大进展，在进行了一系列 2 型糖尿病的 GWAS 数据的合作和共享中，共计新发现 8 个 2 型糖尿病的易感位点，即 *CDKN2A/CDKN2B*、*CDKAL*1、*IGF2BP*2、*AHI1* - *LOC*441171、*EXT2* - *ALX*4、*IDE* - *KIF11* - *HHEX* 和 *SLC30A*8。迄今为止，各国科学家已经应用 GWAS 先后开展了 20 余项搜寻 2 型糖尿病的易感基因研究，共发现 40 余个 2 型糖尿病的易感基因/位点。

二、精神分裂症易感基因的研究

精神分裂症(schizophrenia，SZ)(OMIM181500)，是一种常见的病因未明的精神疾病，患病率约为 1%，多起病于青壮年，在临床上通常分为单纯型、青春型、紧张型、偏执型及未分型。精神分裂症具有特征性的思维、知觉、情感与行为等方面的障碍，一般无智能与意识障碍。

（一）候选基因法寻找精神分裂症的易感基因

寻找精神分裂症的候选基因法，包括功能候选基因和位置候选基因两种。

1. *功能候选基因*　经典途径就是选择与精神分裂症发病机制相关的神经生化通路上的基因。目前研究最多的是 5 -羟色胺 2A(*5* - *HT2A*)受体基因，该基因包含第 1 外显子上的一个单核苷酸多态性(SNP)102(T→C)。该 SNP 被称为“静态多态性”，因为它不导致氨基酸变异。而新近报道发现精神分裂症患者的 C 等位基因表达较高，这表明 102(T→C)多态性可能也有功能效应。另一项荟萃分析则支持多巴胺 D3 受体(*DRD*3)基因多态性 Ser9Gly 与精神分裂症相关。此外，有越来越多的证据提示，谷氨酸功能失调与精神分裂症有关，如，研究发现亲离子型谷氨酸受体红藻氨酸 3(*GRIK*3)基因含有 928(T→G)多态性，它可导致

Ser310Ala 突变。还有一项研究提示,1q21－q22 区域内的调节性 G 蛋白信号 4(*RGS*4)基因与精神分裂症有关。

2. 位置候选基因 研究主要集中在 5 个基因:① 位于 8p 的 *Neuregulin－1*(*NRG*1)基因;② 位于 13q34 的 *G72* 基因;③ 位于 6p24－21 的 *Dysbindin* 基因;④ 位于 22q11 上的脯氨酸脱氢酶 2(*PRODH*2)基因;⑤ 位于 22q11 上的儿茶酚氧位甲基转移酶(*COMT*)基因。

(二)全基因组扫描法寻找精神分裂症的易感基因

全基因组扫描发现,至少在 17 个染色体区域上可能存在与精神分裂症相连锁的遗传标记。它们分别位于 22q12.3、22q11.2、22q11－q13、1q41.2、18p、15q15、14q32.3、13q34、13q32、12q24、11q14－q21、1q21－q22、10q22.3、8p21、6q13－q26、6p22.3、5q11.2－q13.3。从现有的研究结果可见,全基因组扫描所发现的阳性结果很少得到其他实验室重复,即使得到某些实验室重复,结果也未达到显著性水平。因此,现有研究离真正揭示该病的遗传机制尚有相当距离。

(三)全基因组关联分析寻找精神分裂症的易感基因

采用 GWAS 技术已发现的精神分裂症易感基因包括:*CSF2RA*、*IL3RA*、*RELN*、*CCDC*60、*BUCS*1、*ZNF804A*、*SLCO6A*1、*HLA－DQA1*、*PTBP*2、*ANK*3、*MSRA*、*PARD*3、*ACNA1C*、*TSPAN18* 等数十种。我国研究人员在该领域也取得了显著的成果,其中一项研究证明 6p21－p22.1 和 11p11.2 两个区域的多个基因位点与汉族人群精神分裂症的发生有显著关联,这与之前的很多研究结论是一致的。而另一项研究证实,在 8p12 (rs16887244) 和 1q24.2 (rs10489202)两个位点上的基因突变与精神分裂症的发生也有显著的联系。

三、支气管哮喘易感基因的研究

支气管哮喘(bronchial asthma),是一种常见的呼吸道慢性炎症性疾病,群体发病率在 0.3%～17%,其临床表现是:以嗜酸粒细胞为主的炎性细胞在气道内浸润,伴有气道上皮细胞脱落,以及通气功能障碍。近 20 年来,通过基因组扫描、候选基因技术和连锁分析等方法,确认支气管哮喘是一种复杂的多基因病,有家族聚集性的特点。它的发生、发展,由宿主遗传易感性和环境暴露相互作用所决定。研究表明多个染色体上的基因与支气管哮喘相关,主要集中在 5q、6p、11q、12q、14q、19q 等。

对支气管哮喘的研究表明,过敏性哮喘与特应性体质有密切关系。特应性体质者的 IgE 高亲合力受体基因($Fc\varepsilon R_I-B$)经与遗传标志 D11S917 连锁分析,定位于 11q13;对一过敏性哮喘的大家系用遗传标志 D11S533 作连锁分析,Lod 记分 >1,其易感主基因可能定位于 11q13～q13.4。位于 14q11.12 的 T 细胞受体 λ 链基因(*TCQ*2)区中有调节 IgE 反应的基因,也可能与支气管哮喘有关;另外气道高反应性是支气管哮喘的一个标志,并是影响力很大的危险因素,β_2 肾上腺素受体 *ADRB*2 基因第 16 位和第 27 位发生突变,与支气管哮喘的一些临床特征有关,包括在气道高反应性,1998 年 Damato 在高度同质人群中对 *ADRB*2 进行研究发现,16 位 G1y 和 27 位 Gln,以及 ADRB2 单位型与气道高反应性相关,在校正了如特异性和总 IgE 水平的潜在混杂后,这一相关仍然存在。在我国福建省诏安县,渔民的近亲婚配群体中,过敏性哮喘的发病率高达 5.6%,这是一个很好的遗传学研究背景,进一步分析可能确认出哮喘致病基因。

采用全基因组关联分析技术已发现哮喘的易感基因有，位于17q12的*ORMDL3*、位于6p21.32的*HLA-DQ*、位于9p24.1的*IL33*、位于2q12.1的*IL18R1*、位于15q22.33的*SMAD3*、位于17q21.1的*GSDMA*、位于22q12.3的*IL2RB*、位于15q22.2的*RORA*、位于17q12的*GSDMB*等。

（陈　燕）

建议阅读文献

1. Lander ES, Schork NJ. Genetic dissection of complex traits. Science, 1994, 265: 2037-2048.
2. Moore JH, Ritchie, MD. The challenges of whole-genome approaches to common diseases. JAMA, 2004, 291: 1642-1643.
3. Shi Y, Li Z, Xu Q, Wang T, et al. Common variants on 8p12 and 1q24.2 confer risk of schizophrenia. Nat Genet. 2011, 43(12): 1224-1227.
4. 韩建文，张学军. 全基因组关联研究现状. 遗传，2011，33(1)：25-35.
5. International HapMap Consortium, Frazer KA, Ballinger DG, et al. A second generation human haplotype map of over 3.1 million SNPs. Nature, 2007, 449, 851-861.
6. Laitinen T, Polvi A, Rydman P, et al. Characterization of a common susceptibility locus for asthma-related traits. Science, 2004, 304(5668): 300-304.

建议浏览网站

1. 美国全基因组关联研究网站：http://www.genome.gov/gwastudies
2. 美国国立健康研究院 GWAS 网站：http://gwas.nih.gov
3. 精神分裂症遗传学网站：http://www.schizophrenia.com/research/hereditygen.htm
4. 国际人类基因组单体型图计划(The International HapMap Project)：http://hapmap.ncbi.nlm.nih.gov

思考题

1. 简述易感性、易患性、发病阈值和遗传度的概念。
2. 多基因遗传病有哪些遗传特点？
3. 某种疾病群体发病率为0.17%，现调查75名患者的亲属，他们的发病情况如下：

患者亲属	人数	发患者数
父母	150	5
同胞	238	8
子女	37	5

（1）问此症是单基因遗传病？还是多基因遗传病？理由是什么？

（2）如果是多基因遗传病，请计算此病的遗传度。

4. 多基因遗传病与线粒体基因病有哪些主要区别？
5. 多基因遗传病与单基因遗传病有哪些主要区别？
6. 多基因遗传病易感基因定位的常用策略与方法。

英文阅读

The Challenges of Whole-genome Approaches to Common Diseases

Recent technological advances may soon enable the study of hundreds of thousands of human single-nucleotide polymorphisms (SNPs) at the population level. Because strategies for analyzing these data have not kept pace with the laboratory methods that generate the data, however, it is unlikely that these advances will immediately lead to an improved understanding of the genetic contribution to common human diseases. In addition, the underlying genetics of common diseases such as sporadic breast cancer or essential hypertension are far more complex than that of rare mendelian diseases such as cystic fibrosis and sickle cell anemia. As a result, several important technical challenges will need to be overcome to identify susceptibility genes that can be used to improve the prevention, diagnosis, and treatment of common diseases. These challenges include developing statistical methods to analyze genetic data, selecting appropriate genetic variables, and interpreting interactions between individual genes.

Although specific DNA sequence variations have been linked to a variety of rare diseases, they have not been as informative for predicting the onset of more common conditions. This difference is illustrated when comparing familial (rare) and sporadic (common) forms of breast cancer. Women with a strong family history for breast cancer, for example, can be tested for specific mutations in the BRCA1 and BRCA2 genes, which result in 50% chance of developing the disease. The risk for sporadic breast cancer, however, cannot adequately be predicted by DNA sequence variations alone. Similar to other common diseases, the underlying genetic etiology of sporadic breast cancer probably involves many genes, each of which influences susceptibility primarily through nonadditive interactions with other genes (termed "epistasis") and with environmental factors. It is possible that interactions between genes are ubiquitous in the underlying etiology of most common diseases, given the complex molecular interactions that occur during biological processes such as transcription, translation, and signal transduction. Knowledge about DNA sequence variations from many different genes, in the context of environmental exposure, may thus be necessary to apply genetic information to human health. This problem suggests several challenges in identifying susceptibility genes from the entire human genome.

First, powerful statistical and computational methods will need to be developed to model the relationship between combinations of SNPs and disease susceptibility. Due to the large number of potential genotypes, analyzing SNP combinations is a far more difficult task than assessing each SNP individually. The difficulty increases exponentially with the number of SNPs under consideration. For example, while a single SNP with 3 genotypes has only 3 categories, 2 SNPs with 3 genotypes will have 9 possible 2-locus genotype combinations. With 3 SNPs, the number of combinations increases to 27. As the number of possible combinations increases, it may become impossible to recruit enough subjects into epidemiological studies to represent every possible genotypic combination. This problem has been referred to as the "curse of dimensionality."

This limitation may be partially addressed with statistical and modeling approaches. Traditional parametric statistical approaches (ie, methods that compute estimates of population parameters) such as logistic regression do not deal with the dimensionality problem very effectively and are thus not well suited to detecting and characterizing gene-gene interactions. This is due to the inaccuracy of parameter estimates when there are too many variables in relation to the amount of data. By contrast, nonparametric "data-mining" methods usually do not require a prespecified statistical hypothesis and thus are better suited to search for trends or patterns in high-dimensional data sets. Although data-mining techniques such as multifactor dimensionality reduction (MDR) and neural networks may be more powerful than parametric statistical approaches, they have their own limitations. Neural network models, for example, can be very difficult to interpret and their results may not be intuitive. Furthermore, data-mining approaches may be influenced by chance patterns in data, which can result in false-positive results.

A second challenge is the selection of genetic variables that should be included for analysis. If complex interactions between genes explain most of the heritability of common diseases, then combinations of SNPs will need to be evaluated from a list of hundreds of thousands of candidates. When single, functional polymorphisms each have a statistically detectable independent effect, each polymorphism can be evaluated individually for an association with disease, followed by an analysis of gene-gene interactions that considers only those polymorphisms. This greatly reduces the number of potential combinations of variables that must be examined. When SNPs do not have independent effects, however, it is impossible for most current computer technologies to analyze the resulting astronomical number of possible combinations. For instance, if 300 000 SNPs have been measured at a density of 1 SNP every 10 kilobases (kb), and if 10 statistical evaluations can be computed each second, then evaluation of each individual SNP would require 30 000 seconds (ie, 8.3 hours) of computer time. Exhaustive evaluation of the approximately 4×10^{10} pairwise combinations of SNPs would require 1286 years. Although it might be possible for a large supercomputer to complete these computations in a reasonable amount of time, an exhaustive search of all combinations of 3 or 4 SNPs would not be possible even if every computer in the world were simultaneously working on the problem.

One alternative approach would be to prioritize polymorphism evaluation based on knowledge of biological function. Estrogen metabolism genes, for example, could be given higher priority in analyses of sporadic breast cancer because estradiol is a known risk factor. This approach would likely become more effective as each gene becomes better annotated with functional information. There are currently no gene-gene interaction models that incorporate this type of information.

A third challenge is the interpretation of gene-gene interaction models. Although a statistical model can be used to identify genetic variants that confer risk for disease, this approach cannot be translated into specific prevention and treatment strategies without interpreting the results in the context of human biology. For example, a model of 4 SNPs (each with 3 genotypes) would have 81 possible genotype combinations. Most biochemical analyses, however, cannot evaluate more than 2 factors at once. While only a few experiments may be necessary to evaluate the effect of a single polymorphism on enzyme activity in a pathway, at least 81 experiments would be needed to evaluate the effects of 4 polymorphisms with 81 four-locus genotypes. This may be prohibitively time-consuming and expensive. Biological interpretation of a 4-locus model, for example, might require creating and characterizing 81 different transgenic mouse lines instead of 3 for each genotype at a single locus.

There are 3 general strategies to attribute biological meaning to gene-gene interaction models. The first is to assess the biological plausibility of the statistical model in light of current knowledge about the underlying biochemistry of the system. Such interpretations, of course, may be influenced by a current lack of knowledge about certain biological processes. A second strategy involves perturbing an experimental system in an effort to reproduce the results of the genetic model. It is not uncommon, however, for the results of studies of animal models to disagree with those obtained from human studies. A third strategy involves computer simulations to generate models of hypothetical biochemical systems that are consistent with a given gene-gene interaction model.

The ultimate utility of whole-genome association studies for improving the prevention, diagnosis, and treatment of common human diseases will depend largely on the development of innovative strategies for overcoming the modeling, variable selection, and interpretation challenges outlined above. Although MDR and neural network strategies represent a first step in the development of methods for detecting gene-gene interactions, it is unlikely that any single approach will be uniformly most powerful. Instead, an optimal modeling strategy will most likely involve the search for consistent trends across several different methods. The next step would then be to address challenges relating to variable selection and biological interpretation. Such research will likely involve the multidisciplinary expertise of statisticians, computer scientists, engineers, geneticists, biochemists, and clinicians.

第八章

群体遗传

群体遗传学(population genetics),是人类遗传学的一个分支,它研究基因在人群中的行为。群体遗传学的研究对象是遗传变异,主要研究群体中基因的分布,以及逐代传递中影响基因频率和基因型频率的因素。所谓群体或种群(population),是指在一定空间范围内同时生活着的同种生物个体的集群。根据群体的大小可分为广义群体和狭义群体。广义群体是指同类生物群的所有个体的总和。群体中每一个成员都称为个体(individual),不同类群生物个体的总和不能叫群体。狭义群体是指生活于某一地区并能相互繁育的个体群,也称孟德尔群体(Mendelian population)。一般来说,广义群体很难作为研究对象,因此群体遗传学研究时通常采用狭义群体,即指具有共同的基因库,并由有性交配个体所组成的繁殖个体。这里所说的基因库是指一个群体中全部个体共有的全部基因。

在人群中,我们通常只能观察到个体的表型变异,有时观察到的表型变异与遗传变异一致,譬如人类的 MN 血型,它由一对等显性基因 M 和 N 决定,M 型和 N 型是纯合体,MN 型是杂合体。对该性状而言,基因型与表型一致,几乎与环境变化无关。但对于身高、体重、血压等数量性状而言,个体的表型与基因型间存在非常复杂的关系,且与环境的变化紧密相关。因此,很久以来人类群体遗传学的实验研究主要局限于对单基因性状的研究。本章主要讨论基因型与表现型呈一一对应关系的质量性状在群体中的遗传组成及其变化规律。所要探讨的问题主要有:怎样估计群体的基因频率和基因型频率?哪些因素可影响基因频率?突变和选择对维持基因频率有什么作用?

第一节 Hardy - Weinberg 平衡律

1900 年,孟德尔遗传学被重新发现,随后出现了遗传学研究的第一个高潮。然而,在研究过程中科学家也发现一些问题存在争议。在第六章,单基因遗传病中,已经介绍了属于孟德尔遗传的四种方式。在常染色体显性遗传病中,若是杂合子和杂合子婚配,他们的子代中将有 3/4 的可能性患病,而在常染色体隐性遗传病中,同样是杂合子和杂合子婚配,他们的子代中患病的可能性只有 1/4,那么随着世代传递,显性基因是不是会越来越多,而隐性基因会越来越少呢?关于这个问题,早在 100 多年前英国的数学家 Hardy 和德国的内科医生 Weinberg 就已经作出了明确的回答。1908 年,他们各自独立地运用数学方法探讨基因在群体中的行为,得出了 Hardy - Weinberg 平衡律,为群体遗传学的研究奠定了基础。

一、Hardy - Weinberg 平衡律定义

设人群中某一位点有一对等位基因 A 和 a。A 为显性基因，且为完全显性，a 为隐性基因。显性纯合子（AA）和隐性纯合子（aa）婚配，子代（Aa）都具有显性性状。杂合子婚配时，子代中将有 3/4 呈现显性性状，只有 1/4 呈现隐性性状，显性与隐性的表现型比例为 3∶1，也就是说显性性状为隐性性状的 3 倍。初看起来似乎人群中的显性性状会越来越多，而隐性性状会越来越少。事实果真如此吗？Hardy 和 Weinberg 分别对这一问题进行了研究，并得出了一致的结论，即在一个随机婚配的大群体中，如果没有突变、迁移、自然选择等影响，一个位点上各种基因型的相对比例即其频率将代代保持不变，处于遗传平衡状态，这就是 Hardy - Weinberg 平衡（Hardy - Weinberg equilibrium）或称 Hardy - Weinberg 律，又称为遗传平衡律（law of genetic equilibrium）。可以这样说，遗传平衡律是群体遗传学的理论基础。由这条定律可知，虽然显性基因的作用可以掩盖隐性基因的作用，但是各基因型的比例不变，所以隐性变异不会因此而逐渐消失。

二、Hardy - Weinberg 平衡律推导

设人群中某一位点的等位基因为 A 和 a，由此产生 AA、Aa 和 aa 三种基因型，其成熟的生殖细胞只产生 A 基因配子和 a 基因配子。以 p 表示群体中 A 基因的百分频率，q 表示群体中 a 基因的百分频率，则 p + q = 100%。基因频率通常以小数表示，即可写成 p + q = 1。在随机婚配人群中，A 或 a 精子与 A 或 a 卵子随机结合，受精卵（子$_1$代）的基因型及其频率可表示如下（图 8 - 1）：

		精子	
		A p	a q
卵	A p	AA p^2	Aa pq
子	a q	Aa pq	aa q^2

图 8 - 1　精卵随机结合时子$_1$代的基因频率

根据概率的乘法定理，两个独立事件同时出现的概率，等于它们分别出现概率的乘积。因此，带有 A 基因的精子与带有 A 基因的卵子相遇的机会是 $p \cdot p = p^2$。同理，带有 a 基因的精子与带有 a 基因的卵子相遇的机会是 $q \cdot q = q^2$。带有 A 基因的精子与带有 a 基因的卵子相遇的机会是 $p \cdot q = pq$。带有 a 基因的精子与带有 A 基因的卵子相遇的机会也是 $p \cdot q = pq$。又根据概率的加法定理，两个独立事件出现这一事件或那一事件的概率，是它们分别出现的概率之和，因此 A 基因与 a 基因相遇的机会是 $pq + pq = 2pq$。由此可见这种随机婚配子$_1$代的基因型和它们的频率是：

$$p^2[AA]+2pq[Aa]+q^2[aa]$$

子$_1$代群体所产生的 A 基因配子和 a 基因配子的频率是

$$A=p^2+1/2(2pq)=p^2+pq=p(p+q)=p;$$
$$a=q^2+1/2(2pq)=q^2+pq=q(p+q)=q$$

下面分析子$_1$代群体的婚配情况。子$_1$代群体和亲代群体一样有三种基因型，这三种基因型的个体在随机婚配的情况下互相婚配的机会也可由概率的乘法定理来推导（图 8－2）。

		男性群体		
		AA p^2	Aa $2pq$	aa q^2
女性群体	AA p^2	AA × AA p^4	AA × Aa $2p^3q$	AA × aa p^2q^2
	Aa $2pq$	Aa × AA $2p^3q$	Aa × Aa $4p^2q^2$	Aa × aa $2pq^3$
	aa q^2	aa × AA p^2q^2	aa × Aa $2pq^3$	aa × aa q^4

图 8－2　子$_1$个体在随机婚配时的婚配频率

男性群体与女性群体这三种基因型随机婚配共产生六种不同的婚配类型，由上表可归纳出这六种婚配类型的频率，见表 8－1。

表 8－1　6 种不同的婚配类型及其频率

婚配类型	频　率	婚配类型	频　率
AA × AA	p^4	AA × aa	$p^2q^2+p^2q^2=2p^2q^2$
AA × Aa	$2p^3q+2p^3q=4p^3q$	Aa × aa	$2pq^3+2pq^3=4pq^3$
Aa × Aa	$4p^2q^2$	aa × aa	q^4

婚配类型 AA×AA，子$_2$代只能是基因型 AA，产生这种子$_2$代的机会也就是这种婚配类型的机会。婚配类型 AA×Aa，子$_2$代可能有两种基因型 AA 和 Aa，每胎产生 AA 和 Aa 的机会均为 1/2。因此在这种婚配类型中，产生 AA 子$_2$代的机会是 $1/2\cdot4p^3q=2p^3q$。同理，产生 Aa 子$_2$代的机会也是 $2q^3q$。婚配类型 Aa×Aa，子$_2$代可有三种基因型 AA、Aa 和 aa。每胎产生 AA 或 aa 的机会各为 1/4，产生 Aa 的机会是 2/4。因此在这种婚配类型中产生 AA 子$_2$代的机会是 $1/4\cdot4p^2q^2=p^2q^2$；同理，产生 aa 子$_2$代的机会也是 p^2q^2。产生 Aa 子$_2$代的机会则是 $1/2\cdot4p^2q^2=2p^2q^2$。婚配类型 AA×aa，子$_2$代均为 Aa，其机会即为婚配类型的机会 $2p^2q^2$。婚配类型 Aa×aa，子$_2$代可有两种基因型 Aa 和 aa，每胎产生 Aa 和 aa 机会也各为 1/2。因此在这种婚配类型中，产生 Aa 子$_2$代的机会 $1/2\cdot4pq^3=2pq^3$。同理，产生 aa 子$_2$代的机会也是 $2pq^3$。婚配类型 aa×aa，子$_2$代均为 aa，产生这种子$_2$代的机会即这种婚配类型的机会是 q^4。现在把上述六种婚配类型每种婚配类型的频率及每种婚配类型所产生的子$_2$代各种基因型的频率列成表 8－2。

表8-2　$子_1$代婚配类型和$子_2$代基因型及其频率

$子_1$代婚配类型	婚配频率	$子_2$代基因型及频率		
		AA	Aa	aa
AA × AA	p^4	p^4	/	/
AA × Aa	$4p^3q$	$2p^3q$	$2p^3q$	/
Aa × Aa	$4p^2q^2$	p^2q^2	$2p^2q^2$	p^2q^2
AA × aa	$2p^2q^2$	/	$2p^2q^2$	/
Aa × aa	$4pq^3$	/	$2pq^3$	$2pq^3$
aa × aa	q^4	/	/	q^4

$子_2$代基因型频率为：

$$
\begin{aligned}
&p^2(p^2+2pq+q^2)[AA]+2pq(p^2+2pq+q^2)[Aa]+q^2(p^2+2pq+q^2)[aa]\\
&=p^2(p+q)^2[AA]+2pq(p+q)^2[Aa]+q^2(p+q)^2[aa]\\
&=p^2[AA]+2pq[Aa]+q^2[aa]
\end{aligned}
$$

由此可见，在$子_2$代群体中各种基因型的频率与$子_1$代群体完全相同。我们可以连续推算后代的基因型频率，结果都将一致。

三、Hardy - Weinberg平衡律的通用数学公式

由上推导可知，在群体中就某对等位基因而言，处于遗传平衡的状态，其基因频率在世代传递过程中保持不变，其基因型的相对比例也保持不变，都是：

$$p^2+2pq+q^2$$

这就是Hardy - Weinberg平衡数学公式，即纯合基因型频率是基因频率的自乘，其系数是1；杂合基因型的频率是两个有关基因频率的乘积，其系数是2。

我们知道了上述原委，就可了解Hardy - Weinberg公式可直接由简单的数学推导得出。在双等位基因位点，Hardy - Weinberg公式即为二项式平方展开后所得各项，即$(p+q)^2=p^2+2pq+q^2$。如果某个位点上由复等位基因A_1、A_2、A_3组成，它们的频率分别为p、q和r，那么它们的基因型频率则为$(p+q+r)^2=p^2+2pr+q^2+2qr+r^2+2pq$。有些遗传位点可能是由许多对复等位基因所组成，如在白细胞抗原的HLA - A位点、B位点和DR位点（参见第十一章，免疫遗传）。因此推而广之，Hardy - Weinberg平衡律的通用公式可表达如下：设群体中某位点有n个等位基因$A_1,A_2,\cdots,A_n$，其基因频率分别为$p_1,p_2,\cdots,p_n$，则基因型频率可以下式表示：

$$(p_1[A_1]+p_2[A_2]+\cdots+p_n[A_n])^2。$$

第二节　Hardy - Weinberg平衡律的应用

Hardy - Weinberg平衡律揭示了群体遗传学的基本规律，我们可以通过调查某一性状

(疾病)频率在群体中的分布情况,来估计一些遗传参数,如群体基因频率和基因型频率,并以此为依据进行遗传咨询和制定遗传筛查项目,也可以通过计算各种遗传期望值来检验遗传假设。

一、估计基因频率和基因型频率

要研究群体的遗传变异,首先需要知道基因频率。基因频率(gene frequency),是指某一基因在群体中出现的频率,反映该基因在这一群体中的数量,基因频率是一相对值,指某个等位基因占该位点上全部等位基因的比率。群体中某一基因的频率可以通过相关的基因型频率推算出来。所谓基因型频率(genotypic frequency),是指群体中某种特定基因型个体数占全部个体数的比率,在群体遗传学中基因型频率指,在一个种群中某种基因型所占的百分比。杂合子频率(heterozygote frequency),是指同一位点上带有相对基因的个体在人群中出现的频率,特别是在计算某种隐性遗传病携带者在人群中的频率时,更具有重要意义。

(一)估计常染色体基因频率和基因型频率

基因频率是通过表现型频率来推算的。

1. 共显性等位基因频率的估计　以人类红细胞上 MN 血型系统为例,L^M和 L^N为共显性等位基因。调查上海地区汉族 1 788 人,其中 M 血型(基因型 L^ML^M)397 人,N 血型(基因型 L^NL^N)530 人,MN 血型(基因型 L^ML^N)861 人,它们各自的表现型频率为 0.222 0($\overline{M}$),0.296 4($\overline{N}$)和 0.481 6($\overline{MN}$)。根据以上表现型频率可用直接基因计数法(counting method),可分别得出 M 基因和 N 基因的频率。

就 L^M和 L^N这对等位基因而言,1 788 人共有 3 576 个基因,所以:

L^M基因频率的估计值为:　$p = \frac{397 \times 2 + 861}{3\,576} = 0.462\,8$

L^N基因频率的估计值为:　$q = \frac{530 \times 2 + 861}{3\,576} = 0.537\,2$

MN 血型的群体调查资料是否符合 Hardy - Weinberg 平衡律,可作遗传平衡吻合度 χ^2 检验,见表 8 - 3。

表 8 - 3　MN 血型调查资料的遗传平衡吻合度 χ^2 检验

	L^ML^M	L^NL^N	L^ML^N	合　计
观察数(O)	397	861	530	1 788
期望数(E)	382.96 (np^2)	889.05 (n2pq)	515.99 (nq^2)	1 788 (n)
$\frac{\lvert O-E \rvert^2}{E}$	0.51	0.88	0.38	$\chi^2_{(1)} = 1.77$

期望数(E)的计算方法:

$n \cdot p^2 = 1\,788 \times (0.462\,8)^2 = 1\,788 \times 0.214\,2 = 382.96$

$n \cdot 2pq = 1\,788 \times 2 \times 0.462\,8 \times 0.537\,2 = 889.05$

$n \cdot q^2 = 1\,788 \times (0.537\,2)^2 = 1\,788 = 0.288\,6 = 515.95$

自由度 = 3 - 2 = 1

$\chi^2_{(1)} = 1.77, 0.22 > P > 0.10$

上述调查得到的群体样本与预期数无显著差异，所以调查得到此 MN 血型的群体是符合 Hardy－Weinberg 平衡律的群体。

2. 显、隐性等位基因频率的估计 如果一对等位基因有显性和隐性之分，杂合子的表现型与显性纯合子相同，这时基因频率和杂合子频率的估计值可利用 Hardy－Weinberg 平衡律的数学公式得出。

设某一位点有等位基因 D 和 d，隐性纯合基因型 dd 导致一种隐性遗传病，现在要问人群中一个个体得该种隐性遗传病的机会是多少？设 D 和 d 的基因频率分别为 p 和 q，则 $p+q=1$。在随机婚配情况下，每一个个体都从父亲处得到一个等位基因 D 或 d，从母亲处得到一个等位基因 D 或 d，因此他可能是 DD、Dd、dd 这三种基因型中的一种。那么他从父母那里同时得到 d 基因而成为隐性纯合子 dd 而得病的机会是多少呢？这决定于 d 基因的频率 q，他从父亲那里得到 d 的机会是 q，从母亲那里得到 d 的机会也是 q，因此他得到两个 d 的机会是 $q \cdot q = q^2$。上述推论可直接由 Hardy－Weinberg 平衡律得出，纯合基因型的频率是基因频率自乘，其系数是 1，即 $q^2 = x$，x 即群体发病率。由此得出一条重要结论，在平衡群体中常染色体隐性基因所致的遗传病发病率是该隐性基因频率的自乘。在实际工作中，我们是反过来应用的。隐性遗传病发病率 x，可以通过群体调查知道，然后根据发病率，求该隐性基因的频率。隐性基因频率，是发病率即隐性纯合子频率的平方根。这种方法也称为开平方根法(square root method)。即：

$$q^2 = x,\ q = \sqrt{x}$$

由于 $p+q=1$，$p=1-q$，因此显性基因频率是：

$$p = 1 - \sqrt{x}$$

我们还可以应用 Hardy－Weinberg 平衡律来估计杂合子的频率。在上述 D、d 双等位基因位点，一个个体由母亲处得到等位基因 D 的机会是 p，由父亲处得到等位基因 d 的机会是 q，他同时得到 D 和 d 的机会是 $p \cdot q = pq$。但他也可能由母亲处得到 d 而从父亲处得到 D，那机会也是 pq。因此一个个体为杂合子(Dd)的总概率是 2pq。这就得到另一个重要的结论，杂合子频率是一个等位基因频率乘以另一个等位基因频率，再乘以 2。上述推论可直接由 Hardy－Weinberg 平衡律得出，即杂合子基因型的频率是两个有关等位基因频率的乘积，其系数是 2。

以尿黑酸尿症为例。此症为常染色体隐性遗传病，约 1 000 000 儿童中有 1 个患者，其发病率 $x = 0.000\,001$。按 Hardy－Weinberg 平衡律：

尿黑酸尿症隐性基因频率 $q = \sqrt{x} = \sqrt{0.000\,001} = 0.001$

正常显性基因频率 $p = 1 - q = 1 - \sqrt{0.000\,001} = 0.999 \approx 1$

杂合子频率 $2pq = 2 \times 1 \times 0.001 = 0.002$

通过计算可见，当隐性基因频率很低时，则 p 接近于 1，2pq 近似于 2q，此时杂合子的频率是隐性基因频率的 2 倍，即 2q。从计算可见人群中杂合子即携带者的频率要比患者频率高得多。杂合子频率与隐性纯合子频率之比为：

$$2pq/q^2 \approx 2/q$$

即杂合子频率是隐性纯合子患者频率的 2/q 倍。这意味着在隐性基因频率越来越小时，杂合子频率对隐性纯合子频率的倍数越高。在上例尿黑酸尿症人群中，尿黑酸尿症杂合子频率是隐性纯合子频率的 2 000 倍。

3. 复等位基因频率的估计　对于复等位基因，假设群体处于 Hardy - Weinberg 平衡，也可通过调查表现型频率估计出复等位基因的频率。例如人类 ABO 血型是由三个复等位基因（A、B、O）所决定，可产生六种基因型（AA、AO、BB、BO、AB、OO），相应的表现型为 A 型、B 型、O 型和 AB 型。现调查 190 177 人，其中 A 型占 41.72%（0.422，$\bar{A}$），B 型占 8.56%（0.0856，$\bar{B}$），O 型占 46.68%（0.4668，$\bar{O}$），AB 型占 3.04%（0.0304，$\overline{AB}$）。设 A 基因频率为 p，B 基因频率为 q，O 基因频率为 r，由 $(p+q+r)^2$ 展开为 $p^2+2pr+q^2+2qr+r^2+2pq$。A 型频率为 p^2+2pr，B 型频率为 q^2+2qr，O 型频率为 r^2，AB 型频率为 2pq。显然 O 基因的频率 $r=\sqrt{0.466\,8}=0.683$。B 型和 O 型的频率相加 $q^2+2qr+r^2=(q+r)^2=(1-p)^2$，所以 $(1-p)^2=\bar{B}+\bar{O}$，这样：

$$p=1-\sqrt{\bar{B}+\bar{O}}$$

同理：

$$q=1-\sqrt{\bar{A}+\bar{O}}$$

$$p=1-\sqrt{\bar{B}+\bar{O}}=1-\sqrt{0.085\,6+0.466\,8}=0.257$$

$$q=1-\sqrt{\bar{A}+\bar{O}}=1-\sqrt{0.417\,2+0.466\,8}=0.060$$

由此得这一群体中各基因频率估计值：

A 基因为 0.257，
B 基因为 0.060，
O 基因为 0.683，
$p+q+r=0.257+0.060+0.683=1$。

（二）估计 X 连锁基因频率

X 染色体上的基因频率，若按女性群体数据计算，其方法同常染色体基因频率的计算；若按男性群体数据计算，因男性是半合子，所以男性群体的表现型频率即为此基因频率。分别从男性和女性群体数据得出的基因频率，基本上是相同的。

试以 Xg 血型为例，这是由 X 染色体上一对等位基因 Xg^a 和 Xg 决定的，用血清学方法可检出有 Xg^a 基因的为 $Xg^{(a+)}$，只具有 Xg 基因的为 $Xg^{(a-)}$。Race 等（1962）曾对 589 个白人进行调查，发现在 298 个男性中有 188 人对抗 Xg^a 血清呈阳性反应，为 $Xg^{(a+)}$ 者占 63.1%；呈阴性反应而为 $Xg^{(a-)}$ 者有 110 人，占 36.9%。男性表现型百分率也就是他们的基因型 Xg^aY 和 XgY 的百分率，同时也就是 Xg^a 基因和 Xg 基因的频率（见表 8 - 4）。在 291 个女性中有 260 人对抗 Xg^a 血清呈阳性反应，占 89.3%；有 31 人对抗 Xg^a 血清呈阴性反应，占 10.7%。因女性 $Xg^{(a+)}$ 人中，包含有两种基因型 Xg^aXg^a 和 Xg^aXg，在 Xg^aXg 基因型中还包含有隐性 Xg 基因，所以要计算女性中 Xg 血型的基因频率就按照估计常染色体基因频率的方法。Xg 的基因频率 $q=\sqrt{0.107}=0.327$。Xg^a 的基因频率为 $1-0.327=0.673$。

表 8－4　Xg 血型基因频率的计算

性　别	血　型	基因型	实得人数	表现型频率	基因频率
男性	$Xg^{(a+)}$	Xg^aY	188	0.631	$p=0.631$
	$Xg^{(a-)}$	XgY	110	0.369	$q=0.369$
女性	$Xg^{(a+)}$	Xg^aXg^a Xg^aXg	260	0.893	$p=1-0.327=0.673$
	$Xg^{(a-)}$	$XgXg$	31	0.107	$q=\sqrt{0.107}=0.327$

从上可见，男女群体通过不同方法计算，得出的基因频率很相似。现通过吻合度 χ^2 检验，进一步加以验证。期望值 1 是按从男性群体中来的基因频率，期望值 2 是按从女性群体中来的基因频率，分别得出期望人数（表 8－5）。

表 8－5　男女群体中 Xg 血型基因频率的期望值

性　别	血　型	观察值（人数）	期望值 1[①]（人数）	期望值 2[①]（人数）
男性	$Xg^{(a+)}$	188	$298\times0.631=188.04$	$298\times0.673=200.55$
	$Xg^{(a-)}$	110	$298\times0.369=109.96$	$298\times0.327=97.45$
女性	$Xg^{(a+)}$	260	$291\times(1-0.369^2)=251.37$	$291\times(1-0.107)=259.86$
	$Xg^{(a-)}$	31	$291\times(0.369)^2=39.62$	$291\times(0.327)^2=31.14$

① 注：期望值 1 用男性群体的基因频率计算期望人数；期望值 2 用女性群体的基因频率计算期望人数。

将以上的数值分别进行吻合度 χ^2 检验，得：

观察值与期望值 1：

$$\chi^2=\frac{|188-188.04|^2}{188.04}+\frac{|110-109.96|^2}{109.96}+\frac{|260-251.37|^2}{251.37}+\frac{|31-39.62|^2}{39.62}$$

$$=0.00+0.00+0.29+1.87=2.16$$

自由度 $=(4-1)(2-1)=3, 0.70>P>0.50$

观察值与期望值 2：

$$\chi^2=\frac{|188-200.55|^2}{200.55}+\frac{|110-97.45|^2}{97.45}+\frac{|260-259.86|^2}{259.86}+\frac{|31-31.14|^2}{31.14}$$

$$=0.79+1.62+0.00+0.00=2.41$$

自由度 $=(4-1)(2-1)=3, 0.50>P>0.30$

从以上的吻合度 χ^2 检验可知，在 X 连锁遗传中从男性群体中得到的基因频率和从女性群体中得到的基因频率基本上一致，两者无显著差异。因此，只要计算得到一个性别的基因频率就可知另一个性别的基因频率，无需分别计算。

在随机婚配群体中，X 连锁隐性遗传病，女性隐性纯合子的频率是男性相应隐性性状频率的平方，即男女患者之比为 $q/q^2=1/q$，由于 $q<1$，故男性群体发病率高于女性群体发病率。而隐性致病基因频率越低，相对地男性患者的比例就越高。

在 X 连锁显性遗传病中，由于女性两条 X 染色体中任何一条染色体上得到显性致病基因均可得病，而男性只有一条 X 染色体，其上存在显性致病基因就可得病，因此女性显性表型的频率为 p^2+2pq，而男性显性表型的频率为 p。由此可知，男性患者和女性患者的比值为：

$$\frac{p}{p^2+2pq}=\frac{1}{p+2q}=\frac{1}{p+2(1-p)}=\frac{1}{p+2-2p}=\frac{1}{2-p}$$

由于 $p<1$，$2-p>1$，可知 $1/(2-p)<1$，故男性群体发病率低于女性群体发病率。

当 p 很小接近 0 时，$1/(2-p)\approx 1/2$，说明男患者是女患者的 1/2；当 p 不太小时，$1/(2-p)>1/2$，说明男患者已超过女患者的 1/2。

二、检验遗传假设

根据 Hardy－Weinberg 平衡律可计算各种遗传假设的期望值，用来与观察值相比较，以检验遗传假设是否符合于客观实际。

苯硫脲（phenylthiocarbamide，PTC）是一种无色无毒但有味的溶液，人群对苯硫脲的尝味能力有显著的个体差异。大多数人对低浓度 PTC 溶液就感到苦味（尝味者）；但一部分人要在浓度高得多时才感到苦味（非尝味者）。随机取样调查白人家庭父母和子女对 PTC 的尝味能力，得表现型数据如下表 8－6。

表 8－6　尝味能力统计表

婚配类型	家庭数	子代		非尝味者表现型频率
		尝味者	非尝味者	
尝味者×尝味者	425	929	130	0.123
尝味者×非尝味者	289	483	278	0.365

首先对 PTC 尝味能力提出一种遗传假设，认为它们受控于一个双等位基因位点（T，t），TT 和 Tt 为尝味者，tt 为非尝味者。现在要问这一遗传假设能否解释上述表现型数据。如果由遗传假设得出的期望值与观察值相符，说明这一遗传假设经得起实践检验，因而是正确的。

按上述遗传假设，在尝味者×尝味者这一婚配类型中，由于尝味者的基因型可为 TT 或 Tt，因此这种表现型婚配类型包含三种基因型婚配类型，即 TT×TT，TT×Tt，Tt×Tt。设 T 基因频率为 p，t 基因频率为 q，$p+q=1$。按 Hardy－Weinberg 平衡律，基因型 TT 的频率是 p^2，Tt 的频率是 2pq。在随机婚配人群中，TT×TT 婚配的频率是 $p^2\cdot p^2=p^4$，TT×Tt 婚配的频率是 $2\cdot p^2\cdot 2pq=4p^3q$，Tt×Tt 婚配的频率是 $2pq\cdot 2pq=4p^2q^2$。TT×TT 和 TT×Tt 将只产生尝味者的孩子。Tt×Tt 将产生尝味者和非尝味者的孩子，其比例为 3∶1。于是可得到下表（表 8－7）：

表 8－7　尝味者与尝味者婚配时子代的频率

婚配类型	婚配频率	子代	
		尝味者频率	非尝味者频率
TT×TT	p^4	p^4	—
TT×Tt	$4p^3q$	$4p^3q$	—
Tt×Tt	$4p^2q^2$	$3p^2q^2$	p^2q^2

子代中非尝味者所占的理论频率是：

$$\frac{p^2q^2}{p^4+4p^3q+4p^2q^2}=\frac{q^2}{p^2+4pq+4q^2}=\frac{q^2}{(p+2q)^2}=\left(\frac{q}{p+2q}\right)^2=\left(\frac{q}{1-q+2q}\right)^2=\left(\frac{q}{1+q}\right)^2$$

这就是计算尝味者×尝味者婚配类型子代中非尝味者频率的计算公式。

又按上述遗传假设,在尝味者×非尝味者婚配类型中有两种基因型婚配类型,即 TT×tt 和 Tt×tt。TT×tt 的婚配频率是 $2 \cdot p^2 \cdot q^2 = 2p^2q^2$,他们的子代都将是尝味者。Tt×tt 的婚配频率是 $2 \cdot 2pq \cdot q^2 = 4pq^3$,他们的子代尝味者和非尝味者各占一半。于是可得到下表 8-8:

表 8-8 尝味者与非尝味者婚配时子代的频率

婚配类型	婚配频率	子代	
		尝味者频率	非尝味者频率
TT×tt	$2p^2q^2$	$2p^2q^2$	—
Tt×tt	$4pq^3$	$2pq^3$	$2pq^3$

子代中非尝味者的理论频率是:

$$\frac{2pq^3}{2p^2q^2+4pq^3}=\frac{q}{p+2q}=\frac{q}{1-q+2q}=\frac{q}{1+q}$$

这就是计算尝味者×非尝味者婚配类型子代中非尝味者频率的计算公式。

已知在随机群体样本 3 643 人中,尝味者是 2 557 人,其表现型频率是 0.702,非尝味者是 1 086 人,其表现型频率为 0.298。按遗传假设非尝味者为隐性纯合子,因此,$q=\sqrt{0.298}=0.546$,由此可得子代中非尝味者的期望频率,在尝味者×尝味者为:

$$\left(\frac{q}{1+q}\right)^2=\left(\frac{0.546}{1+0.546}\right)^2=0.125$$

在尝味者×非尝味者为:

$$\frac{q}{1+q}=\frac{0.546}{1+0.546}=0.353$$

由这两个期望频率可分别得到期望值,应用 χ^2 显著性检验判断期望值与观察值是否有显著性差异。

在尝味者×尝味者婚配类型中,子代非尝味者期望值为 $(929+130)\times 0.125=132.375$,尝味者的期望值为 $(929+130)(1-0.125)=926.625$。则:

$$\chi^2=\frac{|929-926.625|^2}{926.625}+\frac{|130-132.375|^2}{132.375}=0.048\,7$$

查表,自由度 =1,$0.90>P>0.80$。

在尝味者×非尝味者婚配类型中,子代非尝味者期望值为:$(483+278)\times 0.353=268.633$,尝味者的期望值为 $(483+278)(1-0.353)=492.367$。则:

$$\chi^2=\frac{|483-492.367|^2}{492.367}+\frac{|278-268.633|^2}{268.633}=0.504\,8$$

查表,自由度 =1,$0.50>P>0.30$。

检验结果是概率 P 均远大于 0.05,表明期望值与观察值之间的微小差异有很大可能是由机遇造成的,期望值与观察值无显著差异。因此,根据 Hardy-Weinberg 平衡律,苯硫脲尝味能力的遗传假设成立。

三、近亲婚配有害效应的估计

近亲婚配(consanguineous marriage),是指两个配偶在几代之内曾有共同祖先。我国婚姻法一般追溯三代,即在祖(或外祖)父母以下有共同祖先者,均被视为近亲婚配。近亲婚配的结果会导致群体中纯合子,尤其是隐性纯合子的增加,这是因为他们的某个等位基因有可能来源于同一祖先的同一段 DNA 序列。如果这两个个体进行婚配,他们的后代有可能出现等位位点的一对等位基因来自同一祖先的同一段 DNA 序列的两个拷贝的情形,又称血缘同一(identical by descent, IBD)。两个配偶之间的亲缘关系愈近,后代基因发生纯合的概率就愈高。

(一) 近婚系数的定义和计算方法

衡量亲缘关系的远近有两种方法,一是通过计算婚配双方的亲缘系数(coefficient of kinship, k)来判断近亲婚配双方基因的相似程度,相关内容已在第六章,单基因遗传病中作了描述;二是可以通过近婚系数(inbreeding coefficient, F)来测定近亲婚配子女的基因纯合程度。近婚系数的定义是有亲缘关系的配偶,他们从共同祖先得到同一基因,又将这同一基因同时传递给他们子女,使之成为纯合子的概率。

下面以姨表兄妹婚配为例,说明近婚系数的计算方法。设Ⅰ$_1$的基因型为 A_1A_2,Ⅰ$_2$的基因型为 A_3A_4。从图 8-3 中可知,Ⅰ$_1$把基因 A_1传给Ⅱ$_1$的概率是 1/2,Ⅱ$_1$得到基因 A_1再将其传给Ⅲ$_1$的概率也是 1/2,而Ⅲ$_1$得到基因 A_1后再将其传给Ⅳ的概率还是 1/2。这样Ⅳ从 Ⅰ$_1$经Ⅱ$_1$、Ⅲ$_1$获得基因 A_1的概率即为$(1/2)^3$;同理,Ⅳ从 Ⅰ$_1$经Ⅱ$_2$、Ⅲ$_2$获得基因 A_1的概率也为$(1/2)^3$;故Ⅳ为基因型 A_1A_1的概率为$(1/2)^3(1/2)^3 = (1/2)^6$。同样,Ⅳ为基因型 A_2A_2、A_3A_3或 A_4A_4的概率也为$(1/2)^6$。因此,Ⅳ的近婚系数为 $F = 4 \times (1/2)^6 = 1/16$。

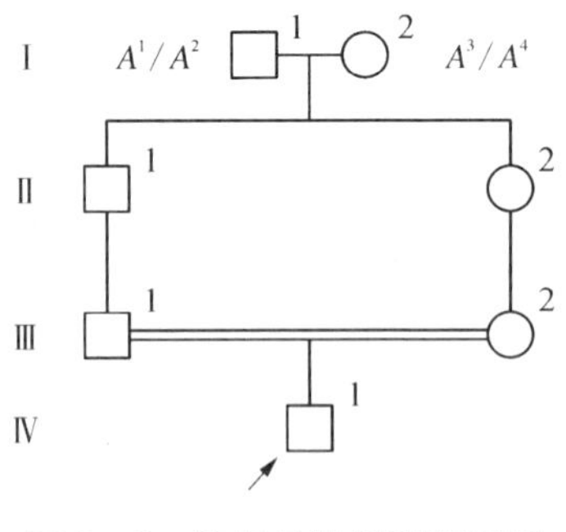

图 8-3 姨表兄妹婚配家系图

按照同样的方法可计算得到其他婚配类型的近婚系数,其主要结果见表 8-9。

表 8-9 常见近亲婚配的亲缘级数、亲缘系数和近婚系数

类型	亲缘级数	亲缘系数(k)	近婚系数(F)
父母-子女、同胞、异卵双生的同胞	一级亲	1/2	1/4
祖(外)父母-孙子女或外孙子女、半同胞(异父/异母的同胞)、叔姑-侄儿(女)、舅姨-外甥(女)	二级亲	1/4	1/8

（续表）

类　　型	亲缘级数	亲缘系数(k)	近婚系数(F)
曾祖父母-曾孙子女或外曾孙子女、表兄妹(一级表亲)	三级亲	1/8	1/16
半一级表亲	四级亲	1/16	1/32
二级表亲	五级亲	1/32	1/64

（二）近亲婚配有害效应的估计

近亲婚配的危害主要表现在增加隐性遗传病纯合子患者的频率。已知某种近亲婚配的近婚系数 F 和群体中某个隐性致病基因的频率 q，就可推测近亲婚配生育隐性纯合子的概率，并据此估计近亲婚配的有害效应(deleterious effect)。有两种原因可以导致近亲婚配的子女为隐性致病基因纯合子(aa)：① 通过共同祖先传递而形成隐性纯合子(aa)，其概率为近婚系数 F 与隐性致病基因频率 q 的乘积 Fq；② 通过不同祖先分别传递而形成的隐性纯合子，其概率为$(1-F)q^2$。将上述两种情况相加即可得近亲婚配产生隐性纯合子的概率：

$$Fq+(1-F)q^2=Fq+q^2-Fq^2=q^2+Fq(1-q)=q^2+Fpq$$

因此，对于常染色体上的基因而言，近亲婚配产生隐性纯合子的概率，是在随机婚配产生隐性纯合子的概率 q^2 的基础上，再增加 Fpq，其中 p 为显性基因的频率，故表兄妹婚配导致隐性纯合的概率为：

$$q^2+pq/16$$

由以上公式可见，群体中隐性致病基因的频率愈低，近亲婚配导致该病发病的风险也愈小。将由近亲婚配导致的隐性纯合子概率与由随机婚配导致的隐性纯合子概率相比，即可得到近亲婚配有害效应的公式，即：

$$(q^2+Fpq)/q^2$$

以表兄妹婚配为例，近亲婚配的有害效应为：$(1+15q)/16q$，见表 8－10。由表中可见，近婚系数愈大，群体中致病基因的频率愈低，则近亲婚配导致隐性纯合子的相对风险即有害效应愈高。所以，愈是罕见的隐性遗传病，患者来自近亲婚配的概率愈大。

表 8－10　随机婚配和近亲婚配时隐性纯合的频率和近亲婚配的有害效应

基因频率(q)	随机婚配(q^2)	表兄妹婚配为隐性纯合子的频率：$q^2+pq/16$	表兄妹婚配的有害效应：$(1+15q)/16q$
1.0×1.0^{-1}	1.0×1.0^{-2}	1.5625×1.0^{-2}	1.5625
5.0×1.0^{-2}	2.5×1.0^{-3}	5.4688×1.0^{-3}	2.1875
1.0×1.0^{-2}	1.0×1.0^{-4}	7.1875×1.0^{-4}	7.1875
1.0×1.0^{-3}	1.0×1.0^{-6}	6.3438×1.0^{-5}	63.4375
1.0×1.0^{-4}	1.0×1.0^{-8}	6.2594×1.0^{-6}	625.9375

值得关注的是，人群中每个人都可能带有 4～8 个隐性的有害基因。在随机婚配的情况下，子代出生纯合子患者的概率并不高，而近亲婚配则大大提高了子代成为纯合子患者的

概率。

四、优生运动不符合 Hardy - Weinberg 平衡律

Eugenics 一词源于希腊文,中文译为"优生论"。Eugenics 是由达尔文的堂弟 Galton 首先提出来的,原意是"生出一个健康的孩子(healthy birth)"。从 20 世纪初到 20 世纪 40 年代,在遗传学发展之初,很多北美和欧洲国家非常热衷于开展优生运动,开始设想利用遗传学的手段来改良人种。尤其在德国,以希特勒为代表的纳粹分子将优生运动最终演变为一场旨在消灭"劣生者"的大屠杀运动,他认为的"劣生者"包括了本民族的残疾人和所谓的"劣等民族"——吉卜赛人和犹太人。历史已将 Eugenics 一词与希特勒推行的种族灭绝行为联系起来,因此,该词已不再适合出现在科学文献中。

根据 Hardy - Weinberg 平衡律,要想通过不让有遗传病的人生育,以减少遗传患者的出生,最终使该遗传病从群体中消失的想法是不科学的。分析表明,当隐性致病基因的频率很低时,人为的选择作用对群体突变基因频率的改变影响极小。表 8 - 11 显示在随机婚配群体中去除 aa 后基因频率的变化。

表 8 - 11 随机婚配群体中去除 aa 后基因频率的变化

基因型	频 率	去除 aa	F_1代的基因数	F_1代的基因频率
AA	p^2	p^2	(A) $p^2 + pq = p$	$p_1 = 1/(1+q)$
Aa	$2pq$	$2pq$	(a) $0 + pq = pq$	$q_1 = q/(1+q)$
aa	q^2	0		
合计	1.00	$p(p+2q) = p(1+q)$	$p + pq = p(1+q)$	1.0

从表中可见,F_1代的隐性基因频率 $q_1 = q/(1+q)$。到 F_2代时,$q_2 = q_1/(1+q_1)$,如将上述 q_1的值代入,$q_2 = q/(1+2q)$。依次类推,到达第 n 代时,$q_n = q/(1+nq)$。

如果要使基因频率 q 下降 1/2,需要经过几代才能实现呢?即假设 $q_n = (1/2)q$,那么,$(1/2)q = q/(1+nq)$。因为 $nq = 1$,所以 $n = 1/q$。

如果要使基因频率 q 下降到 q_n,又需要经过几代才能实现呢?已知 $q_n = q/(1+nq)$,故 $q = q_n(1+nq) = q_n + nqq_n$,$nqq_n = q - q_n$,所以 $n = 1/q_n - 1/q$。

假定 $q = 1/2$,要使 $q_n = 1/4$,需要 2 代时间;
假定 $q = 1/10$,要使 $q_n = 1/100$,需要 90 代时间;
假定 $q = 1/100$,要使 $q_n = 1/500$,需要 400 代时间;

400 代对人类意味着什么?以每代 20 年来计算,需要 8 000 年时间。从以上计算还可发现,基因频率 q 越低,则基因频率从群体中下降所需的时间就越长。因此,要想使本身就很低的隐性基因频率继续下降甚至消失以求清除有害基因的想法是极为荒唐的。

需要强调的是,我国大力提倡的计划生育(family plan)与优生优育(well bear and well rear)是指通过保健、咨询、教育等手段来帮助父母生出一个身心健康的孩子,并不意味着通过法律手段干涉遗传病患者或残疾人婚育的自主权,跟"Eugenics"的特定含义并不相干。

第三节　影响 Hardy - Weinberg 平衡律的因素

本章第一节已提及 Hardy - Weinberg 遗传平衡定律，仅适用于一个没有突变、没有选择、没有随机遗传漂变，且随机婚配的无限大的群体。但是，自然界中不可能有无限大的群体，该群体中也不可能存在不会发生突变，且绝对不受自然选择影响的基因；同时，人类和许多其他物种的群体也不可能是真正意义上的随机婚配群体。在这种情况下，群体的基因频率就会发生改变，而群体的基因库也会因不同进化因子相互作用而发生进化。严格讲来，自然界中只存在能基本满足 Hardy - Weinberg 平衡律的群体。为此，我们可以从理想群体出发，设法将限制性的条件逐个取消，使理论分析逐渐接近于客观的真实群体，最终获得真实群体的遗传结构，及其变化的一般规律。

一、非随机婚配

一个理想的 Hardy - Weinberg 平衡律群体应该是无限大，其婚配应该是随机的。但由于人类活动范围受到限制，婚配往往受到地域、民族、习俗、宗教等因素影响，所以群体中各个体之间的婚配经常是非随机性的。随机婚配，指无须考虑配偶的基因型来选择配偶，而非随机婚配，比较常见的类型有两种：选型婚配和近亲婚配。

（一）选型婚配

选型婚配（assortative mating），是指选择具有某些特征（如身高、智力、种族）的配偶；如果两个个体间相似性很高称为正选型婚配，反之称为负选型婚配。因为肤色、身高、智力等因素受多基因遗传所控制，因此正选型婚配的结果可能导致群体中某些基因的纯合度增加。如果这种选择发生在常染色体隐性遗传性聋哑病患者中，就将增加纯合子患者的相对频率。

（二）近亲婚配

尽管近亲婚配表面上不改变等位基因频率，但可以增加纯合子的比例，降低杂合子数量，因此使不利的隐性表型面临选择，从而又最终改变了后代的等位基因的频率。近亲婚配不仅提高了后代的有害隐性基因纯合子的发生风险，而且增加了后代对多基因或多因素疾病的出生缺陷的易感性。具体内容，请参见本章第二节。

二、突　　变

突变（mutation），是遗传物质发生的改变。这种变化的频率称为突变率，用每代每个配子中每个基因座的突变数量来表示。Hardy - Weinberg 平衡律是基于无突变的假设条件，如果某基因座具有较高的突变率，将使群体中的突变基因比例稳定增加。

假设初始群体的某一基因座全是等位基因 A 的纯合子，每一世代由等位基因 A 突变成等位基因 a 的突变率为 1.0×10^{-5}，那么，第一世代的等位基因 a 的频率为 1.0×10^{-5}，而等位基因A的频率为$1.0-1.0\times10^{-5}$；第二世代等位基因a的频率应为$(1.0-1.0\times10^{-5})\times1.0\times10^{-5}+1.0\times10^{-5}$，即$2.0\times10^{-5}-1.0\times10^{-10}$，而等位基因A的频率将为$1.0-2.0\times1.0^{-5}+1.0\times10^{-10}$。由此可见，突变的等位基因a的频率增长极其缓慢，而且随着等位基因A的频率降低，突变等位基因a的增长速度逐渐减小。因此，由突变引起群体的基因频率改变十分缓慢，每个基因每代的突变率大约为$10^{-5}\sim10^{-7}$。

对于孟德尔遗传病的基因突变率可以进行估计。如果某一常染色体显性遗传病表现为完全显性，患者为杂合子，通过出生人口中的新病例发生人数可以估计基因的突变率。假设在100 000个出生人口中，有12人患同一种常染色体显性遗传病，其中的两个患者的父母一方有同种病，其他10个患者是由于基因新突变所致，突变率为10/200 000 = 1/20 000，即每代每20 000个配子将发生1个突变。

在人类群体中基因频率不止由突变率决定，还有其他因素的参与，选择就是另一个影响Hardy－Weinberg平衡律的重要因素。

三、选　　择

Hardy－Weinberg平衡律的重要假设之一就是没有选择（selection），即群体中的所有个体具有相同的将基因遗传给后代的能力。选择的作用可以用相对生殖适合度（relative reproductive fitness. f）来衡量，即指一定环境条件下，某一基因型个体能够生存并能将基因传给后代的相对能力。提高生殖适合度谓之正选择（positive selection），降低生殖适合度则谓之负选择（negative selection）。实际上对特定缺陷的表型往往由于生育力（fertility）下降而呈现负性选择。遗传学上用生殖适合度来衡量生育力的大小，当生殖适合度为0时，表示遗传性致死，即无生育力；当生殖适合度为1时，为生育力正常；因此只有选择作用发生在育龄期之前，才会影响群体的基因频率或基因型频率。如果发生在育龄期之后，其影响将是微不足道的。

如某种遗传病，生殖适合度下降，但又是非致死的，其生殖适合度为$0<f<1$。例如，根据丹麦的一项调查，软骨发育不全症（achondroplasia）的患者108人，共生育了27个子女，这些患者的457个正常同胞共生育了582个子女，则此症的相对生育力（f）是：

$$f=\frac{27/108}{582/457}=0.2$$

这个相对生育率即代表生殖适合度。

软骨发育不全症的生殖适合度是很低的。被负选择淘汰的部分，即失去的生殖适合度称为选择系数（coefficient of selection, s），它反映了某一基因型在群体中不利于存在的程度，因此$s=1-f$，可见负选择降低了生殖适合度。

对于显性有害基因而言，携带显性基因的纯合子和杂合子都面临选择，因此选择对显性基因的作用比较显著，如果没有新的突变产生，显性有害基因比较容易从群体中消失。然而对常染色体隐性有害基因选择却很慢，因为有害基因杂合子携带者不被选择，其频率又远高于受累纯合子的频率。X连锁隐性有害基因有1/3分布在男性半合子中，将面临直接选择，如果提高受累男性的生殖适合度，将会明显增加有害基因的频率。

选择还可以通过增加生殖适合度而呈正性作用;对于某些常染色体隐性遗传病,在特定的条件下杂合子可能比正常纯合子个体具有更高的生殖适合度,称之为“杂合子优势”(heterozygote advantage, heterosis)。例如镰状细胞贫血是一种常染色体隐性遗传病,纯合子患者有严重的溶血性贫血,生殖适合度明显降低;有正常等位基因的纯合子又因为易感染疟疾而不利于生存;而杂合子个体具有较高的抗疟疾能力,又无贫血症状,因此杂合子的生殖适合度增加,呈现选择的正性作用。

四、随机遗传漂变

在大群体中,正常生殖适合度条件下,繁衍后代数量趋于平衡,因此基因频率保持稳定;但是在小群体中可能出现后代的某基因比例较高,在一代代传递中基因频率明显改变,破坏了 Hardy - Weinberg 平衡,这种在小群体中或隔离人群中基因频率的随机波动现象称为遗传漂变(genetic shift)。

在一个群体中,即使全部个体具有完全一致的生殖适合度,仍然会由于配子的随机抽样,使等位基因频率发生改变。这种随机遗传漂变对于大群体没有影响,尽管全部配子中只有一小部分被传递下去,但从统计学上看传递的配子已足以在大体上代表群体中的全部配子。然而当群体规模较小时,传递到下一代的配子数量将相对较少,随机遗传漂变就会引起等位基因频率的改变。例如,北美印第安人群的 ABO 血型中,O 型血者占 94.6%,A 型血者占 3.6%,B 型血者占 1.8%,AB 型血者为 0,由此得到 A 基因频率为 0.018,B 基因频率为 0.009,O 基因频率为 0.973。然而,在一个称作 Blackfeet 的印第安人小群体中,A 基因的频率高达 0.5,高于任何印第安人的群体。小群体可以是由于政治、宗教或地理原因从一个大群体中分离出来,该群体可能由于某种偶然因素,有某些隐性突变基因携带者,在逐代传递中该基因的频率高于原来的整个群体;也可能出于偶然,某等位基因不可传递而消失,仅剩下另一个等位基因继续传递下去,这种机制称为奠基者效应(founder effect),这种效应可能导致某些罕见疾病在这个隔离群体中高发。例如,在 1780 ~ 1790 年,一次飓风袭击了 Pingelap 岛,造成岛上居民的大量死亡,最终岛上只留下 9 个男人和数目不多的女人。由这些为数不多的生存者繁衍后代形成了现在的 1 600 人的群体,其中 5% 的人患有一种罕见的常染色体隐性遗传病——全色盲(bb)。依照 Hardy - Weinberg 平衡律,该群体中:

隐性纯合子频率(bb) $= q^2 = 0.005$

隐性基因频率(b) $= q = 0.22$

隐性基因频率(B) $= p = 0.78$

杂合子频率(Bb) $= 2pq = 0.34$

然而,在这 30 个奠基者中,最初可能只有一个是携带者(Bb)。所以,在原始的小群体中,突变基因 b 的频率 $q = 1/60 = 0.0016$。经过若干代隔离状态的近亲繁殖,q 上升为0.22。在这种奠基者效应中,随机的遗传漂变起了一定的作用。

有人用计算机计算一个 25 人的小群体中,当基因 A 和基因 a 的频率各为 0.5 时,经过 42 代的随机婚配,基因 A 即可固定下来,而等位基因 a 则消失。如果是在一个 250 人的群体中,当基因 A 和基因 a 的频率各为 0.5 时,即使经 100 代的随机婚配,基因 A 和基因 a 都不会固定，也不会消失。如果在一个 2 500 人的群体中，基因 A 和基因 a 的频率在每一代中的波动都很小，等位基因 A 和基因 a 都永远不会固定或消失。

五、迁　移

不同种族和不同民族的基因频率可能存在差异。随着群体的迁移，两个群体混合并相互婚配，新的外来等位基因进入另一群体，将导致基因频率发生改变，这种等位基因跨越种族或地界的渐近混合称为基因流（gene flow）。比如 ABO 血型的等位基因 B，起源于亚洲，逐渐向西流动，因此，B 型的等位基因在亚洲高频率，跨越欧洲而逐步降低，造成地理梯度，可能就是因为基因流所致。

在实际应用中，符合理想群体的情况一般是不存在的，但 Hardy - Weinberg 平衡律在实际的人类群体中同样是可以应用的，这是因为我们所调查到的群体不可能大到足以显示出这些影响因素。另外，也由于各种影响因素可以相互抵消，如一些致死的显性基因或隐性基因通过负选择而被淘汰，但同时这些致病基因也在以一定的突变率由正常基因突变成致病基因。如果这两个相反的作用均衡抵消，这个群体被认为符合 Hardy - Weinberg 平衡律。

（王　芳）

建议阅读文献

1. Chen J, Chatterjee N. Exploiting Hardy - Weinberg equilibrium for efficient screening of single SNP associations from case-control studies. Hum Hered. 2007, 63(3 - 4): 196 - 204.
2. Ramachandran S, Deshpande O, Roseman CC, et al. Support from the relationship of genetic and geographic distance in human populations for a serial founder effect originating in Africa. Proc Natl Acad Sci U S A. 2005, 102: 15942 - 15947.
3. Veltman JA, Brunner HG. De novo mutations in human genetic disease. Nat Rev Genet, 2012, 13(8): 565 - 575.

建议浏览网站

1. 群体遗传电子书（Population genetics by Hamilton）：http://www.blackwellpublishing.com/hamiltongenetics/chapter_resources.asp
2. 家系树 DNA：http://www.familytreedna.com
3. 国际人类基因组单体型图计划：http://hapmap.ncbi.nlm.nih.gov
4. 洛克菲勒大学遗传分析软件：http://linkage.rockefeller.edu/soft
5. 进化与基因组学网站：http://evomics.org/learning/population-genetics

思　考　题

1. 试计算下列家系中 A 和 B 的亲缘系数（K）以及 C 的近婚系数（F）。

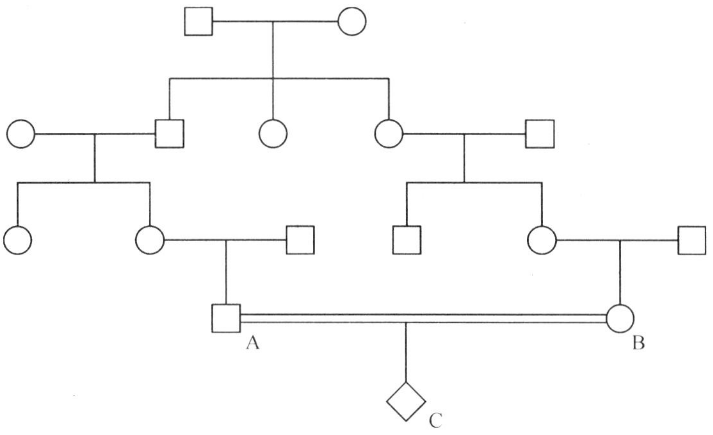

2. 请用群体遗传学知识，解释为什么在 XD 遗传时女性患者多于男性患者？为什么 XR 遗传时男性患者多于女性患者？
3. 等显性遗传时采用什么方法估计基因频率？一对基因有显隐性时如何估计基因频率和杂合子频率？
4. 影响 Hardy－Weinberg 平衡律的因素有哪些？请举例说明之。

英 文 阅 读

General Factors that Influence *De Novo* Mutation Rates

De novo mutation frequencies vary between individuals and over time within an individual. Germline mutations show strong parent-of-origin biases as well as parental-age effects. The extra chromosome 21 in Down syndrome is mostly of maternal origin and occurs more frequently with increased maternal age. On the other hand, de novo single-nucleotide variants (SNVs) occur at higher rates in males than in females, and this difference increases with paternal age5. This male bias can be explained by the greater number of cell divisions in the male germline (compared with the female germline), during which replication mistakes can occur. Some gene mutations, however, show a paternal-age effect that is much stronger than expected and is driven by the mutation conferring a selective advantage during spermatogenesis, leading to clonal expansion in the testis. The risk of passing on a rare monogenic condition such as achondroplasia, Apert syndrome, Crouzon syndrome and multiple endocrine neoplasia type 2 is increased by this mechanism by about tenfold in fathers older than 50 years. The collective burden for children born to older fathers may be considerable, and a large proportion of this extra risk is due to de novo mutations.

The de novo rate of copy number variants (CNVs) is particularly sensitive to the local genomic architecture and to parent-of-origin effects. De novo CNVs linked to intellectual disability (ID) were recently found to be mostly of paternal origin and to be associated with increased paternal age. This was particularly evident for non-recurrent CNVs that arose by replication based mechanisms such as non-homologous end joining or microhomology-mediated break-induced repair. By contrast, non-allelic homologous recombination (NAHR) mediated by segmental duplications can result in de novo CNVs during meiosis. No parent-of-origin or parental-age effect has been demonstrated for this class of CNVs, which occur relatively frequently and recur because of the predisposing chromosomal architecture. The number, location and orientation of these segmental duplications varies considerably between individuals, and this affects the risk of NAHR-mediated CNV generation. An instructive example of this is chromosome 17q21.31 microdeletion syndrome. Each parent in whom the de novo 424 kb deletion originates carries a germline 900. kb chromosome 17q21. 31 inversion polymorphism encompassing the deleted region. Breakpoint sequencing showed that this inversion contains specific segmental duplications that are necessary for NAHR to occur. Interestingly, this inversion is present in 20% of Europeans but is rare in other populations. Thus, the likelihood of this as well as other genomic rearrangements may vary considerably between ethnic groups.

The mechanisms by which individual variation in germline mutation frequency arises remain largely to be elucidated. Some of this variability may be due to variation in specific genes such as that encoding PR domain-containing protein 9 (PRDM9). PRDM9 is involved in mediating homologous recombination, and variation in this gene influences the use of meiotic recombination hot spots. Allelic variation at the PRDM9 locus affects the germline de novo mutation frequency at highly unstable minisatellites and at unstable genomic regions flanked by segmental duplications. This process affects, for example, the frequency of de novo CNVs at chromosome 17p11.2, causing Charcot - Marie - Tooth disease type 1a and hereditary liability to pressure palsies. In addition, for trinucleotide repeat mutations occurring in myotonic dystrophy type 1, there is evidence to implicate genetic variation in DNA replication, repair and recombination in repeat expansion or contraction. Complex mutational events that affect multiple independent chromosomal regions represent examples of germline hypermutability for which a genetic mechanism remains to be uncovered. Systematic analysis of individuals with an increased occurrence of de novo mutations, and analysis of their parents, is essential to identify the genetic factors that influence the occurrence of de novo mutations.

第九章

生化遗传病

生化遗传病的主要研究对象是先天性代谢缺陷(inborn error of metabolism)和分子病(molecular disease)。两者都是由于基因突变导致生物体内蛋白质结构或数量的异常而致病,实质上同属于分子病范畴。如果要进行区分的话,一般将由酶的遗传缺陷所致的疾病称为先天性代谢缺陷;而将非酶类蛋白质异常所致的疾病称为分子病。生化遗传病是人类遗传病中最庞大的家族。

生化遗传病的研究始于20世纪初。1902年,英国内科医生Garrod A(1858~1936)通过对4种代谢疾病(尿黑酸尿症、白化病、胱氨酸尿症和戊糖尿症)的研究,第一次提出了先天性代谢缺陷的概念。1941年,Beadle通过对微生物的遗传学研究,提出了"一个基因一种酶"的假说,即一种酶的缺陷是由于控制这种酶合成的一个特定基因突变的结果。1949年,Pauling等发现正常血红蛋白和镰状细胞贫血患者血红蛋白的电泳速率有异,提示这两种血红蛋白分子有化学结构上的差异,从而提出了分子病的概念。

根据受累蛋白质的不同,可将生化遗传病分为血红蛋白病、血浆蛋白病、酶蛋白病、受体蛋白病和膜转运载体蛋白病等。

生化遗传病绝大多数呈常染色体隐性遗传,少部分呈X连锁隐性遗传,只有极少部分为常染色体显性遗传或X连锁显性遗传。

第一节 血红蛋白病

血红蛋白病(hemoglobinopathy),是由于血红蛋白分子结构异常或珠蛋白肽链合成速率异常,所引起的一组遗传性血液病。临床上可表现为溶血性贫血、高铁血红蛋白血症或因血红蛋白氧亲和力增高或减低所致的发绀。血红蛋白病是人类最常见的一类单基因病,同时也是人类对其分子生化机制认识最为清楚的一类遗传病。依据基因突变是否导致珠蛋白结构变异、珠蛋白肽链合成不平衡或珠蛋白发育转换障碍,血红蛋白病可分为三种类型:血红蛋白变异体、珠蛋白生成障碍性贫血(地中海贫血)和遗传性胎儿血红蛋白持续(hereditary persistence of fetal hemoglobin)。

一、血红蛋白的分子结构及其遗传控制

血红蛋白(hemoglobin)是一种红细胞内特有的具有重要生理功能的蛋白质,在体内担负

着携带氧的重任。血红蛋白是一种含有色素辅基的结合蛋白,其中蛋白质部分是珠蛋白(globin),色素部分是血红素(heme),血红素中所含有的亚铁离子与氧分子结合。一条珠蛋白链结合一个血红素构成一个血红蛋白单体,四个血红蛋白单体按一定的空间构象排列形成一个球状四聚体血红蛋白分子,其相对分子量为 66 700。组成血红蛋白的珠蛋白链有两类:即类 α 链和类 β 链。两类珠蛋白链的氨基酸组成和三维空间结构都非常相似,分别由两个不同的基因簇所编码。

人的 α 珠蛋白基因簇位于 16p13.3,总长度为 30 kb,包括 2 个重复的 α 基因(α1 和 α2),1 个 ζ2 基因(胚胎期),3 个假基因(Ψζ1, Ψα2, Ψα1)和 1 个弱表达的 θ 基因,它们的排列顺序为 5′- ζ2 - Ψζ1 - Ψα2 - Ψα1 - α2 - α1 - θ - 3′(图 9 - 1)。所谓假基因指的是那些由于在进化过程中积累了一些突变,而不能翻译成结构蛋白的非功能性的基因,其核苷酸序列一般有 75% 以上与正常基因相同,因此假基因也被认为是进化过程中遗留下来的“退化”基因。

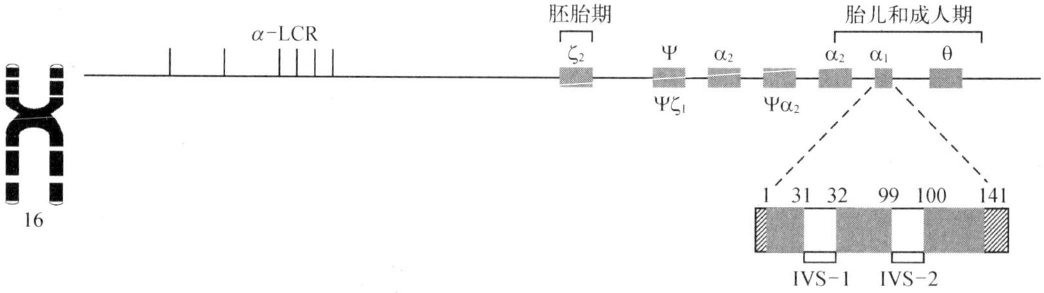

图 9 - 1 α 珠蛋白基因簇和 α 珠蛋白基因的结构

注: ψζ1、ψα2、ψα1、θ: 假基因;α - LCR: α 位点控制区

人的 β 珠蛋白基因簇位于 11p15.4,总长度为 60 kb,包括 1 个 ε 基因(胚胎期),2 个 γ 基因 $^{G}\gamma$ 和 $^{A}\gamma$(胎儿期),1 个 δ 基因和 1 个 β 基因(成人)以及 1 个假基因 ψβ,它们的排列序列为 5′- ε - $^{G}\gamma$ - $^{A}\gamma$ - ψβ - δ - β - 3′(图 9 - 2)。

在 α 基因簇 5′端上游 60 kb 处,有 α 位点控制区(α - locus control region, α - LCR)(图 9 - 1),它对 α 珠蛋白基因簇基因的表达有十分重要的调控作用,是所有 α 珠蛋白基因簇基因表达所必需的调控区域。在 β 基因簇 ε 基因上游约 6 kb 处,也有 β 位点控制区(β - locus control region, β - LCR)(图 9 - 2)。

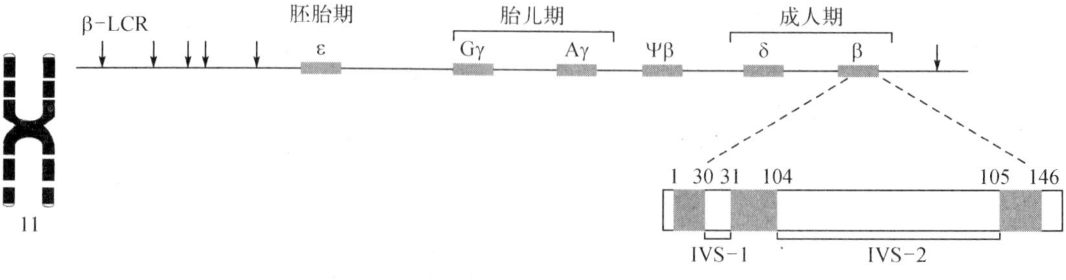

图 9 - 2 β 珠蛋白基因簇和 β 珠蛋白基因的结构

注: ψβ: 假基因;β - LCR: β 位点控制区

α 珠蛋白链含有 141 个氨基酸,β 珠蛋白链有 146 个氨基酸。研究表明,同类珠蛋白基因的编码区具有高度保守性,说明珠蛋白基因簇可能是在进化过程中,通过共同的单一祖先珠蛋白基因的重复和分化而形成的。值得注意的是,α 和 β 珠蛋白基因簇中 5′→3′基因的排列序列与它们在个体发育中的表达序列相同。在胚胎发育早期,ζ 和 ε 基因首先活化,接着开始合成 α 链;到了胎儿期,ζ 和 ε 基因关闭,γ 基因开放,β 链也开始合成(仅占 β 类珠蛋白的 10%);到出生前,δ 开始合成,出生以后,β 链的合成迅速增加,而 γ 链合成迅速减少;在成人阶段,完全开放的基因主要就是 α 和 β。因此,正常人体从胚胎到成人,可以有六种血红蛋白类型(图 9－3)。Hb Gower1(ζ2ε2)和 Hb Gower2(α2ε2)仅见于胚胎发育早期,持续到约第 8 周,是原始卵黄囊红细胞的产物。Hb Portland(ζ2γ2)也仅见于胚胎期。胎儿期则主要是 HbF(α2γ2)。成人可以有三种血红蛋白,HbA(α2β2)占 98%,HbA_2(α2δ2)约占 2%,另外还有微量的 HbF。

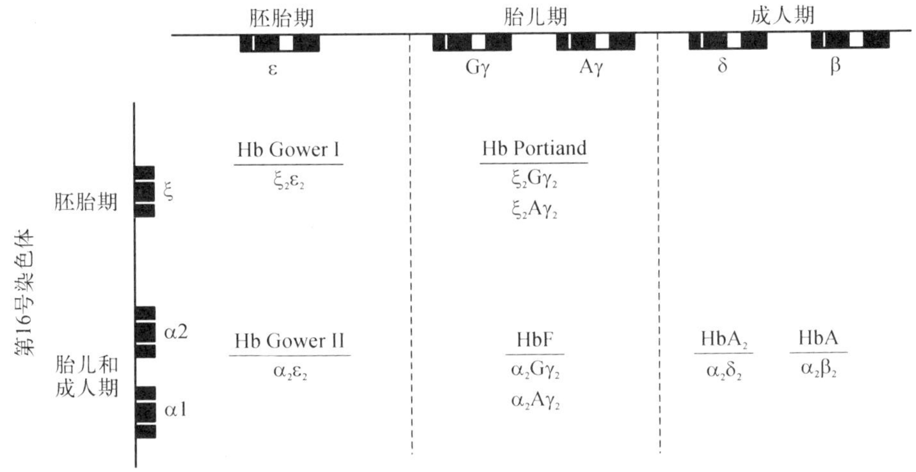

图 9－3 正常人体发育过程中的血红蛋白分子类型

在人体发育的不同阶段,各种血红蛋白的合成呈现严格的消长过程(图 9－4)。

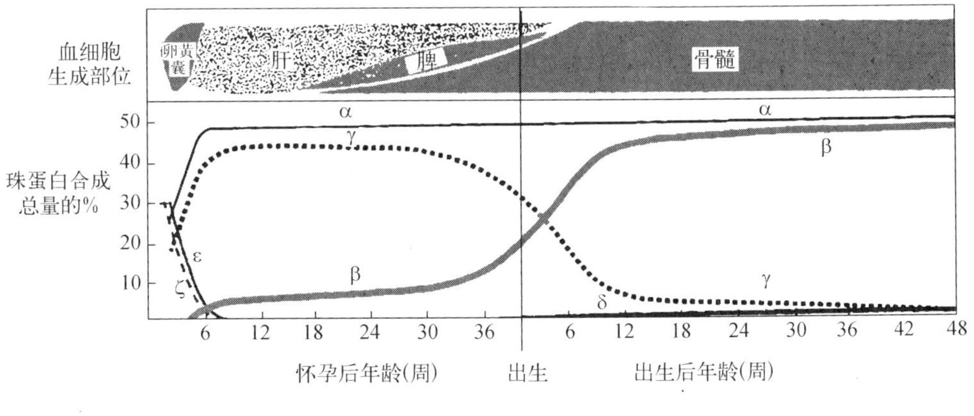

图 9－4 正常人体发育过程中珠蛋白肽链合成的演变

二、血红蛋白变异体与血红蛋白病

（一）血红蛋白变异体

1949年Pauling通过对镰状细胞贫血患者的血红蛋白进行研究，发现这类患者的血红蛋白在电泳中能够分离出一种比正常人血红蛋白携带更多正电荷的异常"S"型血红蛋白（即镰状细胞血红蛋白，HbS）。Pauling的此项发现极大地推动了世界范围内对血红蛋白分子异常的研究。1956年，Ingram用"指纹法"证实HbS和正常血红蛋白（HbA）只在β链上有单个氨基酸残基的差别，正常HbA的β链第6位为谷氨酸，而在HbS中则是缬氨酸。像这种由于编码珠蛋白的基因发生突变而导致珠蛋白肽链氨基酸序列改变，从而产生血红蛋白变异体。大多数血红蛋白变异体存在于正常人群中，也不引起疾病，只有在进行筛查时才能发现。而有些珠蛋白基因突变可导致血红蛋白结构或功能的异常，或导致血红蛋白稳定性改变，或影响珠蛋白肽链的合成速率而引起疾病。血红蛋白变异体的分子结构式书写时，写出其异常肽链名称，并标明取代氨基酸的位置，如Hb S可写成（$\alpha_2^A\beta_2^{6缬}$）或（$\alpha_2\beta_2^{6谷\to缬}$）。

血红蛋白结构变异的机制

1. 单个碱基变换　DNA序列上由单个碱基发生替换所引起的突变称为点突变，绝大多数的血红蛋白异常都是由点突变引起的。① 错义突变：（missense mutation）：指因遗传密码发生单个碱基的置换或颠换而导致肽链中的氨基酸发生改变。如Hb S（$\beta^{6谷\to缬}$）是由于A→U，Hb $G_{Chinese}$（$\alpha^{30谷\to谷胺}$）是由于G→C；② 无义突变（nonsense mutation）：指由于某一碱基被替换后，原来编码某一氨基酸的密码子突变成为终止密码子，造成珠蛋白链尚未全部合成就终止了翻译，形成无功能的珠蛋白链。如Hb Mckees Rorks变异型，就是β链第145位编码酪氨酸的密码子UAU突变成终止密码子UAA所致；③ 终止密码子突变：指由于终止密码子（UAA，UAG或UGA）发生碱基变换而成为可读密码子，使得肽链的合成延长直至下一个终止密码。如Hb Constant Spring的α链有172个氨基酸残基，是因为其第142个密码子UAA（终止）→CAA（谷胺酰胺），导致肽链继续合成到第173位的UAA（终止）之前。

2. 密码子的缺失和插入　指在mRNA序列上组成一个或多个密码子的碱基同时缺失，或者在一段mRNA序列上插入一个或多个密码子，导致血红蛋白的肽链比正常缺少或增加了部分氨基酸，从而引起结构和功能的异常。如Hb Lyon是由于β链第17和18位上决定赖氨酸和缬氨酸的两个密码子同时缺失；Hb Grady则是由于在其α链的第116至118位插入了编码谷-苯丙-苏三个氨基酸残基的9个碱基所致。

3. 移码突变　指珠蛋白基因密码子中缺失或插入不是3个或3的倍数个碱基时，导致突变部位以后的碱基排列顺序依次位移，重新组合三联密码子而出现移码（frame-shift），产生新的异常血红蛋白。如Hb Tak的β链由于在第147位终止密码子UAA前插入了2个碱基AC，使得终止密码子UAA变成苏氨酸密码子ACU，导致肽链延长到157个氨基酸。

4. 融合突变　指编码两条不同肽链的基因在减数分裂时因同源染色体之间的错配而引起的不等交换（unequal crossing over），结果造成两种非同源基因的部分片段相互拼接，产生融合基因（fusion gene）。如Hb Lepore变异型，由于基因δ和β发生错配和不等交换，结果使δ链的N端部分和β链的C端部分融合在一起，构成δβ链。对应的融合基因所产生的βδ链，见于Hb Anti－Lepore（图9－5）。

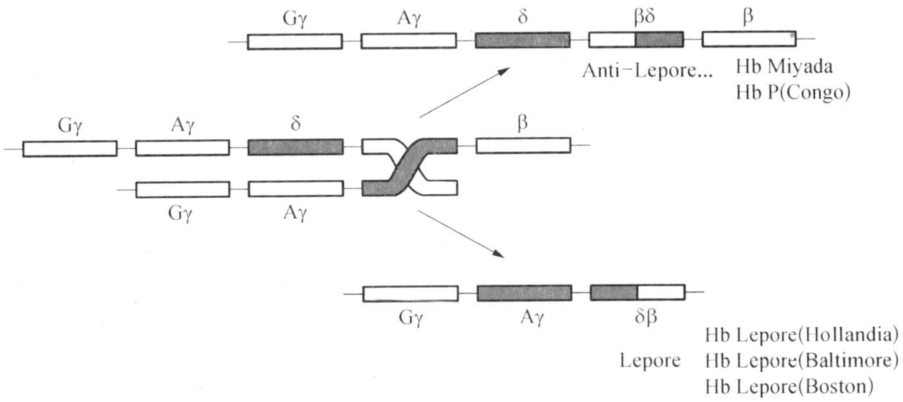

图 9-5　δ 珠蛋白基因和 β 珠蛋白基因发生不等交换导致 δβ 和 βδ 融合基因

（二）由血红蛋白变异体导致的血红蛋白病

相对于正常血红蛋白，有些血红蛋白变异体，理化特性发生了改变，如溶解度降低（如 Hb S），或是分子不稳定（如 Hb Zurich）；而有些血红蛋白携带氧的功能发生改变，如对氧的亲和力增高（如 Hb Chesapeake）或降低（如 Hb Kansas），或是形成不能带氧的高铁血红蛋白（methemoglobin）（如 Hb Boston），从而产生血红蛋白病。这类疾病临床最主要的症状是溶血性贫血，红细胞代偿性增多和青紫。而有些珠蛋白基因突变影响珠蛋白肽链的合成速率，而引起珠蛋白生成障碍性贫血。

1. 镰状细胞贫血　为常染色体隐性遗传。镰状细胞血红蛋白（HbS）是人体内发现的第一种结构异常的血红蛋白，其 β 链第六位的亲水性谷氨酸被疏水性缬氨酸替代。HbS 具备基本的携氧功能，但其在脱氧情况下，溶解度比正常 HbA 下降 5 倍。纯合子患者血中的 HbS 含量可达 90% 以上，当血液中氧分压较低时，HbS 多聚化使红细胞扭曲成镰刀状（图 9-6），红细胞寿命缩短，引起严重的溶血性贫血，以及脾肿大，称为镰状细胞贫血（sickle cell anemia）。镰变的红细胞容易堵塞微血管，产生血管阻塞危象，随着阻塞部位不同可引起不同部位的异常反应，如腹部疼痛、脑血栓等，患者大多早期死亡。杂合子个体血中的 HbS 含量为 20% ~40%，其余基本上为正常成人血红蛋白（HbA），一般没有临床症状，但是在氧分

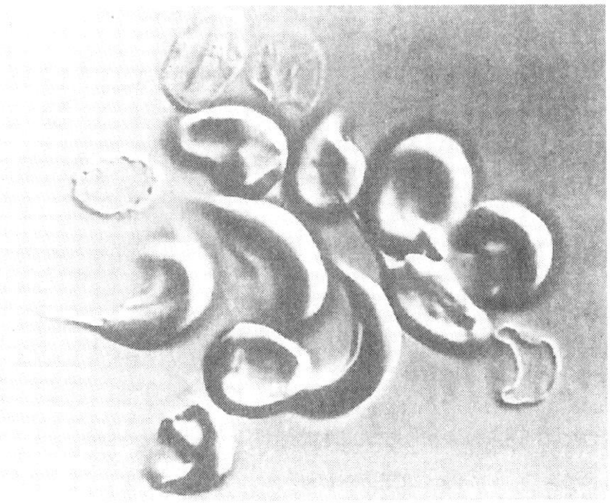

图 9-6　HbS 纯合子的镰形红细胞

压降低的情况下也可以引起红细胞镰变,称为镰状细胞性状(sickle cell trait)。

有意思的是杂合子($\alpha\beta^S$)基因的地理分布和疟疾的地理分布相一致,这与$\alpha\beta^S$基因的杂合体对疟疾有较高的抵抗能力有关。该症主要分布在非洲,也散发于地中海地区,在东非的某些地区$\alpha\beta^S$基因频率高达40%,因此该症也是世界范围内最严重的血红蛋白病。不过此症在我国乃至亚洲极少发现。

临床上通过对血红蛋白电泳、血红蛋白理化性质的测定,以及红细胞镰变试验,不难对镰状细胞贫血作出明确诊断(图9-7是HbA、HbS和HbC的电泳结果)。但是为了有效地防止镰状细胞贫血患者的出生,目前对有风险的胎儿进行产前基因诊断已经变得越来越重要。例如,以β珠蛋白基因有关序列为探针作分子杂交,可由限制性片段长度多态性(RFLP)对镰状细胞贫血作分子遗传诊断。内切酶Mst Ⅱ识别CCTNAGG,正常β珠蛋白基因(CCT-GAG-GAG)产生1.15 kb和0.20 kb的片段。而Hb S的β珠蛋白基因(CCT-GTG-GAG)失去了这个Mst Ⅱ识别顺序,产生1.35 kb片段(图9-8)。此外,也可以利用PCR技术进行镰状细胞贫血的基因诊断和群体筛查。

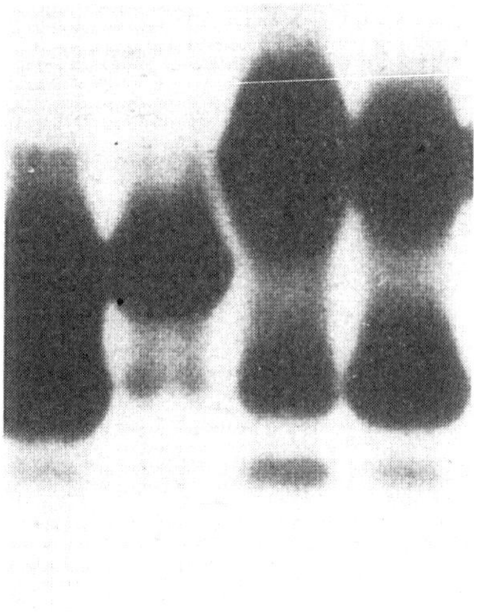

图9-7 HbA、HbS和HbC的电泳结果

2. Hb C病 该病亦为常染色体隐性遗传,是由于β链第六位谷氨酸被赖氨酸取代。HbC($\alpha\alpha\beta^C\beta^C$)溶解度小于HbA,易于在红细胞内形成结晶,降低红细胞在毛细血管的变形能力。纯合子患者呈现轻度溶血性贫血,可伴有肝脾肿大。杂合子($\alpha\alpha\beta^A\beta^C$)可无临床症状。

Hb C($\beta^{6谷\rightarrow赖}$)与Hb S($\beta^{6谷\rightarrow缬}$)属等位变异,都是β珠蛋白链第六位的氨基酸取代,这两个珠蛋白基因可称为真等位基因(eualleles)。同一肽链但不是同一位置氨基酸取代则属于异等位基因(heteroalleles),如Hb C($\beta^{6谷\rightarrow缬}$)与Hb $M_{Saskatoon}$($\beta^{63组\rightarrow酪}$)的β珠蛋白基因。

Hb C($\beta^{6谷\rightarrow赖}$)变异主要分布在西非人群及其后裔(1%的非洲裔美国人为携带者)。因此,一些β珠蛋白链携带Hb C变异的同时携带Hb S变异或地中海贫血变异的人也不少见。同时携带Hb C和Hb S变异的复合杂合子(HbSC)可有比镰状细胞贫血轻微的溶血,一般无

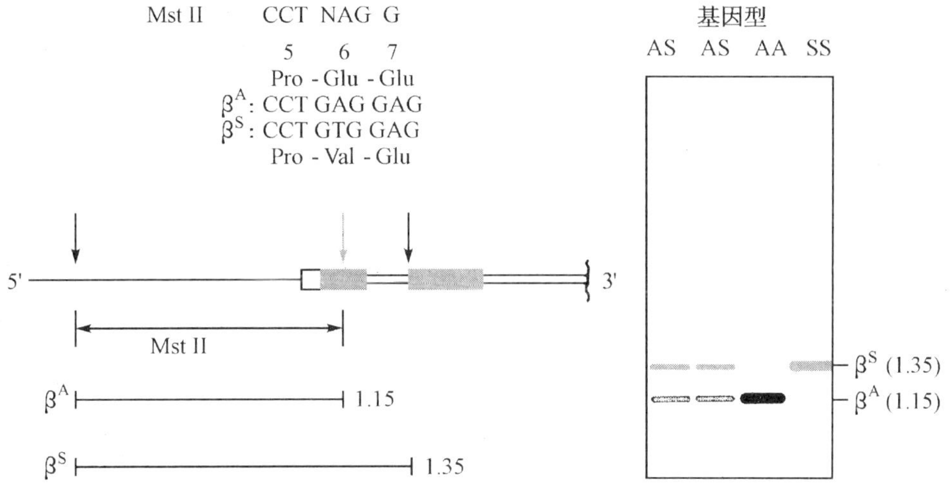

图 9－8　镰状细胞贫血的分子诊断

临床症状。但在血管阻塞(尤其是在视网膜)情况下可出现严重综合征。

3\. Hb M 遗传性高铁血红蛋白血症　该症为常染色体显性遗传。已知的高铁血红蛋白有 HbM_{Boston}($\alpha^{58组\to酪}$)、Hb M_{Iwate}($\alpha^{87组\to酪}$)、Hb $M_{Sakatoon}$($\beta^{63组\to酪}$)、Hb $M_{Hydepark}$($\beta^{92组\to酪}$)和 Hb $M_{Milwaukee}$($\beta^{67缬\to谷}$)。以 HbM_{Boston}为例,其 α 链第 58 位的组氨酸被酪氨酸取代后,酪氨酸残基占据了血红素 Fe 原子的配基位置,使 Fe 原子呈稳定的高铁状态,丧失了血红素与氧结合的能力,导致组织缺氧。患者呈现发绀症状并导致继发性红细胞增多。

4\. 不稳定血红蛋白病　一些点突变可引起成熟红细胞中血红蛋白四聚体变性。变性的血红蛋白四聚体不能溶解并在红细胞内形成海因茨体、海-埃小体(Heinz bodies)。Heinz 小体可损伤红细胞膜并引起溶血性贫血。有些稀有突变可导致珠蛋白肽链不稳定,因而导致红细胞前体中血红蛋白四聚体不能形成,引起珠蛋白肽链不平衡和珠蛋白生成障碍性贫血(地中海贫血)。已知的不稳定血红蛋白有九十余种。

Hb Bristol 为常染色体显性遗传病,其遗传机制是珠蛋白 β 链第 67 位缬氨酸被天冬氨酸所取代,导致血红蛋白分子不稳定。Ree 等人在 1996 年研究了几位被报道的自发性 Heinz 小体溶血性贫血患者,发现 Hb Bristol 第 67 位的天冬氨酸是由原先的蛋氨酸经过缓慢的静止性(silent)修饰而来,也就是说,DNA 上发生的突变实际是 67 位缬→蛋(甲硫)。这种转录翻译后的修饰可能是由邻近的血红素和氧分子催化。这一发现说明同时分析蛋白质和 DNA 在研究中的重要性。这种类似的情况还发生在 Hb Coventry。Hb Bristol 主要临床症状是先天性溶血性贫血,黄疸和脾肿大,又称先天性海因茨体溶血性贫血(congenital Heinz bodies hemolytic anemia)。

Hb Hammersmith 是一种值得重视的不稳定血红蛋白,其发病机制为珠蛋白 β 链第 42 位苯丙氨酸被丝氨酸所代替。此位置体积较大的苯丙氨酸是所有珠蛋白中保守的氨基酸,它负责把血红素楔入珠蛋白口袋中,而当较小的丝氨酸取代此位置时,血红素可能掉出珠蛋白口袋。此外,Hb Hammersmith 对氧的亲和力较正常血红蛋白降低,因此,患者可出现发绀。

三、珠蛋白生成障碍性贫血

珠蛋白生成障碍性贫血，又称地中海贫血(Thalassemia syndrome)或海洋性贫血，因最早起源于地中海地区而得名。该病是由于珠蛋白多肽链完全不能合成或合成不足所致，在地中海国家、中东和亚洲较为多见，是世界上最常见的一种遗传性血液病。成人血红蛋白(Hb A)由两条 α 链和两条 β 链组成，而 α 链与 β 链的比例不平衡是导致此病的分子基础。凡由于 α 链合成减少或不能合成者，称为 α 珠蛋白生成障碍性贫血；由于 β 链合成减少或不能合成者，称为 β 珠蛋白生成障碍性贫血。

α 或 β 珠蛋白链合成减少或甚至完全缺如，涉及 α 或 β 珠蛋白基因的种种突变，可分为非缺失型(包括微缺失型)和缺失型两大类。非缺失型珠蛋白生成障碍性贫血涉及从 5′转录控制信号、外显子密码、内含子(间隔顺序)拼接信号和共有序列(consensus sequence)、外显子和内含子潜在的拼接部位、终止密码和 3′多聚腺苷化信号等处的碱基取代、缺失、插入、移码等，导致转录受阻或转录产物异常，使 RNA 加工拼接或翻译受阻，RNA 不稳定或翻译后异常肽链不稳定，最终导致患者 α 或 β 珠蛋白链减少或完全缺如。缺失型珠蛋白生成障碍性贫血涉及 α 或 β 珠蛋白基因簇较大范围的缺失，包括涉及 α 或 β 珠蛋白基因簇 5′上游60 kb 处的 α 或 β 位点控制区，大部分全缺失发生在 α 或 β 位点控制区。

(一) α 珠蛋白生成障碍性贫血

引起 α 珠蛋白生成障碍性贫血的 α 珠蛋白基因，主要突变类型和主要缺失类型分别见表 9－1 和图 9－9。

表 9－1　α 珠蛋白生成障碍性贫血的 α 珠蛋白基因的突变类型

突变类型	分子缺陷	来源
1. 核苷酸取代		
(1) α_2起始密码子 ATG→ACG	无功能 mRNA	地中海地区人
(2) Hb Quong Sze ($\alpha^{125亮\to脯}$)	α－β 二聚体形成受阻	中国人
(3) α_2多聚 A 信号 AATAAA→AATAAG	RNA 切割和多聚腺苷化突变体	沙特阿拉伯人
(4) Hb Constant Spring ($\alpha^{终止\to谷胺}$)	终止密码突变，肽链延长，但 mRNA 极不稳定	东南亚人
2. 移码突变		
α_1密码子 14TGG－T	无功能 mRNA	沙特阿拉伯人
3. 核苷酸缺失		
α_2IVS－1 共有顺序缺失 5 个核苷酸	RNA 拼接缺陷	地中海地区人

人体第 16 号染色体短臂上有 2 个连锁的 α 珠蛋白基因。如果这 2 个 α 基因均因突变或缺失而丧失了功能，就称为 α 地$_1$(α－thal$_1$)。如果这 2 个 α 基因只有 1 个因突变或缺失而丧失了功能，称为 α 地$_2$(α－thal$_2$)。该症呈常染色体显性遗传。根据失去功能的 α 基因的数目，α 珠蛋白生成障碍性贫血分为 4 种临床类型(图 9－10)。

1. Hb Bart's 胎儿水肿综合征　Hb Bart's 胎儿水肿综合征(hydrops fetalis syndrome)为 α^0珠蛋白生成障碍性贫血。胎儿的 4 个 α 基因均丧失功能(－－/－－)，无 α 珠蛋白链合成，80% 以上血红蛋白为 Hb Bart's($^A\gamma_4$、$^G\gamma_4$)，其余为 Hb H(β_4)和 Hb Portland($\zeta_{2A}\gamma_2$、$\zeta_{2G}\gamma_2$)。Hb Bart's 有很高的氧亲和力，致使组织严重缺氧。胎儿严重水肿，导致自发性流产或出生后

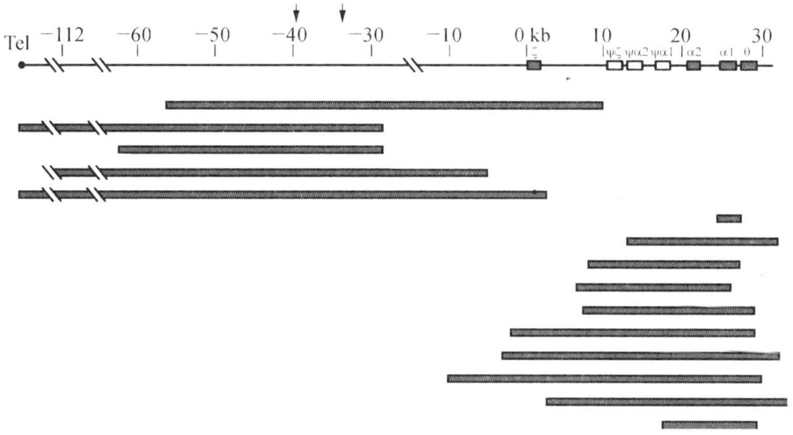

图 9－9　α 珠蛋白基因簇主要缺失类型

箭头示 α 位点控制区

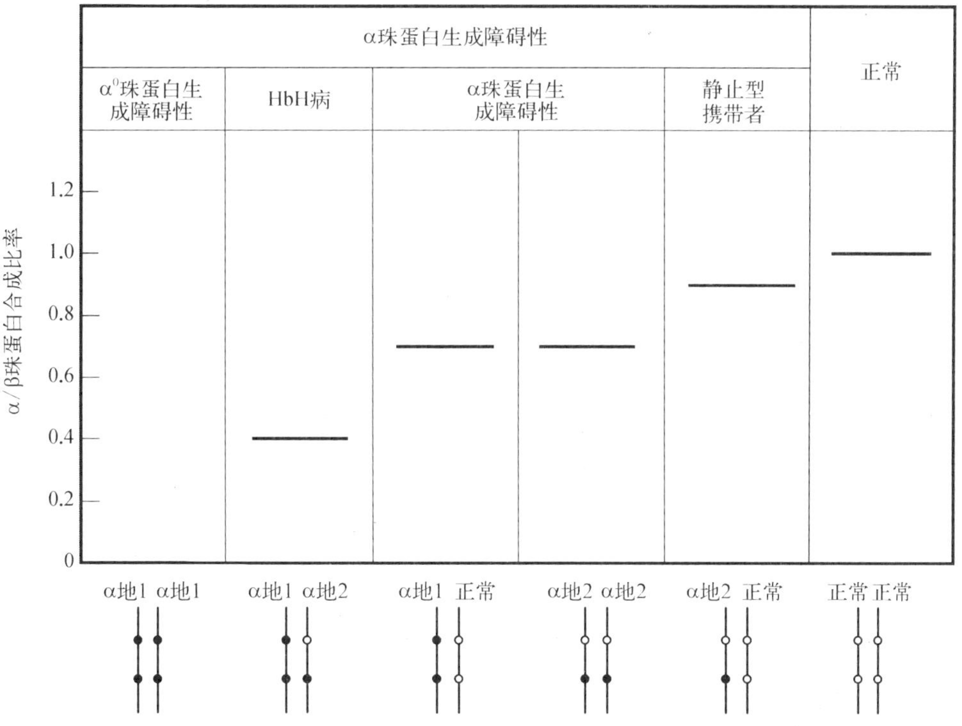

图 9－10　不同临床类型 α 珠蛋白生成障碍性贫血的基因型与 α/β 珠蛋白生成比率

不久死于严重水肿。该症患者的基因型为 α 地$_1$/α 地$_1$纯合子，父母均为 α 地$_1$杂合子。

2. Hb H 病　患者有 3 个 α 基因丧失功能（−−/α −），亲代分别为 α 地$_1$和 α 地$_2$携带者。由于 α 珠蛋白链严重短缺，胎儿出生时 Hb Bart's（$^{A}γ_4$、$^{G}γ_4$）达 20% 或更高，在从 γ 链到 β 链的转换完成后 Hb H（$β_4$）达 4% ～30%。该症属中度珠蛋白生成障碍性贫血（thalassemia intermedia），Hb Bart's 和 Hb H 沉淀形成包含体（inclusion body），导致低色素小细胞性溶血性贫血，患者有黄疸和肝脾肿大。

3. α 珠蛋白生成障碍性贫血性状　患者有 2 个 α 基因丧失功能，在东方人通常为 α 地$_1$

杂合子(--/αα),而在黑人中通常为α地$_2$纯合子(α-/α-)。本症为轻度α珠蛋白生成障碍性贫血(tha-lassemia minor),患者有轻度小细胞性贫血。

4. α珠蛋白生成障碍性贫血静止型携带者　受累者仅有1个α基因丧失功能(αα/α-),有正常血象,可无临床症状。

Hb H病、α珠蛋白生成障碍性贫血性状和静止型携带者均有不同程度的α珠蛋白链合成,可合称为$α^+$珠蛋白生成障碍性贫血,患者均属杂合子。

(二) β珠蛋白生成障碍性贫血

引起β珠蛋白生成障碍性贫血的β珠蛋白基因主要突变类型和主要缺失类型分别见表9-2。该症呈常染色隐性遗传,纯合子呈现重型珠蛋白生成障碍性贫血,亦称$β^0$珠蛋白生成障碍性贫血;杂合子表现为β珠蛋白生成障碍性贫血性状。

表9-2　β珠蛋白生成障碍性贫血的β珠蛋白基因的突变类型

突变类型	分子缺陷	来源
1. 核苷酸取代		
(1) β-28核苷酸A→C	TATA区转录信号突变,$β^+$	中国人
(2) βIVS-1第1核苷酸G→A	拼接接头突变,导致RNA加工缺陷,$β^0$	地中海地区人
(3) βIVS-1第5核苷酸G→C	共有顺序突变导致RNA加工缺陷,$β^+$	印第安人
(4) βIVS-2第654核苷酸C→T	内含子变化导致RNA加工缺陷,$β^0$	中国人
(5) β第17密码子A→T	无义突变导致无功能RNA,$β^0$	中国人
(6) Hb Knossos($β^{27丙→丝}$)	编码区突变导致RNA加工缺陷,静止型$β^+$	地中海地区人
(7) β多聚A信号　AATAAA→AACAAA	RNA切割和多聚A化信号突变,$β^+$	美国黑种人
2. 核苷酸插入		
β密码子71-72间插入1个核苷酸	移码突变导致无功能mRNA,$β^0$	中国人
3. 核苷酸缺失		
βIVS-1缺失25 bp	拼接接头改变导致RNA加工缺陷,$β^0$	印度人
4. 不等交换		
Hb Lepore	δβ联接mRNA,不稳定,$β^0$	不明

1. $β^0$珠蛋白生成障碍性贫血　$β^0$珠蛋白生成障碍性贫血,即重型珠蛋白生成障碍性贫血(thalassemia major)或Cooley贫血。患者为β地贫基因纯合子(β地/β地)。患婴出生时正常,半周岁时发生严重小细胞性溶血性贫血,过剩的α珠蛋白沉淀为包含体。患者因骨髓外血细胞生成而发生肝脾肿大和β珠蛋白生成障碍性贫血面容,呈大头、颧骨突出、塌鼻梁、眼距过宽和脸水肿。患者血红蛋白水平低于5 g/dl,有人统计英国50%的此类患者在35岁前死亡,死因往往是传统输血治疗引起的铁负荷过重。但现在可以通过一些措施延长患者寿命,包括:① 通过植入装置静脉输入去铁胺(去铁敏)24小时去铁,对铁负荷严重超标的患者有效;② 每周使用一次性输液器输入去铁胺(如Baxter气球泵);③ 口服铁螯合剂。当β地贫基因纯合子患者同时合并有α珠蛋白生成障碍性贫血,尤其是四个α珠蛋白基因中仅有三个为有功能的基因时,症状往往较轻,不需要常规输血治疗,这种情况被称为β珠蛋白生成障碍性贫血中间型(thalassemia intermedia)。人们推测可能是多余α珠蛋白链的量减少之后使得体内无效造血减轻,临床症状也随之减轻。同样人们也观察到当体内的γ珠蛋白合成增加时也能减轻患者的贫血症状。

2. β⁺珠蛋白生成障碍性贫血　β⁺珠蛋白生成障碍性贫血即β珠蛋白生成障碍性贫血性状，受累者为β地贫杂合子（β地/β），通常仅有轻度贫血，但无明显临床症状。约半数病例有轻度到中度脾肿大。α珠蛋白表达情况对β珠蛋白生成障碍性贫血的影响在这种疾病中也有例可查。人们发现有些患者为同一条16号染色体上有三个功能性α珠蛋白基因（α珠蛋白过表达）的β地贫杂合子，症状明显加重，和重型珠蛋白生成障碍性贫血的患者相同，他们也需要常规输血治疗，以及脾切除术。有人推测这可能是由于患者无法水解多余的α珠蛋白链所引起。

第二节　血浆蛋白病

血浆蛋白病（plasma protein disease）是由于人体血浆蛋白的遗传变异所导致的疾病。血浆蛋白是血浆中含量最高、种类繁多的重要成分，发挥维持血浆渗透压、酸碱平衡、血液黏度，以及参与体液免疫等功能，更为重要的是一些血浆蛋白为重要的凝血因子。因此，由于遗传因素而导致人体血浆蛋白结构、功能或含量异常，会导致上述功能障碍而出现疾病。其中以血友病等出血性疾病较常见。

血友病是一组因遗传性凝血功能障碍而致的出血性疾病，是由于血液中某些凝血因子的严重缺乏所致，在先天性出血性疾病中最为常见。根据所缺乏的凝血因子的不同，血友病可被分为血友病A（又称血友病甲，即传统所称血友病）和血友病B（又称血友病乙）。血友病A和B发病率分别为80%和20%。根据血液中所缺乏凝血因子含量分为重度、中度和轻度三种。所缺乏凝血因子占正常水平不足1%为重度，在1%～5%之间为中度，含量达正常水平5%～40%者为轻度。

一、血友病A

血友病A（hemophilia A，HA）是由于凝血因子Ⅷ即抗血友病球蛋白（antihemophilic globulin，AHG）的遗传性缺乏引起的。

1. 凝血因子Ⅷ的结构特征　天然的凝血因子Ⅷ（简称FⅧ）是一条含有2 332个氨基酸残基的多肽链，相对分子量为330 kDa，是目前所知的人类最大的糖蛋白之一。FⅧ在体内由肝脏生成，其生理功能是在内源性凝血系统中Ca^{2+}及磷酸酯的存在下，以辅酶形式参与FⅨa对FX的激活。Ⅷ因子有两个成分。Ⅷc（Ⅷ因子凝血成分）具有Ⅷ因子凝血活性，$Ⅷ_{Ag}$（Ⅷ因子相关抗原）是Ⅷ因子凝血活性的载体蛋白，仅能由免疫学方法检出。血友病A患者的Ⅷc含量低或无，但有正常或高的$Ⅷ_{Ag}$。

2. 凝血因子Ⅷ的基因结构和突变　1984年美国人Wood等成功地克隆了能表达FⅧ促凝活性部分的人FⅧ基因。FⅧ基因位于X染色体长臂末端Xq28，与葡萄糖-6-磷酸脱氢酶（G-6-PDH）基因非常接近。FⅧ基因长186 kb，由26个外显子及25个内含子组成，外显子长度从69 bp到3 106 bp不等，而最大的内含子长达32.4 kb。FⅧ mRNA大小为9 kb，编码2 351个氨基酸，其中包括N端19个由疏水氨基酸组成的信号肽。

FⅧ基因的突变是引起体内FⅧ缺乏的主要原因，这些突变涉及核苷酸的取代、缺失、插入和移码等，其中半数以上为各种程度的缺失（表9－3）。近年来又发现40%血友病A患者的基因缺陷是由于倒位引起的。上海瑞金医院血液学研究所应用Southern印迹分析检测66例血友病A，其中有22例呈现FⅧ基因内含子22的X染色体长臂内倒位现象，且倒位重组患者均为重型，占重型血友病A患者的46.6%。这对于明确血友病A的发病机制有着相当重要的意义。由于FⅧ基因大，散发病例中新突变的频率又较高，增加了研究基因突变的难度。

表9－3 Ⅷ因子突变类型与血友病A临床严重程度

Ⅷ因子分子缺陷	血友病A临床表现	Ⅷ因子分子缺陷	血友病A临床表现
1. 核苷酸取代		（12）精2307亮（G→T）	中度
（1）谷272甘＊（A→G）	中度～严重	（13）精2307终止（C→T）	严重
（2）精372组（G→A）		2. 缺失	
（3）酪1680苯丙（A→T）	中度	（1）IVS－1缺失7 kb	正常
（4）谷1686终止（C→T）	严重	（2）缺失外显子1	严重
（5）精1689半胱（C→T）	中度～严重	（3）缺失外显子1～26	严重
（6）酪1709半胱（A→G）		3. 插入	
（7）精1941谷胺（G→A）	中度	（1）IVS－10插入0.7 kb	正常
（8）精1941终止（C→T）	严重	（2）外显子14插入3.5 kb	严重
（9）精2116终止（C→T）	严重	4. 移码	
（10）精2209谷胺（G→A）	严重	外显子8密码子360GAA缺失GA	严重
（11）精2209终止（C→T）	严重		

注：＊表示第272位谷氨酸突变为甘氨酸。

3．*血友病A的临床表现和遗传特征* 血友病A的主要临床表现是反复自发性、或在轻微损伤及手术后出血不止。体表、体内任何部分均可出血，最常见的出血部位是关节腔，关节积血可导致永久性关节损伤或变形；出血还可发生在皮肤、黏膜、肌肉内或器官内。

本病属X连锁隐性遗传性疾病，在男性中发病率为1/5 000～1/10 000，女性则多为携带者，少数女性杂合子也可出现中度症状，其原因为携带正常AHG基因的X染色体失活或与常染色体易位而破坏AHG基因。像其他遗传病一样，缺陷基因也可来自父母配子基因的自发突变，这种自发突变可占到血友病A病例的33%。

4．*血友病A的诊断和治疗* 根据家族病史和临床症状，结合遗传学检测，该病不难诊断。需要注意的是该病临床症状与维勒布兰特病（Willebrand disease）非常相似。主要区别在于维勒布兰特病患者$Ⅷ_c$和$Ⅷ_{Ag}$均减少，反复出血多累及黏膜如鼻黏膜和胃肠道，出血的严重程度可有很大的变异。此外，维勒布兰特病呈常染色体显性遗传。

该病治疗主要是输入人血浆中提炼或通过重组技术合成的Ⅷ因子，这种替代疗法在大部分病例中都有效，但有10%～15%的患者会产生中和性抗体，从而降低了治疗效果，此时需要加大剂量或改用猪的Ⅷ因子等非人类制品。近年来，定期输注Ⅷ因子以维持足量的凝血因子水平，以防止自发或伤后出血过多的预防疗法，正越来越得到提倡和应用，其效果优于对症治疗。目前，一般患者自儿童期起就能获得较好的治疗，故严重出血、残废、夭折的情况日益减少。而患者的结婚、生育又使得携带者增多，发病率有所上升。近年来国内外已开展血友病携带者的遗传咨询工作，经过产前诊断，对血友病胎儿终止妊娠，可以降低血友病

A 的发病率。

二、血 友 病 B

血友病 B（hemophilia B），又称克里斯马斯病（Christmas disease），是由于凝血因子Ⅸ即血浆凝血活酶成分（plasma thromboplastin component，PTC）的遗传性缺乏所致。该病由 Aggeller 于 1952 年最先从血友病 A 中区分出来，在男性中发病率为 1/20 000～1/34 000。曾在欧洲皇室出现的"皇室病（Royal disease）"现已证明是由于 FⅨ基因第 4 外显子上游第 3 个碱基的置换（IVS3 - 3A > G）所致。

1. *凝血因子Ⅸ的生理功能*　FⅨ是一种维生素 K 依赖的凝血因子，主要由肝细胞产生，并在肝内经过一系列酶学修饰成为成熟的 FⅨ，然后再被分泌到血液中，以酶原的形式存在。在人体内源性凝血途径中，活化的 FⅨ与 FⅧ、磷脂和钙离子相互作用，形成复合物，它能使因子Ⅹ转变成活化的因子Ⅹ（FⅩa），促进凝血酶生成，从而在凝血过程中起重要作用。

2. *凝血因子Ⅸ的基因结构和突变*　人的 FⅨ基因位于 X 染色体长臂末端 Xq27.1，与自残综合征、亨特综合征（Hunter's syndrome）、脆性 X 染色体智力障碍综合征、色盲等疾病基因相邻。FⅨ基因长 33.5 kb，由 8 个外显子和 7 个内含子以及侧翼顺序中的调控区所组成，FⅨ基因的 cDNA 全长为 2 802 bp，编码 461 个氨基酸残基。

血友病 B 的发生主要是由于 FⅨ基因结构的异常而导致 FⅨ蛋白的量、结构和生物学特性改变的结果。与 FⅧ基因类似，FⅨ基因的突变也涉及核苷酸的取代、缺失、插入和移码，所不同的是其中大部分为核苷酸取代，而基因大片段的缺失或重排一般则比较少见（表 9 - 4）。迄今所报道的 FⅨ基因突变热点中，大多涉及 CpG 二核苷酸顺序，对此有人认为，CpG 序列中的脱氧胞嘧啶在甲基化酶的作用下，绝大部分被转变为 5 - 甲基化胞嘧啶，后者极不稳定，在脱氨酶的作用下容易转变为 T，由于细胞内不存在对这种突变进行修复的机制，使得这种突变累积下来，故其频率要比其他非 CpG 顺序中的突变频率高得多。研究 FⅨ基因结构上的变异对于认识其表达调控，以及血友病 B 的发病机制很有意义。

表 9 - 4　Ⅸ因子突变类型与血友病 B 临床严重程度

Ⅸ因子变异体	分 子 缺 陷	血友病 B 临床表现程度
1. 核苷酸取代		
(1) FⅨ（Seattle - 3）	谷 27 赖*（G→A）	严重
(2) FⅨ（Durham）	甘 60 丝（G→A）	严重
(3) FⅨ（Seattle - 4）	精 248 谷胺（G→A）	严重
(4) F9（Chongqing）	谷 27 缬（A→T）	严重
(5) FⅨ（Alabama）	天冬 47 甘（A→G）	轻度
(6) FⅨ（Cardiff）	精 145 半胱（G→T）	中度～严重
(7) FⅨ（Hilo）	精 180 谷胺（G→A）	严重
(8) FⅨ（London）	精 333 谷胺（G→A）	中度
(9) FⅨ（Bonn - 1）	精 390 终止（C→T）	严重
(10) FⅨ（Niigata）	丙 390 缬（C→T）	中度～严重
(11) FⅨ（Vancouver）	异亮 397 苏（T→C）	中度～严重
(12) FⅨ	5′IVS - 3 拼接供者部位（GT→GG）	严重
(13) FⅨ	3′IVS - 7 拼接受者部位（G→A）	严重

（续表）

Ⅸ因子变异体	分子缺陷	血友病 B 临床表现程度
2. 缺失		
（1）FⅨ	缺失外显子 1～3	严重
（2）FⅨ	缺失外显子 2～8	严重
3. 插入		
（1）FⅨ（El Salvador）	外显子 4 大片段插入	中度～严重
（2）FⅨ	外显子 5 插入 Alu 顺序	严重
4. 移码		
（1）FⅨ（Seattle－2）	天冬 85 缬，86 终止（外显子缺失 A）	严重

注：* 表示 27 为谷氨酸突变为赖氨酸。

3．*血友病 B 的临床表现和遗传特征*　该症的主要临床症状与血友病 A 完全相同，无法鉴别。由于 FⅨ基因的突变类型很多，突变的位置也可分布于整个基因内的任何区域，而且还可以发生双重突变，甚至三重突变，构成了突变的复杂性，因此在不同患者之间的表型效应有着很大的差异。该病的遗传方式与血友病 A 一致，属 X 连锁隐性遗传。

4．*血友病 B 的诊断和治疗*　由于 FⅨ基因突变的种类繁多，几乎每个血友病 B 的家庭均可能具有独自的突变类型，因此在实际临床工作中，运用直接法检测基因突变受到了限制，而利用 FⅨ基因内 DNA 的多态性进行连锁分析，则不失为对血友病 B 进行基因诊断、产前诊断和携带者检测的有效途径。

传统上治疗血友病 B 主要采用替代疗法，即定期对患者输注 FⅨ或血浆等其他替代制剂，但费用贵，易感染肝炎及艾滋病病毒等。国外从 80 年代开始应用基因疗法，使血友病 B 成为世界上少数几种进入基因治疗临床试验的病种之一。我国复旦大学遗传学研究所和第二军医大学附属长海医院经过多年的努力，成功地将人的 FⅨ cDNA 转入血友病 B 患者的皮肤或纤维细胞，经过体外培养扩增及安全鉴定，再以此治疗血友病 B 患者，使患者的 FⅨ凝血活性与抗原均升高，临床出血症状得到改善，为我国基因治疗血友病 B 奠定了基础。2011 年 12 月 10 日，由英国和美国共同组成的一个研究团队运用基因治疗的方法成功治疗血友病。他们将 FⅨ基因插入一种嗜好肝脏的腺相关病毒－8 载体中，FⅨ在肝脏内产生，而病毒不整合入染色体（不会干扰其他基因）。转化的病毒经静脉注射入患者体内。为防止免疫排斥，患者事先使用糖皮质激素。

第三节　酶蛋白病

酶蛋白病，是指由于遗传性酶缺乏或酶的功能缺陷而引起的一类先天性代谢病，迄今为止已发现 2 000 余种。1909 年，Garrod 发表了《先天性代谢差错》一书，系统地阐述了他对代谢病遗传基础，以及基因与酶关系的研究，认为机体内的所有生化过程都是在遗传控制下进行的，这些生化过程可以分解为个别一步步的反应，每个生化反应最终都受控于一个特定的基因，一个基因突变只改变细胞进行单一原发性生化反应的能力。由此人类生化遗传学的研究得到了迅速的发展。事实上，目前的研究发现，编码酶的基因、涉及酶的辅因子合成和利用的基因，以及酶蛋白合成或代谢调控的基因突变均可引起酶蛋白病。

一、氨基酸代谢病

氨基酸代谢病，是指由于氨基酸代谢过程中某些酶的先天性缺乏所致的以氨基酸代谢障碍为特征的疾病，数量众多。

1. 苯丙酮尿症　苯丙氨酸(phenylalanine)是人体必需的氨基酸，它被用来制造黑色素、甲状腺素和肾上腺素等。在苯丙氨酸代谢过程中，每一步代谢反应所需的酶缺乏均可引起相关的疾病。

经典型苯丙酮尿症(phenylketonuria, PKU)是由于肝脏中缺乏苯丙氨酸羟化酶(phenylalanine hydroxylase, PAH)，使苯丙氨酸不能转变成酪氨酸，致使苯丙氨酸在体内累积而引起的，患者血清中的苯丙氨酸浓度增高，可达 0.5～1 g/L（正常为 0.01～0.03 g/L）。过量的苯丙氨酸使旁路代谢活跃，产生苯丙酮酸、苯乳酸、苯乙酸等(图 9－11)。这些旁路

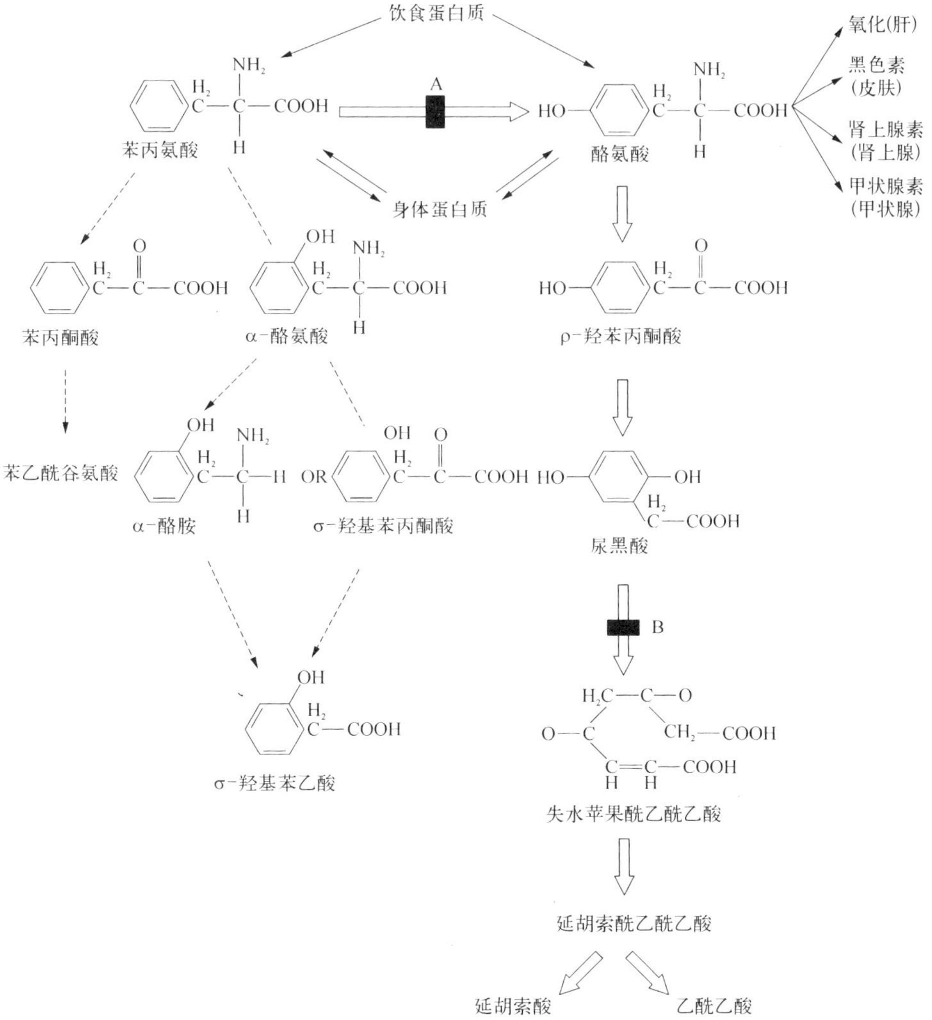

图 9－11　苯丙氨酸和酪氨酸的代谢

注：A：苯丙氨酸羟化酶缺乏导致苯丙酮尿病；B：是由于尿黑酸氧化酶缺乏导致尿黑酸尿症

代谢产物由尿液和汗液排出,使患者的头发、皮肤和尿液都带有特殊的气味。过量的苯丙氨酸会抑制酪氨酸羟化酶的活性,影响去甲肾上腺素和肾上腺素的合成,也会减少黑色素的合成,使患者的毛发和肤色较浅。患者体内大量的苯丙氨酸竞争性地抑制色氨酸的羟化作用,同时其旁路代谢的产物抑制5-羟色胺脱羧酶的活性,因此影响了色氨酸的正常代谢。旁路代谢产物的堆积还会抑制L-谷氨酸脱羟酶的活性,使γ-氨基丁酸的生成减少。5-羟色胺(5-hydroxy-tryptamine, 5-HT)和γ-氨基丁酸(γ-amino-butyric acid)减少会使脑发育发生障碍。

人的PAH是由两个相同的亚单位构成的二聚体,相对分子量约为100 kDa,每个亚单位由451个氨基酸组成。PAH在进化上相当稳定,人和大鼠的PAH在氨基酸排列顺序上有96%相同。此外,PAH和酪氨酸羟化酶的氨基酸序列也有很大程度的同源性,这表明两种蛋白质具有共同的起源。人的PAH基因定位于12q23.2,共约100 kb,包含13个外显子和12个内含子,其转录本mRNA长约2.4 kb。

绝大部分导致经典型苯丙酮尿症(PKU)的PAH基因突变都来自核苷酸的取代(表9-5)。

表9-5 苯丙氨酸羟化酶突变类型

苯丙氨酸羟化酶分子缺陷	患者人群	苯丙氨酸羟化酶分子缺陷	患者人群
1. 核苷酸取代		(11) 亮311脯(T→C)	德国白种人
(1) 甲硫1缬*(A→G)	法裔加拿大人	(12) 色326终止(G→A)	东方人
(2) 精111终止(C→T)	中国苯丙酮基因约10%,未见于白种人	(13) 酪356终止(T/C→A/G)	东方人
		(14) 精408色(C→T)	白种人
(3) 精158谷(G→A)	白种人	(15) 精413脯(G→C)	东方人
(4) 酪204半胱(A→G)	东方人	(16) 酪414半胱(A→G)	白种人
(5) 精243终止(C→T)	白种人	(17) 3′IVS-4拼接受者部位(AG→AA)	东方人
(6) 精243谷胺(G→A)	东方人		
(7) 精252色(C→T)	白种人	(18) 5′IVS-12拼接供者部位(GT→AT)	白种人患者中最多见
(8) 精261谷胺(G→A)	白种人		
(9) 谷280赖(G→A)	白种人	2. 缺失	
(10) 脯81亮(C→T)	白种人	缺失外显子3	也门犹太人

注:*表示第1位甲硫氨酸突变成缬氨酸。

迄今为止,已知3/4可导致中国人患经典型PKU的*PAH*基因突变位点,其中常见的有7种,即精243谷胺(G→A)、精413脯(G→C)、酪204半胱(A→G)、酪356终止(T/C→A/G)、精111终止(C→T)、色326终止(G→A)和3′IVS-4剪接受者部位(AG→AA)。与β珠蛋白生成障碍性(地中海)贫血类似,中国人的*PAH*突变类型与白种人的明显不同,表明*PAH*基因的突变具有种族特异性。

该症属常染色体隐性遗传病。患者出生时无显著异常,3~4个月后逐渐出现症状,智力发育迟缓,若得不到及时治疗,会出现不可逆的大脑损伤而导致白痴。半数患者有锥体外系损害症状,易激动、好动、肌张力高、共济失调、震颤。约25%有惊厥,大多数有脑电图异常,骨骼发育迟缓,门齿稀疏。患者可有较严重的呕吐,皮肤、毛发颜色变浅,虹膜色素减退。小便有特殊的臭味(鼠臭或霉臭)。

由于早期诊断和治疗对于PKU患者至关重要,故新生儿筛查PKU已在世界很多地区广泛开展。一般在婴儿出生后几天采血(针刺足跟实验),检测血中苯丙氨酸水平和苯丙氨酸与酪氨酸的比值。对于70%已知的*PAH*基因突变类型,可利用PCR/ASO探针杂交法直接检测*PAH*基因中的点突变;对于30%基因突变类型尚不明确的PKU患者,则可采用RFLP、序列多态性和短串联重复序列等连锁分析法进行间接诊断。上海人群新生儿筛查结果表明,该症的发生率为2/31 000,与欧美接近。

如能早期明确诊断,对经典型PKU患者给予低苯丙氨酸饮食可使患者的智力发育正常,且宜终身维持这种低苯丙氨酸的饮食。

在苯丙氨酸羟化形成酪氨酸的过程中,还需要一个辅助因子叫四氢生物蝶呤(tetrahydrobiopterin, XH_4),它在苯丙氨酸的羟化反应中转变为醌式二氢生物蝶呤(quinoid dihydrobiopterin, XH_2),然后再在二氢蝶啶还原酶的催化下还原为四氢生物蝶呤(图9-12)。此外,四氢生物蝶呤也是酪氨酸羟化成多巴(3,4-dihydrophenylalanine, DOPA)最后形成黑色素和肾上腺素,以及色氨酸羟化成5-羟色胺所必需的辅助因子。影响四氢生物蝶呤合成的一些酶缺乏会使四氢生物蝶呤缺乏,在这种情况下,即使有苯丙氨酸羟化酶的存在也不能将苯丙氨酸羟化为酪氨酸,致使苯丙氨酸在体内积累,引起严重的苯丙酮尿症,被称为恶性或非典型性苯丙酮尿症(atypical phenylketonuria)。此时,除了血中苯丙氨酸增高外,同时多巴、多巴胺、5-羟色胺、儿茶酚胺等的浓度降低,从而引起一系列的神经系统症状。已知引起恶性苯丙酮尿症的原因主要是二氢蝶啶还原酶(dihydropteridine reductase, DHPR)缺乏(该酶基因定位于4p15.32)或二氢叶酸还原酶(dihydrofolate reductase, DHFR)缺乏。此外,蝶呤4α甲醇胺脱水酶、鸟苷三磷酸环化脱水酶(guanosine triphosphate cyclohydrolase, GTP-CH)和6-丙酮酰四氢蝶呤合成酶(6-pyruvoyltetrahydropterin synthase, 6-PTS)缺乏,

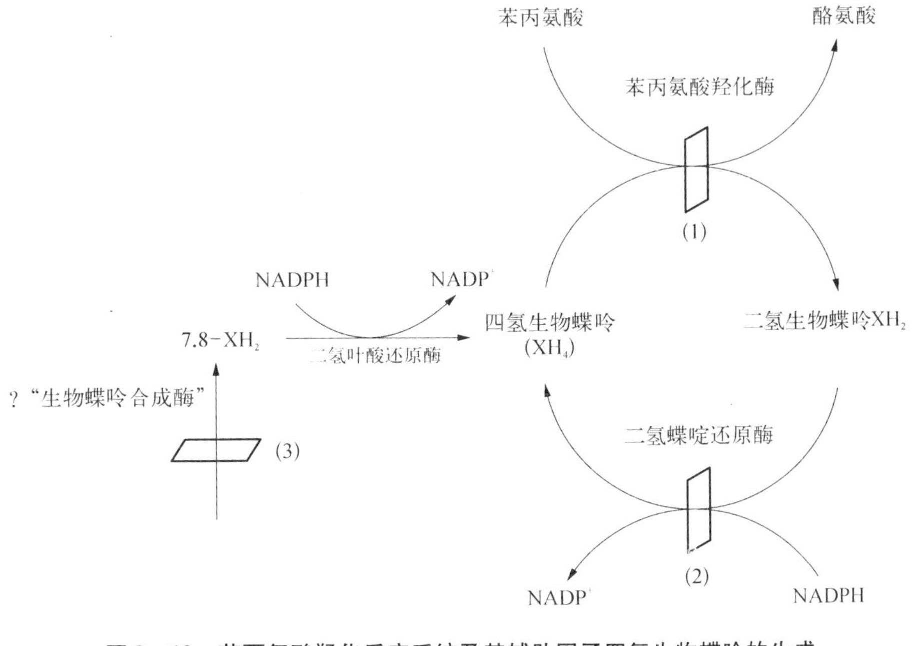

图9-12 苯丙氨酸羟化反应系统及其辅助因子四氢生物蝶呤的生成

注:(1)苯丙氨酸羟化酶缺乏引起经典型苯丙酮尿症;
(2)二氢碟啶还原酶缺乏引起恶性苯丙酮尿症;
(3)可能存在生物蝶呤合成酶缺乏。

也可导致四氢生物蝶呤缺乏,引起恶性苯丙酮尿症。

恶性 PKU 也属常染色体隐性遗传病。其临床表现与经典 PKU 十分相似,多数也在出生后 4 ~7 个月时开始出现症状,表现为有智能障碍,毛发肤色浅淡等。此外还可表现在出生时体重低,头围小,流涎及不明原因的高热。肌张力低是该症的特点之一。

恶性 PKU 的诊断可用高压液相色谱法(high pressure liquid chromatography, HPLC)测定尿蝶呤谱,从中计算生物蝶呤占总蝶呤的百分值,还原酶缺乏时生物蝶呤的百分含量较高,而经典型 PKU 此值正常。

对于恶性 PKU 的患者,即使给予低苯丙氨酸饮食也不能改善神经系统的症状。近年来,用四氢蝶呤单一治疗或配合左旋多巴(levodopa)、5 -羟色胺再加上脱羧抑制剂联合治疗,对恶性 PKU 有较好的疗效。

苯丙酮尿症女性患者在未经治疗的情况下怀孕,母亲高浓度的苯丙氨酸会对胎儿造成严重的不利影响,可致胎儿先天畸形和往后的智力发育障碍。用饮食治疗可以改善经典型苯丙酮尿症的症状,但治疗必须从受孕前开始,并在母亲妊娠过程中始终控制血液苯丙氨酸的浓度才可能获得一个健康的婴儿。

2. *尿黑酸尿症* 尿黑酸尿症(alcaptonuria)是由于尿黑酸氧化酶(homogentisic acid oxidase)先天性缺乏,使得尿黑酸不能被最终氧化成乙酰乙酸和延胡索酸,造成大量尿黑酸从尿中排出。尿黑酸氧化酶主要存在于肝脏和肾脏。

本症属常染色体隐性遗传。患者随年龄的不同,其临床表现有所不同。新生儿出生后不久会发现尿布中有紫褐色斑点,洗不掉,日久渐使尿布呈黑褐色;儿童期,尿黑酸是唯一的特征,此期除尿中排出尿黑酸之外,并无其他症状;成人期,主要表现为尿黑酸尿、褐黄病和褐黄性关节炎。机体中尿黑酸增多,在结缔组织沉着,导致褐黄病(ochronosis),多在 20 岁以后发病,在皮肤、耳郭、面颊、巩膜等处可见弥漫性色素沉着。该症如累及关节,则进展为关节炎,称为褐黄病性关节炎(ochronotic arthritis)。

本症的发病率约为 1/250 000,携带者可通过尿黑酸负荷试验检出。已知尿黑酸氧化酶基因定位于 3q13.33。

3. *眼皮肤白化病* 眼皮肤白化病(oculocutaneous albinism,OCA)是白化病的一种,患者全身皮肤、头发、眼睛因缺乏色素。目前发现有 4 种亚型,均是由于基因缺陷导致黑色素合成障碍而引起的,均为常染色体隐性遗传病。

Ⅰ型(OCA1)系由于酪氨酸酶基因突变导致酪氨酸酶缺乏而引起的,发病率约为 1/40 000,酪氨酸酶基因定位于 11q14.3。OCA1 有两种变异体: OCA1a 患者呈全身性白化。全身皮肤、头发、眼睛因缺乏黑色素,而使得皮肤白皙,头发呈淡黄色,眼呈浅蓝色、羞明、视物模糊,并可有眼球震颤。日晒皮肤易灼伤,暴露的皮肤易感皮肤癌;OCA1b 患者皮肤可为褐色,头发中也可合成少量色素。

Ⅱ型(OCA2)是最常见的一种白化病,是由于 *P* 基因突变而引起的,发病率约为 1/15 000,*P* 基因定位于 15q12 - q13,编码的 P 蛋白参与稳定和转运黑色素体蛋白。OCA2 患者症状一般较 OCA1 轻,有更多色素和更好的视力,可形成雀斑或色素痣。

Ⅲ型(OCA3)是由于酪氨酸酶相关蛋白 1(tyrosinase-related protein-1, Tyrp1)基因突变而引起的。目前仅在非洲和新几内亚有病例报道。患者呈现红发、红褐色皮肤和蓝色或灰色眼睛。

Ⅳ型（OCA4）是由与一种膜相关转运蛋白基因（membrane-associated transporter protein，MATP）突变引起的，该病患者在日本占到白化病患者总数的 24%，而在日本以外的国家很少见。此型患者临床表现与 OCA2 非常相似，两者须通过基因检测才能鉴别。

二、糖 代 谢 病

糖代谢病，是指由于糖代谢过程中酶的先天性缺乏而导致的糖代谢障碍。

1. 半乳糖血症　半乳糖代谢中所涉及的三个主要的酶：半乳糖激酶（galactokinase）、半乳糖-1-磷酸尿苷转移酶（galactose-1-phosphate uridyltransferase）和尿苷二磷酸半乳糖-4-表异构酶（uridine diphosphate galactose-4-epimerase）中的任何一个酶若存在遗传性缺乏，均会导致不同亚型的半乳糖血症（galactosemia）（图 9-13）。

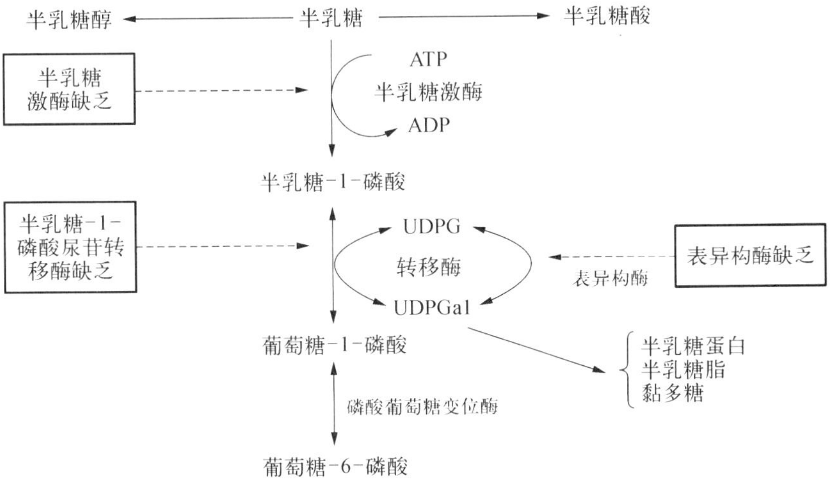

图 9-13　半乳糖代谢途径

半乳糖血症Ⅰ型为经典半乳糖血症，是由于半乳糖-1-磷酸尿苷转移酶遗传性缺乏所致。该酶的缺乏会使半乳糖-1-磷酸在脑、肝、肾等处累积，导致损伤而致病。

半乳糖-1-磷酸尿苷转移酶基因定位于 9p13.3，该基因位点具有多态性，各等位基因的酶活性和电泳迁移率不同。多种基因型的杂合子显示有明显的剂量效应（表 9-6）。一般杂合子只有正常纯合子酶活性的一半，但在临床上并不呈现症状。

表 9-6　半乳糖-1-磷酸尿苷转移酶的基因剂量效应

基因型（含义）	酶活性*（%）	临床表现	基因型（含义）	酶活性*（%）	临床表现
G^+G^+（G^+：正常）	100	正常	G^IG^I（G^I：Indiana 型）	35	中度半乳糖血症
G^+G^D（G^D：Duarte 型）	75	正常	G^RG^R（G^R：Rennes 型）	10	半乳糖血症
G^DG^D（G^D：Duarte 型）	50	正常	G^GG^G（G^G：半乳糖血症）	0	严重半乳糖血症
G^DG^G（G^G：半乳糖血症）	25	正常			

注：* 每克血红蛋白每小时消耗 25 μmol 尿苷二磷酸葡萄糖。

本症属常染色体隐性遗传病。患者出生后喂乳汁（母乳、牛奶、羊奶等）几天即可出现呕吐、拒食、倦怠、腹泻、失重,1 星期之后可表现出肝脏损害症状和黄疸、肝肿大、腹腔积液。1～2 个月内可出现白内障(cataract)。白内障的产生是由于半乳糖累积在晶状体内,在醛糖还原酶的作用下转变为半乳糖醇,后者会改变晶状体渗透压,使水分渗入晶体,致使晶状体变性。这时如不控制乳汁摄入,几个月后患者会出现智力发育障碍,肝脏损害则更为严重,低蛋白血症则使全身水肿,还会因凝血酶原缺乏而导致出血。另外还有生长发育障碍、蛋白尿和氨基酸尿。血和尿中半乳糖含量增高,而血糖低下。最终因肝功能衰竭或感染致死。症状较轻者可以存活,但在 3 星期后即可出现白内障,在 6 个月内可因门静脉高压而致肝脾肿大。少数患者智力正常,但有肝硬化和白内障。

婴儿出生后若第一星期或第二星期出现黄疸,并伴有拒食或呕吐和肝脾肿大,应即怀疑患有本症。

半乳糖血症Ⅱ型是由于半乳糖激酶遗传性缺乏所引起的。半乳糖激酶基因定位于 17q25.1。本症亦属常染色体隐性遗传病,除半乳糖尿和白内障与Ⅰ型相同外,本症有脑假瘤,无氨基酸尿和蛋白尿,黄疸、肝肿大和智力发育障碍不常有。

半乳糖血症Ⅲ型是由于尿苷二磷酸半乳糖-4-表异构酶遗传性缺乏而引起的。患者的临床表现多变,可无症状或类似经典半乳糖血症。

半乳糖血症Ⅰ、Ⅱ、Ⅲ三种亚型的临床症状比较见表 9-7。

表 9-7 半乳糖血症三种亚型的临床症状比较

症 状	半乳糖血症Ⅰ型	半乳糖血症Ⅱ型	半乳糖血症Ⅲ型
半乳糖尿	有	有	无临床症状或类似半乳糖血症Ⅰ型
白内障	有	有	
黄疸	有	不常有	
肝肿大	有	不常有	
智力障碍	有	不常有	
氨基酸尿	有	无	
蛋白尿	有	无	
其他	拒食和呕吐、倦怠、偶有腹泻、肌张力低、生长障碍	脑假瘤	

该症可通过新生儿筛查发现患者,有家族病史者可进行产前诊断。若能及时采取措施,严格限制婴儿饮食中的半乳糖成分,则症状可得到较好的控制,但有部分患者仍会出现长期并发症,如语言、学习障碍,神经系统损害及女性卵巢发育障碍。该症的发病率各地统计有较大差别,英、美和加拿大为 1/40 000～1/60 000。杂合子频率 G^+G^G 为 0.9%～1.25%,G^+G^D 为 8%～13%。本症在我国的发病率不高。上海市新生儿筛查为 0/30 000。

2. 糖原累积病　糖原(glycogen)是由许多葡萄糖组成的带分支的大分子多糖,分子中的葡萄糖单位主要以 α-1,4-糖苷键相连,形成直链结构,部分以 α-1,6-糖苷键相连构成支链。一条糖链有一个还原端和一个非还原端,每形成一个分支即增加一个非还原端。糖原是人体内储存糖类(碳水化合物)的主要形式,在肝脏和肌肉中尤多。

糖原分解过程会涉及多种酶,从糖原分子的非还原端开始,由磷酸化酶催化 α-1,4-糖苷键分解,逐个生成葡萄糖-1-磷酸。糖原分子逐渐变小,直至距糖原分支部位 4 个葡萄糖单位为止。脱枝酶(转移酶)将 3 个葡萄糖单位转移到其他分支的非还原末端,以 α-1,6-

糖苷键相连的最后一个葡萄糖继续由脱枝酶水解生成游离的葡萄糖。

葡萄糖-1-磷酸在磷酸葡萄糖变位酶的作用下变为葡萄糖-6-磷酸，后者在肝脏中大多被葡萄糖-6-磷酸酶水解成为游离葡萄糖。葡萄糖-6-磷酸酶见于肝、肾，而不见于肌肉。肌肉中的葡萄糖-6-磷酸进入糖酵解，它由磷酸己糖异构酶作用转变为果糖-6-磷酸，然后由磷酸果糖激酶使之转变为果糖-1,6-二磷酸，糖酵解继续进行。

糖原分解过程中任何一种酶缺乏，均可导致糖原累积病（glycogenosis, glycogen storage disease）。糖原累积病目前可分为13型（表9-8）。

表9-8　糖原累积病分型（目前分为13型）

型别	病名	酶缺乏	糖原结构	累及器官和主要临床症状
0		UDPG-糖原转移酶	正常	肝、肌肉
Ⅰ	Von Gierke	葡萄糖-6-磷酸酶	正常	肝、肾、肠胃黏膜。肝肾肿大、低血糖、酸中毒
Ⅱ	Pompe	溶酶体α-1，4葡糖苷酶	正常	全身性或肌肉。心脏扩大，心和呼吸衰竭
Ⅲ	Forbe	淀粉-1，6-葡萄糖苷酶及/或低聚-1，4→1，4葡萄糖转移酶	异常，外侧链很短（极限糊精）	全身性、肝、肌肉。肝肿大、中等度低血糖或酸中毒
Ⅳ	Andersen	淀粉-1，4→1，6葡萄糖转移酶	异常，内侧和外侧链长分支点很少（支链淀粉样）	全身性 肝硬化
Ⅴ	McArdle	肌肉磷酸化酶	正常	肌肉 运动时肌肉痉挛
Ⅵ	Hers	肝磷酸化酶	正常	肝、白细胞。肝肿大、中等度低血糖或酸中毒
Ⅶ	Tarui's	肌肉磷酸果糖激酶	正常	肌肉、红细胞 运动时肌肉痉挛
Ⅷ		磷酸己糖异构酶	正常	肌肉虚弱
Ⅸ		磷酸化酶激酶	正常	肝、白细胞、肌肉。肝肿大
Ⅹ		磷酸化酶激酶	正常	肌肉
Ⅺ		磷酸葡萄糖变位酶	正常	肝、肌肉
Ⅻ		3′，5′cAMP依赖性激酶	正常	肝、肌肉

其中，Ⅰ、Ⅲ、Ⅵ、Ⅸ、Ⅺ和Ⅻ型临床表现相似，被称为肝肿型糖原累积病。Ⅳ型主要为肝硬化。Ⅱ、Ⅴ、Ⅶ、Ⅷ、Ⅹ型主要涉及肌肉，但出现症状的时间各有不同，Ⅹ型在婴儿期，Ⅴ和Ⅶ型在儿童期到十几岁，Ⅷ型则较晚。

（1）糖原累积病Ⅰ型（Gierke disease，方基盖病）：本病是由于葡萄糖-6-磷酸（glucose-6-phosphatase）缺乏所致，该酶基因定位于17q21.31。该症为常染色体隐性遗传病。临床表现随年龄而异，新生儿期有轻度肝肿大，呼吸窘迫，低血糖抽搐和酮尿。1岁时常有脂肪痢和间歇性发热，呼吸道感染会迅速发生酮症酸中毒和低血糖，运动发育落后，语音发育正常，一般智力正常，衰弱而易疲倦。6～7岁后感染自行控制，仍可具有库欣病（Cushing's disease）面容，血清尿酸水平渐高。青春期后有发生痛风的可能。通常肝肾肿大，低血糖，生长严重阻滞者应疑及本症。该症的发病率约为1/200 000。

（2）糖原累积病Ⅱ型（Pompe disease，庞普病）：该病由于α-1，4葡糖苷酶缺乏导致糖原不能正常代谢而累积在肌肉细胞的溶酶体中，引发严重的神经肌肉病变，主要表现为进行性肌无力和运动能力降低，进而出现呼吸肌无力和呼吸衰竭，同时出现心脏扩大和心力衰竭。该病多见于婴幼儿，群体患病率约为 1/40 000 ~ 1/300 000，呈常染色体隐性遗传，致病基因定位于 17q25.3。该病现已有酶替代药 α-葡糖苷酶注射剂（Myozyme）加以治疗，疗效良好。2006 年美国食品与药品管理局已批准该药用于临床，随后该药也已获欧盟批准上市。

3. *黏多糖累积病* 黏多糖（mucopolysaccharide）是由蛋白质和氨基多糖构成的糖蛋白。氨基多糖属直链杂多糖，多数是由糖醛酸和氨基己糖组成的二糖单位，再重复连接长链，因含有较多的糖醛酸和硫酸基团，所以黏多糖呈酸性。大多数氨基多糖通过木糖与蛋白质肽链的丝氨酸残基连接。几种不同的氨基多糖链可同时存在于一条蛋白质肽链上，还可进一步聚合成更大的分子，结构十分复杂。

黏多糖累积病（mucopolysaccharidosis，MPS）是由于糖苷酶（glycosidase）或硫酸酯酶（sulfatase）遗传性缺乏，造成酸性黏多糖部分分解产物如硫酸皮肤素（dermatan sulfate）和硫酸乙酰肝素（heparan sulfate）等在各种组织中累积而致病。硫酸皮肤素和硫酸乙酰肝素是结缔组织的成分，前者主要分布于皮肤、韧带、动脉及心瓣膜，后者主要分布于大动脉、肝、肺等。根据所缺酶种类的不同，黏多糖累积病可分为七种类型（表 9-9）。患者大多面容粗犷，骨骼畸形，有的可有智力障碍和肝、脾、心等多种器官的损害。

表 9-9 黏多糖累积病分型

病名	临床表现	酶缺乏	尿中过量的 MPS	遗传方式
MPS Ⅰ-H 型：胡尔勒综合征（Hurler's syndrome）	角膜混浊，侏儒，骨骼异常，关节僵硬，智能发育不全，10 岁前死亡	α-L-艾杜糖苷酸酶	硫酸皮肤素 硫酸乙酰肝素	AR
MPS Ⅰ-S 型：沙伊综合征（Scheie's syndrome）	角膜混浊，可有关节僵硬，主动脉瓣病，智力正常，寿命正常	α-L-艾杜糖苷酸酶	硫酸皮肤素 硫酸乙酰肝素	AR
MPS Ⅰ-H/Ⅰ-S 型：胡尔勒/沙伊复合综合征	介于Ⅰ-H 和Ⅰ-S 之间	α-L-艾杜糖苷酸酶	硫酸皮肤素 硫酸乙酰肝素	AR
MPS Ⅱ-A 型：亨特综合征重型（Hunter's syndrome）	无角膜混浊，症状较Ⅰ-H 轻，通常 15 岁前死亡	硫酸艾杜糖醛酸硫酸酯酶	硫酸皮肤素 硫酸乙酰肝素	XR
MPS Ⅱ-B 型：亨特综合轻型	轻微角膜混浊，智力尚可，可活到 30 ~ 60 岁			
MPS Ⅲ-A 型：桑菲利波综合征 A 型（Sanfilippo's syndrome A）	躯体改变较轻，中枢神经受损严重	硫酸乙酰肝素硫酸酯酶	硫酸乙酰肝素	AR
MPS Ⅲ-B 型：桑菲利波综合征 B 型（Sanfilippo's syndrome B）	躯体改变较轻，中枢神经受损严重	α-N-乙酰氨基葡糖苷酶	乙酰肝素硫酸酯酶	AR
MPS Ⅳ型：莫尔基奥综合征（Morquio's syndrome）	特殊类型严重骨骼变化，角膜混浊，或者主动脉回流	硫酸软骨素硫酸 N-乙酰己糖胺硫酸酯酶	硫酸角质素	AR
MPS Ⅴ型	以前指沙伊综合征（Scheie's syndrome）			

（续表）

病名	临床表现	酶缺乏	尿中过量的MPS	遗传方式
MPS Ⅵ型：马洛托-拉梅综合征（Maroteaux – Lamy syndrome）	严重的骨骼变化，角膜改变，心瓣膜病，白细胞有包涵体，智力正常。轻型症状轻微	芳香基硫酸酯酶B	硫酸皮肤素	AR
MPS Ⅶ型：斯赖综合征（Sly syndrome）（β-葡糖苷酸酶缺乏症）	肝脾肿大，多发性骨发育不全，白细胞包涵体，智力落后	β-葡糖苷酸酶	硫酸皮肤素	AR

（1）黏多糖累积病Ⅰ-H型（Hurler syndrome，胡尔勒综合征）：黏多糖累积病Ⅰ-H型为黏多糖累积病中的常见类型。患者由于溶酶体内缺乏α-L-艾杜糖苷酸酶（α-L-iduronidase）致使硫酸乙酰肝素和硫酸皮肤素降解受阻而累积，尿中可检出过量的硫酸乙酰肝素和硫酸皮肤素。该病为常染色体隐性遗传病。患者面容粗犷（图9-14），眉毛浓而连眉或称"一字眉（synophrys）"，眼距增宽，鼻梁平塌，鼻孔宽而前倾，张口，唇舌大，牙小而疏，皮肤粗糙。骨骼异常，胸部畸形，胸腰部驼背，四肢短，掌宽而手指粗短，手指部分屈曲，似爪状手。关节僵硬，活动受限。呈现侏儒，渐进性智力发育不全和体质损害，进行性肝脾肿大，角膜混浊。该病患者发病较早，在18月龄前就可诊断，大多数在十岁前死亡。该病在新生儿中的发病率为1/100 000，杂合子为1/150。该病的治疗包括同种异体骨髓移植、α-L-艾杜糖苷酸酶的替代疗法、脐带血移植，以及慢病毒载体转导表达人IUDA的cDNA进入患者的纤维母细胞，都取得了一定的疗效。

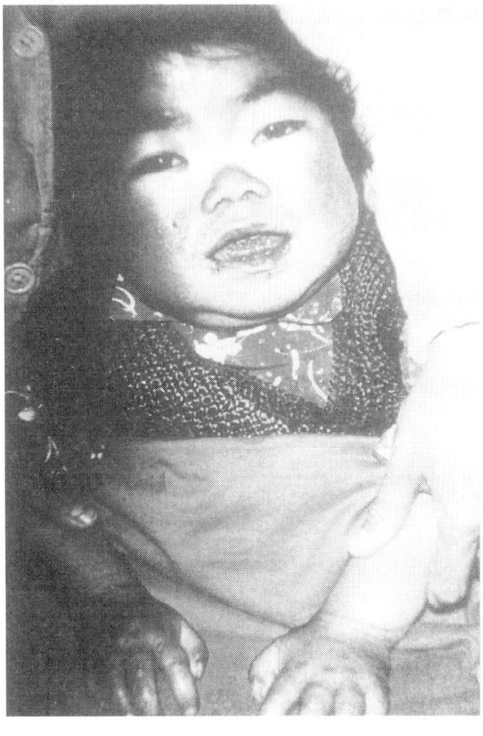

图9-14　黏多糖累积病Ⅰ型（胡尔勒综合征，Hurler's syndrome）患者示粗犷面容

接受同种异体骨髓移植的患者，平均五年生存率达到了64%，能够达到延缓疾病进程、延长患者寿命的作用。并且接受移植时年龄小于两周岁者智力发育情况明显优于大于两周岁的患者。由于能够找到相匹配骨髓供体的患者较少，人们用匹配3个HLA标记的含有正常α-L-艾杜糖苷酸酶活性的脐带血移植，来代替这种方法，也取得了不错的效果。

（2）黏多糖累积病Ⅰ-S型（Scheie syndrome，沙伊综合征）：本病亦是由于患者缺乏α-L-艾杜糖苷酸酶，使硫酸乙酰肝素和硫酸皮肤素累积所致。属常染色体隐性遗传。一般在五岁后开始发病，临床症状与胡尔勒（Hurler）综合征类似，都有角膜混浊，但骨骼异常较胡尔勒（Hurler）综合征轻，身材不矮小，智力一般可属正常范围。另外还可有多毛，口大症状。通常有肝肿大，而无脾肿大。一般可活到成年。

（3）黏多糖累积症Ⅰ-H/Ⅰ-S型（Hurler/Scheie syndrome，胡尔勒/沙伊综合征）：胡尔勒（Hurler）和沙伊（Scheie）综合征的隐性基因为等位性质，故可有Ⅰ-H/Ⅰ-S型复合杂合子，从而导致复合综合征，其临床症状介于胡尔勒（Hurler）综合征与沙伊（Scheie）综合征之间。

α-L-艾杜糖苷酸酶基因位于4p16.3。所有的Ⅰ型黏多糖累积病均可通过对羊水细胞培养后测定酶的活性来进行产前诊断。

（4）黏多糖累积病Ⅱ型（Hunter syndrome，亨特综合征）：该病因患者缺乏硫酸艾杜糖醛酸硫酸酯酶所致，尿中可检出过量的硫酸皮肤素和硫酸乙酰肝素。硫酸艾杜糖醛酸硫酸酯酶基因位于Xq28。该病呈X连锁隐性遗传，临床表现与胡尔勒（Hurler）综合征有相似之处，但Ⅱ型无角膜混浊或较轻微，可借此与Ⅰ型相鉴别，智力损害较轻。患者呈现关节僵硬，矮小，爪状手，骨骼变化虽与胡尔勒（Hurler）综合征类同，但Ⅱ型较轻，且发病晚，进展较慢，肝脾肿大，多毛，面容粗糙，无驼背。Ⅱ-A型（亨特综合征重型）有智力落后，Ⅱ-B型（亨特综合征轻型）无智力落后。

黏多糖累积病Ⅱ型可通过直接测定羊水中酶的活性来进行产前诊断。

三、脂类代谢病

脂类代谢病，是由于脂类分解代谢过程中特异性酶缺乏，导致其相应的脂类底物在内脏、脑部和血管中累积，使这些系统混乱而致病，总称为脂累积症（lipidosis）。

脂类结构复杂，种类多样，特异性酶缺乏所致的脂累积症也多种多样，如（神经）鞘脂累积症（sphingolipidosis）、黏脂贮积症（mucolipidosis，又称黏脂累积症）等。以下讨论仅限于（神经）鞘脂累积症的若干代表性病种（表9-10）。

表9-10 （神经）鞘脂累积病

病名	缺乏的酶	累积物	主要症状
全身性神经节苷脂累积症	β-半乳糖苷酶	GM_1	精神运动障碍，癫痫，失明。视网膜樱桃斑
泰-萨克斯病（Tay-Sachs disease，黑矇性白痴）	氨基己糖苷酶A	GM_2 Ⅰ型	重度精神运动障碍，癫痫，失明。视网膜樱桃斑
酰基鞘氨醇乳糖苷脂累积症	酰基鞘氨醇乳糖苷脂β-半乳糖苷酶	GM_3	临床症状各异
桑德霍夫病（Sandhoff disease）	氨基己糖苷酶A和B	GM_2 Ⅱ型	同泰-萨克斯病，肝脾肿大，心肌病

（续表）

病　　名	缺乏的酶	累　积　物	主　要　症　状
法布莱病（Fabry disease）	α-半乳糖苷酶	酰基鞘氨醇三己糖苷脂	血管角化瘤，角膜混浊，肢端感觉异常，肾及心血管功能不全
戈谢病（Gaucher disease）	葡糖脑苷脂酶	葡糖脑苷脂	肝脾肿大，骨髓等组织中有；戈谢细胞（Gaucher cells）
克拉贝病（Krabbe disease）	半乳糖脑苷脂酶	半乳糖脑苷脂	重度神经运动障碍性痉挛，发音迟滞
异染性脑白质病	芳香基硫酸酯酶 A	酰基鞘氨醇半乳-糖-3-硫脂硫酸	同上，进行性变性
尼曼-皮克病（Niemann-Pick disease）	鞘髓磷酯酶	鞘髓磷脂	重度精神运动障碍，视网膜樱桃斑，肝脾肿大，骨髓有泡沫细胞等

（神经）鞘脂（sphingolipid）的基本结构是酰基鞘氨醇（ceramide），后者系由鞘氨醇（sphingol，sphingosine）与脂肪酰长链相接而成。在鞘氨醇的第一位碳上可接上其他残基，构成神经鞘脂类化合物（图9-15）。若接上磷酸和胆碱，即为鞘髓磷脂（sphingomyelin），存在于脑和神经组织中。如接上葡萄糖，则为葡（萄）糖脑苷脂（glucocerebroside）。在接上多糖链以后还可再接上一个或一个以上的N-乙酰神经氨酸（N-acetylneuraminic acid），即为神经节苷脂（ganglioside）。脑苷脂和神经节苷脂均为糖脂（glycolipid），是（神经）髓鞘和膜结构的组成成分。在正常情况下，（神经）鞘脂通过溶酶体中特异性水解酶水解而逐步分解，如特异性水解酶缺乏，将会使中间产物累积而致病。

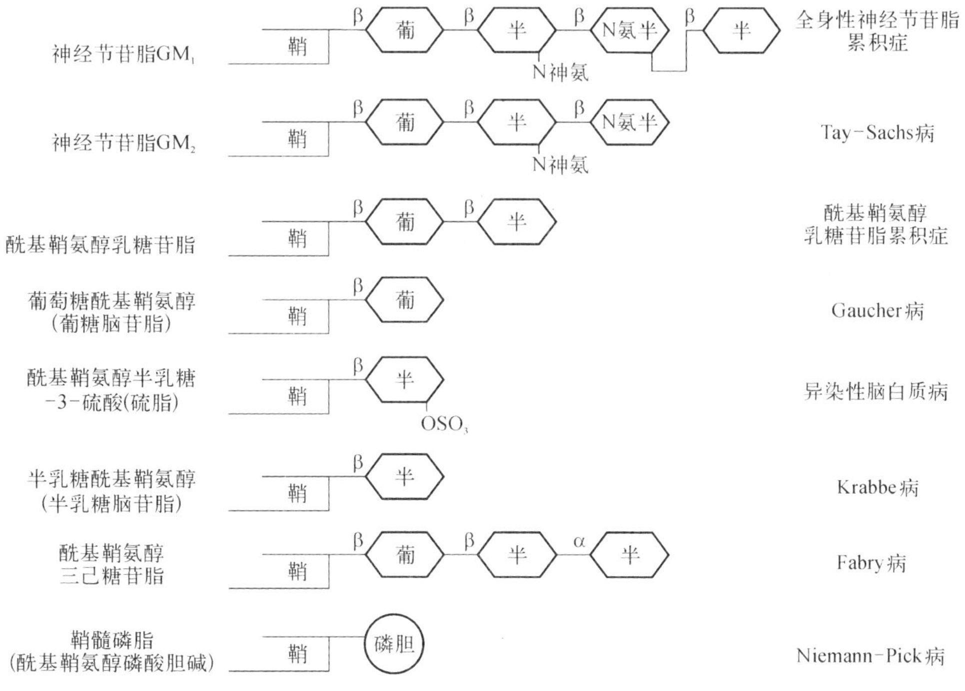

图9-15　不同（神经）鞘脂累积病的主要（神经）鞘脂类的结构示意图

注：鞘：酰基鞘氨醇（ceramide）；葡：葡萄糖；半：半乳糖；磷胆：磷酸胆碱（phosphoryl choline）；N神氨：N-乙酰神经氨酸（N-acetylneuraminic acid）；N氨半：N-乙酰氨基半乳糖（N-acetylgalactosamine）

1. 戈谢病(Gaucher disease) 戈谢病可分Ⅰ型(慢性非神经型)、Ⅱ型(急性婴儿型神经型)和Ⅲ型(慢性神经型)三种临床类型。

急性型为葡(萄)糖脑苷脂酶(glucocerebrosidase)完全缺乏,导致葡萄糖酰基鞘氨醇在网状内皮系统中累积,慢性型则此酶有部分存在。

葡(萄)糖脑苷脂酶是一种 β-葡萄糖苷酶,其基因定位于1q22。已检出的几种突变型为:精119谷胺*(G→A)、天胺370丝(A→G)、亮444脯(T→C)、脯415精(C→G)、XOVR葡(萄)糖脑苷脂酶/假基因融合基因(5′活性基因-3′假基因)。

该病为常染色体隐性遗传。临床上,急性婴儿型主要表现为全身性肌张力过度,角弓反张,斜视,吞咽困难,呕吐,喉头痉挛和呼吸困难,严重生长阻滞和恶病质,通常两岁前死亡。此发病率约为1/100 000。慢性非神经型是最常见的一种类型,其发病率约为1/50 000,在德系犹太人群中常见。此患者症状在早年或成年时都较轻,最常见的是肝脾肿大,贫血,血小板减少,最后可全血减少,多数患者有黄色或棕色斑块状色素沉着,体表暴露处尤为明显。成年患者常有结膜黄斑。慢性神经型在青少年及成年后症状都较轻,主要表现为渐进性中度神经症状,患者可有肝脾肿大、癫痫发作、协调性差及贫血等症状。

该病患者在肝、脾、淋巴结、骨髓等处可见戈谢(Gaucher)细胞。戈谢细胞是由于葡(萄)糖脑苷脂酶缺乏,葡糖神经酰胺积聚在白细胞,尤其是巨噬细胞中形成的。这些细胞很大(直径为20~100 μm),有一个或一个以上小而致密的细胞核位于细胞周边,是该病诊断的病理学线索。

该病可通过羊水细胞测定酶活性或检测分子变异来进行产前诊断。采用等位基因特异性寡聚核苷酸(allele-specific oligonucleotide, ASO)探针检测370位的G→A取代,并以RFLP检测444位的T→C取代,可覆盖大约80%的患者。可通过羊水细胞测定酶活性或检测分子变异进行产前诊断。

2. 泰-萨克斯病(Tay-Sachs disease) 该病又称 GM_2 神经节苷脂累积病(GM_2 gangliosidosis)或黑矇性家族性白痴(amaurotic familial idiocy)。GM_2 神经节苷脂分解成为 GM_3 和N-乙酰氨基半乳糖(N-acetylgalactosamine)时需要氨基己糖苷酶A(hexosaminidase A)的催化(图9-16),若该酶缺乏便会导致 GM_2 神经节苷脂在大脑细胞累积,导致神经细胞死亡。

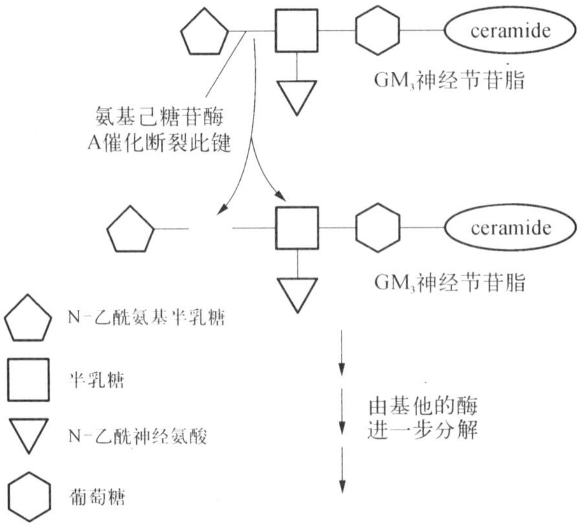

图9-16 氨基己糖苷酶A分解 GM_2 神经节苷脂

注:ceramide:酰基鞘氨醇。

氨基己糖苷酶 A 基因位于 15q23。已经检出的氨基己糖苷酶 A 基因的突变类型有核苷酸的取代、缺失和移码（表 9－11）。

表 9－11　泰-萨克斯病（Tay－Sachs disease）患者氨基己糖苷酶 A 突变类型

突变类型	人群
1. 核苷酸取代	
（1）精 178 组＊（G→A）	玻多黎各人
（2）精 178 半胱（C→T）	捷克人
（3）甘 269 丝（G→A）	阿什克奈兹族犹太人
（4）谷 482 赖（G→A）	非犹太人
（5）内含子 12 5′第 1 核苷酸（G→C）	阿什克奈兹族犹太人
2. 缺失	
缺失 7.6 kb（外显子 1 全部与内含子 1 部分）	法裔加拿大人
3. 移码	
（1）缺失 1 个核苷酸，向下 4 个密码子终止	意大利人
（2）外显子 11 插入 4 个核苷酸，向下 3 个密码子终止	阿什克奈兹族犹太人

注：＊表示第 178 位精氨酸突变成组氨酸。

该病为常染色体隐性遗传病，起病时最常见的症状为听觉过敏。病程早期即见视网膜黄斑变性（macular degeneration），视网膜呈樱桃红斑点，进行性失明。可有抽搐，在局部性或全身性抽搐前数月可发生无动因的大笑。患者进行性肌张力减退，衰弱，生长阻滞，到后期完全不能动弹，出现恶病质。平均存活 25.9 个月。该病在阿什克奈兹族（Ashkenazi）犹太人中发病率最高。

3. *尼曼-皮克病*（Niemann－Pick disease）

该病分为三型，A 型和 B 型是由于鞘磷脂磷酸二酯酶 1（Sphingomyelin phosphodiesterase 1，SMPD1）突变所致，该基因定位于 11p15.4；C 型尼曼-皮克病（NPC）是由于 NPC1 和 NPC2 基因突变导致，这 2 个基因分别定位于 18q11.2 和 14q24.3。该症为常染色体隐性遗传病。患者肝脾肿大，有全身性或局部性淡褐色黄斑，部分患者在口腔黏膜上有蓝色色素斑，斑中有樱桃红小点。神经系统受损，可出现共济失调、发声和吞咽困难，痉挛状态，最后成为白痴。发病较早，通常在出生一个月内发病。通过羊水细胞的酶活性测定可以对该病进行产前诊断。

四、嘌呤代谢病

嘌呤代谢病，是指在嘌呤代谢过程中因酶的先天性缺乏而引起的疾病。如完全缺乏次黄嘌呤鸟嘌呤磷酸核糖基转移酶（hypoxanthine guanine phosphoribo-syltransferase，HGPRT）导致莱施-奈恩综合征（Lesch－Nyhan syndrome），此酶部分缺乏可致尿酸产生过量和痛风。腺嘌呤磷酸核糖基转移酶（adenine phosphoribosyltransferase）缺乏可导致肾结石。黄嘌呤氧化酶（xanthine oxidase）缺乏可导致黄嘌呤尿，造成尿路黄嘌呤结石和肌痛。腺苷脱氨酶（adenosine deaminase，ADA）缺乏与严重联合免疫缺乏综合征相关联。肌腺苷酸脱氨酶（myoadenylate deaminase）缺乏的患者可表现虚弱，在剧烈运动后肌肉痉挛，静脉血氨不升高。下面主要介绍莱施-奈恩综合征（Lesch－Nyhan）综合征。

莱施-奈恩综合征，又称自残综合征(self-mutilation syndrome)。患者因遗传性缺乏次黄嘌呤鸟嘌呤磷酸核糖基转移酶(hypoxanthine guanine phosphosibosyl transferase, HGPRT)而致病。此酶催化5-磷酸核糖-1-焦磷酸(5-phosphoribosyl-1-pyrophos-phate, PRPP)上的磷酸核糖基转移到鸟嘌呤和次黄嘌呤上，使之成为鸟嘌呤核苷酸(guanylic acid)和次黄嘌呤核苷酸(肌苷酸)(inosinic acid)，而这两种核苷酸和腺嘌呤核苷酸又可反馈抑制嘌呤前体5-磷酸核糖-1-胺(5-phosphoribosyl-1-amine)的生成(图9-17)。若此酶缺乏，则鸟苷酸和肌苷酸的合成就会减少，反馈抑制减弱，嘌呤合成加快，致使尿酸增高，代谢紊乱而致病。

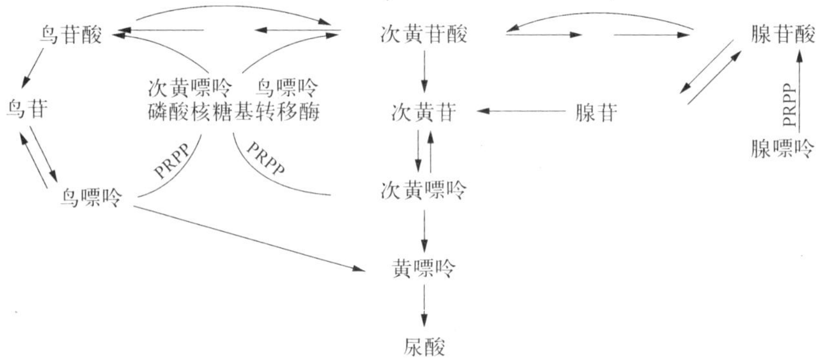

图9-17 嘌呤的生物合成和转换

注：PRPP：5-磷酸核糖-1-焦磷酸。

次黄嘌呤鸟嘌呤磷酸核糖基转移酶基因位于X染色体长臂Xq26.2-27.2。造成此酶分子变异的主要突变类型有核苷酸的取代、插入、缺失和移码。

该征为X连锁隐性遗传，发病率约为1/380 000。患者的红细胞和白细胞中HGPRT的含量可减少到正常人的2%～10%，临床表现为高尿酸血和尿酸尿，可导致痛风性关节炎和肾脏结石，神经系统损害症状包括：肌张力下降，大脑瘫痪，智力迟钝、舞蹈样动作，有强迫性自残行为(咬嘴唇和手指)(图9-18)。当HGPRT呈部分缺乏时，患者可出现痛风，而无

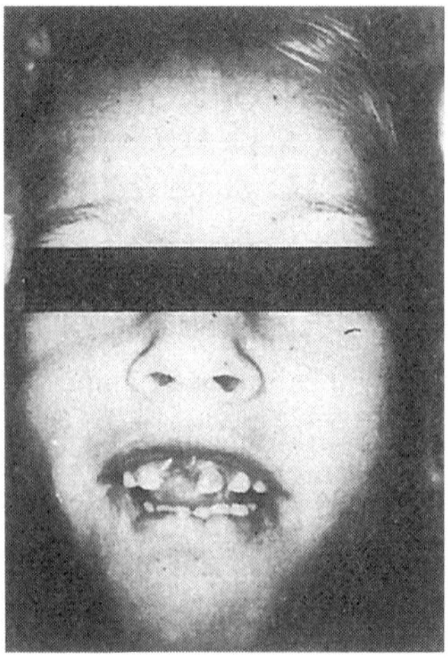

图9-18 莱施-奈恩综合征(Lesch-Nyhan syndrome)患者示自残的下嘴唇

其他严重症状。莱施-奈恩(Lesch－Nyhan)综合征患者一般可活至二十岁左右,多死于感染和肾功能衰竭。该征可在DNA水平上作产前诊断。别嘌呤醇等药物,对于缓解由于尿酸堆积引起的痛风有较好的效果,但对神经系统损害无作用。

五、卟啉代谢病

在血红素合成过程中由于某种酶缺陷而引起卟啉化合物或其前身物堆积,称为卟啉代谢病。δ-氨基-γ-酮戊二酸合成酶(δ－amino－γ－laevulinic acid synthetase, ALA合成酶)是血红素合成代谢所需要的第一个酶,在正常情况下,此酶的含量较少,但它控制着整个代谢过程的速率。血红素合成过程中任何一个反应中的酶缺乏均可使血红素合成减少,致使血红素对δ-氨基-γ-酮戊二酸合成酶的负反馈受到抑制,从而使δ-氨基-δ-酮戊二酸合成酶大量增加,中间代谢产物在体内累积,尿和粪便中有大量卟啉前体物排出,出现多种临床症状(图9－19)。由遗传性酶缺乏而引起的卟啉病可分六型,急性间歇性卟啉病为其中之一。下面主要介绍该病。

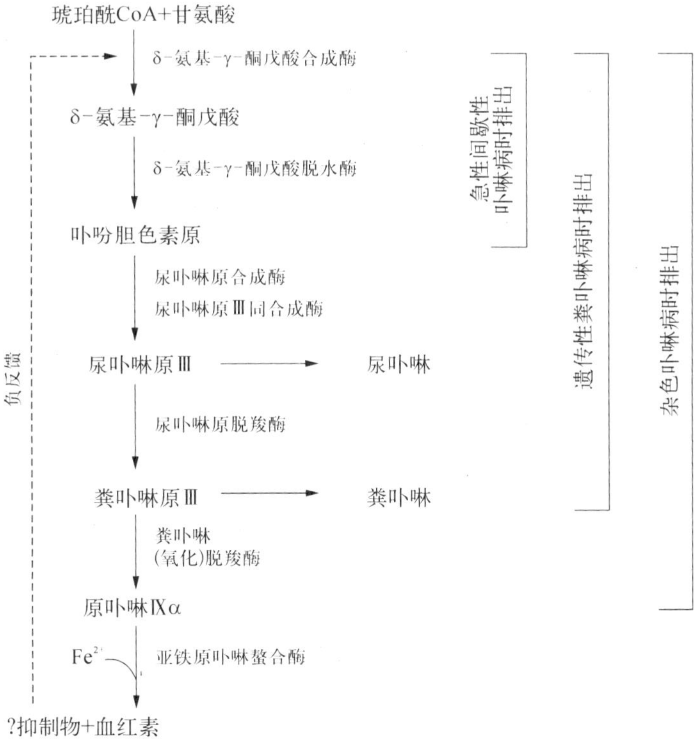

图9－19　血红素的生物合成

急性间歇性卟啉病(acute intermittent porphyria)是肝卟啉病之一种,是由于肝细胞中尿卟啉原合成酶(uroporphyrinogen synthetase)的活性下降而引起的一种疾病。尿卟啉原合成酶是卟吩胆色素原(porphobilinogen)转化成尿卟啉原Ⅲ时的限速酶,但必须在尿卟啉原Ⅲ同合成酶(uroporphyrinogen Ⅲ cosynthease)存在时才能合成尿卟啉原Ⅲ。该症患者由于尿卟啉原合成酶(PBG脱氨酶,porphobilinogen deaminase)的活性下降,血红素合成减少,负反馈受抑制，则δ-氨基-γ-酮戊二酸合成酶大量增加，使δ-氨基-γ-酮戊二酸及卟胆原的合成过量，大量在尿中排出。过量的δ-氨基-γ-酮戊二酸及卟胆原也是神经系统症状的可能原因。

患者（潜伏期及发作期）红细胞中尿卟啉原合成酶活性约为正常人的一半。

尿卟啉原合成酶基因定位于11q23.3。该病为常染色体显性遗传病，纯合子可能致死。患者一般为杂合子，但并非所有杂合子都有临床症状和生化异常。推测本病的发病系在尿卟啉原合成酶活性降低的基础上，再加上能使肝细胞中血红素浓度降低的一些因素，如药物、酒精、感染、饥饿、激素水平的改变、其他疾病及手术等等，使血红素对δ-氨基-γ-酮戊二酸的反馈抑制减弱，从而引发疾病发作。该症以腹绞痛、精神和神经症状间歇发作为特征。约2/3的患者由肌肉麻痹，偶尔涉及锥体系症状，有时可导致精神错乱。急性发作时或以腹部症状为主，或以神经症状为主。患者一生可发作一次或几次，持续几天到几个月。发病年龄在18～20岁。能够促使急性间歇性卟啉病发病的常用药物为巴比妥类、乙内酰脲、多睡酮即苯乙哌啶酮、灰黄霉素、冬眠灵即氯丙嗪、甲糖宁即甲苯磺丁脲、麦角制剂、雌激素、孕激素、磺胺类。急性发作时予以10%葡萄糖输注有助于患者恢复，在发作早期给予血色素和亚铁血色素可缩短发作时间和强度。

六、尿素循环代谢病

氨基酸的代谢产物，对人体属于无用的毒性物质，其中大部分经尿素循环变成尿素而排出。尿素循环在肝脏中进行，主要涉及五种酶，其中任何一种酶的缺乏均会影响尿素循环，使血氨升高，导致尿素循环代谢病。尿素循环中任何一步缺陷，都会在新生儿期或幼婴期表现出严重的症状，有昏迷、抽搐或暴死。严重智力障碍是共同特征，尤其是在吃了高蛋白食物后症状更为严重。下面主要介绍精氨酸血症。

尿素循环中的三种氨基酸（即鸟氨酸、瓜氨酸和精氨酸），其含量并不因参加尿素循环而增减，仅起催化作用。在尿素循环中，精氨酸在精氨酸酶的作用下分解，形成尿素（urea）和鸟氨酸（ornithine）。若精氨酸酶（arginase）缺乏，则血和脑脊液中精氨酸显著增高，结果造成精氨酸血症（argininemia）。

精氨酸酶基因（ARG1）定位于6q23.2。该症患者的主要临床症状是血氨增高引起智力发育障碍、惊厥、嗜睡、呕吐。尿中有精氨酸、胱氨酸、赖氨酸、鸟氨酸和瓜氨酸排出。

该病为常染色体隐性遗传病。目前能通过测定胎儿红细胞精氨酸酶活性的方法进行产前诊断。

第四节 受体蛋白病

细胞的代谢活动在相当程度上是通过细胞的受体蛋白对外界分子的反应来调节的。这些受体蛋白或是在细胞表面，或是在细胞质或细胞核内。有调节功能的信号分子都有它们特异的受体，包括多肽激素如胰岛素、胰高糖素和促肾上腺皮质激素，类固醇激素，如醛固酮、皮质醇和二氢睾丸酮，以及其他物质如一些血浆脂蛋白。这些信号分子结合到它们特异的受体上，便会引发细胞出现一系列反应，特异地改变细胞的代谢格局，其中无疑会涉及酶活性的改变。因此一旦受体的生物合成有缺陷，合成的数量减少甚至不能合成受体，或是合成的受体分子发生变异，都会对复杂的代谢过程产生干扰从而导致受体蛋白病。家族性高胆固醇血症(familial hypercholesterolemia, FH)是研究遗传性受体缺陷疾病的一个重要模型。

高脂蛋白血症(hyperlipoproteinemia)是一种常见的代谢性疾病，表现为人体血浆中不同脂质的异常堆积，结果引起动脉粥样硬化、冠心病、心肌梗死。根据血浆中积聚的脂蛋白类型，可将高脂蛋白血症分为Ⅰ～Ⅴ五种类型，每一种类型主要表现为某一种脂蛋白的增加。家族性高胆固醇血症属于遗传性高脂蛋白血症Ⅱ型。该症是由于细胞膜上低密度脂蛋白受体(low-density lipoprotein receptor, LDLR)或载脂蛋白 B－100(LDL 配体中的蛋白成分)的功能或数量缺陷而引起的疾病。目前已发现 4 种基因的突变可导致此症发生(表 9－12)。其中，LDLR 基因突变是最常见的。

表 9－12　四种可导致家族性高胆固醇血症的致病基因

突变基因产物	遗传方式	患病率	致病机制	LDL 胆固醇水平
LDL 受体	AD	杂合型：1/500 纯合型：1/1 000 000	功能失活	杂合型：9 mmol/L 纯合型：18 mmol/L
载脂蛋白 B－100	AD	杂合型：1/1 000 纯合型：1/1 000 000	功能失活	杂合型：7 mmol/L 纯合型：8.3 mmol/L
ARH 衔接蛋白	AR	很低	功能失活	纯合型：12 mmol/L
PCSK9 蛋白酶	AD	很低	功能获得	杂合型：5.8 mmol/L

在正常代谢中，低密度脂蛋白(low-density lipoproteins, LDL)同细胞膜上的 LDLR 结合，通过内吞作用进入细胞，然后被溶酶体酸性水解酶水解，释放出游离胆固醇，后者在细胞内可激活脂酰辅酶 A：胆固醇脂酰转移酶(fatty acyl CoA：cholesterol acyltransferase, ACAT)，被酯化成胆固醇酯而贮存，同时游离的胆固醇又会抑制 β－羟基－β－甲基戊二酰辅酶 A 还原酶(HGM CoA reductase)的活性，从而减少胆固醇的合成。该症患者因 LDLR 有缺陷，LDL 不能进入细胞或不能转变为游离胆固醇，使其对 HGM CoA 还原酶的反馈抑制解除，致使细胞内胆固醇合成增高，血液及细胞内胆固醇堆积而致病(图 9－20)。

LDLR 是细胞表面被膜小窝里的一种糖蛋白，以肝细胞含量最多。一个成熟的 LDLR 分子由不同的功能区组成，其氨基端是 LDL 结合区，中部是与表皮生长因子(EGF)同源的序列，以及受体糖基化的主要部位，羟基端是穿膜区和细胞质区。

LDLR 基因定位于 19p13.2，长约 45 kb，由 18 个外显子和 17 个内含子组成。每个外显子与 LDLR 功能区之间有着密切的对应关系。*LDLR* 基因在结构上有一个重要的特点，那就是该基因是一个外显子镶嵌物。外显子可由 *LDLR* 基因移动到另一个基因上，也可由另一个基因移动到 *LDLR* 基因上。已经证明，*LDLR*、EGF 前体和凝血因子中所具有的重复单位，都是由一种独立的外显子编码的，表明它们属于一个超基因家族，同时也提示这一超基因家族是经过外显子移动(exon shuffling)而形成的。外显子移动是进化中的一个重要机制。

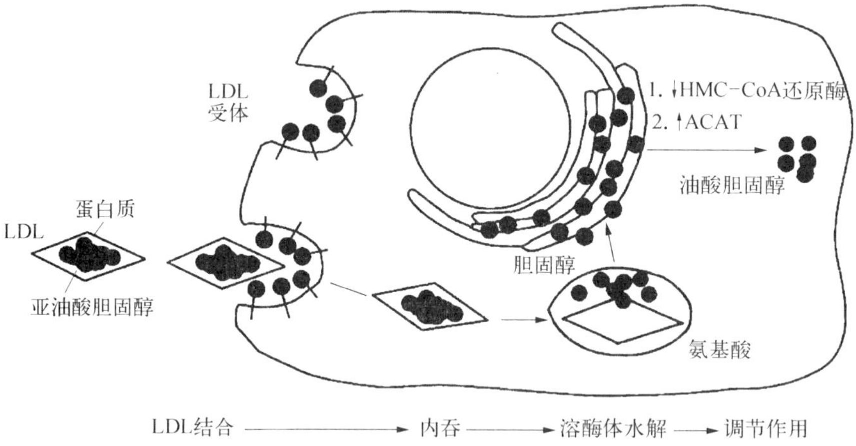

图 9－20 低密度脂蛋白受体(LDLR)基因突变对 LDLR 功能的影响

目前已发现超过 700 种 *LDLR* 基因突变(并非所有突变都致病),涉及 *LDLR* 分子不同功能区的编码序列,大多数突变为核苷酸的取代、缺失、插入,只有 2% ～10% 为结构重排。

根据影响 *LDLR* 功能的环节,这些突变可分为六类:第 1 类为最常见的无义突变,即突变使 *LDLR* 合成障碍;第 2 类突变使细胞合成的 *LDLR* 由内质网(ER)转运到高尔基体发生障碍;第 3 类突变使到达细胞膜上的 *LDLR* 不能结合 LDL;第 4 类突变影响 *LDLR* 聚集定位于细胞膜的被膜小窝,进而使其结合的 LDL 不能进入细胞内;第 5 类突变使 LDL 从 *LDLR* 解离发生障碍;而第 6 类突变使与 LDL 发生解离的 *LDLR* 再循环回到细胞膜发生障碍。

该症为常染色体显性遗传病。FH 患者多为杂合子,发生频率约为 1/500,所产生的 LDLR 是正常人的 40%,血浆总胆固醇为7.8 ～10.4 mmol/L(300 ～400 mg/dl)。FH 纯合子较为罕见,频率在 1/1 000 000 左右,产生的受体只有正常人的 10%,血浆总胆固醇可高达 15.6 ～31.2 mmol/L(600 ～1 200 mg/dl)。患者由于胆固醇沉积而出现黄瘤,且随年龄增长而日益严重(图 9－21)。一般较早出现角膜弓(老人环)和冠心病。纯合子患者病情则更为严重,可在儿童期即发生冠心病,5 ～30 岁出现心绞痛和心肌梗死的症状,可能猝死。

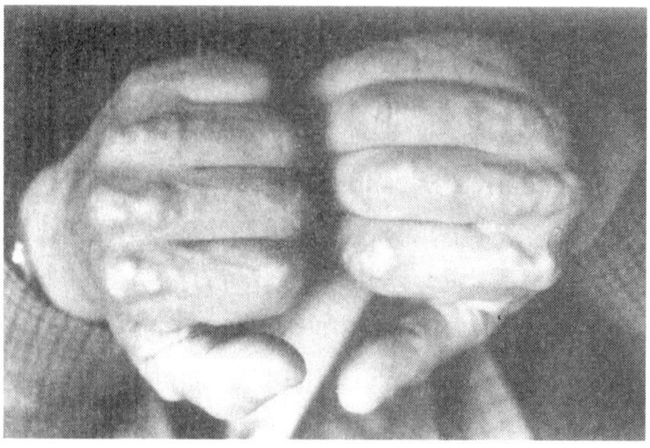

图 9－21 家族性高胆固醇血症患者手部示肌腱黄瘤

第五节　膜转运载体蛋白病

小分子量物质通过细胞膜进出细胞，有相当程度取决于各种特异性的主动转运系统。在这种主动转运系统中，若发生载体蛋白的遗传性缺陷，则将导致膜转运载体蛋白病。

一、肝豆状核变性

肝豆状核变性（hepatolenticular degeneration）是一种铜代谢障碍性遗传病。该病由Wilson于1912年首次描述，故又称Wilson病（Wilson disease，WD）。该病的特点是铜过量沉积于组织中，尤其在肝、肾、脑、角膜等处。临床表现为进行性肝硬化，或由基底神经节豆状核变性而引起的神经症状，故称为肝豆状核变性。

铜是生物体必需的微量元素，包括细胞色素氧化酶，及其他电子转运蛋白在内的许多酶和蛋白质均需要铜。当生物体内铜的代谢和清除发生异常时，就会引起疾病。肝豆状核变性的发病原因在于*WD*基因突变，使其编码产生的、能在细胞膜上与铜转运有关的ATP7B蛋白发生缺陷，导致铜不能从细胞内及时清除。ATP7B是一种P类ATP酶，该酶在利用ATP并使天冬氨酸残基磷酸化的同时，实现金属离子的转运。在体内铜的代谢过程中，ATP7B使铜与铜蓝蛋白结合后释放入血，同时可将过量的铜通过胆汁分泌清除。

*WD*基因位于13q14.3，全长约80 kb，有22个外显子，编码1 411个氨基酸。该基因主要在肝和肾中表达。目前已发现了300多种*WD*基因的突变。但是在大多数特定人群中，引起肝豆状核变性病的突变只集中于少数几种。如在西方人群中，H1069Q突变可出现于37%～63%的病例中，在我国这一突变很少见，而R778L更为常见。

该病属常染色体隐性遗传病。铜在组织中沉积所引起的毒性作用，在肝、肾、脑等组织特别明显。肝脏中铜的浓度可达正常的5～30倍，引起肝细胞坏死，发展为肝硬化。铜沉积于肾脏，使近曲小管受损而出现氨基酸尿、蛋白尿等，沉积于脑组织，引起神经系统的毒性反应；沉积于角膜，形成具有诊断意义的角膜外缘绿色环，称凯泽尔-弗莱舍尔环（Kayser-Fleischer ring），可出现于66%的病例中。铜被红细胞摄取后，可发生溶血性贫血。

该病发病多在青少年时期，大多在6～20岁之间，且呈进行性加剧。起病方式也很不一致。40%的患者以肝损害为主，多发生在儿童，发病形式类似慢性活动性肝炎，以后发展到肝硬化，伴有蜘蛛痣、黄疸、肝脾肿大、腹水、便血等肝功能不全的症状，肝功能试验常见阳性，如白蛋白球蛋白比例（白∶球比例）倒置，絮浊反应异常，碱性磷酸酶中度增高，凝血酶原时间延长等；约有40%的患者以神经症状为主，多发生在成年患者，有发音和吞咽困难，运动失调、体态异常、僵硬、震颤，偶有癫痫发作等；约有20%的患者出现精神症状，有时可被误诊为精神分裂症，也有患者兼有神经损害和肝病表现。

头颅作计算机体层摄影（computerized tomography，CT）检查，常有阳性发现，最常见者为脑萎缩，其余表现为豆状核低密度灶、脑干萎缩、脑室扩大、小脑萎缩、丘脑软化灶、尾状核低密度灶。头颅CT常是诊断该症有价值的指标。

根据临床症状、肝功能检查、脑部磁共振成像(MRI)检查,结合血浆铜蓝蛋白、血铜、尿铜水平测定,可对该病进行诊断。而对 *WD* 基因进行突变分析是进行基因诊断的最主要途径。

该病的群体发病率为 1 ~ 4/100 000,杂合子频率约 1/100。在我国虽无发病率统计资料,但病例报告数占国内神经系统单基因病的首位。该病若在肝硬化或神经系统症状出现前就进行治疗,所有的症状均可得到控制。

二、先天性葡萄糖、半乳糖吸收不良症

先天性葡萄糖、半乳糖吸收不良症(congenital glucose-galactose malabsorption)是由于 *SLC5A1* 基因突变,使其编码的小肠上皮负责葡萄糖、半乳糖吸收的钠/葡萄糖协同转运蛋白 1(Sodium/glucose cotransporter 1,SGLT1)缺陷,造成对葡萄糖、半乳糖的吸收受阻。由于葡萄糖和半乳糖不能被吸收,肠道内渗透压改变而使肠液增加,患者出现水样腹泻,与尿很相似,腹泻的发生和程度与喂给糖的时间及量有关,给食后 24 h 即出现腹泻,进食越多越严重,但患者进食量却又很大,所以体重很快下降。继而呈现脱水、失重、营养不良。患者只要不以果糖作为主要糖类来源,就会出现腹泻,故要终身限制食用葡萄糖及半乳糖。但随着年龄增长对葡萄糖和半乳糖有所耐受。

该症属常染色体隐性遗传,相关基因定位于 22q12.3。

三、胱氨酸尿症

胱氨酸尿(cystinuria)是肾小管对胱氨酸、赖氨酸、精氨酸和鸟氨酸等四种氨基酸的转运存在特异性的缺陷,使肾小管对肾小球滤出液中这些氨基酸的重吸收出现问题,故患者血浆中这四种氨基酸水平低于正常值,而尿液中这四种氨基酸水平增高。

由于这四种氨基酸中赖氨酸、精氨酸和鸟氨酸均极易溶于水,而胱氨酸较不易溶于水,所以当患者每天排出量在 0.5 ~ 1.0 g 胱氨酸时,尿中的浓度达到饱和,胱氨酸从尿液中析出,形成结晶。有人指出,胱氨酸尿症患者的小肠黏膜上皮细胞的主动转运也有类似异常。

患者在生长或发育上通常都不会有任何营养性的异常。主要症状是尿路结石,可由此引起尿路感染和绞痛。

胱氨酸尿症是由 *SLC3A1* 基因(编码中性和碱性氨基酸转运蛋白 rBAT)和(或)*SLC7A9*(编码阳离子氨基酸转运子 y + 系统)基因突变引起的,这两种基因编码的蛋白为氨基酸转运载体的亚单位。由于突变基因不同,疾病呈现三种不同的临床类型。

Ⅰ型纯合子患者四种氨基酸排泄量均增加,杂合子和正常纯合子 4 种氨基酸排泄量均正常。患者肠上皮对四种氨基酸均不吸收,为常染色体隐性遗传。突变基因为 *SLC3A1*,定位于 2p16.3。

Ⅱ型纯合子患者四种氨基酸排泄量均增加,杂合子的胱氨酸和赖氨酸排泄量有少量增加,正常纯合子排泄量正常。纯合子患者小肠上皮对除胱氨酸之外的其他三种氨基酸有少量摄取。此型呈现不完全隐性遗传,突变基因为 *SLC7A9*,定位于 19q13.11。

Ⅲ型与Ⅱ型相似,亦为不完全隐性遗传,其纯合子患者小肠上皮对四种氨基酸的吸收较为正常(可吸收胱氨酸,区别于Ⅱ型),但也低于正常人群。突变基因为 *SLC7A9*。

随着研究的深入，亦有复合杂合子型病例被报道，即 *SLC3A1* 和 *SLC7A9* 基因均为杂合型突变。

第六节　药物反应的遗传基础

一、遗传多态性与药物代谢、分布

药物在体内的作用，取决于机体对药物的吸收，药物在器官间的分布，药物与细胞受体的相互作用，以及药物的代谢过程。这些过程必定要受环境因素，如食物和其他药物的影响，但无疑也要受遗传因素的控制。1959 年，Vogel 提出了药物遗传学（pharmacogenetics）这一术语，主要从单个基因的角度对药物与遗传之间的关系进行研究，认为药物代谢过程中涉及各种酶和受体，它们都是在基因控制下合成的蛋白质。如果基因突变产生了异常的酶或由于酶的缺乏，产生了异常的蛋白质，或形成了异常的药物受体，药物代谢过程就会发生改变，从而引起异常的药物反应。药物遗传学研究的是由遗传决定的药物反应差异。

（一）药物代谢动力学变异

现以细胞色素氧化酶 p450 2D6（CYP2D6）为例，说明遗传多态性与药物代谢的关系。

1. 细胞色素 p450 在药物代谢中的变异　细胞色素氧化酶 p450 是存在于肝细胞内质网和线粒体内的氧化酶。主要对药物及其他代谢物进行氧化修饰。细胞色素 p450 种类很多，有的底物可被几种细胞色素 p450 催化，而有的细胞色素氧化酶 p450 可催化几种不同的底物，细胞色素 p450 的基因为 *CYP*。

人类 CYP 最早于 1984 年从强代谢者的肝微粒体中纯化出来，分子量 51 kDa，主要分布在成人肝脏中，肝外分布有脑和胃肠道。脑内的 CYP2D6 也具有多态性特点，而且影响脑的功能。肝脏中的 CYP2D6 含量占 p450 肝脏蛋白总量的 1% ~2%，虽然含量不高，但参与代谢的药物却占总 p450 代谢药物的 30%。

目前，接受的细胞色素氧化酶的命名方法是，由 CYP 后接上阿拉伯数字表示族（1 到 4）、字母表示亚族（A 到 F），以及阿拉伯数字表示同工酶（1 到 20）。在星号后面的数字表示等位基因变异。根据药物代谢重要性递减排列，p450 包括 CYP3A4、CYP2D6、CYP2C9、CYP2C19 和 CYP2A6。它们的主要变异和频率见表 9 - 13。

表 9 - 13　人类细胞色素氧化酶的主要等位基因分布

酶	基因突变	突变种类	酶功能的改变	各人种等位基因频率（%）			
				高加索	亚洲	非洲	依索比亚、沙特
CYP2A6	CYP2A6 *2	160 亮→组	酶失活	1 - 3	0	未定	未定
	CYP2A6del	缺失	没有酶产生	1	15	未定	未定
CYP2C9	CYP2C9 *2	144 精→半胱	对 p450 的黏附性下降	8 - 13	0	未定	未定

（续表）

酶	基因突变	突变种类	酶功能的改变	各人种等位基因频率(%)			
				高加索	亚洲	非洲	依索比亚、沙特
	CYP2C9 * 3	359 异亮→亮	针对底物的特异性改变	6 - 9	2 - 3	未定	未定
CYP2C19	CYP2C19 * 2	异常联接点	酶失活	12	23 - 32	13	14 - 15
	CYP2C19 * 3	提前终止密码子	酶失活	0	6 - 10	未定	0 - 2
CYP2D6	CYP2D6 * 2 × N	基因重复	酶活性增高	1 - 5	0 - 2	2	10 - 16
	CYP2D6 * 4	缺陷联接	酶失活	12 - 21			
	CYP2D6 * 5	缺失	没有酶产生	2 - 7	1	2	1 - 4
	CYP2D6 * 10	34 脯→丝、486 丝→苏	酶不稳定	1 - 2	6	4	1 - 3
	CYP2D6 * 17	107 苏→异亮、296 精→半胱	对底物的黏附性下降	0	51	6	3 - 9
		486 丝→苏			未定	34	3 - 9

20 世纪 70 年代，发现降压药异喹胍（debrisoquin）和催产药金雀花碱（司巴丁，sparteine）的反应在不同个体中存在着很大差别。研究发现，它们都是由细胞色素氧化酶 2D6 氧化代谢而失活。大部分个体对以上两种药物代谢正常，称为强代谢者（extensive metabolizer，EM），但有些个体代谢较弱，称为弱代谢者（poor metabolizer，PM），因此药物反应，即不良反应增加。家系研究显示氧化代谢反应是受单个基因控制的，其中 EM 主要呈常染色体显性遗传，而 PM 主要呈常染色体隐性遗传。PM 发生率在白种人中较高，为 3% ~ 10%，在黄种人中较低。

随着对 CYP2D6 多态性研究的不断深入，又发现在人群中除了 PM、EM 外还存在中间代谢型 IM（intermediate metabolism）和极强代谢型 UEM（ultraextensive metabolism）。

人类 *CYP2D* 基因位点定位于 22q13.2，由 *CYP2D8P*、*CYP2D7P* 和 *CYP2D6* 三个基因组成。尽管它们互相之间同源性很高，但 *CYP2D8P* 和 *CYP2D7P* 都有变异，不能转录为特异的 mRNA，因此它们都是假基因。仅 *CYP2D6* 可产生蛋白质产物，*CYP2D6* 基因由 9 个外显子和 8 个内含子组成。除 CYP2D6 外，其他一些细胞色素氧化酶也都呈现多态性，如 CYP2C9，CYP3A4 等。细胞色素氧化酶被认为是药物代谢第Ⅰ期（修饰作用）中的主要酶类。而第Ⅱ期的酶主要起结合反应。

CYP2D6 代谢多态性与某些疾病的易感性有关，如肿瘤（肺癌、膀胱癌、肝癌、脑瘤等）、帕金森病、阿尔茨海默病、强直性脊椎炎、系统性红斑狼疮和风湿性关节炎。

细胞色素 p450 的多态性可改变药物的药代动力学，导致药效增强或降低，甚至不良反应的增加，也是产生个体差异的遗传学原因。尤其对于治疗范围较窄的药物，药物代谢多态性会产生严重的临床后果。

2. N-乙酰基转移酶多态性与异烟肼之间的关系　异烟肼（isoniazid，商品名，雷米封）是治疗结核病最重要的药物之一。此药吸收迅速，在体内失活后排出。有些患者排出很快，有些患者排出很慢，分别称为快失活者（rapid inactivator）和慢失活者（slow inactivator）。家系分析表明，快失活者呈常染色体显性遗传，而慢失活者呈常染色体隐性遗传，故慢失活者为隐性基因纯合子，杂合子使异烟肼失活的速度居中。异烟肼代谢所涉及的酶是肝脏中的乙酰转移酶。欧美人群中约50%为慢失活者，东方人群约低于20%。

慢失活者长期服用异烟肼易出现多发性神经炎（80%），而快失活者中发生率低（20%）。这是由于异烟肼和维生素B_6在体内相互作用，导致维生素B_6缺乏，进而引起神经损害。快失活者有可能发生异烟肼肝炎。Mitchell等（1976）认为异烟肼在肝内乙酰化后被水解为异烟酸和乙酰肼。后者在肝内又形成乙酰作用物质，进而导致肝组织坏死。快失活者肝内有较多的乙酰异烟肼，从而产生较多的乙酰肼而导致异烟肼肝炎。

抗抑郁剂苯乙肼（phenelzine）的分子构型与异烟肼相似，也在体内被乙酰化。并非所有患者都对苯乙肼有治疗反应，根据患者的异烟肼失活能力就可预期哪些患者有治疗反应。最近研究提示异烟肼慢失活者对苯乙肼的治疗反应较异烟肼快失活者为佳，但慢失活者会有视力模糊等不良反应。

对同时患有结核病和癫痫的患者有一种奇特的遗传性药物相互作用。在用苯妥英（phenytoin）治疗癫痫时，体内异烟肼含量高时可抑制肝脏氧化酶对苯妥英的作用而使苯妥英达到毒性水平。当然这种情况也只发生于异烟肼慢失活者。

（二）药物效应反应性变异——以对伯氨喹敏感为例

有些人对抗疟药伯氨喹（primaquine，商品名：伯喹，伯氨喹啉）是敏感的。在服药开始几天并无反应，继之则突然尿液变为暗黑色，出现黄疸。随着红细胞被破坏，红细胞计数和血红蛋白浓度下降。患者通常会逐渐恢复，但偶然由于大量溶血而致命。后来发现受累者对伯氨喹啉敏感是由于缺乏葡萄糖-6-磷酸脱氢酶（glucose-6-phosphate dehydrogenase，G6PD）。G6PD是糖代谢戊糖旁路中的关键酶。它催化6-磷酸葡萄糖脱氢氧化为6-磷酸葡萄糖酸。脱下的氢由$NADP^+$接受，产生的NADPH能维持还原型谷胱甘肽（reduced glutathione，GSH）的水平，保证红细胞的正常形态与功能。G6PD缺乏或活性过低时，导致NADPH生成不足，GSH缺乏。此时，若服用伯氨喹等具有氧化作用的药物，就会进一步消耗GSH，使H_2O_2累积过多而使红细胞被破坏发生溶血。患者红细胞内可见海因茨体（Heinz bodies）。受累者在进食蚕豆或蚕豆制品时亦可引发溶血危象，故又称为蚕豆病（favism）。

G6PD缺乏者不仅对伯氨喹敏感，对其他很多药物也是敏感的。其中包括：①抗疟类药：伯氨喹（primaquine）、扑疟喹（pamaquine）、喹啉（quinoline）、奎尼丁（quinidine）、奎宁（quinine）；②解热镇痛药：阿司匹林（aspirin）、乙酰水杨酸（acetylsalicylic acid）、乙酰苯肼（acetylphenylhydrazine）、非那西丁（acetophenetidin）、安替比林（antipyrine）、氨基比林（aminopyrine）；③呋喃类药物：呋喃妥因（nitrofurantion）、呋喃咀啶、呋喃西林（furacilin）、呋喃唑酮（furazolidone）；④磺胺类药物：氨苯磺胺（sulfanilamide）、磺胺吡啶（sulfapyridine）、磺胺异噁唑（sulfisoxazole）、磺胺甲氨嗪（sulfamethoxypyridazine）、磺胺甲氧吡嗪（salfalene）、磺胺醋酰（sulfacetamide）、水杨酸偶氮磺胺吡啶（salicy-lazosulfapyridine）；⑤砜类药物：抗麻风药，氨苯砜（dapsone）、硫氧化物（sulfoxide，亚砜）；⑥其他：萘（naphthalene）、苯肼（phenylhydrazine）、水杨酰胺（salicylamide）、氯霉素（chloramphenicol）、维生素K（vitamin K）和蚕豆素（favisin）。

*G6PD*基因位于Xq28，全长18 kb，编码531个氨基酸。目前已知*G-6-PD*基因的主要突变形式是点突变。绝大多数突变型酶活性有轻度至重度缺乏。

经典遗传学认为G6PD缺乏呈X连锁隐性遗传，分子遗传学则定义其为X连锁不完全显性遗传。表型观察显示男性半合子呈显著酶缺乏。女性杂合子中,由于两条X染色体随机失活,酶活性变异范围很大。大约有1/3女性杂合子,其体内突变细胞足以使她们在接触诱发药物时发生显著溶血(显示杂合子)。一般来说溶血的严重程度与G6PD缺乏的程度相关。使G6PD缺乏者发生药物性溶血的那些药物,也会使某些异常血红蛋白携带者发生溶血,如Hb H、Hb Zurich和Hb Torino。

G6PD缺乏症呈世界性分布,但比较集中在非洲、地中海沿岸、中近东及东南亚、美洲黑种人,中美洲,以及南美洲某些印第安人。我国主要分布在黄河流域以南各省,尤以广东、广西、贵州、云南、四川等省发生率较高,占5%~20%。

二、药物基因组学与个体化用药

药物基因组学不仅仅研究与药物代谢有关的基因,还要研究所有与药物作用有关的基因,这些基因在不同个体中的多样性,以及这些多样性对药物的疗效、毒性或不良反应等的影响。因此,药物基因组学的研究将对药物的设计、开发,以及应用等产生革命性的改变。

有人预测药物基因组学将会产生重要的新型分子诊断技术,并且会成为临床常规实验室检测技术,医生和药剂师可以参考这些测试结果为患者选择药物和剂量。不同于过去基于经验的逐步解析诊断方法,药物基因组学可以提供每个患者不同的诊断来优化药物治疗方案。从几毫升血液中分离出的DNA,可以检测几千种基因型,这方面技术发展十分快捷,很快就可以用高输出的自动化系统进行检测,并在一次试验中,同时检测几千个SNP。这一点很重要,因为很多药物作用都是多基因作用的结果,所以对于治疗方案的选取也应该基于一批SNP的诊断。这些测试结果还要被翻译成诊断和治疗选择的临床指标。新的检验手段并不会完全代替传统的治疗,只是为优化用药方案提供新的选择。药物基因组学将使今后的用药和剂量趋于更有效、更低毒性的方向发展。

(一)寻找药物相关基因

每种药物进入体内后都会与多种蛋白质相互作用,例如载体蛋白、转运蛋白、代谢酶类,以及多种受体等。这些蛋白质决定了药物的吸收、分布、靶向作用、药理作用、代谢和排泄等过程。由于很多基因中的多种多态性都会影响药物的作用,因此应在全基因组中寻找与药物有关的基因。近年来,全基因组扫描和测序技术的发展,以及全基因组关联分析(genome-wide association study, GWAS)、外显子组捕获测序等规模化研究的开展,为药物相关基因的确定提供了重要线索。

(二)个性化用药时代

一般来说,医师根据人群中统计的平均适用药物剂量来进行治疗。这种“一种药物适合所有人”的现状终将改变,经过药物基因组研究后,医师能够选择有效的药物和患者独特的遗传学特征相匹配。这包括,将具有相同表型的患者根据其不同的疾病遗传学变异、药物反应性,分成更小的群体。针对这种小群体的用药比起针对广泛人群的用药可以更有效、不良反应更低。

这是因为在临床上,尽管疾病的症状看起来是一样的,但个体之间的差异,特别是患者自身多基因网络作用,使得药物在每个个体身上会产生不同的疗效和不良反应。药物基因组学有时可以将患者不同的反应同他们不同的基因变异联系起来,人们希望以此推进新药的开发，并且确定某一药物特定的适应人群，这样也可以将过去一些由于不良反应而被“宣判死刑”的药物重新投入使用。所不同的是，这次是使用在适合的人群中。

人们越来越发现，遗传上的杂合子，同药物反应的不同，有着密切的关系。有些药物在一些患者身上能够达到其他人所没有的良好效果，而在另一些患者身上会引起明显的不良反应。有许多证据表明药物反应是受基因控制的，并与年龄、营养状况、健康状况和环境，以及协同治疗一同，起着很重要的作用。为了使个体化药物治疗达到一个好的预期转归，人们必须考虑到，患者所属的地理和种族区域人群不同的药物反应模式。

药物基因组学在DNA分析上已具备高输出技术，可以更个性化地进行有预期地用药。判明个体独特的疾病易感性和药物反应的遗传特征，会对理解疾病的病理、选择有针对性的治疗方案产生深远的影响，也可以为个体选择药物剂量时提供信息。这样患者就有可能真正得到理想化的个性化治疗，通俗地说就是“针对某个患者进行的适当剂量的适当药物的治疗”。

（党素英）

建议阅读文献

1. Nussbaum RL, McInnes RR, Willard HF. Thompson & Thompson's Genetics in Medicine. 7th edition, Saunders elesvier, 2007.
2. Raghuveer TS, Garg U, Graf WD. Inborn errors of metabolism in infancy and early childhood: an update. Am Fam Physician, 2006, 73(11): 1981 - 1990.
3. Levy PA. Inborn errors of metabolism: part 1: overview. Pediatr Rev, 2009, 30(4): 131 - 137.
4. Lanpher B, Brunetti-Pierri N, Lee B. Inborn errors of metabolism: the flux from Mendelian to complex diseases. Nat Rev Genet, 2006, 7(6): 449 - 460.
5. Lannoy N, Hermans C. The ' royal disease ' — haemophilia A or B? A haematological mystery is finally solved. Haemophilia, 2010, 16(6): 843 - 847.
6. Champion MP. An approach to the diagnosis of inherited metabolic disease. Arch Dis Child Educ Pract Ed, 2010, 95(2): 40 - 46.
7. Manno CS, Chew AJ, Hutchison S, et al. AAV - mediated factor IX gene transfer to skeletal muscle patients with severe hemophilia B. Blood, 2003, 101(8): 2963 - 2972.
8. Persons DA. Gene therapy: Targeting β - thalassaemia. Nature, 2010, 467(7313): 277 - 278.
9. Evans WE. Pharmacogenomics: marshalling the human genome to individualise drug therapy. Gut, 2003, 52 (Suppl II): 10 - 18.

建议浏览网站

1. 美国生物技术信息中心（National Center for Biotechnology Information）：www.ncbi.nlm.nih.gov/pubmed
2. 人类基因双等位基因序列数据库：http://hgbase.interactiva.de
3. 中国罕见病网：http://www.chinararedisease.cn
4. 戈谢病网站（Gaucher disease）：http://www.gauchercare.com
5. 庞普病网站（Pompe disease）：http://www.pompe.com
6. 药物反应和遗传特征：http://www.eurona.com

7. 药物基因组、疾病与治疗预期：http://www. mlnm. com/subsid/mpmx. html
8. 药物开发、治疗的药物基因组学：http://www. epidauros. com
9. 基因组合药物筛选技术：http://www. aurorabio. com
10. 药物细胞学、细胞信息学：www. cellomics. com

思 考 题

1. 简述血红蛋白结构变异产生的机制。
2. 试比较 α 珠蛋白生成障碍性（地中海）贫血和 β 珠蛋白生成障碍性（地中海）贫血之间的异同点。
3. 试比较 Hurler syndrome 和 Hunter syndrome 之间的异同点。
4. 请说明服用伯喹啉等抗疟药后发生溶血反应的遗传机制。
5. 一对正常夫妇携带一男孩前来门诊，患者侏儒，关节僵直，爪状手，智力发育落后，角膜混浊，经调查家系知患者的舅舅也有相同的临床表现，于十岁时死亡，患者父系无此症患者，患者的祖父母为表兄妹婚配。
   1）你认为此男孩患有何症？
   2）绘出该家系图。
   3）这对夫妇想生第二胎，问得此症的风险多大？
   4）患者的一个表现型正常的伯父同人群中一正常女性婚配，其子代的风险多大？（设此症的基因频率为 1/1 000）

英 文 阅 读

Inborn errors of metabolism: the flux from Mendelian to complex diseases

Metabolism is the totality of all the chemical reactions that operate in a living organism. Inborn errors of metabolism (IEM) are genetic disorders that are caused by alterations of a specific chemical reaction in metabolism. For example, glycogen storage disease type I is caused by a defect in glucose-6-phosphatase, a crucial enzyme in glycogen breakdown. The resultant hypoglycaemia can be lifethreatening; furthermore, the intermediate metabolites of glycogen breakdown are shunted to other pathways, which causes persistent hyperlipidaemia, hyperuricaemia and lactic acidosis.

Sir Archibald Garrod (1857 – 1936) coined the term ‘inborn errors of metabolism’ in 1908 to describe genetically determined conditions — alkaptonuria, albinism, pentosuria and cystinuria — and is often regarded as the father of biochemical genetics. Strictly speaking, the term ‘inborn’ includes not only genetically determined disorders but also many conditions that are acquired by the foetus during pregnancy, such as intrauterine infections and exposure to teratogens. However, the use of ‘inborn’ has persisted, in part, in tribute to Garrod's foresight.

Although individually rare, IEM collectively account for a significant proportion of illnesses, particularly in children. In one Australian study, the prevalence of IEM as detected by newborn screening with tandem mass spectrometry was 15. 7 per 100,000 births. IEM can be pleiotropic, and can involve virtually any organ or system. For example, disorders of fatty-acid oxidation might present with hypoglycaemia, rhabdomyolysis, cardiomyopathy, hepatic disease or even maternal liver disease during the gestation of an affected foetus. Initial clinical presentation can occur any time from prenatal development through adulthood, and specific environmental triggers are crucial to determining an individual patient phenotype.

IEM have traditionally been regarded as Mendelian traits that are caused by single-gene mutations, and have served as important models for understanding mechanisms of monogenic disorders. However, as we learn more about the natural histories of IEM, we increasingly recognize that they represent the best examples of complex gene - environment interactions and, more specifically, gene - nutrient interactions that lead to complex disease. IEMs are therefore a potentially powerful means to dissect both monogenic and common multifactorial diseases.

Many complex diseases can be perceived as specialized cases of IEM that originate from impairment of several steps in different biochemical pathways, each step being less severely affected compared to traditional Mendelian disorders. Therefore, the net effect of a complex IEM on the organ and organism levels is the alteration of one or more metabolite fluxes. A metabolic flux is defined as the production or elimination of a quantity of metabolite per mass of organ or organism over a specific time frame (mole/kg/hr). In a classic IEM, one primary metabolite flux is affected. In complex disease, a network of metabolite fluxes might be subtly altered to cause a phenotype. Ultimately, it is the concept of metabolic flux that is crucial in the translation of genotype and environmental factors into phenotype or a threshold for disease.

第十章

线粒体基因病

线粒体(mitochondria)是真核细胞中的一种细胞器,直径范围从0.5~10微米(μm)。在人类细胞内,除3.16×10^9 bp的细胞核DNA(nuclear DNA, nDNA)以外,每个细胞线粒体内还含有多拷贝闭环双链DNA,称为线粒体DNA(mitochondrial DNA,mtDNA)。不同于其他的细胞器,如溶酶体、高尔基体等,线粒体具有半保留复制能力和特有的遗传密码,故有人将线粒体DNA称为第25号染色体或M染色体。mtDNA基因组测序已于1981年完成,其大小为16 569 bp,已知包含37个基因,基因排列非常紧凑,基因之间没有间隔,无内含子序列。虽然mtDNA仅占细胞总核酸含量的1%还不到,但细胞呼吸作用中的氧化磷酸化反应在线粒体中进行,人体组织细胞生命活动所需的化学能量——三磷酸腺苷(ATP)的90%是由线粒体内氧化磷酸化过程产生的,因此有细胞"动力工厂"之称。

线粒体DNA(mtDNA)突变率极高,线粒体功能障碍直接影响到人体各种组织细胞的正常生物学功能,导致人类某些疾病的发生。其中由于mtDNA结构或功能异常所导致的疾病称为线粒体基因病(mitochondrial genetic disorders)。近年研究发现,细胞核基因突变亦可以成为线粒体功能障碍的重要原因。到目前为止,已被发现与人类疾病相关的有100多种不同类型的mtDNA突变。

由于线粒体基因病表现复杂多变,严重危害患者健康和生命,诊断和治疗都较为困难。因此,正确理解和掌握人类线粒体遗传学知识,对医学遗传学工作者或临床医师,分析线粒体基因病的病理生理变化、准确诊断、预后判断、遗传咨询,以及有效治疗方法的探索都具有十分重要的意义。

第一节 线粒体和氧化磷酸化

几乎所有生物体的生命活动都依赖于细胞内ATP所产生的化学能量。在人类和其他非植物真核生物体内绝大部分ATP由细胞内线粒体产生。由多蛋白复合物组成的线粒体呼吸链是细胞进行氧化磷酸化(oxidative phosphorylation, OXPHOS)并产生ATP能量的分子基础。有5种主要的多蛋白复合物(Ⅰ~Ⅴ)参与线粒体OXPHOS过程。其中复合物Ⅰ由41种蛋白质组成,复合物Ⅱ有4种,复合物Ⅲ有11种,复合物Ⅳ有13种,复合物Ⅴ有12种蛋白质。复合物Ⅰ~Ⅳ与其他分子共同组成电子传递链,产生的质子被释放到线粒体膜间隙形成电化学梯度。复合物Ⅴ(ATP合成酶)利用由此产生的势能将

ADP磷酸化而产生ATP。线粒体内膜转运蛋白——腺嘌呤核苷转运蛋白(ANT)将基质中的ATP转运至膜间隙并将ADP转运至线粒体基质。ADP和ATP可自由通过线粒体内膜(图10-1)。

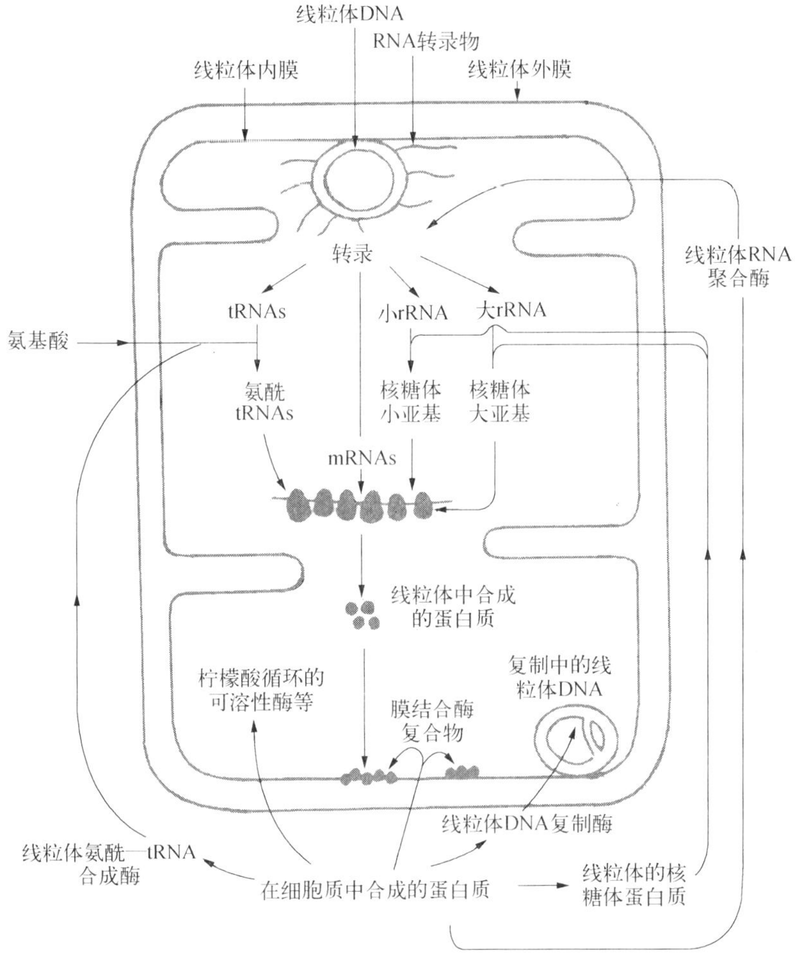

图10-1　线粒体内氧化磷酸化过程示意图

目前已知mtDNA含有37个基因,包括16S和12S 2种线粒体rRNA,22种线粒体tRNA和13种蛋白质的编码顺序。由mtDNA编码翻译的13种蛋白质均参与OXPHOS过程。其中7种蛋白质(ND1、ND2、ND3、ND4、ND4L、ND5、ND6)属电子传递链复合物Ⅰ的亚单位;1种(cytb)参与复合物Ⅲ的组成;3种(COX Ⅰ、COXⅡ、COXⅢ)属复合物Ⅳ;2种ATP酶(A6、A8)属复合物Ⅴ(图10-2)。

细胞核基因编码的约70种蛋白质亦参与OXPHOS系统,另外还有约1 000种与线粒体结构、功能相关蛋白质,参与线粒体基因复制,转录和翻译的调控;促进各种化合物跨线粒体膜的转运;促进脂肪酸和丙酮酸的代谢。由此可以看出,线粒体实际上是自身基因组和细胞核基因组交互作用的亚细胞器,细胞核基因突变也可产生线粒体基因病。

一般而言,每个线粒体基质中含有2~10个拷贝的mtDNA分子。复制完成后,每个

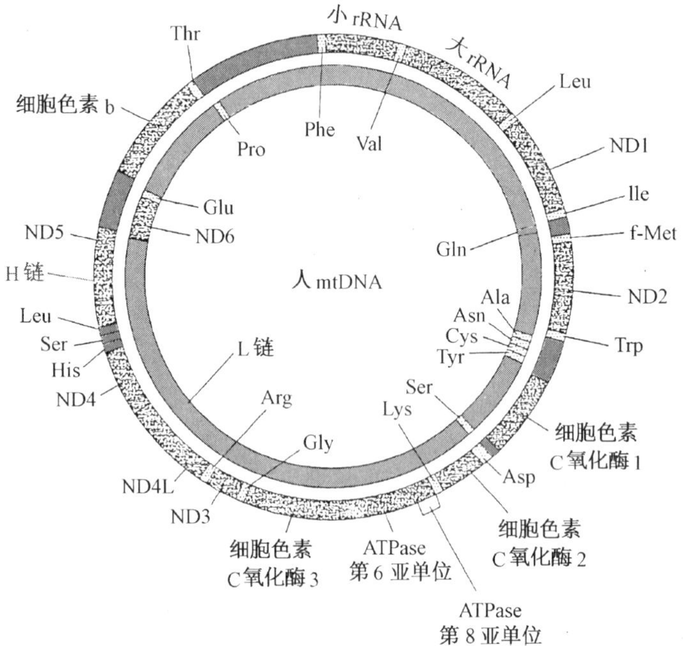

图 10－2 人类线粒体基因组的结构

mtDNA 分子在线粒体扩增过程中，被随机分配到子代线粒体中。因此，线粒体基因突变的遗传方式不符合孟德尔规律。那么，人类线粒体遗传的主要特征是什么？各种不同线粒体基因突变，会不会产生“能量代谢障碍”的共同表型？带有基因突变的线粒体与正常线粒体（野生型）的比值，是否超过一定阈值才会引起临床表型的出现？等等，这些问题正是线粒体遗传学的主要研究内容。

第二节 线粒体遗传学

与细胞核 DNA 相比，线粒体 DNA 的传递有其自身独特的规律。

一、母系遗传

人类受精卵的线粒体几乎全部来自卵母细胞，即来自母系，精子很少提供线粒体给受精卵。线粒体的这种传递方式称为母系遗传（matrilinear inheritance）或母体遗传（maternal inheritance）。如果在不同的多代家族中，相同的一组临床综合征仅由女性患者遗传给子女，而从不由男性患者遗传（图 10－3），这种现象提示该综合征由某种线粒体基因突变所致。线粒体 DNA 的基因分析对确定突变基因及其类型具有重要价值。当然，编码线粒体蛋白质的核基因突变所导致的遗传病是以常染色体显性或隐性遗传，或 X 连锁遗传方式传递。定位基因克隆或候选基因克隆的方法，有助于识别致病的突变基因。

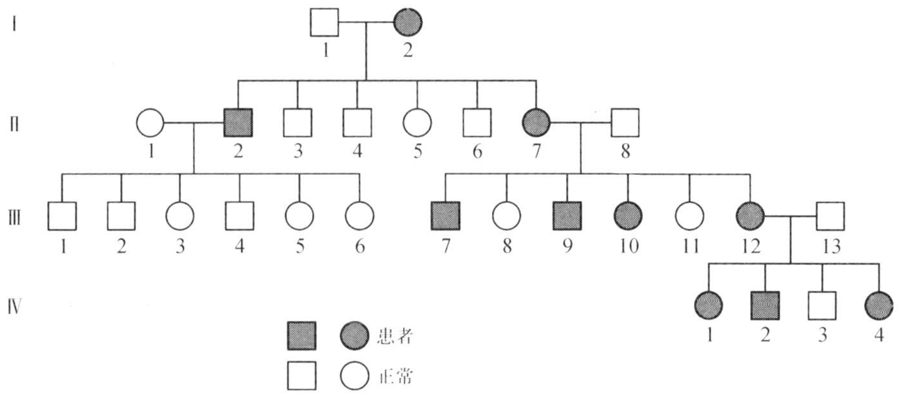

图 10-3 线粒体基因病系谱

二、遗传瓶颈作用

在人类卵母细胞中,约含有10万个线粒体,但随着卵母细胞的成熟,线粒体数呈急剧下降,确切机制及下降程度尚不清楚。据估计成熟的卵母细胞中线粒体数量不超过100个。在胚胎开始发育的几天之内,每个细胞的线粒体数量再迅速扩增至约1万个以上。卵母细胞中的线粒体数量由10万个减至不足100个的现象称之为“遗传瓶颈”(genetic bottleneck)。其生物学意义可能在于最大限度地降低了携带有突变基因的线粒体传递给子代的可能性。若顺利通过“遗传瓶颈”的线粒体含有突变基因,则该线粒体在胚胎发育,以及组织器官形成过程中不断扩增,成为个别组织细胞中线粒体的主要类型。

三、阈值效应

线粒体DNA基因传递的另一个特点,是具有阈值效应(threshold effect)。在细胞分裂过程中线粒体是随机分配至子代细胞的,也就是说某些前体细胞可能会接收大量带有突变基因的线粒体,并由此导致成熟细胞中也会含有大量致病线粒体,而其他组织细胞中或多或少会有野生型线粒体。这样就势必造成突变型和野生型线粒体共存于一种细胞或组织的现象,称之为杂质(heteroplasmy)。同样,一种组织或细胞中的线粒体,可以全部是带有相同突变基因的线粒体,或全部是野生型的线粒体,这种现象称之为纯质(homoplasmy)。

线粒体突变基因纯质状态下,疾病表型的出现与否,及其严重程度,与组织器官对能量代谢的需求大小有关。突变基因纯质状态发生在高能量需求的组织器官(心、脑、肾、肝、骨骼肌等)时,能量代谢障碍将导致严重疾病表型的出现。但在低能量需求的组织中则未必如此;线粒体突变基因杂质状态时,疾病表型的出现与否,及其严重程度,取决于两方面的因素。组织细胞对能量的需求固然是一个重要因素,但另一方面,突变型线粒体与野生型线粒体的比值对疾病表型具有重要影响。也就是说,突变线粒体所占比例越高,所在组织细胞对能量需求越大,疾病表型就越明显。

如上所述现象,反映出线粒体基因病表型的阈值效应。即突变线粒体的数量超过一定阈值才有可能出现疾病表型，而该阈值的高低又与组织细胞能量代谢的活跃程度有关（见图10-4）。

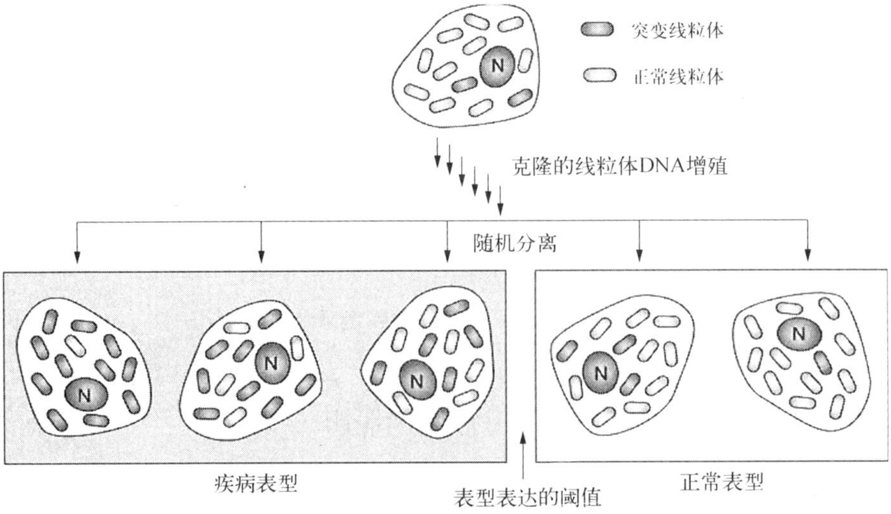

图 10-4 线粒体 DNA 表达的阈值效应

第三节 线粒体基因病

在线粒体基因病中，已有100多种不同类型的mtDNA重组（缺失、插入）、mtDNA碱基突变和mtDNA拷贝数目突变，特别是点突变与各种多系统疾病的发生相关，而mtDNA拷贝数目突变较少（表10-1）。

表 10-1 病理性线粒体 DNA（mtDNA）突变

突变类型	突变基因	疾病	突变部位
重组	缺失、插入	慢性进行性眼外肌麻痹（CPEO综合征）眼肌麻痹、视网膜色素变性及卡恩斯-塞尔综合征（Kearns-Sayre syndrome）、糖尿病和耳聋	
点突变	蛋白编码基因	莱伯（Leber）遗传性视神经病（LHON）	G11778A；T14484C G3460A
		莱伯（Leber）遗传性视神经病/张力障碍	G14459A；T144569A
		神经元衰弱、共济失调、色素性视网膜炎、利氏病（Leigh disease）	T8993G/C TS993G/C
	tRNA基因	线粒体脑肌病、乳酸酸中毒及卒中样发作综合征（MELAS）	A3243G；T3271G A3251G
		肌阵挛性癫痫和粗糙红纤维综合征（MERRF）	A8344G；T8356C
		慢性进行性眼外肌麻痹（GPEO综合征）	A3243G；T4274C
		肌病	T14709C；A12320G
		心肌病	A3243G；A4269G
		糖尿病和耳聋	A3243G；C12258A

（续表）

突变类型	突变基因	疾病	突变部位
		脑肌病	G1606A;T10010C
		利氏病（Leigh disease）	G1644T
	rRNA 基因	单纯性感觉神经性耳聋	A7445G
		氨基糖苷诱发的耳聋	A1555G
拷贝数目突变	拷贝数减少	致死性婴儿呼吸障碍 乳酸中毒或肌肉病变 肝、肾衰竭	

一、线粒体基因病的特点

点突变所致的线粒体基因病呈典型的母系遗传，但具有大片段缺失和其他结构异常的 mtDNA 较难通过"遗传瓶颈"，常不表现母系遗传的特征。一般而言，线粒体基因病具有如下特点：

（一）母系遗传

线粒体突变基因及其表型几乎全部由女性患者遗传，呈现典型的母系遗传特征；传递突变线粒体基因的母亲可以是纯质或杂质的患者，但也可以是无疾病表型的杂质携带者。

（二）阈值效应

线粒体基因病的症状在突变 mtDNA 纯质个体最为严重。突变 mtDNA 杂质个体是否受累，决定于突变 mtDNA 所占比例是否超过野生型 mtDNA，症状的表现程度与受累组织中突变 mtDNA 的含量相关。

（三）组织特异性

多种线粒体基因突变累及 ATP 合成，能量需求大的组织细胞对 ATP 缺乏较为敏感，因此线粒体基因病常表现为肌病、心肌病、神经系统疾病、贫血、糖尿病等。

（四）多系统受累

线粒体病常表现多系统受累的症状，且病情复杂多变，后果严重。到目前为止，临床上尚无有效治疗方法。

下面介绍几种线粒体基因病的临床表现，以及分子遗传学基础，以进一步说明线粒体基因病的临床及遗传学特点。

二、线粒体基因病举例

（一）莱伯遗传性视神经病

莱伯遗传性视神经病（Leber hereditary optic neuropathy，LHON）是典型的人类母系遗传病。本病起病为急性或亚急性眼球后神经炎，导致严重双侧视神经萎缩和大片中心暗点而突然发生视力障碍，周围视野通常无损害，伴有色觉障碍。有些家系还有神经异常，如末梢神经病变、肌张力障碍、震颤、心脏传导障碍等。本病发病高峰年龄是 20～25 岁，任何年龄均可发病。男性患者明显多于女性患者，约 5∶1，性别差异的原因尚不清楚。

分子生物学研究表明,编码线粒体蛋白质的9种基因(*ND1*、*ND2*、*COX Ⅰ*、*ATP6*、*COX Ⅲ*、*ND4*、*ND5*、*ND6*、*CytB*)中,至少18种不同类型的突变,直接或间接与LHON表型的发生有关。其中5种突变均可引起LHON,其余类型的突变在其他因素的参与下,如mtDNA的二次突变、细胞核基因的突变、非遗传因素等,才能引发LHON表型。

据此,LHON可被分成两类:① 原发性LHON,即mtDNA的单一突变就足以引发LHON;② 继发性LHON往往以某型突变为主,伴发其他类型突变(二次突变或nDNA突变),才能最终引起LHON。在原发性LHON中,约90%的患者由以下三种主要突变所致(*MTND1 * LHON G3460A*、*MTND4 * LHON G11778A*、*MTND6 * LHON T14484C*),其中*G11778A*突变最为常见,占50% ~70%。突变基因纯质状态在原发性LHON中较为常见,杂质状态引发LHON的突变线粒体阈值约大于或等于70%。中国人群中LHON相关的继发突变包括:*ND1 T3394C*、*G3635A*、*T3866C*,*ND4 G11696A*,*ND5 T12811C*,*ND6 T14502C*,*tRNAMet A4435G*,*tRNAGlu A14693G*,*tRNAThr A15951G*等,其中*tRNAMet A4435G*和*tRNAThr A15951G*已被收录到OMIM数据库。

(二)卡恩斯-塞尔综合征

卡恩斯-塞尔综合征(Kearns - Sayre syndrome)又称眼肌麻痹(ophthalmoplegia)、视网膜色素变性(pigmentary degeneration of retina)和心肌病(cardiomyopathy)综合征。该征起病年龄在二十岁以下,大多数患者在诊断后几年内死亡。特征性临床表现为进行性眼外肌麻痹,视网膜色素层变性,心脏传导阻滞。脑脊液的蛋白质含量超过2.586 mmol/L(100 mg/dl)。

该征的遗传方式常不表现出典型的母系遗传或核基因遗传,多为散发。对肌肉线粒体DNA的分析表明,mtDNA存在大片段(>1 000 bp)的缺失或重复。"遗传瓶颈"的作用是该征呈非典型母系遗传的主要原因。约1/3的本征患者是由大片段(4 977 bp)mtDNA缺失所致,其断裂点分别位于A8和ND5位点,造成A6、COXⅢ、ND3、ND4L、ND4和五种tRNA编码区的缺失。用mtDNA特异性探针对患者线粒体DNA进行杂交分析可以发现,mtDNA大于或小于16.5 kb,表明mtDNA重复或缺失的存在。DNA测序可准确定位mtDNA的结构改变及其程度。

该征患者临床症状的轻重取决于突变线粒体的杂质程度及其组织分布。症状严重者的缺失型线粒体在肌肉中常超过85%。突变线粒体杂质程度低时,眼外肌麻痹常为主要表现。当缺失或重复mtDNA在造血细胞中聚集时,胎儿可发生皮尔逊综合征(Pearson's syndrome),主要表现为造血细胞不能利用铁合成血红蛋白,出现红细胞形态异常和贫血。少数存活的胎儿无一例外将发生本征。

(三)MELAS综合征

MELAS综合征,又称线粒体肌病脑病、伴乳酸酸中毒及中风样发作综合征(mitochondrial encephalomyopathy with lactic acidosis and stroke-like episodes,MELAS),是最常见的母系遗传线粒体病。在儿童期发作,累及多个器官系统的疾病,病情反复发作。临床表现主要造成患者视力、智力和运动功能损伤,听力下降也常见。MELAS患者通常2~10岁发病,发病前通常没有明显的发育迟缓,但四肢躯干短小则是常见的表现。最常见的起病症状为阵发性呕吐、癫痫发作和中风样发作、乳酸酸中毒等。癫痫伴随中风样发作与短暂性失明常反复发作。中风样发作的后遗症逐渐造成肢体活动障碍,偏瘫,视力下降,失忆等症状。其他常见症状还有:肌阵挛,共济失调,昏迷,视神经萎缩,心肌病,视网膜色素变性,糖尿病和神经炎等。

MELAS 综合征累及器官系统多，表现复杂，病情可从轻微至十分严重，也常与其他线粒体疾病的症状重叠。因为此征属于线粒体肌病、粗糙红纤维和乳酸酸中毒综合征，同属于这一组线粒体基因病的还有卡恩斯-塞尔（Kearns - Sayre）综合征和肌阵挛癫痫和粗糙红纤维综合征（myoclonus epilepsy with ragged-red fibers, MERRF）。

这类线粒体基因病患者均不同程度地表现为虚弱，乳酸酸中毒，感觉神经性听觉丧失，痴呆，中枢神经系统海绵样变性和个子矮小。患者线粒体结构异常，主要聚集于骨骼肌细胞，肌纤维横断切片经果莫里三色法（Gomori Trichrome）染色，呼吸链复合物Ⅱ特异性染料将聚集于肌膜下的线粒体染成红色，故被称为"粗糙红纤维"（ragged-red fibers）。除了上述相同的临床表现外，三种疾病各有其特征性表现。其中本征患者最独特的症状是反复发生卒中样发作，出现轻偏瘫、偏盲或皮质性盲，常伴有头痛和呕吐；卡恩斯-塞尔（Kearns - Sayre）综合征如前所述，表现为眼外肌麻痹，视网膜变性，心传导阻碍和脑脊液蛋白质含量增高；MERRF 综合征则主要表现为肌阵挛。这些特征性表现是上述三种综合征之间鉴别判断的主要依据。

MELAS 的致病机制主要是线粒体 tRNA 的点突变，约有 80% 的患者是线粒体 $tRNA^{Leu}$ 基因的 3243A→G 的碱基置换，该位点是转录终止子的结合部位，进化上高度保守，突变导致 $tRNA^{Leu}$ 基因结构异常，转录终止因子不能结合使 rRNA 和 mRNA 合成的比例发生改变。此外，线粒体内蛋白质的胺酰化修饰程度下降可导致线粒体膜的通透性发生改变。这些病理变化与线粒体中蛋白质合成障碍有关，*A3243G* 突变可能因突变所在 tRNA 空间结构发生改变，使其无法与密码子正确配对，从而导致蛋白质合成障碍。少数患者为 $tRNA^{Leu}$ 基因 3271 或 3251 位碱基的点突变。

A3243G 杂质性程度与疾病严重程度呈正相关。肌肉组织中 A3243G 突变型 mtDNA 达 40% ~50% 时，出现慢性进行性外眼肌麻痹（chronic progressive external ophthalmoplegia, CPEO）、肌病和耳聋；达 90% 时，可出现复发性休克、痴呆、癫痫、共济失调等。

（四）母系遗传糖尿病伴耳聋综合征

糖尿病是由遗传因素和众多环境因素相互作用引发的代谢综合征。目前，糖尿病分为两种形式：

1. 与胰岛功能有关　1 型糖尿病（胰岛素依赖型糖尿病 Insulin-Dependent Diabetes Mellitus, IDDM）和 2 型糖尿病（非胰岛素依赖型糖尿病 Noninsulin-Dependent Diabetes Mellitus, NIDDM），见第七章多基因遗传病。

2. 为 60 多种遗传综合征的集合，而糖尿病是其中的一个症状　母系遗传糖尿病伴耳聋综合征（maternally inherited diabetes and deafness syndrome, MIDD）就属于此类糖尿病。在全球糖尿病患者群中，由线粒体 DNA（mtDNA）突变引发的糖尿病约为 1.5%。

MIDD 患者在发病初期大多表现为非胰岛素依赖然性，通过饮食控制及磺酰脲类治疗能取得较好的效果。但在起病 10 年后，患者会表现为胰岛素缺乏，症状呈进行性加重，此时就需要胰岛素治疗。大多数 MIDD 先证者都有母系家族糖尿病史，其中 60% 以上表现为 $tRNA^{Leu(UUR)}$ *3243 A→G* 突变，其次为 $tRNA^{Leu(UUR)}$ 的 T3264C 和 T3271C 突变。此外还有 $tRNA^{Lys}$ 基因的 A8296G、*12S rRNA* 基因的 A1438G、C1310T 和 $tRNA^{Ser(AGY)}$ 基因的 C12258A 等点突变。在 MIDD 的合并症中，神经性听力损伤——主要是高频音调的感知能力降低，这是多数A3243G变异携带者的共同表现,通常在糖尿病发病之前数年出现。大多A3243G变异携带者还伴有视网膜色素沉着。此外,上述部位的mtDNA突变除了引起糖尿病外,还可伴发胃肠道异常、肾功能不全以及与奥尔波特综合征(Alport syndrome)相似的临床表现。上海交通大学医学院项坤三教授等曾对我国线粒体糖尿病进行了系统研究,发现$tRNA^{Leu(UUR)}$ 3243 A→G突变是中国人群MIDD的主要致病位点,其他mtDNA突变还有14709 T→C、3316 G→A、3394 T→C和12026 A→G等。

第四节 核基因突变所致的线粒体病

线粒体DNA仅编码13种蛋白质,但实际上约有1 000多种由细胞核基因组编码的蛋白质参与氧化磷酸化,mtDNA的复制、转录、翻译,促进多种分子的转运,维持线粒体和mtDNA结构的完整,图10-5。因此,与线粒体功能相关的细胞核基因结构或功能的异常,势必导致不同程度的线粒体功能障碍。一般而言,每种核基因编码的线粒体蛋白质,在其氨基端均有15~30个氨基酸的"靶序列"。蛋白质通过"靶序列"与线粒体外膜表面的受体结合,使蛋白质通过外膜进入膜间隙或基质。分子或离子在线粒体膜内外的转运,是线粒体发挥正常生物学功能的重要因素。

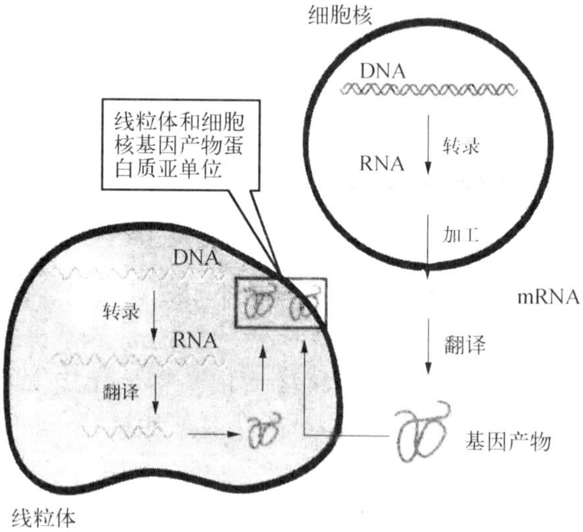

图10-5 线粒体与核基因组之间的相互作用

一、线粒体蛋白质转运缺陷

(一)丙酮酸脱氢酶活性降低

丙酮酸脱氢酶复合物(pyruvate dehydrogenase complex, PDHC)是由丙酮酸脱羧酶(E1),二氢硫辛酸乙酰基转移酶(E2)和二氢硫辛酸脱羧酶(E3)组成的多酶复合物,存在于线粒体基质。其中 E1 是由两个 E1α 亚基和两个 E1β 亚基组成的四聚体。E1α 亚基由位于Xp22.1 的 *PHDA1* 基因编码。对一例丙酮酸脱氢酶活性降低的患者进行突变检测，发现 *PHDA1* 基因的两个等位基因位点上均存在单个碱基替换，氨基酸的改变发生在 E1α 氨基端的"靶序列"，突变的结果使 E1α 亚基不能顺利进入线粒体基质，使 PDHC 活性降低。本症属 X 连锁隐性遗传，临床表现多变，以眼外肌功能障碍和中枢神经系统变性为主，常导致新生儿早期死亡。

（二）鸟氨酸转氨酶活性缺失

鸟氨酸转氨酶（ornithine aminotransferase, OAT）是存在于线粒体基质中的一种单体酶，催化鸟氨酸和谷氨酸-γ-半醛之间的相互转化。OAT 活性缺失可以导致青、中年人失明，是由视网膜和脉络膜变性所致，被称为脉络膜和视网膜的回旋萎缩（gyrate atrophy of choroid and retina, GACR）。该症系常染色体隐性遗传。*OAT* 基因已被定位于 10q26，对一例轻度 GACR 样症状的患者进行的突变检测，发现 *OAT* 基因的纯合性错义突变。生化研究表明这种突变并不影响 OAT"靶序列"的氨基酸组成，很可能是由于 *OAT* 基因突变，导致蛋白其他部分的氨基酸改变，致使 OAT 蛋白的空间构型发生变化，不能进入线粒体基质。

二、底物转运缺陷

线粒体内脂肪酸的氧化，对能量产生是非常重要的，尤其是在心肌和运动状态下的骨骼肌。现已发现多种脂肪酸氧化相关基因的遗传性缺陷。这些基因突变所引发的临床表现相似，包括肝功能异常，心肌、骨骼肌障碍等。由 *CACT* 基因编码的脂肪酸氧化酶肉碱-酰基肉碱转运酶缺陷，使长链脂肪酸不能被转运通过线粒体内膜，致使多系统功能障碍，常引起新生儿早期死亡。

腺嘌呤核苷转运蛋白（adenine nucleotide translocator, ANT）存在于线粒体内膜，能将 ATP 转运到基质；同时将 ATP 转运至膜间隙。人类有三种 ANT 蛋白（ANT1、ANT2、ANT3），分别分布在骨骼肌、成纤维细胞和肝细胞，其相应的染色体定位分别是 4q35、Xq13 - q26、Xp22.32。到目前为止，三种 *ANT* 基因均未被发现有任何突变。但在小鼠动物模型中，通过基因敲除技术，将两个 *ANT* 基因中的一个完全剔除并产生纯合性突变时，动物出现类似人类线粒体肌病的表型，包括心肌病、粗糙红纤维和呼吸功能下降。在人类，部分线粒体肌病患者很可能是由 *ANT* 基因突变所致。

实际上，核基因突变造成的线粒体病远不止上述两种类型，其他还有如底物利用缺陷，铁转运缺陷，电子传递链缺陷，mtDNA 缺陷等造成的异常。这类疾病的临床表现多种多样，后果大多较为严重。其主要病理生理变化是线粒体功能障碍，ATP 合成减少。但遗传机制与线粒体基因病不同，均为核基因突变所致，大多为常染色体隐性或 X 连锁隐性遗传。

（王铸钢　倪萦音）

建议阅读文献

1. Anderson S, Bankier AT, Barrell BG, et al. Sequence and organization of the human mitochondrial genome. Nature, 1981, 290: 457 - 465.
2. Greaves LC, Reeve AK, Taylor RW, Turnbull DM. Mitochondrial DNA and disease. J Pathol, 2012, 226(2):

274－286.

3. Dogan SA, Trifunovic A. Modelling mitochondrial dysfunction in mice. Physiol Res, 2011, 60 Suppl 1: S61－70.
4. Wallace DC. Mitochondrial diseases in mouse and man. Science, 1999, 283: 1482－1488.
5. Park CB, Larsson NG. Mitochondrial DNA mutations in disease and aging. J Cell Biol, 2011, 193(5): 809－818.
6. DiMauro S. Pathogenesis and treatment of mitochondrial myopathies: recent advances. Acta Myol, 2010, 29(2): 333－338.

建议浏览网站

http://www.gen.emory.edu/mitomap.html

思考题

1. 试述线粒体基因病的传递规律和外显特点。
2. 请比较线粒体基因与核基因的结构特点，并举例说明线粒体基因突变导致线粒体基因病的发病机制。

英文阅读

Mitochondrial DNA Disease

Disease-causing mtDNA mutations were first reported in 1988 and since then more than 300 pathogenic mtDNA mutations have been described. MtDNA disease has an extremely variable phenotype and can present at any age. A chronic state of energy failure is thought to be the main driving force underlying most mitochondrial cytopathies at the cellular level. Cells that cannot produce enough ATP via OXPHOS may shunt pyruvate to lactate in attempt to produce more ATP, resulting in systemic lactic acidosis. The failure to meet cellular energy demands results in the multi-systemic disorders observed at a clinical level. The clinical features usually affect tissues in which there is a high metabolic demand, such as the central nervous system, skeletal muscle or heart. However, other tissues are frequently involved, such as the β cells of the pancreas, leading to diabetes, the inner hair cells of the cochlea, causing deafness, or the renal tubules, leading to kidney dysfunction. There are a number of well-defined clinical syndromes but the majority of patients do not fall into easily defined clinical groups and definition by genotype is often helpful.

The exact prevalence of mtDNA disease is difficult to quantify due to the clinical heterogeneity and number of disease-causing mutations, but it is estimated that as many as 1 in 10 000 people in the North East of England have clinically manifesting mtDNA disease, with a further 1 in 6 000 at risk. However, this is likely to be a major underestimate, since the frequency of pathogenic mtDNA mutations in the population is high (approximately 1 in 200 people). The majority of these individuals will not be affected by disease because the mtDNA mutation is present at low levels of heteroplasmy or, for example, the mutation only causes deafness when the patients are given a specific antibiotic.

Most primary rearrangements of mtDNA are single large-scale deletions and more than 120 different mtDNA deletions have been identified in association with disease. A large proportion of mtDNA deletions occur in regions of the genome flanked by tandem repeat sequences, and deletions are probably formed by repair of damaged mtDNA. Most mtDNA deletions are sporadic and not transmitted to offspring. The pathology of mtDNA deletion disorders is dependent on the pattern of tissue segregation, and reported deletions are without exception heteroplasmic. The three main clinical phenotypes associated with these mutations are: Pearson's syndrome, a severe disorder presenting in infancy, characterized by sideroblastic anaemia with pancytopenia and exocrine pancreatic failure; Kearns - Sayre syndrome (KSS), associated with multiple problems, including retinitis pigmentosa, progressive external ophthalmoplegia, cardiomyopathy, deafness, short stature, endocrinopathies and dysphagia, and neurological symptoms such as cerebellar ataxia, deafness and cognitive impairment; and chronic progressive external ophthalmoplegia (CPEO), which commonly presents in adulthood and is characterized by progressive paralysis of the eye muscles, leading to ptosis and impaired eye movement. Point mutations in protein-encoding rRNA and tRNA genes, in contrast to large-scale mtDNA rearrangements, are usually maternally inherited. Pathogenic mtDNA mutations in RNA genes are thought to cause an impairment of overall mitochondrial protein synthesis, whereas mutations in the protein-encoding genes affect specific respiratory chain complexes.

More than half of disease-related point mutations reported are located within mt-tRNA genes, despite the fact that these genes represent only about 5% of the mitochondrial genome. One of the most common heteroplasmic disease-causing mtDNA point mutations is m. 3243 A→G in the *MT - TL1* gene. The most frequent manifestation of the mutation is maternally inherited diabetes and deafness (MIDD), but a more severe syndrome, mitochondrial encephalomyopathy with lactic acidosis and stroke-like episodes (MELAS), is also observed. Patients often present with seizures and stroke-like episodes particularly affecting the occipital region of the brain, leading to visual field defects. Pathological features such as enlarged mitochondria and mitochondria with complicated cristae have been reported in pericytes of capillaries, endothelial cells and smooth muscle cells of the small arteries, including terminal arterioles and precapillary sphincters, which may be responsible for the occasional occurrence of transient cerebral ischaemia causing stroke-like episodes. Abnormalities of mitochondrial enzyme function in the endothelium and smooth muscle of the leptomeningeal and cortical blood vessels of the brain have also been observed. Gastrointestinal involvement has also been implicated with this mutation, with constipation and gastric discomfort being the most common manifestations. A second common mtDNA point mutation associated with disease is an m. 8344 A→G substitution in the *MT - TK* gene, which causes myoclonic epilepsy with raggedred fibres (MERRF). Other features include intermittent encephalomyopathy, ataxia, migraine and cognitive impairment. MERRF is a progressive neurodegenerative disease, often presenting in childhood or early adulthood, with proximal muscle wasting and central neurological features such as epilepsy, cerebellar ataxia and optic atrophy. Non-neurological symptoms include re-entrant atrio-ventricular tachycardias and multiple symmetrical lipomas.

第十一章

免疫遗传

免疫遗传学(immunogenetics)是在20世纪70年代中期发展起来的一门新兴学科,是免疫学与遗传学相互渗透的一个边缘领域,主要目的是揭示免疫系统在识别“自我”与“非我”过程中一系列免疫反应的遗传基础与遗传调控,从而为免疫缺陷病的预防、诊断、治疗,以及预后判断提供帮助。用遗传学原理或方法来研究免疫学问题是免疫遗传学的主要特征,同时也为解决与临床医学密切相关的输血、器官移植、新生儿溶血,以及先天性免疫缺陷症等的诊治提供理论依据。本章主要讨论与组织相容性关系密切的红细胞抗原系统和白细胞抗原系统、干细胞移植应用,以及免疫遗传与疾病的关联性问题。

第一节 人体红细胞抗原遗传

1900年奥地利维也纳大学的Karl Landsteiner在研究抗红细胞抗体时发现了ABO血型,以后他又与别人合作发现了Rh、MN、P血型系统,他的这一发现不仅为临床安全输血、器官移植作出了极大的贡献,而且还开创了免疫血液研究和应用工作的新纪元,因此荣获了1930年诺贝尔医学及生理学奖。迄今已发现了271种红细胞血型抗原,这些抗原按1995年国际输血协会(International Society of Blood transfusion, ISBT)命名可分为23个血型系统,其中与临床关系最为密切的是ABO血型系统和Rh血型系统。

血型系统的抗原物质可以通过血清学方法用相应的抗体予以检测。这些抗原由一个或数个紧密连锁基因位点所编码。因此,血型抗原是由双亲遗传所决定的。表11-1列出了23个血型系统简况。

表11-1 23个血型系统简况

编码	系统命名	系统符号	抗原数	基因命名	染色体定位
001	ABO	ABO	4	*ABO*	9q34.1-q34.2
002	MNS	MNS	40	*GYPA*, *GYPB*, *GYPE*	4q28-q31
003	P	P1	1	*P1*	22q11.2-qter
004	Rh	RH	45	*RHD*, *RHCE*	1p36.2-p34
005	Lutheran	LU	18	*LU*	19q12-q13
006	Kell	KEL	22	*KEL*	7q23

（续表）

编码	系统命名	系统符号	抗原数	基因命名	染色体定位
007	Lewis	LE	3	*FUT3*	19p13.3
008	Duffy	FY	6	*FY*	1q22 - q23
009	Kidd	JK	3	*JK*	18q11 - q12
010	Diego	DI	9	*AE1*	17q12 - q21
011	Yt	YT	2	*ACHE*	7q22
012	Xg	XG	1	*XG*	Xp22.32
013	Scianna	SC	3	*SC*	1p36.2 - p22.1
014	Dombrock	DO	5	*DO*	（未知）
015	Colton	CO	3	*AQP1*	7p14
016	Landsteiner - Wiener	LW	3	*LW*	19p13.2 - cen
017	Chido/Rodgers	CH/RG	9	*C4A*, *C4B*	6p21.3
018	Hh	H	1	*FUT1*	19q13
019	Kx	KX	1	*KX*	Xp21.1
020	Gerbich	GE	7	*GYPC*	2q14 - q21
021	Cromer	CROM	10	*DAF*	1q32
022	Knops	KN	5	*CR1*	1q32
023	Indian	IN	2	*CD44*	11p13

一、ABO 血型系统

由于绝大多数人血清中均存在反应性很强的抗 A、B 抗体，而且许多组织细胞上存在 A、B、H 抗原，使 ABO 血型系统成为输血和器官移植中很重要的血型系统。ABO 血型抗原除了分布在红细胞膜上，尚存在于淋巴细胞、血小板、上皮细胞、内皮细胞上。由于其分布的广泛性，又被称为组织血型抗原（histo-blood group）。此外，80% 个体在各种体液中（脑脊液除外）均存在 ABO 抗原物质，称为分泌型。

（一）ABO 抗原系统的基因及其编码分子

ABO 抗原系统由三组基因所编码，即 *H* 和 *h*，*A*、*B*、*O* 和 *Se*、*se*。各组是独立的，各有自己的座位。*ABO* 基因位于人类第 9 号染色体（9q34.1 - q34.2），与腺苷酸激酶相连锁。*H* 基因与 *Se* 基因紧密连锁，位于人类第 19 号染色体上。

H 基因的产物是 L-岩藻糖转移酶（L-fucosy transferase）。L-岩藻糖转移酶将各型 HAB 的前体物质（precussor substances, PS）与 L-岩藻糖连接转化为 H 物质。H 物质是 A 和 B 抗原的前身物。*Se* 基因产物也是 L-岩藻糖转移酶，能将 HAB 前身物转化为 H 物质，但主要作用于分泌腺。80% 人群带有 *Se* 基因，其分泌物中存在 HAB 抗原，称为分泌型。*h* 基因和 *se* 基因为无效基因，均无编码产物。*A* 基因产物为α1 - 3N -乙酰半乳糖胺转移酶（A 转移酶），能将 N -乙酰半乳糖胺（GalNac）加在 H 物质的岩藻糖末端上，产生 A 抗原特异性。*B* 基因产物为α1 - 3 - D -半乳糖转移酶（B 转移酶），能将半乳糖加在 H 物质末端半乳糖上，产生 B 抗原特异性。红细胞上无 A 和 B 抗原者为 O 型，受 *O* 基因控制。*O* 基因为无效基因，

不能产生乙酰半乳糖胺转移酶和半乳糖转移酶，因此，只有 H 物质，不能产生 A 和 B 抗原特异性。AB 型者同时具有 A 和 B 基因，同时带有 A 和 B 两种糖基转移酶，能产生 A 和 B 抗原特异性。图 11－1 与图 11－2 示 H、A、B 抗原的末端结构示意和生物合成途径。

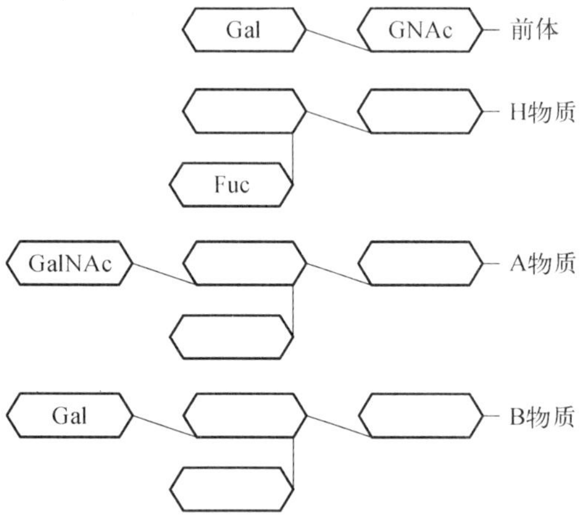

图 11－1　A、B 物质多糖链末端结构示意图

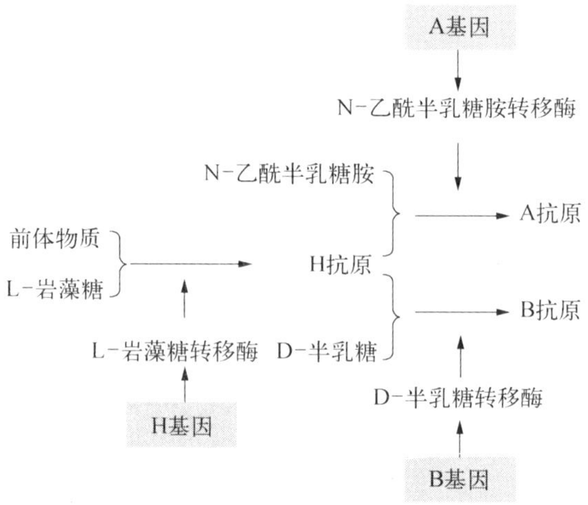

图 11－2　ABO 血型系统物质合成示意图

（二）ABO 血型的遗传

AB 抗原的遗传遵循孟德尔规律。一个个体的 ABO 血型是由父母遗传而来，由三个等位基因中的一个（纯合）或两个（杂合）所决定。有 *A* 基因者称为 A 型，有 *B* 基因者称为 B 型，同时有 *A*、*B* 两个基因者称为 AB 型。若有 *H* 基因而无 *A*、*B* 基因者为 O 型。表 11－2 和表 11－3 分别列出 ABO 抗原的基因型和表现型，以及 ABO 血型在家庭中的遗传。

表 11－2　ABO 血型的基因型和表现型

型　别	基　因　型	表　现　型
O	*OO*	—
A	*AA*	A
	AO	A
B	*BB*	B
	BO	B
AB	*AB*	AB

表 11－3　亲代 ABO 血型遗传

父母血型	子女可能有的血型	子女不可能有的血型	父母血型	子女可能有的血型	子女不可能有的血型
O×O	O	A、B、AB	A×B	A、B、AB、O	—
A×O	A、O	B、AB	AB×O	B	O、AB
A×A	A、O	B、AB	AB×B	A、B、AB	O
B×O	B、O	A、AB	AB×A	B、A、AB	O
B×B	B、O	A、AB	AB×AB	A、B、AB	O

1952 年 Bhende 在印度孟买发现了一个特殊的血型家系，O 型个体与 A 型个体婚配后生

有 AB 型子女。研究发现，这种 O 型个体中 H 抗原呈阴性，*H* 基因突变为无效的 *h* 基因，不能产生 H 抗原。尽管这样的个体可能含有 *A* 或/和 *B* 基因，而且可以将 *A* 或/和 *B* 基因遗传给下一代，但他们不能产生 A 抗原或/和 B 抗原。这种特殊的 O 型称为孟买型（Bombay phenotype），用 Oh 表示。

（三）ABO 抗体

在正常情况下，当红细胞上缺乏 A 或 B 抗原时，血浆中会存在相应的抗体，即抗 A 抗体或抗 B 抗体。出生时婴儿不存在此类抗体，在 3～6 月后就逐渐产生直至生命晚期，在 5～10 岁时达成人水平。通常把这类抗体称为天然抗体，实质上是由于机体与广泛存在的各种微生物、种子、植物和食物中的类 ABO 物质接触所产生。这种抗原与抗体的互补关系成为红细胞分型的基础。表 11－4 列出 ABO 抗原与抗体关系。

表 11－4　ABO 抗原与抗体关系

表现型	基因型	红细胞抗原	抗体
O	OO	（H）	抗 A、抗 B
A	OA 或 AA	A	抗 B
B	OB 或 BB	B	抗 A
AB	AB	A＋B	无

在通常情况下，这些"天然"抗体是以 IgM 为主，但如果由于输血、怀孕，或类 ABO 物质的刺激，使体液免疫发生变化，多数产生 IgG 型抗 A 或抗 B 抗体，且抗体滴度和效价增加。特别是在母亲为 O 型时，母体 IgG 型抗 A 或抗 B 抗体可通过胎盘进入胎儿体内，引起非 O 型胎儿出生后发生新生儿溶血症。A 和 B 型则一般不会产生 IgG 型抗体。

（四）ABO 血型的检测

临床上，常规 ABO 血型检测用血清学方法来鉴定。血清学方法包括直接试验或正向定型试验（direct or forward grouping test），即用已知抗 A、抗 B 抗体检查红细胞上相应抗原的有无；也包括反向定型试验（reverse grouping test），即用已知 A 及 B 红细胞检查血清中是否存有抗 A 和抗 B 抗体。

自 1990 年 Yamamoto 从不同血型个体中构建各种 cDNA 文库，并比较了 ABO 的核苷酸序列后，就开始利用分子生物学技术对 *ABO* 基因进行较为精确的分型。已建立的 DNA 分型方法有 PCR－RFLP、PCR－SSP 及 PCR 产物的直接序列分析。这些方法已分别在日本、中国、德国、瑞典、意大利、印度、巴西等国 *ABO* 基因的群体调查中得到了很好的验证。

二、RH 血型系统

RH 血型系统（RH blood group system），在临床上是仅次于 ABO 血型的一个重要血型系统。1940 年 Landsteiner 和 Wiener 以罗猴（恒河猴，猕，macaca rhesus）的红细胞免疫兔，发现兔抗罗猴红细胞的抗血清，不仅可凝集罗猴红细胞，而且可凝集 85% 白人的红细胞，由此可将人群划分为凝集与不凝集两大群，这种凝集抗原用罗猴（rhesus）的前两字命名称为 Rh 抗原。凝集者为 Rh 阳性，不凝集者为 Rh 阴性。

利用双色荧光原位杂交（FISH）和染色体定位技术已经确定编码 Rh 抗原的基因位于

1p34.1－p36，由两个相关的结构基因所编码，它们分别是 *RHD* 和 *RHCE*。这两个基因共长 69 kb，分别含有 10 个外显子和 9 个内含子，而且具有高度同源性。研究发现在 *RHD* 和 *RHCE* 基因之间有一个称为 *SMP1* 的基因，该基因编码一个相对分子质量（分子量）为 18 kD 的膜蛋白，与果蝇（drosophila melanogaster）和秀丽隐杆线虫（caenorhabditis elegans）同源。图 11－3 为 *RHD*、*RHCE*、*SMP1* 关系。

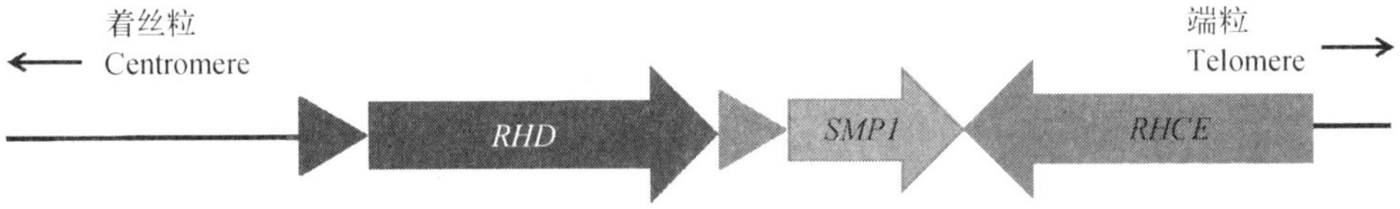

图 11－3 RHD、RHCE、SMP1 之间的关系

RH 基因系统十分复杂，目前已知的等位基因有 60 个以上。其中最重要的是 D、C、E、c、e 五种。*RHD* 基因编码 D 抗原，*RHCE* 基因的编码产物为 C 或 c 和 E 或 e，C 和 E 一起遗传，排列为 DCE，不存在 *d* 基因也无 d 抗原。d 表示 D 阴性表现型。因此，RhD 阳性个体中有 *RHD* 和 *RHCE* 两个基因，而 RhD 阴性个体则仅有 *RHCE* 基因。*RHD* 和 *RHCE* 基因编码的单倍型中最常见的有 8 种形式即 Dce、dce，Dce、dCe、DcE、dcE、DCE 和 dCE，它们的缩写分别为 R_0、r、R_1、r′、R_2、r″、R_z和 r_y。大写 R 代表有 D 抗原表达，小写 r 则表示 D 抗原不表达。基因缺失用“－”表示，如 Dc－表示 E 和 e 抗原缺失；D－－表示红细胞缺失 C、c、E、e。Rh_{null}表示无任何 Rh 抗原表达。

三、新生儿溶血病

新生儿溶血病（hemolytic disease of the newborn），又称胎儿成红细胞增多病（erythroblastosis fetalis），系由胎儿与母亲红细胞抗原不相容所引起。由于胎盘渗血和分娩时胎盘剥离，少量胎儿红细胞有可能进入母亲血流。大约 5%～10% 的孕妇在妊娠 2 个月时，在血液中可以找到胎儿的红细胞；妊娠 7～9 个月时，约有 10%～20% 的胎儿血液进入母体循环，其数量大约在 0.1～30 毫升不等。如胎儿从父源遗传的红细胞抗原恰为母亲所缺，母亲就会被致敏而产生免疫性不完全抗体 IgG，可通过胎盘屏障而进入胎儿循环，导致胎儿红细胞大量凝集破坏，引起胎儿或新生儿的免疫性溶血症。新生儿溶血病大多为轻症，出生时无明显贫血，几天后逐渐出现贫血和黄疸，容易误诊为新生儿生理性黄疸，少数重症病例可致死胎、流产或早产；或出生时即有贫血、水肿、肝脾肿大、腹水、心脏扩大，如不及时治疗可死于心力衰竭；也可因大量胆红素渗入脑组织引起（脑）核黄疸症（kernicterus）。核黄疸症死亡率高，幸存者常有神经细胞发育、智力和运动能力障碍。

母胎血型不合，主要有 ABO 血型和 Rh 血型不合，两大类。ABO 血型不合常发生于母亲血型为 O 型，胎儿血型为 A 型或 B 型时。ABO 血型不合引起的新生儿溶血病一般病情较轻，对胎儿危害性较小，往往不需要治疗；Rh 血型系统中 D 抗原具有高度免疫原性，当输入 D 阳性血液时，80% D 阴性个体会发生免疫应答。Rh 不合所引起的新生儿溶血病一般症状较重，常致宫内死亡或新生儿核黄疸症。Rh 血型不合所致新生儿溶血病常见于 Rh（－）孕妇妊娠 Rh（＋）胎儿时，胎儿 D 抗原刺激母亲产生抗 D 抗体。第一胎时产生的抗 D 抗体效价较低，一般对胎儿无明显影响。如再次怀孕 Rh 阳性胎儿时，母亲的抗 D 效价很快升高并通过胎盘进入胎儿血循环，与胎儿的 Rh 阳性红细胞结合而导致 Rh 新生儿溶血病。故妊娠分娩次数越多，抗体的产生越多，胎儿患病的机会也越大，病情也越重。在中国，由于 Rh(－)的频率远比白种人低，因而 Rh 溶血病的发生率要低于 ABO 溶血病。据上海市调查，在母胎血型不合中，ABO 血型不合约占 85%，Rh 血型不合约占 14.6%，其他血型不合约占 0.4%。

白种人中，O 型频率约在 40% ~50%，中国约为 30%；Rh(－)频率在白种人高达 16.8%，在中国一般汉族为 0.2% ~0.5%，因此白种人中新生儿溶血病远比中国多见，尤其是 Rh 血型的不合所致新生儿溶血病。

第二节　人体白细胞抗原遗传

人体白细胞抗原是主要组织相容性抗原的俗称。人体主要组织相容性抗原是指一组直接与器官移植成功与失败有关的抗原，代表移植双方（供体与受体）组织相容的程度，故又称移植抗原。

主要组织相容性抗原受控于称为主要组织相容性复合体（major histocompatibility complex，MHC）的遗传结构。至今研究过的脊椎动物中，从甲胄鱼（armoured fish）一直到人类，都存在结构与功能相似的 MHC 遗传区域，如人类的 MHC 为 HLA 系统，HLA 是人类白细胞抗原（human leucocyte antigen）的首字母缩写。小鼠的 MHC 是 H－2，猪的 MHC 为 SLA，罗猴的 MHC 为 RhLA，牛的 MHC 为 BoLA，羊的 MHC 为 OLA，马的 MHC 为 ELA，大鼠的 MHC 为 RT－1。HLA 系统定位于 6p21.31，长 3 600 kb，相当于基因组 DNA 的 1%，是一个由一系列紧密连锁的基因座位，所组成最具有多态性的复合遗传系统，在 3.6 Mb 区域内共确认了 224 个基因位点，其中 128 个为功能性基因，有产物表达。此区域结构具有以下几个特点：① 免疫功能相关基因最集中和最多的一个区域，在所有 128 个基因中 39.8% 基因产物均具有免疫功能；② 基因密度最高的一个区域，平均每 16 kb 就有一个基因；③ 多态性最丰富的一个区域，至 2006 年已正式命名的等位基因数目达 2 320 个；④ 与疾病关联最为密切的一个区域。表 11－5 列出 2006 年 WHO 所属 HLA 命名委员会公布的 HLA 区域基因位点。

表 11－5　HLA 区域内主要基因及已正式命名的等位基因数（2006 年 7 月）

名　称	等位基因数	名　称	等位基因数	名　称	等位基因数
HLA－A	478	*HLA－K*	6	*HLA－DRB2*	—
HLA－B	805	*HLA－L*	6	*HLA－DRB3*	23
HLA－C	256	*C2*	9	*HLA－DRB4*	9
HLA－E	9	*C4A*	12	*HLA－DRB5*	14
HLA－F	20	*C4B*	16	*HLA－DRB6*	—
HLA－G	23	*Bf*	>20	*HLA－DRB7*	—
HLA－H	12	*HLA－DRA*	3	*HLA－DRB8*	—
HLA－J	9	*HLA－DRB1*	527	*HLA－DRB9*	—

（续表）

名　称	等位基因数	名　称	等位基因数	名　称	等位基因数
HLA－DQA1	34	*HLA－DPA2*	—	*HFE*	—
HLA－DQB1	73	*HLA－DPB2*	—	*CYP21A*	—
HLA－DQA2	—	TAP1	7	*CYP21B*	—
HLA－DQB2	—	*TAP2*	4	*HSP70－1*	—
HLA－DQB3	—	*LMP2*	—	*HSP70－2*	—
HLA－DOA	12	*LMP7*	—		—
HLA－DOB	9	*MICA*	61	*SP70－HOM*	—
HLA－DMA	4	*MICB*	25	*LTB*	—
HLA－DMB	7	*MICC*	—	*TNF*	—
HLA－DPA1	23	*MICD*	—	*LTA*	
HLA－DPB1	125	*MICE*	—		

HLA 区域内的基因位点根据其编码 HLA 分子的分布、多态性与功能不同分为三个区，即 HLA Ⅰ类基因区、Ⅱ类基因区和Ⅲ类基因区。HLA Ⅰ类基因区位于复合体的最远端，HLA Ⅱ类基因区靠近着丝粒，Ⅰ类与Ⅱ类基因区中间是 HLA Ⅲ类基因区（图 11－4）。

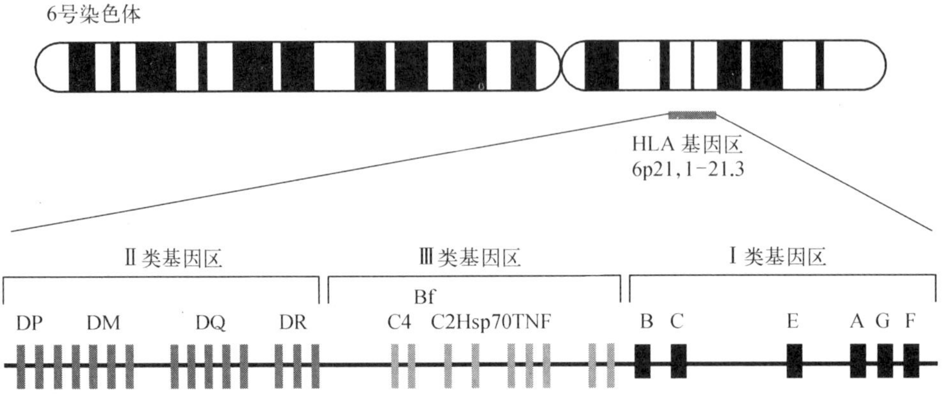

图 11－4　第 6 号染色体短臂 HLA 区域主要基因排列示意图

一、HLA Ⅰ类基因区

（一）经典 HLA Ⅰ类基因

经典 HLA Ⅰ类基因（classical class Ⅰ gene, HLA－Ia）是指三个最早发现的功能位点，*HLA－A*、*HLA－B* 和 *HLA－C*。*HLA－Ia* 基因均具有高度多态性，2006 年已命名的等位基因数分别为 478（A 位点），805（B 位点）和 256 个（C 位点）。每个等位基因均编码 HLA Ⅰ类抗原分子的重链（α链）。轻链（β 链）为 β2 微球蛋白（β2m），其编码基因位于第 15 号染色体上。α链与 β 链由非共价键相连组成 HLA－Ia 分子。α链有三个结构域分别称为α1、α2 和α3。α1 和α2 结构域相对称，组成抗原结合凹槽，可容纳 8～10 个氨基酸大小的抗原肽。HLA－Ia 分子几乎广泛分布于机体（有核）细胞表面，其主要功能是提呈经处理的内源性抗原肽给 CD8 阳性 T 淋巴细胞。

（二）非经典 HLA Ⅰ类基因

HLA-E、*-F*、*-G* 三个位点基因，因其有限的多态性及其编码产物分布的局限性有别于经典 *HLA-A*、*B*、*C* 基因，而被称为非经典 HLA-Ⅰ类基因（non-classical class Ⅰ gene，HLA-Ⅰb）。*HLA-E* 基因位于 *HLA-C* 和 *HLA-A* 位点之间，*HLA-F* 基因位于 *HLA-G* 基因外侧。细胞膜表面低表达 HLA-E 分子，但在胎盘滋养层上有较高表达。已知 HLA-E 分子是 NK 细胞抑制性受体 CD94/NKG2 的特异性配体，在免疫调节中起重要作用。HLA-E 分子的表达具有 TAP 依赖，且需要与 HLA-A、HLA-B、HLA-C 或 HLA-G 分子先导序列的结合，在某种意义上，HLA-E 是 HLA-Ⅰa 与Ⅰb 结合的桥梁。*HLA-G* 基因位于 *HLA-A* 位点远侧，其基因结构与 *HLA-Ⅰa* 相似，由 8 个外显子和 7 个内含子组成，由于其第 6 个外显子中第 2 个密码子为终止密码子，导致该基因产物胞浆部分比Ⅰa 产物短，相对分子质量（分子量）为 39 kD。*HLA-G* 基因编码产物的分布具有独特性，仅表达于与母体组织直接接触的胎儿滋养层细胞上，而这些细胞不表达经典的Ⅰ类与Ⅱ类抗原。

（三）假基因

HLA Ⅰ类区域内的假基因（pseudogenes）主要位于 *HLA-A* 基因附近，已经命名的有 *HLA-L*、*HLA-H*、*HLA-K* 和 *HLA-X*。所有假基因均没有产物表达在细胞膜表面。

（四）*MIC* 基因

MIC 基因（MHC class Ⅰ chain-related，MIC）为一个家族，目前已发现有 5 个基因位点，分别命名为 *MIC A*、*MIC B*、*MIC C*、*MIC D*、*MIC E*。*MIC A*（MHC class Ⅰ chain-related A）和 *MIC B*（MHC class Ⅰ chain related B）是 MIC 家系中的两个功能基因，*MIC C*、*MIC D* 和 *MIC E* 为假基因。*MIC A* 基因也具有高度多态性，已有 61 个 *MIC A* 等位基因被确定。研究提示 *MIC A* 等位基因与 *HLA-B* 基因之间存在高度连锁不平衡。MIC A 分子的分布也很独特，主要表达在胃肠道的上皮细胞上。MICA 分子的表达受到热休克蛋白的调节。

二、HLA Ⅱ类基因区

HLA Ⅱ类基因位于 HLA 复合体的着丝粒端，即从 *DRA* 到 *HLA-DPA3* 的一段区域，长度为 0.9 Mb，包含 34 个基因座位，其中 16 个为表达基因，3 个为候选基因，15 个为假基因。在 16 个表达基因中除了 *BRD2*（原名 RING3）外均具有免疫学功能。Ⅱ类区域内至少含有 *DR*、*DQ*、*DP*、*DOA*、*DOB* 和 *DM* 六个亚区。

（一）HLA-DR 亚区

DR 亚区有一个 *DRA* 基因，其产物为 DR 分子的重链（α链）。有 9 个 *DRB* 基因分别命名为 *DRB1*～*B9*。*DRB1* 编码 DR 分子的 β1 链，它与 *DRA* 编码的α链共同组成由血清学方法检出的 DR1～DR18 抗原特异性。*DRB1* 等位基因已达 527 个，是Ⅱ类区域中多态性最丰富的基因。*DRB* 基因的数目随单倍型的不同而变化，根据单倍型的不同可分为五个组：*DR1*、*DR51*、*DR52*、*DR53* 和 *DR8*。各组所含有的 *DRB* 基因及排列见图 11-5。

（二）DQ 亚区

位于 *DRB1* 和 *DOB* 基因之间。有两对 *DQA* 和 *DQB* 基因，其中 *DQA1* 和 *DQB1* 为功能基因，分别编码 DQ α链和 DQβ 链，α链和 β 链构成 DQ 分子。*DQA2*、*DQB2* 和 *DQB3* 为假基因，无表达产物。与 *DR* 基因不同，*DQA1* 和 *DQB1* 基因均具有高度多态性，已被正式命名的

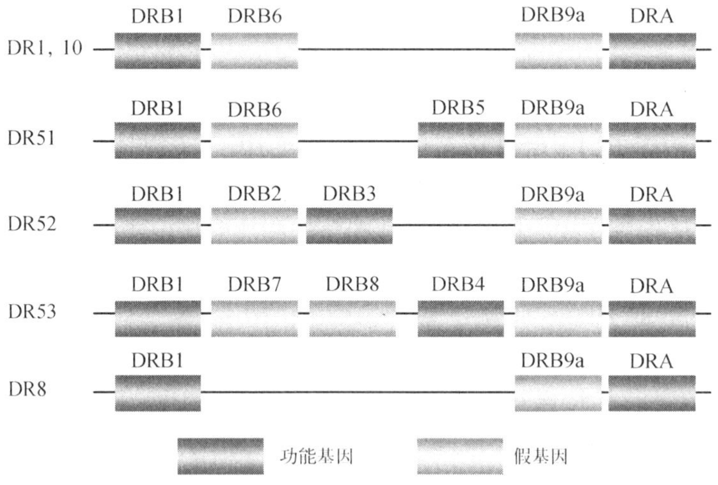

图 11-5 不同单体型中 DR 基因的组合

DQA1 等位基因有 20 个,*DQB1* 等位基因 45 个。

(三) DP 亚区

位于 *DOA* 内侧靠近着丝粒方向。有两对 *DPA* 和 *DPB* 基因,*DPA1* 和 *DPB1* 为功能基因,分别编码 DP 分子的α链和 β 链,*DPA2* 和 *DPB2* 为假基因无产物表达。DR、DQ、DP 分子表达在 B 淋巴细胞、巨噬细胞、朗汉斯(Langhans)细胞、胸腺上皮细胞,以及激活的 T 细胞表面。

DR、*DQ*、*DP* 基因,因其编码分子分布相似,且均具有高度多态性,又被称为经典的 HLA Ⅱ类基因。它们的主要功能是将经过加工处理的外源性抗原肽提呈给 CD4 阳性 T 淋巴细胞,引起免疫应答。

(四) DM 区域

位于 HLA 区域内 *HLA-DOA* 和 *LMP2* 之间,含有两个 *DM* 基因,即 *DMA* 和 *DMB* 基因,又称为非经典 HLA Ⅱ类基因。*DMA* 基因具有多态性,所编码的蛋白质分子结构与 DR 分子相类似。DM 分子在外源性抗原加工递呈中起非常重要和独特作用。

(五) TAP 和 LMP 区域

DMB 和 *DQB2* 之间含有一对 *TAP*(*TAP1* 和 *TAP2*)和一对 *LMP* 基因(*LMP2* 和 *LMP7*)。*TAP* 基因也具多态性。*TAP* 基因所编码的 TAP 分子,即抗原肽转运子(transporter associated with antigen processing),是由 TAP1 和 TAP2 亚单位组成的位于内质网膜上的跨膜异源二聚体,属于 ABC 转运体超家属成员。主要功能是将 LMP 酶解后的内源性抗原肽选择性地转运到内质网中,与新合成的 MHC Ⅰ类分子结合。

编码低分子量多肽(low molecular weight peptide, LMP)基因分别位于两个 *TAP* 基因的端粒端,称为 *LMP2* 和 *LMP7*。LMP 的功能,是在细胞内将要被处理的内源性蛋白质,切割成小片段的肽,以供 HLA 分子结合。

三、HLA Ⅲ类基因区

HLA Ⅲ类基因区域,位于 HLA Ⅰ类区域与Ⅱ类区域之间,又称中央区,长度为 0.9 Mb。其中有 58 个表达基因,2 个假基因。Ⅲ类区域已被认为是人类基因组中基因密度最大的区域，平均每15 kb就有一个基因。该区域的主要基因有：① 补体基因*C2*、B因子(*Bf*)和*C4*，其中C2作为补体经典途径C3转化酶C4b2a及C5转化酶C4b2a3b中的催化部位，分别对C3及C5进行有限蛋白水解。Bf是补体旁路途径C3转化酶C3bBb及C5转化酶C3bBb3b中的催化部位。C4由两个紧密连锁的*C4A*和*C4B*基因所编码，其功能可能与免疫识别及维持免疫自稳有关；② 21-羟化酶基因(p450C21A或CYP21A、p450C21B或CYP21B)，该基因突变可导致先天性肾上腺增生症(congenital adrenal hyperplasia, CAH)；③ 热休克蛋白基因(heat shock protein, HSP70)，其具有分子伴侣的功能，并协同免疫反应和参与细胞凋亡过程；④ 肿瘤坏死因子(tumor necrosis factor, *TNF*)和淋巴毒素(lymphotoxin, *LT*)基因，其中*TNF*基因编码TNF-α，*LTA*和*LTB*基因分别编码淋巴毒素-α及淋巴毒素-β，它们的相似功能是杀伤或抑制肿瘤细胞、提高中性粒细胞的吞噬能力、杀伤病毒感染细胞等。

四、MHC基因的多态性和连锁不平衡

(一) 多态性

如前所述，HLA复合体是由一系列紧密连锁的基因群所组成，每一个基因又由于其DNA序列的差异，存在许多变异体，称为等位基因，如A位点等位基因有478个，B位点等位基因有805个，*DRB1*等位基因有527个。每一个个体在任何一个基因座位上可拥有最多两个不同的等位基因，而且绝大多数个体在其两条染色体同一基因座上的等位基因均不相同(杂合子)。两条染色体同一座位上的等位基因所编码的产物均可表达在同一细胞表面称为共显性。正是由于HLA系统的这种多基因性(polygenism)和多态性(polymorphism)使其成为目前多态性最丰富的一个系统，使每一个体都带有自己独特的一套生物学身份证。HLA系统的多态性，保证了机体对各种病原体产生合适的免疫反应，以维持机体稳定性。高度多态性使HLA抗原系统成为一个极好的人类遗传学标记，在人类学研究中是个有用工具。

(二) 连锁不平衡

HLA系统在人群中的另一个特点是连锁不平衡(linkage disequilibrium, LD)。LD是指实际观察到的某两个连锁等位基因出现在同一条单倍型(halpotype)上的频率与预期值之间存在一定的差异，差异大小用Δ表示，称为连锁不平衡参数。如白种人中常见的*A1-B8-DR3-DQ2*单倍型。其中*A1*基因频率为0.12，*B8*基因频率为0.17，预期A1~B8单倍型应为$0.12\times0.17=0.02$，但实际为0.09。

不同人种(白种人、黑种人、黄种人)有不同的连锁不平衡单倍型：如白种人中*A3-B8-DR3*；东方人中*A2-B46-DR9*。

五、HLA与疾病关联

HLA与疾病关联研究始于1967年，至今已研究过的疾病超过500种。连锁(linkage)分析研究与关联(association)分析研究，是HLA与疾病关联的最常用方法。连锁分析通过家系资料可对疾病基因进行定位，关联分析则可用于家系及群体资料。关联指的是疾病与不同抗原或等位基因之间的联系，关联程度用相对风险比(relative risk, RR)表示，可以以此估计，带有某一HLA等位基因的个体易患某病或不易患某病的机会，与不带此等位基因个体

之间的差别。因而疾病关联基因被分为易感(susceptibility)或抵抗(resistant)两类基因，代表了个体易感或抵抗某些疾病的倾向。然而，这些基因不一定是直接引起疾病的遗传因素。

(一) 关联分析

HLA 与疾病关联研究中，常将某一等位基因与某一疾病相关联的程度用 RR 表示，RR 可反映一个个体有某一等位基因时患某疾病的危险性，比无此等位基因的个体大多少倍。RR 值等于 1 表明此等位基因与该病无关联，RR 值越大则关联性越强，RR 值小于 1 则表明该等位基因可能起保护作用(抵抗基因)。

RR 计算公式为：

$$RR = ad/bc \quad (\text{Woolf 公式})$$

其中患者组 a 为有此等位基因，b 为无此等位基因；对照组 c 为有此等位基因，d 为无此等位基因。也可先列表后计算。

如果样本数较少或 a、b、c、d 中有一个数据等于 0 时，则可用 RR 修正公式：

$$RR = (2a+1)(2d+1)/(2b+1)(2c+1)$$

需指出 RR 值大小取决于患者与对照组人数和能检测的等位基因数，由于 HLA 的丰富多态性，足够数目的患者组和对照组是十分必要的。RR 值是否有意义需作显著性测验，算出 χ^2 值求出相应 P 值。求得 P 值要进行校正，一般是按常规求得的 P 值乘以所比较的抗原数。从 χ^2 表求得 P 值不太准确，可使用 Fisher 确切 P 值法。

(二) HLA 与疾病关联

自 1967 年 Amiel 首先报道了霍奇金病患者中 HLA 抗原 4C 频率高于正常对照组以来，迄今已研究了 500 余种疾病与 HLA 的关联性，结果显示绝大多数疾病与 HLA 呈很弱的关联，只有少数疾病与 HLA 呈强相关。表 11-6 列出了部分与 HLA 相关联的疾病。

表 11-6　一些与 HLA 关联的疾病

疾　病	HLA 分子	频　率　(%)		
		患　者	对　照	RR
强直性脊柱炎	B27	>95	9	>150
莱特儿病(Reiter's disease)	B27	>80	9	>40
急性前葡萄膜炎	B27	68	9	>20
亚急性甲状腺炎	B35	70	14	14
银屑病	Cw6	87	33	7
嗜眠症[又称发作性睡(眠)病]	DQ6	>95	33	>38
格雷夫斯病(Graves's disease)	DR3	65	27	4
重症肌无力	DR3	50	27	2
艾迪生病(Addison's disease)	DR3	69	27	5
类风湿关节炎	DR4	81	33	9
乳糜泻	DQ2	99	28	>250
多发性硬化	DR2,DQ6	86	33	12
1 型糖尿病(IDDM)	DQ8	81	23	14
1 型糖尿病(IDDM)	DQ6	<1	33	0.02

1. *强直性脊柱炎*(ankylosing spondylitis, AS) 该病是第一个被明确为与HLA抗原呈强关联的疾病,AS与B27之间的强相关性使B27抗原的阳性与否可作为AS的诊断标准之一。研究发现AS与B27之间的强关联存在于几乎所有研究过的群体中;AS发病率与B27在群体中的频率有关;B27存在多种亚型(等位基因),所有研究过的亚型都与AS发病相关联;转基因鼠研究证明把人*B27*基因转入大鼠或小鼠中,可出现AS样疾病。

以上几点充分证明*B27*基因与AS的发生直接有关,但确切机制仍不明确。近年来,大量家系调查及基因组扫描工作,特别是双生子患病一致率的研究,强烈提示强直性脊椎炎是一种多基因遗传病,遗传因素作用约为98%,同卵双生子患病率一致率之比为5∶4,提示除*B27*以外尚有HLA区域内及HLA区域外的其他基因参与。

2. *胰岛素依赖性糖尿病*(insulin-dependent diabetes mellitus, IDDM) 又称1型糖尿病。该病是第一个被详细研究的自身免疫性疾病,IDDM发病率在同卵双生子中为35%~50%,在HLA相同的兄弟姐妹中约为15%~25%,而在HLA不相同的兄弟姐妹中则仅为1%,充分说明HLA区域的基因在IDDM发病的遗传背景中起着很重要的作用。在群体中发生IDDM的风险为0.4%,当有一个兄妹中患IDDM时,则RR增至6%,Xs=6/0.4=15,即风险增加15倍。目前已知与IDDM发病有关的易感基因是与几个不同的DQ与DR分子有关,其中关联最强的是由DQ α1*03和DQβ1*0201所组成的异二聚体,其次为DQ α1*03和DQβ1*0302所组成的异二聚体。在DR分子中,关联最强的是由DR4α和DR4β1*0405所组成的异二聚体。

IDDM发病的抵抗基因中以DQ6/DQ8杂合时为最强,即带有DQ6与DQ8的个体罕发IDDM。从目前资料看来,发生IDDM要取决于个体所具有的DQ和DR分子之间的结合,当一个体DRB1*0405、DQB1*0201时为易感性最强;相反,一个体为DRB1*0401或0406,DQA1*0102,DQB1*0602时则患IDDM机会最小。

3. *类风湿关节炎* 在世界范围内不同群体研究均发现类风湿关节炎(rheumatoid arthritis, RA)发病与DR4有关。在DR4频率较高的白人中DRB1*0401、*0404和*0408增加,而在DR4频率低的群体中则DRB1*0101增加,在日本人中则发现DRB1*0405增加。DRB1*0402则在所有群体中均与RA发病无关联。当把这些等位基因所编码的氨基酸序列进行比较时,就发现在DRβ链上他们都共有一段67~74位序列,其中*0101、*0404、*0408、*0405和*1402均为LLEQRRAA,*0401为LLEQKRAA,只相差71位氨基酸K。研究发现,这段氨基酸正是形成抗原结合凹槽中两个袋的位置。这部分与RA关联的分子本身代表了RA发病的遗传学基础,它们能有效地与一定氨基酸侧链的多肽结合,而这些多肽则与其他HLA分子不能结合或不能很紧密结合。约有10%RA患者不带有任何上述所列的RA关联DR分子,原因不明。

4. *系统性红斑狼疮*(systemic lupus erythematosus, SLE) 该病是一种多器官受累的自身免疫性疾病,以存在一系列针对细胞核和细胞表面抗原的自身抗体为特征。SLE是一种多基因疾病,从近交系小鼠研究中发现参与SLE发病的基因至少在10个以上,其中HLA Ⅱ类和Ⅲ类基因在SLE发病中起重要作用。SLE与HLA Ⅲ类抗原,即补体成分的缺失有明显的关联。C2缺失在SLE患者中为6%(正常群体仅为1%~2%)。一个C4A抗原缺失时,SLE的RR为3,而两个C4A缺失时,RR值则增高至17。当C4A缺失与DR2同时存在时,则RR增高至25。Ⅲ类区域中TNF α与SLE发病也存在某些关联,如带有DR2-DQw1单体型的 SLE 患者的 TNF 的诱导性表达最低。HLA Ⅱ类基因与 SLE 患者产生抗体类别之间存在较明显关联。

第三节 抗体遗传

抗体(antibody),即免疫球蛋白(immunoglobulin, Ig),是血液和组织液中的一类糖蛋白,由 B 细胞受到抗原刺激后增殖分化为浆细胞所产生,是介导体液免疫的重要免疫分子。Ig 可分为分泌性(secreted Ig, sIg)和膜型(membrane Ig, mIg),前者主要存在于血液及组织液中,具有抗体的各种免疫功能;后者是 B 细胞表面的抗原受体 BCR。

一、抗体的结构

天然的 Ig 基本结构是一"Y"型的四肽链,即两条相同的重链(heavy chain, H)和两条相同的轻链(light chain, L)(图 11-6)。

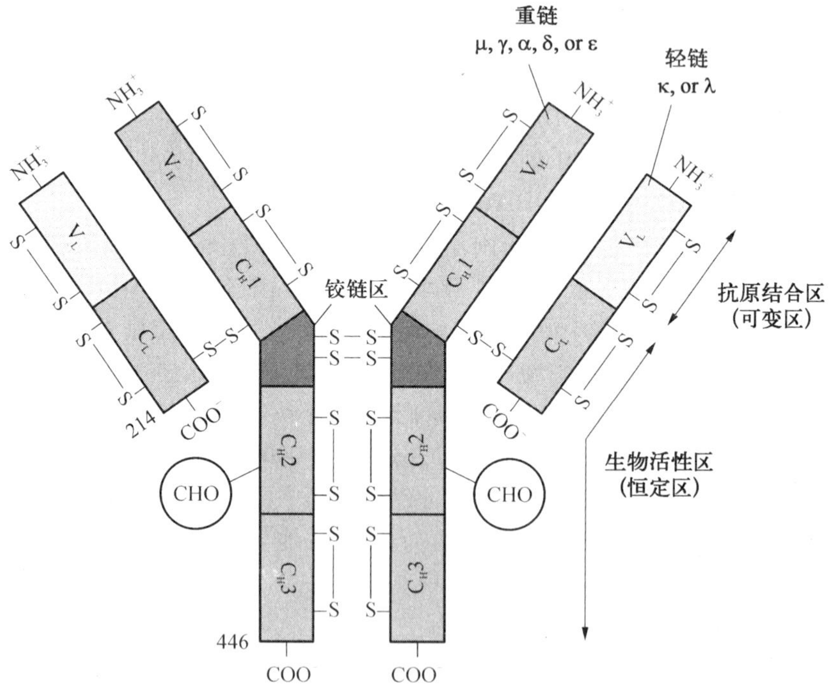

图 11-6 免疫球蛋白的基本结构示意图

重链相对分子质量(分子量)为 50~75 kDa,由 450~550 个氨基酸残基组成。重链有 5 种,分别是 μ、δ、γ、α 和 ε 链,这 5 种重链决定了 Ig 的类别或同种型,即 IgM、IgD、IgG、IgA 和 IgE,其中有些类别还再分为亚类,如人类 γ 链有 4 种,即 γ1、γ2、γ3、γ4;人类 α 链还分为 α1 和 α2 两种。因此,人的 Ig 类别包括亚类共有 9 种。

轻链相对分子质量(分子量)约为25 kDa,约由210个氨基酸残基组成。轻链有两种:κ链和λ链,这两种链决定了Ig的型别。一个天然的Ig分子两条轻链总是相同的,但在同一个体内可存在不同轻链型别的抗体分子。不同种属生物体内两型轻链的比例不同,正常人血清免疫球蛋白κ链和λ链的比例约为2:1,而在小鼠的比例为20:1。

同类重链和同型轻链的近N端约110个氨基酸序列变化很大,其他部分的氨基酸序列相对恒定,据此可将重链和轻链分为可变区(V)和恒定(C)区。重链可变区(V_H)和轻链可变区(V_L)各有3个区域的氨基酸组成和序列高度变化,称为高变区(HVR)或互补决定区(CDR),分别为CDR1、CDR2、CDR3。V_H和V_L的3个CDR共同组成抗体的抗原结合部位,识别和结合抗原,并决定抗体识别的特异性。

重链和轻链的C区分别成为C_H和C_L,不同型别(κ或λ型)的C_L长度基本一致,但不同类别Ig的C_H长度不一,IgG、IgA和IgD的C区由CH1、CH2和CH3组成,而IgM和IgE的C区由CH1、CH2、CH3和CH4组成。C区与抗体的效应功能有关,可结合细胞表面的Fc受体从而发挥调理作用,激活补体,介导抗体穿过胎盘和黏膜屏障等。

在Ig分子伸出的两臂和主干之间(CH1和CH2之间),有个可以弯曲的区域,称为铰链区。该区富含脯氨酸,易伸展弯曲,从而利于抗体与抗原的结合。

二、抗体的编码基因和蛋白合成

Ig重链和轻链,及其C区和V区,分别由分布于不同染色体的多个基因片段所编码。重链胚系基因由许多分隔开的基因片段组成,包括众多的V基因片段,多个D基因片段,几个J基因片段和5类C基因片段;轻链的胚系基因也由许多分隔开的基因片段组成,包括V基因片段,J基因片段和C基因片段,不含D基因片段。由于编码重链和轻链可变区的基因都有V、J片段,为分辨起见,用下标注释,如V_H和$V_κ$分别代表H链和κ链中的V基因片段;J_H和$J_κ$分别代表H链和κ链中J基因片段,以此类推。

(一)编码基因

人类重链基因定位于第14号染色体长臂,跨度约1 100 Kb,由V、D、J和C四种基因片段组成。轻链基因分为κ和λ,分别定位于第2号染色体短臂和第22号染色体长臂,由V、J和C三种基因片段组成。

(二)蛋白合成

免疫球蛋白的胚系基因中各V(D)J片段成簇存在,要编码完整的功能性免疫球蛋白多肽链,必须在这些成簇存在的基因片段中选择某些片段重新组合连接,这一过程称为基因重排(gene rearrangement)。重链发生重排后,轻链再发生重排。受到抗原刺激后,可变区的基因进一步与恒定区连接,从而形成完整的*Ig*基因,转录表达。*Ig*基因重排的发生,主要是通过一组V(D)J重组酶(recombinase)的作用而实现的,其作用在于识别位于V(D)J基因片段两侧保守的间隔序列,切断并修复DNA等,这种保守序列称为重组信号序列(recombination signal sequences, RSS)。RSS介导的Ig基因重排需要重组酶的参与,重组酶是一组参与V、(D)、J片段重组的酶,包括重组激活蛋白(RAG蛋白),末端脱氧核苷酸转移酶(TdT),参与剪切及修复DNA的酶(如内切酶、外切酶、DNA合成酶等)。以小鼠κ链为例,先发生VJ重排,再与C片段和前导序列L片段结合,形成具有转录活性的基因片段,启动蛋白翻译表达。

实际上，*Ig* 基因的重排是一系列重组酶共同作用的结果。以 D、J 基因片段重排为例，RAG－1/RAG－2 二聚体识别 RSS 后，先后切断双链 DNA 中一个单链 7 聚体的一侧和互补链，并在 D 片段的 3′端和 J 片段的 5′端分别形成发夹样结构。随后内切酶将发夹结构切开，形成带有回文结构的单股 DNA。单股 DNA 在 TdT 的作用下，数个核苷酸以非模板依赖的形式连接到 P－核苷酸（palindrome-mucleotides）的游离侧，然后两个单链 DNA 配对，由外切酶去除未配对的核苷酸，最后通过 DNA 合成酶补齐编码的连接点。

（三）抗体产生多样性

可以入侵机体的抗原物质是多种多样的，机体可以产生相应的大量不同的抗体分子，具有丰富的多样性。其多样性产生的机制主要包括组合多样性（combinatorial joining），连接多样性（junctional flexibility）和体细胞高频突变（somatic hypermutation）（表 11－7）。

表 11－7　抗体多样性产生机制

名　称	人			小　鼠		
	H	κ	λ	H	κ	λ
V	51	40	30	134	85	2
D	27	0	0	13	0	0
J	6	5	4	4	4	3
组合多样性	8 262	200	120	6 968	340	6
连接多样性	$8\,262\times(200+120)=2.64\times10^6$			$6\,968\times(340+6)=2.41\times10^6$		
连接点突变	+	+	+	+	+	+
读框移码	+	+	+	+	+	+
N－region	－	－	－	+	－	－
体细胞突变	+	+	+	+	+	+
总计	$\sim10^{14}$			$\sim10^8$		

抗体多样性的来源问题，虽然已经在基因水平上揭示了一些奥秘，但对抗体基因表达的启动和调控等许多问题还不清楚。目前普遍认为一种浆细胞只能产生一种轻链和一种重链，由此分泌一种免疫球蛋白分子。它们的等位基因不表达，称为等位排斥（allelic exclusion）。虽然关于这个现象的认知已有 50 余年的历史，但至今对其机制还知之甚少。

第四节　组织不相容性

医学上应用自体或异体的正常细胞、组织、器官置换病变或功能缺损的细胞、组织、器官，以维持和重建机体生理功能，这种治疗方法称为细胞移植、组织移植或器官移植。通常情况下，自体移植（autologous transplantation）或同系移植（syngeneic transplantation）不易发生排斥反应，但同种异体移植（allogeneic transplantation）后，受者免疫系统可识别移植物抗原并产生应答，而移植物也可以反过来识别宿主抗原产生免疫应答，通常以“组织不相容性”概括之。

一、与组织不相容性有关的抗原

遗传差异导致组织不相容性，而其中最重要并与临床诊治关系最密切的是ABO血型抗原和HLA抗原。通过组织配型，能使供者没有受者所缺的抗原，这样受者的免疫系统就没有“非己”抗原可以识别，构成组织相容性（histocompatibility），使移植物存活，受者体内能耐受。

引起同种异体排斥反应的抗原称为移植抗原，或组织相容性抗原。同一种属不同个体间，凡是由等位基因差异而形成的多态性产物，即为同种异型抗原，均有可能作为组织相容性抗原而介导排斥反应。目前已知哺乳动物体内有40多种基因编码组织相容性抗原。

（一）主要组织相容性抗原

主要组织相容性抗原能引起强烈的排斥反应，在人类中最重要的为HLA抗原，通常认为供、受者间HLA型别差异是发生急性移植排斥反应的主要原因。

（二）次要组织相容性抗原

在临床资料和实验室研究中发现，尽管主要组织相容性抗原完全相同，仍可以发生程度较轻，进展较缓的排斥反应，提示机体内还存在其他可以诱导排斥反应的抗原，称为次要组织相容性抗原（minor histocompatibility antigen，mH抗原）。mH抗原表达于机体组织细胞表面，由某些具有多态性的基因编码，可被机体免疫系统识别并诱导免疫反应，主要包括两类，即性别相关的mH抗原和常染色体编码的mH抗原。

1. 性别相关的mH抗原　早在1955年Eichward和Silmser就已发现，某些近交系大鼠或小鼠中，雄性供者的移植物可被同系雌性受者排斥，而雌性供者的移植物可被同系雄性受者所接受。因为近交系雌雄个体间的遗传背景的唯一差别在于雄性携带Y染色体，提示Y染色体基因可编码组织相容性抗原，目前已证实雄性小鼠的H-Y抗原为mH抗原，主要表达于精子、表皮细胞和脑细胞表面。也有研究表明H-Y抗原还可以表达在胎儿和滋养层细胞表面，对引起母体流产，胎盘早剥和新生儿出生低体重都具有一定作用。

2. 常染色体编码的mH抗原　这类抗原在人类包括HA1～HA5等，其中某些抗原可表达于机体所有组织细胞，而某些抗原仅表达于造血细胞和白血病细胞。研究发现，某些白血病细胞表面具有mH，可被T细胞识别，从而对其攻击，介导抗白血病反应和防止疾病复发，因此，针对这类mH的研究，可对白血病的防治带来新策略。

在HLA全相同的供、受者间进行移植所发生的排斥反应（尤其是移植物抗宿主反应），主要由mH抗原所致。因此，临床移植（尤其是骨髓移植）中应在HLA型别相配的基础上，兼顾mH抗原。

3. 其他参与排斥反应发生的抗原

（1）人类ABO血型抗原：ABO血型抗原在机体内广泛分布，主要表达在红细胞表面，其次表达在肝、肾等组织细胞和血管内皮细胞表面。当受者血清中血型抗体与供者移植物血管内皮细胞表面ABO抗原结合，可通过激活补体而引起血管内皮细胞损伤或血管内凝血，导致超急性排斥反应。因此，供受者之间的ABO血型原则上一定要相符。

（2）组织特异性抗原：有些抗原特异性表达于某一器官、组织或细胞表面，称为组织特异性抗原。目前已获知同种异体不同组织器官移植后发生排斥反应的强度各异，从强到弱依次为皮肤、肾、心、胰、肝，其可能机制为不同组织特异性抗原的免疫原性不同。

二、移植配型

（一）输血配型

ABO血型系统中，抗A和抗B抗体为天然抗体，在误输型别不相同的血液时，会引起严重的溶血性输血反应。配型，即使供者红细胞抗原不为受者所缺，也就是使输入的红细胞不被受者血清中的抗体所凝集。因此O型供者因红细胞表面没有A抗原和B抗原而成为“万能供血者”，而AB型受者血清中没有抗A和抗B抗体而成为“万能受血者”。A型受者可接受A型或O型血；B型受者可接受B型或O型血；O型受者只能接受O型血。此外，Rh血型系统也必须吻合。临床上进行输血前都要进行交叉配型，所谓交叉配型就是分别将供者的红细胞与受血者的血清，供血者的血清与受血者红细胞进行交叉配血试验，在两侧实验都不凝集的情况下才能输血，在临床上常用的就是ABO和Rh血型系统。

（二）器官移植配型

器官移植是临床上重要的治疗手段，而器官移植所面临的最大难题之一是排斥反应。在排斥反应中，HLA系统起着最重要的作用，其次红细胞血型系统也发挥了作用。由于HLA的高度多态性，决定了不同个体间差异的多样性，故在人群中，特别是无血缘关系的人群中，找到HLA相同的概率非常低。为此在器官移植前，供体必须进行严格的组织配型，使受体和供体之间的HLA尽可能地相近，最大限度地减少排斥反应。

1. *血型抗原配型* 血型抗原不仅存在于红细胞表面，也存在于其他组织细胞，其配型原理与输血相同，也是器官移植成功的首要前提条件。

2. *HLA抗原配型* 处于同一条染色体上连锁基因群称为单倍型（haplotype）。由于HLA基因的紧密连锁，使得每个HLA单倍型能够完整的遗传给下一代，所以子代总是得到一条父亲的单倍型和一条母亲的单倍型，因而亲子之间一定共有一条单倍型，即HLA半相同。

同胞之间的HLA相似性存在三种情况：完全相同、半相同和完全不同。如果以ab代表父亲的两个单倍型；cd代表母亲的两个单倍型，子代就可能有ac、ad、bc、bd四种基因型，每种基因型的机会各为1/4，所以同胞之间HLA完全相同的机会为1/4；完全不同的机会也为1/4；半相同的机会为1/2（图11－7）。当然，这里是假定a、b、c、d 4种单倍型中的基因完全不相同，如果父母单倍型中有部分相同的HLA基因，上述的1/2、1/4数字就不准确，也不会出现“完全不相同”的情况，上述遗传分析为在器官移植中寻找HLA相同个体提供了范围。由于在遗传过程中是以单倍体为单位的，所以在实践中只需检测到数个位点的基因相同，即可认定单倍型相同。这点与非血缘关系的供体不同。

供体、受体之间HLA抗原相容程度，直接关系到受体和移植物存活的时间和功能健全，特别是影响长期存活率。1995年在汉城国际移植会议上就已报告供、受体之间HLA－A、B、DR三个位点所编码的六个抗原错配数与初次尸肾移植10年存活率有密切相关。供、受体之间三个位点抗原无错配（完全相同）时10年存活率为62%，一个抗原错配为47%，两个抗原错配为45%，三个抗原错配为40%，四个抗原错配为37%，五个抗原错配为35%，六个抗原错配为33%。目前已可在不同水平上对供受体进行HLA分型，为选择最佳供受对提供了

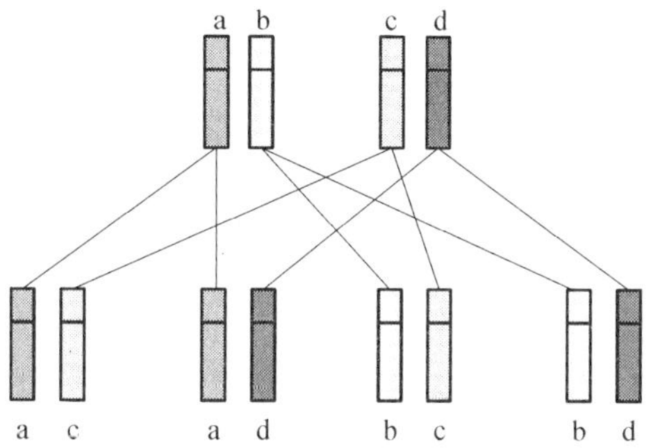

图 11－7　HLA 单倍型遗传示意图

极大方便。

回顾性分析显示：在供、受者 HLA 错配中，某些错配明显影响存活率，而某些错配并无明显作用甚至更益。据此，已提出“有益错配、中性错配和有害错配”假说。1996 年，Tarasaki 领导的美国加州大学洛杉矶分校（UCLA）组织配型中心提出 HLA 交叉反应组配型（HLA－cross reactive group matching，CRGM）策略，又称为 HLA 氨基酸残基配型（HLA－amino acid residue matching，Res M）。这种配型策略已经应用于肾脏移植领域，已初步显示可明显提高相配率，显著降低排斥反应的发生。

（1）血清学分型方法：世界范围内基本上都统一使用补体依赖的微量淋巴细胞毒方法。基本条件是需要特异性明确、效价好的 HLA 抗血清、兔补体和相差倒置显微镜。此法简便，但由于抗血清来源和特异性受限制，正在逐步被分子生物学方法所替代。

（2）分子生物学分型方法，即 DNA 方法：分子生物学方法主要指在多聚酶链反应（PCR）基础上，用各种方法直接检测 HLA 等位基因多态性或等位基因的核苷酸序列。目前常用的方法有 PCR－SSP（PCR－序列特异引物）、PCR－SSO（PCR－序列特异寡核苷酸）及 PCR－SBT（PCR－序列基础上分型）。各实验室可根据条件选择一种或几种方法进行 HLA 分型。

3. 预存抗体的检测　如受者体内存在供体的预存抗体时，移植后会发生不可逆转的超急排斥反应（hyperacute rejection）。预存抗体主要指抗 HLA 抗体，可由输血、妊娠、细菌感染或已接受过移植而产生。因此在移植前，必须检测受者体内是否存在抗供体的预存抗体。常用的方法是取受者移植前的血清，加上供体的淋巴细胞，在兔补体作用下观察死细胞的数量。若是阳性，则不可移植。近年来由于新型免疫抑制剂的应用，多次输血或多次移植使一些受者处于高度致敏状态，体内存在高滴度的预存抗体，给再次移植带来极大困难，需要用一个已知的 HLA 特异性数目较大的配组细胞，来鉴定预存抗体的特异性和抗体滴度，然后仔细地选择合适供体。

（三）干细胞移植

1957 年 Thomas 和他的团队首次报道了运用骨髓来源的细胞输注到历经放疗和化疗后的血液病患者体内，用于功能重建。从此开启了关于干细胞移植的基础和临床研究的大门。如今，干细胞移植技术已应用在多个系统的若干种疾病中，尤其在血液系统疾病中，骨髓移植或造血干细胞移植已成为一种较成熟的治疗手段。

1. 骨髓移植或造血干细胞移植　骨髓移植是各种血液肿瘤、再生不良性贫血、重度珠蛋白生成障碍性(地中海型)贫血,以及一些先天性免疫缺乏症或代谢性疾病的根本治疗方法。骨髓移植或造血干细胞移植,是指在大剂量化疗和全身照射大量破坏患者的异常细胞后,把健康人或自身已缓解的骨髓细胞移植给患者,使其中的造血干细胞能持久地在患者骨髓腔分化增殖,从而恢复其正常造血和免疫功能的过程。约60%的成人急性白血病患者,经过异基因或同基因骨髓移植可达3年以上生存期,部分可达5~6年以上。移植的骨髓细胞主要成分是造血干细胞,除了骨髓之外,在外周血和脐带血中也可以分离富集造血干细胞用以移植。由于人体的组织相容系统非常复杂,具有多态性,同种异基因的移植通常会发生免疫排斥反应,机体的免疫系统可识别骨髓移植物为"非己",反之骨髓移植物也可以识别受者细胞为"非己",互相发动攻击,产生移植物抗宿主病(graft-versus-host disease, GVHD)。发生这些情况的关键在于组织不相容性,所以在移植前,都要进行HLA配型,即其A、B、C、DR位点相合是骨髓移植成功的关键。

关于骨髓移植,可分为同基因骨髓移植、同种异基因骨髓移植和自体骨髓移植。

(1) 同基因骨髓移植: 是指受者与供者基因完全相同的移植,在人类中只有单卵孪生子之间的移植是同基因骨髓移植,是最理想的骨髓移植,疗效高,但此种移植的机会非常少。

(2) 同种异基因骨髓移植: 是指将HLA相同的其他正常人的骨髓(不包括单卵孪生)移植到受者体内,使其生长增殖的一种治疗方法,大多骨髓移植皆指此类。供髓者主要来自患者的兄弟姐妹,约1/4的HLA可能相同,而无亲缘关系者间HLA相同的概率很小。

(3) 自体骨髓移植: 即完全缓解的白血病患者或实体瘤患者(最好未侵犯骨髓)抽取自身骨髓冻存后,给予患者强烈化疗和放疗,以最大限度地杀伤瘤细胞,然后将自体骨髓回输(白血病患者的骨髓最好在体外净化),此方法不会有GVHD的发生,但疗效似不如异基因骨髓移植好。

2. 其他干细胞移植 除了造血干细胞之外,关于其他各种类型的干细胞,包括成体干细胞和胚胎干细胞的研究和应用,也已是生命科学界关注的热点。由于干细胞具有自我更新和定向分化能力,加之其免疫原性低,不易受遗传背景的限制,故具有较广泛的应用前景。

(1) 间充质干细胞(mesenchymal stem cells, MSCs): MSCs也是一种多能干细胞,具有多向分化的能力,目前作为一种新的治疗手段已进入临床实验阶段被广泛研究,在心血管疾病、神经系统疾病、免疫性疾病等都有应用。关于MSCs的研究最早可以追溯到1860年,Cohnheim猜测骨髓来源的间质细胞可以到远端修复损伤,而到1970年Friedenstein等人应用差势贴壁法分离,获得了骨髓中的间质细胞,从而开启了对MSCs广泛研究的里程。至1990年,开始了第一例人体应用性研究,随后的研究主要集中于移植和恢复骨髓造血功能方面。目前采用移植MSCs治疗疾病已扩展到多个领域,主要是基于其多能性的作用而增强内源性修复,并且具有改善免疫功能失调的作用。截至2012年,全球已有79家获得临床研究批准的机构(其中美国28项,中国16项)。在众多的研究中,最主要的是以下三方面的研究: 肢体缺血、脊髓损伤、肝硬化。还有些前沿性的研究,如MSCs用以治疗GVHD、克罗恩病(Crohn's disease)、1型糖尿病、心肌梗死、慢性阻塞性肺病等。

MSCs之所以成为细胞疗法较佳的候选细胞,这是因为人类MSCs较易得到;分离技术已经成熟,可以在较短的时间里体外扩增到需要的数量;MSCs经冻存后,其生物学性状改变较少;不易引起免疫排斥反应,故由第三者提供的MSCs可应用于多位患者等。

在胚胎期,MSCs存在于造血相关的部位,包括胎盘、主动脉-肾腺-中肾和胎肝。在成体中,MSCs可存在于骨髓、脐带血、胎盘组织和脂肪组织中。不同来源的MSCs功能和活性有一定的差异,目前认为这种差异是由于特定的微环境所造成。

骨髓来源的MSCs研究和应用最广。研究发现MSCs可防止急性肾功能衰竭动物模型肾小管上皮细胞凋亡并促进其增殖;当心肌梗死后,注射进入的MSCs可以减少瘢痕形成;MSCs还可以保护胰腺β细胞,防止免疫因素造成的组织损伤而对糖尿病有保护作用等。除了上述促进组织修复作用外,MSCs还可以调控免疫系统,缓解过度炎症反应而造成的组织损伤。此外,很多临床前研究表明自体或同种异基因MSCs在体内处于免疫豁免状态。比如:人类来源的MSCs可以被成功移植入绵羊体内,在多种组织中存活而不发生免疫排斥反应;在狒狒体内注射MSCs后,呈剂量依赖模式,抑制T细胞增殖而延长移植皮肤的存活时间。

虽然MSCs在过去的应用中没有发生有害反应,但随着研究的深入和随访时间的延长,部分新近的临床前研究表明,MSCs治疗具潜在的长期风险,包括潜在的恶性分化、免疫抑制和促进恶性肿瘤生长。MSCs往往会靶向迁移至肿瘤组织中,产生某些细胞因子和分泌基质,反而会促进肿瘤生长,但是利用它们的这一特性,可以将特异性药物偶联至MSCs上,从而靶向募集到肿瘤周围,起到杀伤作用。

虽然MSCs具有治疗多种目前尚无法治疗疾病的潜能,但必须优化治疗方案。为此,需要从遗传背景,作用机制等多方面进行深入研究,了解其作用的根本所在。

(2)诱导性多能干细胞(induced pluripotent stem cells, iPS):2006年Takahashi和Yamanaka筛选了24个和胚胎干细胞多能性相关的候选基因,并将其中的四个基因:*OCT4*、*SOX2*、*KLF4*和*c-MYC*转入小鼠成纤维细胞,使其重编程,最终获得了一种新的多能干细胞,称为iPS细胞。这一技术很快被利用到人的成纤维细胞中进行研究。随后多种细胞,如胰岛β细胞、神经干细胞、成熟B细胞、肝脏细胞、黑色素细胞、脂肪干细胞、角化细胞等也都被成功诱导为多能干细胞。iPS具有和胚胎干细胞一样的三胚层分化能力,并能在体外无限增殖。尽管许多研究者质疑iPS和胚胎干细胞间存在细微的差异,很可能影响其研究和应用价值,但不能否认,iPS由于其取材方便,以及可以通过自体细胞重编程而无遗传背景限制,以及产生免疫排斥。虽然目前还处于前期基础研究阶段,还没有开展关于iPS移植的临床应用性实验,但其优势是显而易见的。

当体细胞完全重编程后,可表达一系列多能性基因,包括*OCT4*、*SOX2*和*NANOG*,其表达水平和胚胎干细胞相当。此外,基因组上广泛的表观遗传修饰,对于其完全编程也是至关重要的。故要评判其完全重编,还需检测细胞中维持干细胞特性,以及对其分化至关重要的基因启动子甲基化水平。在重编程的晚期,另一表观遗传修饰中最关键的事件,是原来沉默的X染色体再次被活化,也是需要进行检测和鉴定的关键因素。

当前,获得患者特异性的干细胞,已经成为全球再生医学领域长期关注的目标和焦点。尽管面临重重挑战,但建立疾病和患者特异性的iPS细胞,已成为一种常规研究手段。这些细胞提供了一个独特的平台用于研究各种疾病的内在机制、可用于体外药物筛选、评价潜在治疗效果、探索基因修复细胞补充治疗的可行性等。在2009年,Lee等人利用iPS细胞模拟了一种外周神经系统异常性疾病——家族性自律神经失调的发病机制,并进行药物筛选实验。该病几乎所有的病例,主要是由于编码*IKBKAP*基因的点突变所致,表现为广泛的自主神经系统缺失和小纤维感觉神经元的功能失调。通过该病患者获得的iPS细胞进行多种化合物的筛选,他们发现该病可被一种植物激素——激动素所缓解。这种基于 iPS 细胞的药物筛选目前已被运用于多种遗传性疾病上。如长 QT 综合征,其遗传方式为 AD 或 AR。该病与离子通道功能异常有关,由于长的 QT 间隙,可能会引起快速性心律失常导致心源性死亡。还如先天性角化不良症,该症由于 X 连锁的 *DKC1* 基因突变,导致端粒酶缩短,细胞早衰,最终导致多种组织的退行性病变。

但是,若要将 iPS 细胞系作为疾病研究的模型,还有很多问题需要解决,包括实验组患者的数量,以及所用 iPS 细胞系的数量等。

需要注意的是,iPS 细胞会产生畸胎瘤,因此在应用前需建立严格和标准化的建系方法和分化控制,保证 iPS 细胞系的作用是真实有效的,并处于可控的安全范围内。关于目前已报道建立的 iPS 疾病模型主要有以下几种(表 11-8)。

表 11-8 iPS 细胞模拟研究的疾病

疾病	供者细胞缺陷分子	从 iPS 细胞分化的细胞类型
肌萎缩侧索硬化症	SOD1 第 144 位亮氨酸杂合突变成苯丙氨酸	运动神经元和神经胶质细胞
脊柱肌肉萎缩	*SMN1* 突变	神经元和星状细胞,成熟的运动神经元
帕金森病	多因素;*LRRK2* 和(或)*SNCA* 突变	多巴胺能神经元
亨廷顿病	亨廷顿基因上 72 个 CAG 重复	无
唐氏综合征	21 号染色体三体	三胚层的畸胎瘤
脆性 X 综合征	CGG 重复扩增导致 *FMR1* 基因沉默	无
家族性自律神经失调	*IKBKAP* 突变	外周神经元,造血细胞,内皮细胞和内胚层细胞
雷特综合征(Rett syndrome)	*MECP2* 杂合突变	神经前体细胞
黏多糖贮积症ⅢB 型	*NAGLU* 纯合突变	神经干细胞和分化的神经元
精神分裂症	多因素	神经元
X-连锁肾上腺白质营养不良	*ABCD1* 突变	少突胶质细胞和神经元
重症联合免疫缺陷	*ADA* 突变或缺失	无
Schwachman-Bodian-Diamond 综合征	多因素	无
镰状细胞贫血	*HbS* 纯合突变	无
β 珠蛋白生成障碍性(地中海)贫血	β 球蛋白基因纯合缺失	造血细胞
真性红细胞增多症	JAK2 第 617 位缬氨酸杂合突变成苯丙氨酸	造血前体细胞
原发性骨髓纤维化	*JAK2* 杂合突变	无
莱施-奈恩综合征(Lesch-Nyhan syndrome)(携带者)	*HPRT1* 杂合突变	无
1 型糖尿病	多因素	β 细胞样细胞
戈谢病(Gaucher's disease),Ⅲ型	*GBA* 突变	无
α1-抗胰蛋白酶缺陷病	α1-抗胰蛋白酶基因纯合突变	肝样细胞(胎儿)

第五节　遗传性免疫缺陷病

免疫缺陷(immunodeficiency)多为多基因遗传病,由遗传因素和环境因素共同作用所致。由于免疫系统中的一个或多个环节出现缺陷,导致机体内免疫应答和免疫功能缺乏。由于机体的免疫系统是人体的主要防御系统,其结构和功能相当复杂,涉及到各型免疫细胞间错综复杂的联系。其中由遗传因素导致的免疫缺陷,称为遗传性免疫缺陷病。该类疾病具有以下三种特征:① 严重的、迁延性的反复感染,多半为机会感染;② 患者并发自身免疫性疾病和肿瘤的频率高;③ 存在遗传异质性。免疫缺陷病又分为原发性免疫缺陷病(primary immunodeficiency disease, PID)和继发性免疫缺陷病(secondary immunodeficiency disease, SID)两种。PID 比较罕见,因受遗传和发育因素的影响,故患者出生时就可能病;SID 则是因患其他疾病或由于治疗诱发的免疫缺陷病。表 11 -9 示部分 PID。

表 11 -9　原发性免疫缺陷病种类

分　类	占 PID 比例	代表性疾病
B 细胞免疫缺陷病	50% ~70%	X 连锁无 γ 球蛋白血症、选择性 Ig 亚类缺陷病、性联高 IgM 综合征
T 细胞免疫缺陷病	5% ~10%	先天性胸腺发育不全(迪格奥尔格综合征(DiGeorge's syndrome))、慢性皮肤黏膜念珠菌病、T 细胞缺陷伴嘌呤核苷酸化酶缺陷、T 细胞缺陷伴膜糖蛋白缺陷、T 细胞缺陷伴 MHC - Ⅰ类或Ⅱ类分子缺陷等
联合免疫缺陷病	10% ~25%	重症联合免疫缺陷病、腺苷酸脱氢酶缺陷、威-奥综合征(Wiskott - Aldrich syndrome)
吞噬细胞功能缺陷病	1% ~2%	慢性肉芽肿病、白细胞黏附缺陷症、髓过氧化物酶缺陷病
补体缺陷	≤1%	单一成分缺陷、C1 抑制物缺陷、补体受体缺陷

一、遗传性无丙种球蛋白血症

1952 年,Bruton 报道了第一例遗传性无丙种球蛋白血症(hereditary gammaglobulinemia, HA),又称 X 连锁无 γ 球蛋白血症(XLA)。该病的特征是血循环中缺乏 B 细胞和 γ 球蛋白,较常见于 5 ~6 个月的男婴,患者出现反复感染,包括肺炎、支气管炎、脑膜炎、败血症等。该病的遗传方式为 X 连锁隐性遗传,表现为 Xq21. 3 - q22 片段缺失,其中包括一个编码酪氨酸蛋白激酶的基因。酪氨酸蛋白激酶基因由 19 个外显子组成,在所有造血细胞中均有表达,而在 T 淋巴细胞和浆细胞中有选择性下调表达。该基因突变呈散在性分布,包括错义突变、无义突变、拼接位点突变和基因的缺失和插入。无功能的酪氨酸激酶导致 B 淋巴细胞成熟受阻,体内免疫球蛋白水平极低。

由于 IgG 可以通过胎盘,故患者出生时血清 IgG 水平正常,暂时不表现病症。随着年龄增长,来源于母体的 IgG 日益减少而患者本身又不能有效地合成新的 Ig,所以到 6 个月时开始出现低丙种球蛋白血症和易感染倾向。患者易发生细菌感染,可反复发生严重的化脓性感染,但不易感染病毒和真菌。患者淋巴组织无滤泡和生发中心,T淋巴细胞数量和功能正常,B淋巴细胞数量下降,前B淋巴细胞存在,而骨髓和淋巴结中缺乏浆细胞。血清Ig浓度很低,总Ig小于2 g/L,IgG小于1 g/L,IgA和IgM浓度低到几乎检测不到。

二、严重联合免疫缺陷病

严重联合免疫缺陷病(severe combined immunodeficiency, SCID)是T淋巴细胞和B淋巴细胞均缺乏或功能缺陷所导致的一类疾病。狭义上包括两种类型:瑞士型无丙种球蛋白血症和遗传性淋巴细胞减少性低丙种球蛋白血症,一般该病患者出生后6个月即出现病症。由于体液免疫和细胞免疫几乎完全缺乏,患者的临床特征表现为:① 胸腺发育不良或缺如,缺乏淋巴细胞和胸腺小体,淋巴结中缺乏淋巴细胞,浆细胞,没有生发中心,骨髓内缺少浆细胞、淋巴母细胞和淋巴细胞;② 重症感染:细菌、病毒和真菌均为感染源。早期多见呼吸道感染,常存在局部化脓性感染,后因消耗过度而患上消耗性疾病;③ 胃肠功能紊乱:几乎所有病患均有腹泻,顽固不愈;④ 皮肤黏膜损伤:如反复皮肤感染、皮炎、皮疹、黏膜溃疡等;⑤ 移植物抗宿主反应,即患者出生前后接受母血,或出生后接受活淋巴细胞输入可使患者产生皮疹、黄疸、腹泻、肝脾肿大、呼吸急促、心律不齐等症状;⑥ 其他血液系统异常,如粒细胞减少,巨幼红细胞贫血等。该病的发病率为1/100 000～1/500 000,95%为男孩,患者多夭折。按照发病机制的不同,SCID可分为4种。

(一) X连锁隐性遗传SCID

SCID中最常见的一种,约占SCID患者的50%,发病机制为IL-2、IL-4、IL-7、IL-9、IL-15受体的γ链突变,引起T细胞和NK细胞早期分化受阻。γ链的编码基因位于X染色体上,是受体传导信号的主要成分。由于上述受体在T、B细胞和NK细胞增殖分化过程中的重要作用,因此它们的受体变化必然引起体液免疫和细胞免疫的严重异常。目前已知X连锁SCID的突变包括点突变、缺失、插入、移码突变、剪接缺陷等。由于突变的部位不同,或γ链功能丧失,或仅仅减弱,导致严重程度不等的临床表现。

(二) 常染色体隐性遗传SCID

最常见的是腺苷脱氨酶(ADA)缺陷症,占SCID病例的20%。ADA是一种嘌呤降解酶,使腺苷脱去氨基产生次黄嘌呤核苷。ADA缺乏可导致体内脱氧腺苷水平升高,脱氧腺苷逐渐磷酸化形成三磷酸脱氧腺苷,细胞内大量脱氧腺苷及其代谢产物的蓄积,抑制核糖核苷酸还原酶,干扰DNA的合成,影响淋巴细胞代谢,导致T、B淋巴细胞进行性减少,可使80%～90%的患者发生T、B淋巴细胞联合免疫缺陷症。ADA缺乏患者有严重的腹泻、肺炎、中耳炎、败血症、脑膜炎和生长发育障碍。各类病原体,如细菌、病毒、真菌和原虫均可引起感染。此外,患者常有骨发育畸形、方颅、扁平胸、腰椎畸形等,部分患者还表现有中枢神经系统症状,如轻度的舞蹈症和震颤等。

ADA基因定位于20q12-q13.11,cDNA长1 533 bp,编码362个氨基酸。ADA缺乏患者中,该基因可有错义突变、大片段缺失和内含子缺失等突变,但大多数ADA突变是无义突变。基因治疗是ADA缺乏症的首选方案,效果较好。

(三) MHC表达缺陷

MHC-I类分子缺陷是由于*TAP1*或*TAP2*突变引起,其编码产物TAP1和TAP2是转运用于装配 MHC－Ⅰ类分子多肽的蛋白，其缺陷使患者 $CD8^+$ 细胞和 NK 细胞缺乏，导致免疫功能异常，是肿瘤逃避免疫监视和攻击的重要机制。

MHC－Ⅱ类分子表达缺陷病又被称为赤裸淋巴细胞综合征（bare lymphocyte syndrome，BLS），是一种极为罕见的原发性严重免疫缺陷病，属常染色体隐性遗传病，主要特征为 MHC－Ⅱ类基因的表达缺失，致病机制是控制 MHC－Ⅱ类基因表达的因子缺陷，所以此病实际上是一种基因调节缺陷病。实验发现这类患者的任何组织细胞上均不表达 MHC－Ⅱ类分子，细胞内没有任何类型的 MHC－Ⅱ类 mRNA。然而 MHC－Ⅱ类分子的基因却并不缺失，提示 MHC－Ⅱ类基因的表达异常与其表达调控异常有关。现已证实有两种分子在 MHC－Ⅱ类基因表达中起重要作用，一种是Ⅱ类转化活化因子（class Ⅱ gene transactivator，CⅡTA），另一种是增强子结合蛋白复合物，此复合物含有三类分子：RFX（X box binding complex）、X2BP（protein binding to the X2 box）和 NF－Y（protein binding to the Y box）。这些分子的缺陷将导致 MHC－Ⅱ类抗原基因转录障碍，使抗原提呈细胞表面缺乏 MHC－Ⅱ类抗原，导致 APC 细胞向 $CD4^+$ T 细胞提呈抗原的功能发生障碍，虽然 B 细胞数正常但血中无 γ 球蛋白，从而形成严重的免疫缺陷。患者表现为迟发型超敏反应能力低下，对 TD 抗原的抗体应答反应缺失，对各种微生物的易感性增高。

三、补 体 缺 陷

补体的激活与吞噬细胞的趋化、吞噬调理和炎症反应均相关，并且可以协助抗体发挥效应。该病可以是单个补体成分缺乏，也可以是补体调控蛋白缺乏。遗传方式多数为常染色体隐性遗传，少数为常染色体显性遗传，而备解素缺陷则属 X 染色体连锁隐性遗传。补体缺陷的主要后果是机体对病原体的易感性增高，且常伴发免疫性疾病及反复细菌感染。

补体系统的早期反应成分，如 C1、C4 和 C2 缺陷，常伴有免疫复合物性疾病，尤其是 SLE；C3、H 因子和 I 因子缺乏增加了患者对化脓性细菌感染的易感性，而备解素、C5、C6、C7 和 C8 缺陷的患者则易于发生严重的奈瑟菌感染。

根据遗传特征，可将遗传性补体缺陷病分为四类：纯合遗传缺陷、杂合遗传缺陷、补体蛋白功能紊乱和同种异型所致的补体缺陷。纯合遗传缺陷者体内该补体成分完全缺失，常表现为无 CH50 活性，而其他补体水平均正常；杂合缺陷患者所缺乏的补体水平为正常水平的一半，CH50 也是正常水平的一半，而其他补体成分水平正常；补体蛋白功能紊乱的患者外周血中补体水平在正常范围内，有时甚至高出正常水平，但补体蛋白功能却十分低下；补体的同种异型遗传缺陷通常是常染色体共显性遗传。由于补体的调节特点和其结构间的相关性，多数情况下出现缺陷的补体水平明显降低，而其他补体水平正常。另外，B 因子和 C2 基因在第 6 号染色体上的位置十分相近，因而对它们具有相似的调节机制。在遗传性血管神经性水肿（hereditaryangioneuroticedema，HAE）中，C4 和 C2 的水平降低。I 因子和 H 因子缺陷时 B 因子和 C3 水平降低分别是由于经典和旁路途径过度激活所致。由于缺乏补体成分使经典和（或）旁路激活系统功能受损，以及对 T 细胞依赖性抗原的抗体反应缺陷，造成患者对病毒感染时间延长或免疫复合物在循环中存在时间过长，引发相关疾病。

第六节 遗传性自身免疫性疾病

自身免疫,是指人体对自身成分识别,并产生自身抗体或自身反应性T淋巴细胞,这种自身免疫反应,可存在于正常机体,协助机体清除衰老细胞,保持内环境稳定。但当与自身免疫相关的遗传背景发生改变,自身免疫反应超出正常限度,就会对自身组织发生异常攻击,而产生病理性损伤,表现出相应的临床症状与体征,称为遗传性自身免疫性疾病(hereditary autoimmune disease)。尽管这一类疾病具有一些共性,如常呈慢性发作、多发于女性、血清中存在特异性或非特异性自身抗体、激素或免疫抑制剂治疗有一定疗效,但其发病机制不明,涉及多基因、多因素,临床治疗效果不甚理想。近年来开展的全基因组关联研究(genome wide association studies, GWAS)开启了复杂性疾病研究的新历程,尤其在自身免疫性疾病的研究方面应用极有价值,目前已发现200多个基因座位与一种或多种自身免疫紊乱有关。

遗传性自身免疫性疾病有以下几个特点:① 患者血清中可测到高效价的自身抗体和/或血液中有针对自身抗原的致敏淋巴细胞;② 自身抗体或自身致敏淋巴细胞可作用于靶细胞,造成相应组织器官的病理损伤和功能障碍;③ 实验动物中可复制出相似的病理模型,疾病可通过患病动物的血清或效应淋巴细胞被动转移;④ 病情转归与自身免疫反应的强度有关;⑤ AID常有反复发作和慢性迁延倾向,用免疫抑制剂有一定疗效;⑥ 具有遗传基础,且女性较多见。

一、自身免疫性疾病的分类

自身免疫性疾病的分类可按自身抗原(即靶组织)的分布分为全身性自身免疫性疾病(即非器官特异性)和局限性自身免疫性疾病(即器官特异性)两类;或者按病程分为急性自身免疫性疾病和慢性自身免疫性疾病两类。自身免疫性疾病大多为原发性,少数为继发性。原发性自身免疫性疾病与遗传密切相关,常为终身性疾病;继发性自身免疫性疾病多与某些药物、外伤、感染有关,预后较好。原发性自身免疫性疾病的分类见表11-10。

表11-10 原发性自身免疫性疾病种类

类别	病名	靶抗原	相关的HLA位点
器官特异性自身免疫性疾病	甲状腺功能亢进症	甲状腺细胞TSH受体	DR3、B8
	桥本氏甲状腺炎	甲状腺细胞微粒体	DR3、DR5、B8
	重症肌无力	乙酰胆碱受体	DR3、B8、A1
	胰岛素依赖性糖尿病	胰岛β细胞	DR3、DR4
	特发性艾迪生(Addison)病	肾上腺细胞	DR3
	古德帕斯丘综合征(Goodpasture syndrome,肺出血肾炎综合征)	肺泡、肾小球基底膜	DR2、B7

（续表）

类　　别	病　　名	靶　抗　原	相关的 HLA 位点
全身性自身免疫性疾病	系统性红斑狼疮	细胞核、组蛋白、DNA、RNA	DR3、DR2、B8
	类风湿关节炎	变性 IgG	DR1、DR4
	干燥综合征	线粒体、细胞核、核小体	DR5、B8
	硬皮病	DNA、异构酶、核小体	B8
	自身免疫溶血性贫血	红细胞	B8
	特发性血小板减少性紫癜	血小板	DR2、B8

二、自身免疫性疾病的遗传基础

已有大量动物实验和临床实验表明，自身免疫性疾病具有遗传基础，有些为单基因病，有些为多基因病和染色体病，并具有一定的遗传异质性。自身免疫性疾病往往与 HLA 基因具有较强的关联性，其中最典型的例子是强直性脊柱炎，而类风湿关节炎、药物性狼疮、天疱疮、IgA 肾病、1 型糖尿病多与 HLA－DR1/4 有关。必须强调的是自身免疫性疾病不是简单的遗传病，研究表明 HLA－B27 阳性患者虽然罹患强直性脊柱炎，但 98% 的患者终身不患其他自身免疫性疾病。HLA 影响宿主对自身免疫性疾病易感性的确切机制仍未完全阐明，而不同基因型的 HLA 分子与自身抗原的结合能力不同，因此将自身抗原递呈给自身反应性 T 细胞并使其活化增殖的能力也不同。此外，HLA 和微生物抗原肽之间还可以通过分子模拟的方式产生交叉反应，引发对自身抗原的攻击而产生自身免疫。

HLA 基因并非自身免疫性疾病唯一相关遗传因素，还存在一些非 HLA 基因与之相关。如补体 C1、C4 的遗传性纯合缺失与系统性红斑狼疮相关。细胞凋亡基因编码蛋白质异常，包括 Fas 和 FasL 与许多自身免疫性疾病都有相关性，如类风湿性关节炎、弥漫性毒性甲状腺肿等。另外，与 TNF－α 和 IL－10 等细胞因子表达水平相关的基因，也可以影响自身免疫性疾病的易感性。已有报道在人类中，糖尿病的易感基因在 *TNF* 基因与 *HLA－B* 之间，研究表明猩猩患糖尿病极少，比较猩猩与人的基因，猩猩在 *TNF* 基因与 *HLA－B* 之间缺失了长度约 130 kb～160 kb 的基因，这说明该区的某些基因参与了疾病的易感性。

随着对自身免疫性疾病研究的不断深入，关于自身免疫性疾病的遗传特征可以总结如下。任何一种自身免疫性疾病的易感性都受多个基因的影响；有些基因与多种自身免疫性疾病易感性有关；不同种属哺乳动物的自身免疫性疾病易感基因之间相似度较高；人类自身免疫性疾病易感基因分布较广，至少有 18 个基因群，分别位于第 3、7、11、12、16、19 号染色体上，一般认为，只有当多个易感基因在宿主体内组合才能导致自身免疫性疾病发病。

三、几种常见的自身免疫性疾病

（一）胰岛素依赖性糖尿病

胰岛素依赖性糖尿病（insulin-dependent diabetes mellitus，IDDM），又称为 1 型糖尿病，

是因为自身免疫损伤后影响血糖代谢而发生的疾病。自身免疫攻击的对象包括胰岛素、谷氨酸脱羧酶和胰岛 β 细胞膜蛋白等。患者胰岛内有大量淋巴细胞浸润，而胰岛 β 细胞表面表达 HLA－Ⅱ类分子。此外，在患者体内可检测到抗胰岛素和抗胰岛 β 细胞的自身抗体。IDDM 患者的后代，发病率高达 25% 左右，单卵双生子的同病率约为 50%。已知与 IDDM 有关的基因有十余种，而约有 70% 患者带有 HLA－DQB1 * *0302*/ * *0301* 基因（编码 HLA－DQ8 分子），约 95% 为 HLA－DQ8 和/或 DR3 阳性。HLA－DR3－DQ2 和 DR4－DQ8 单元型在 IDDM 易感性方面有明显的协同作用，而 HLA－DQ6 和 *DR2* 的基因与 IDDM 呈负相关，其保护作用以显性方式遗传。

（二）桥本甲状腺炎

桥本甲状腺炎（Hashimoto thyroiditis, HT），又称慢性淋巴性甲状腺炎、淋巴性甲状腺肿，最早由日本学者桥本（Hashimoto, 1912）根据组织学特征，首先报道，故又名桥本甲状腺炎，该病是典型的器官特异性自身免疫性疾病之一。该病多见于 30～50 岁女性，起病隐匿，发展缓慢病程较长，主要表现为无痛性甲状腺肿大，多数为弥漫性，少数可为局限性，部分以颜面、四肢肿胀感起病，表现为甲状腺功能减退。该病为多基因遗传病，但环境因素如高碘饮食和感染可以诱发该病。发病机制不完全明了，有研究表明，本病可能与 HLA－DR 有关，导致对 T 细胞的抑制功能缺陷，这些自身反应性 T 细胞攻击自身甲状腺组织而导致慢性的甲状腺炎，随着甲状腺组织逐步被破坏，甲状腺可逐步缩小。许多患者也会并发其他自身免疫性疾病，包括类风湿关节炎，系统性红斑狼疮，干燥综合征，恶性贫血，以及其他自身免疫性内分泌疾病，如甲状旁腺功能减退，IDDM，艾迪生病等。患者的甲状腺组织有大量淋巴细胞浸润、纤维化、间质萎缩，以及腺泡细胞的嗜酸性变等组织学病变。早期实验室检查可见正常三碘甲（状）腺原氨酸（T3）、甲状腺素（又称四碘甲（状）腺原氨酸，T4）和甲状腺过氧化物酶抗体（TPOAb）滴度增高，部分患者血清中有抗甲状腺球蛋白抗体（TGAb）及抗微粒体抗体（TMAb）。甲状腺放射性碘（^{131}I）吸收可增高，疾病后期 T4 降低，甲状腺放射性碘吸收降低，促甲状腺激素（TSH）增高。

（三）系统性红斑狼疮

系统性红斑狼疮（systemic lupus erythematosus, SLE）是非器官特异性自身免疫性疾病中最典型的例子，累及多个组织器官，包括皮肤、关节、心血管、肾、肝等部位和血细胞。临床表现复杂多样，呈反复发作并进行性加重。该病患者体内出现的主要自身抗体是抗核抗体，如抗 DNA、组蛋白、RNA 和核仁的抗体。70%～80% SLE 患者血液中存在狼疮细胞，它是受损的白细胞在抗核抗体作用后发生破裂和溶解，形成游离的均质小体，小体被单核细胞吞噬后即形成狼疮细胞。SLE 的确切病因尚不明确，可能为过度的外源性刺激或调节功能缺陷促使 B 细胞过度活化，产生多种自身抗体，从而导致免疫复合物沉积或原位形成。不同种族具有不同的 SLE 易感基因，白种人发病可能与 HLA－B8 和 DR3 的连锁不平衡有关，亚洲东南部人群中 HLA－DRB1 * 1502－DQB * 0501 基因单倍型与 SLE 的易感性明显相关。HLA－DR2 和 DR3 通常与 SLE 的易感增加有关。另外，某些药物的长期使用可以诱发 SLE 样综合征，但停药后往往可以恢复；环境因素、雌孕激素、感染等其他综合因素也参与发病。

（四）类风湿关节炎

类风湿关节炎（rheumatoid arthritism, RA）是以慢性进行性关节滑膜，以及关节软骨损坏为特征的炎症性疾病，几乎影响到全球人口的1%。女性的发病率是男性的4~5倍。其主要表现为：滑膜炎反复持久发作、关节内骨和软骨遭破坏，皮下结节、动脉炎等关节外系统的表现也很常见。RA的病因迄今不明，它是一种与细菌、病毒、性激素、遗传等因素密切相关的疾病。病毒因素中，EB病毒曾引起重视，在预先感染了EB病毒并显示有特异性抗体的患者中，证实该抗体同时能识别EB病毒糖蛋白gp110，和患者HLA-DW4分子中含QKRAA的肽段。1976年Stastny等证实，RA患者的DW4基因频率增高。随后，其他一些发现还证实了RA的易感性主要与编码*DR4*的基因相关。但也发现很大一部分RA发生在缺乏DR4的个体，尤其在以色列犹太人和美洲黑人中，DR4阴性的RA明显占优势。这些人群中，RA的易感性与DR1相关。目前认为，没有单一的HLA基因能完全解释RA的风险性，此外，已知多个非*HLA*基因（如HSP基因）与RA相关。

（张雁云　钱　柳）

建议阅读文献

1. Yamamoto F. Molecular genetics of ABO. Vox Sang, 2000, 78(suppl 2): 91-103.
2. Avent ND, Reid ME. The Rh blood group sytem: a view. Blood, 2000, 95: 375-387.
3. Charron D. HLA2000. Vox Sang, 2000, 78(suppl 2): 27-28.
4. Neefjes J, Jongsma ML, Paul P, Bakke O. Towards a systems understanding of MHC class I and MHC class II antigen presentation. Nat Rev Immunol, 2011, 11(12): 823-836.
5. Kindt TJ, Osborne BA, Goldsby RA. Kuby Immunology, 6th Ed, Gordonsville, VA 22942: W. H. Freeman Publishers, 2007.
6. 范丽安，周光炎. 人类基因组MHC测序及其免疫学意义. 上海免疫学杂志，1999，19：321-322.
7. Robinton DA, Daley GQ. The promise of induced pluripotent stem cells in research and therapy. Nature, 2012, 481: 295-305.
8. Parekkadan B, Milwid JM. Mesenchymal stem cells as therapeutics. Annu Rev Biomed Eng, 2010, 12: 87-117.

建议浏览网站

1. European Federation for Immunogenetics. www.efiweb.org
2. Institut Pasteur. http://www.pasteur.fr/ip/easysite/pasteur/en
3. http://stemcells.nih.gov/info/Regenerative_Medicine/Pages/Default.aspx

思　考　题

1. 母胎红细胞血型抗原不合为何会引起新生儿溶血症？请举例说明之。
2. 简述人类人体白细胞抗原（HLA）区域主要结构特点。
3. 简述器官移植配型的原则与方法。
4. 遗传性免疫缺陷病的主要特征，请举例说明。

英文阅读

Current Challenges in iPSC Research

Reprogramming poses several challenges for researchers who hope to apply it to regenerative medicine. To deliver the desired transcription factors, the DNA that encodes their production must be introduced and integrated into the genome of the somatic cells. Early efforts to generate iPSCs accom plished this goal using retroviral vectors. A retrovirus is an RNA virus that uses an enzyme, reverse transcriptase, to replicate in a host cell and subsequently produce DNA from its RNA genome. This DNA incorporates into the host's genome, allowing the virus to replicate as part of the host cell's DNA. However, the forced expression of these genes cannot be controlled fully, leading to unpredictable effects. While other types of integrating viruses, such as lentiviruses, can increase the efficiency of reprogramming, the expression of viral transgenes remains a critical clinical issue. Given the dual needs of reducing the drawbacks of viral integration and maximizing reprogramming efficiency, researchers are exploring a number of strategies to reprogram cells in the absence of integrating viral vectors or to use potentially more efficient integrative approaches.

Before reprogramming can be considered for use as a clinical tool, the efficiency of the process must improve substantially. Although researchers have begun to identify the myriad molecular pathways that are implicated in reprogramming somatic cells, much more basic research will be required to identify the full spectrum of events that enable this process. Simply adding transcription factors to a population of differentiated cells does not guarantee reprogramming — the low efficiency of reprogramming in vitro suggests that additional rare events are necessary to generate iPSCs, and the efficiency of reprogramming decreases even further with fibroblasts that have been cultured for long time periods. Furthermore, the differentiation stage of the starting cell appears to impact directly the reprogramming efficiency; mouse hematopoietic stem and progenitor cells give rise to iPSCs up to 300 times more efficiently than do their terminally-differentiated B- and T-cell counterparts. As this field continues to develop, researchers are exploring the reprogramming of stem or adult progenitor cells from mice and humans as one strategy to increase efficiency compared to that observed with mature cells.

As these discussions suggest, clinical application of iPSCs will require safe and highly efficient generation of stem cells. As scientists increase their understanding of the molecular mechanisms that underlie reprogramming, they will be able to identify the cell types and conditions that most effectively enable the process and use this information to design tools for widespread use. Clinical application of these cells will require methods to reprogram cells while minimizing DNA alterations. To this end, researchers have found ways to introduce combinations of factors in a single viral "cassette" into a known genetic location. Evolving tools such as these will enable researchers to induce programming more safely, thereby informing basic iPSC research and moving this technology closer to clinical application.

第十二章

肿瘤遗传

肿瘤是临床常见的威胁人类健康的严重疾病之一。据统计，发达国家中因肿瘤导致的死亡约占全部死亡人数的20%。因此，肿瘤发生机制的研究，及其预防和治疗，一直是生物医学领域关注的重点。

一般而言，肿瘤有三种主要类型：一是起源于间叶组织，如骨、肌肉、结缔组织及神经组织的肉瘤(sarcoma)；二是起源于上皮组织，如肠道、呼吸道等各种管腔上皮的肿瘤(carcinoma)；三是起源于血液系的恶性肿瘤，如白血病和淋巴瘤。

肿瘤遗传学研究表明，肿瘤是一种遗传病，因为细胞癌变是细胞内一系列遗传物质损伤或突变的结果。然而，有别于普通遗传病的是：并不是所有肿瘤都有家族遗传史，因此通常把肿瘤分为遗传型（有家族史）和散发型（无家族史）两种，其中遗传型肿瘤只占全部肿瘤的5%左右，散发型占大多数。无论是遗传型肿瘤还是散发型肿瘤，两者的遗传学变异常常是一致的，前者的遗传损伤和突变往往是家族中世代遗传的，而散发型肿瘤的遗传损伤和突变在个体的体细胞中发生，是体细胞的基因突变事件，一般没有家族史，是一种体细胞遗传病(somatic genetic disorder)；因此并非所有癌症都是世代遗传的。遗传型肿瘤大致又有两种类型，一部分肿瘤呈现明显的孟德尔遗传方式，如视网膜母细胞瘤、肾母细胞瘤等，它们多数呈常染色体显性遗传。但大部分癌变是遗传因素和环境因素共同作用的结果，具有多基因遗传的特征，家族中个体肿瘤易感性高于一般群体2～3倍，表现为非典型的家族遗传格局。研究还表明细胞癌变是一个复杂的多步骤过程，既有遗传因素的作用，也有环境因素的影响。能导致肿瘤的环境因素是多种多样的，如化学致癌剂、放射性物质、空气污染、病毒等病原微生物和某些疾病的慢性刺激，以及长期的不良饮食习惯等。各种环境因素直接或间接地作用于细胞内的遗传物质，引起基因突变并由此导致细胞凋亡(apoptosis)机制紊乱，诱发细胞癌变。

肿瘤遗传学(cancer genetics)就是从遗传方式、遗传流行病学、细胞遗传学，以及分子遗传学等不同方面分析肿瘤发生的机制与规律，从而探讨肿瘤防治的新途径，是一门多学科渗透的新兴学科。自20世纪70年代以来，肿瘤遗传学的研究得益于分子遗传学技术的发展，取得了一系列重要的研究成果。癌基因、肿瘤抑制基因，以及基因组稳定性变异(genomic stability variation)的发现都促进了对细胞周期及细胞凋亡机制的深入理解，使人们对肿瘤发生和发展的认识日趋深入。正是基于对肿瘤遗传机制深入研究的需要，美国科学家Dulbecco于1986年首次提出：征服癌症必须从人类基因组测序入手，深入研究哪些基因与肿瘤发生与演变相关的机制。这一倡议不仅对肿瘤遗传学研究具有重要的指导意义，更重要的是“人类基因组测序”的设想得到了美国乃至全世界生物、医学界的广泛认同和热烈响应,拉开了人类基因组计划(Human Genome Project, HGP)的序幕。该计划在美、英、日、法、德、中等国科学家经过十余年的共同努力于2003年完成了基因组测序工作。HGP由此进入基因组学(Genomics)研究的新阶段——以全基因组为对象的系统研究,在经典的基因鉴定、定位和基因结构与功能分析的基础上促进基因库建设;着重研究基因组内各种编码、非编码序列的相互关系及其功能集成。基因组学的研究促成了蛋白质组学(proteomics)和转录物组学(transcriptome)的形成和发展。转录组学和蛋白质组学分别从转录和蛋白质角度系统研究细胞特定生活阶段的基因表达,和基因组活动及其变异,研究与特定功能相关的一组基因的表达,分析mRNA的转录和变异;分析与之相关的蛋白质种类、空间构型及其变异,以及各种蛋白质相互作用的机制。以此深入分析细胞癌变的过程与机制,为肿瘤靶向治疗和药物筛选提供理论依据。近年来世界各国的许多癌症研究中心开展了基于肿瘤细胞突变基因谱分析和转录组学分析的新药研发,以及肿瘤靶向治疗和肿瘤个性化治疗,并已取得了可喜的进展。

第一节 细胞癌变的基础——遗传变异

一、染色体变异与癌变

在肿瘤病因学研究的数十年历史中,肿瘤细胞的染色体变异一直是人们关注的热点。早先的研究主要是分析探讨各种肿瘤特异的染色体变异,及其与肿瘤发生的关系。1982年,第六届国际人类基因制图会议(HGM 6)首次公布了近十种恶性肿瘤中发现的特异性染色体变异。肿瘤的染色体畸变,既有数量变异也有结构变异,种类繁多,扑朔迷离,所以在相当长的一段时间里染色体变异与肿瘤发生的相关性研究没有大的进展和发现。基因重组、扩增、原位杂交等分子遗传学技术的发展与应用,使肿瘤遗传学变异的研究有了新的突破。20世纪80年代,大量肿瘤细胞遗传学研究证实,肿瘤原发性染色体变异的特异性主要表现在重排断裂点上,即不同的染色体重排涉及某个共同的断裂点,它是肿瘤发生的遗传基础。

肿瘤中特异的重排断裂点也称为癌断点(cancer breakpoint)。HGM10 (1989)确认的重排断裂点已达147个,分布在除Y染色体外的所有染色体上,与此相关的肿瘤有43种。而肿瘤细胞中多数染色体变异是细胞癌变过程中的继发变异。即使是原发的染色体重排,其重排断裂点的肿瘤特异性也并不很严格,如伯基特淋巴瘤(Burkitt lymphomo)的特异断点是8q24,此断点也见于T细胞系恶性肿瘤。慢性粒细胞白血病(chronic myelocytic leukemia, CML)特异的9/22染色体易位产生的Ph^1染色体(图12-1),在约30%的急性淋巴细胞白血病(acute lymphoblastic leukemia, ALL)患者中也呈阳性。必须指出,与细胞癌变直接相关的原发性染色体畸变的鉴别,对癌变的分子机制的研究极为重要。正是因为锁定了慢性粒细胞白血病特异的Ph染色体,才发现了9/22染色体易位,导致9q34的原癌基因*ABL*与22q11处的断点聚集区(*BCR*)的重组,是细胞癌变的主要原因。不同肿瘤的染色体重排并不相同。造血系恶性肿瘤与间叶细胞瘤中常见的重排是染色体易位,而实体瘤中多见的是缺失或非整倍体变异。大量研究表明,染色体重排的异质性与肿瘤发生的不同机制相关。一般来说,

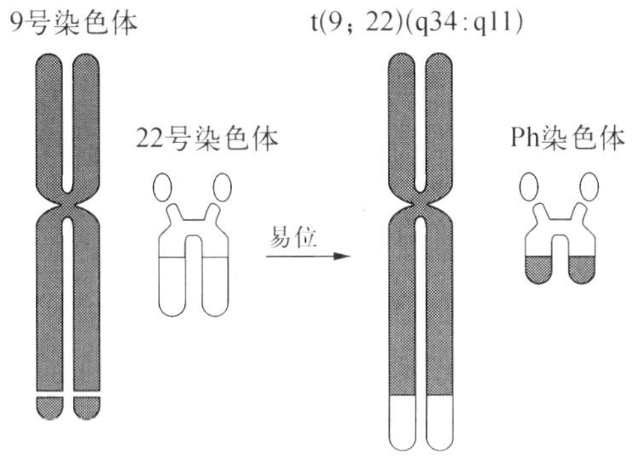

图 12-1　慢性粒细胞白血病(CML)患者的 Ph[1] 染色体

染色体易位常与原癌基因的激活有关,而缺失、等臂等重排则与肿瘤抑制基因的丢失相关。表 12-1 列举了血液系恶性肿瘤中常见的染色体易位。Sandberg (1988)曾提出肿瘤染色体重排的特异性与肿瘤细胞起源相关;即同一细胞系起源的不同组织或器官的肿瘤,具有相同的染色体重排。如由生殖嵴发育分化形成的组织器官的肿瘤(如睾丸癌、精细胞癌、畸胎瘤等)大多出现 i(12p)重排,又如神经嵴起源的神经系肿瘤中常见 1 号或(和)22 号染色体异常。在后续的肿瘤基因组突变研究中获得了支持上述观点的证据,如与室管膜瘤、脑膜瘤等高度相关的肿瘤抑制基因 *NF2* 就位于 12 号染色体。

表 12-1　血液系恶性肿瘤染色体易位

肿　瘤	染色体易位	百分比(%)	相关癌基因
伯基特淋巴瘤(Burkitt lymphoma)	t(8; 14)(q24; q32)	80	
	t(8; 22)(q24; q11)	15	*MYC*
	t(2; 8)(q11; q24)	5	
慢性粒细胞白血病	t(9; 22)(q34; q11)	90~95	*BCR-ABL*
急性淋巴细胞白血病	t(9; 22)(q34; q11)	~15	*BCR-ABL*
急性 T 淋巴细胞白血病	t (1; 14)(q32; q11)	7	*SCL*
(仅列举部分)	t (10; 14)(q24; q11)		*TCL1A/HOX11*
	t (8; 14)(q24; q11)		*TCRA/MYC*
	t (7; 10)(q35; q24)		*HOX11*
急性淋巴母细胞白血病	t(1; 19)(q23; p13)	3~6	*TCF-PBX1*
急性髓细胞白血病	t(15; 17)(q22; q11)	~95	*RARA-PML*
	t(6; 9)(p23; q34)		*CAN-DEK*
慢性淋巴细胞白血病	t(11; 14)(q13; q32)	~30	*BCL1*
滤泡性淋巴瘤	t(14; 18)(q32; q21)	~95	*GCL2*

染色体变异的另一表现是脆性部位(fragile site),其特征是中期分裂相染色体的某些部位频繁地出现断裂、裂隙或三射体。据 HGM 10 报告,已有 113 个脆性部位定位于人类的染色体上。还有不少报告指出某些脆性部位的表达与肿瘤发生相关。如在结肠腺癌细胞中发现 8q22 和 16q22 缺失,而在患者淋巴细胞中均发现该部位的脆性频率升高。又如小细胞肺癌细胞的特异重排是 del(3)(p14p21),患者外周血淋巴细胞可表现高频率的 fra(3p14)。

Yunis(1983)和 Hecht(1988)都曾提出肿瘤发生的脆性部位假说,他们认为相当一部分脆性部位与肿瘤的重排断裂点或细胞癌基因同位或相邻,因此是染色体重排的易感点,直接或间接参与原癌基因激活或肿瘤抑制基因的突变。近年的研究证明约半数微小 RNA(miRNA)基因与脆性部位同位或相邻,而 miRNA 直接或间接参与细胞癌变已得到大量研究证实。另一方面,Sutherland(1988)等鉴于 fra(3p14)在正常人中也有较高表达而认为,现有证据不足以证明脆性部位表达频率升高会引起肿瘤易感性升高。

表 12-2 根据 OMIM、HGM 10 及相关文献比较了 70 余个癌基因与染色体重排断裂点,以及脆性部位的空间关系,发现其与脆性部位同位或相邻的有 39 个(55.7%);与染色体重排断裂点同位或相邻的有 57 个(81.4%);而重排断裂点、脆性部位及癌基因三者同位的有 36 个(50%)。此外,脆性部位分布的 98 条染色体带中有 57 处是肿瘤重排断裂点,占 58.2%。这都表明脆性部位分布具有非随机性。它所表现的结构不稳定性无疑构成了染色体重排的前提。至少部分脆性部位与染色体重排及癌基因激活存在着某种内在联系。缺失、易位及脆性部位等染色体变异只是细胞转化的细胞学表现,其实质的影响,是导致癌基因激活、肿瘤抑制基因杂合性丢失等分子水平的变异,继而诱发细胞癌变。

二、癌 基 因

癌基因(oncogene)的发现,是肿瘤遗传基础研究的重大突破,为我们探索细胞癌变的机制提供了诱人的前景。人类基因组内已发现与细胞癌变相关的基因近 400 个,包括癌基因、肿瘤抑制基因,以及和基因组稳定性相关的 DNA 修复系统的基因,约占基因组内蛋白编码基因总量的 2%。表 12-2 中仅列举了部分癌基因。癌基因是指一段能引起细胞恶性转化的核苷酸序列;它首先被发现于病毒的基因组(1970),继而又在动物和人体细胞等真核细胞基因组中发现了病毒癌基因的同源序列。

表 12-2 重排断裂点、脆性部位及细胞癌基因的分布⁺

细胞癌基因(c-onc)	定 位	类 别	细胞癌基因(c-onc)	定 位	类 别
ABL	9q34.1	STF	*ERBB2 = HER2*	17q12	GFR
AKT1	14q32.3	STF	*ERBB3* *	12q13.2	GFR
ARAF1 = PKS2	Xp11.2	STF	*ERG*	21q22.3	TF
ARG * = *ABL2*	1q25.2	STF	*ETS1* *	11q23-q24	TF
BCL1 * = *CCND1*	11q13	STF	*ETS2*	21q22.2	TF
BCL2 *	18q21.3	ARF	*FES*	15q26.1	STF
BAX	19q13.3	ARF	*FGFR1*	8p11.2	GFR
CBL2 *	11q23.3	STF	*FGFR2* *	10q26.1	GFR
CSF1R = FMS	5q33-q34	GFR	*FGFR3*	4p16.3	GFR
ELK1	Xq11.2	ARF	*FGR* * = *SRC2*	1p36.1-p36.2	STF
ELK2	14q32.3	ARF	*FLT*	13q12	GFR
EPH *	7q34-q35	STF	*FOS* *	14q21-q22	TF
ERBA1 = THRA	17q11-q12	TF	*GLI1* *	12q13.2-q13.3	STF
ERBA2 * = *THRB*	3p22-p24.1	TF	*NMYC = GLI2*	2p24	TF
EGFR * = *ERBB1*	7p11-p13	GFR	*HCK*	20q11-q12	STF

（续表）

细胞癌基因(c-onc)	定 位	类 别	细胞癌基因(c-onc)	定 位	类 别
HLM2	1pter－p36	?	*MYC* *	8q24	TF
HRAS1 *	11p14.1	STF	*NGL*＝*NEU*	17q21－q22	GFR
HST * ＝*FGF4*	11q13	GF	*NRAS* *	1p22	STF
INT1 * ＝*WNT1*	12q13	O	*PIK3CA*	3q26.3	STF
INT2 *	11q13	GF	*PDGFB* * ＝*SIS*	22q13.1	GF
INT4 * ＝*WNT3*	17q21.3	STF	*PDGFR*	5q32	GFR
JUN *	1p31	TF	*PIM1*	6p12－p21.3	STF
KIT	4q11	GFR	*RAF1*＝*MIL*	3P25	STF
KRAS2	12p12.1	STF	*RALA*＝*RAL*	7p14.1	STF
LCO *	2q14－q21	O	*REL* *	2p13－cen	TF
LCK＝*p56*	1p35.1	STF	*RHOB* * ＝*ARH6*	2p24.1	STF
LMYC *	1p32	TF	*RHOC*＝*ARH9*	1p13.2	STF
LYN *	8q12	STF	*RHOA* ＝*ARH12*	3p21.3	STF
MAS1 *	6q24－q27	GFR	*ROS*＝*MCF3*	6q22	GFR
MCF2 * ＝*DBL*	Xq27	STF	*RRAS* *	19q13.3	STF
MDM2	12q15	ARF	*SEA* *	11q13	O
MEL * ＝*RAB8*	19p13.1	O	*SKI*	1q22－q24	TF
MET *	7q21－q31	GFR	*SPI1*	11p11.2	TF
MLL *	11q23.3	TF	*SRC*	20q11.2	STF
MOS	8q11	STF	*TRK* *	1q31－q41	GFR
MYB	6q22	TF	YES1 *	18q21.3	STF

注：＋ 此表根据 Online Mendelian Inheritance in Man(OMIM)及相关文献整理；＊ 表示与染色体重排断裂点，以及脆性部位同位的癌基因，共36个。类别代号：GF：生长因子；GFR：生长因子受体；STF：信号传导因子；TF：转录因子；ARF：凋亡调控因子；O：其他。

（一）病毒癌基因与细胞癌基因

1910年Peyton Rous用鸡肉瘤的无细胞抽提液，接种到健康鸡体内，诱发了新的肉瘤，由此，首次获知、发现了致癌病毒：劳斯肉瘤病毒(Rous sarcoma virus, RSV)。RSV是一种逆转录病毒(retrovirus)，它的基因组由单链RNA组成，属RNA病毒。

1970年，Temin等在逆转录病毒研究中取得了突破性进展，发现了RNA病毒遗传信息表达，以及病毒感染的关键物质——逆转录酶(reverse transcriptase, RT)。病毒感染宿主细胞时，逆转录酶使病毒RNA反转录出病毒DNA，后者整合到宿主DNA中，这种整合的逆转录病毒DNA称为原病毒，依赖宿主的DNA复制、转录及翻译系统完成病毒增殖。这一感染过程中宿主细胞就可能发生转化，甚至癌变。Martin等(1970)的一项研究证明，细胞癌变与RSV基因组中一个特殊的基因相关，由此确认了病毒癌基因(viral oncogene, v-one)的存在，并命名为*src*基因，写作*v-src*。Duesberg等(1971)揭示了RSV基因组的构成(图12－2)由5′→3′分别是*gag*(病毒核心蛋白基因)、*pol*(逆转录酶基因)、*env*(病毒被膜蛋白基因)和*src*(蛋白激酶基因)。在*gag*基因上游还有一段组装序列(packaging sequence, ψ)是病毒RNA序列装配进病毒颗粒所必需的。RSV基因组两端分别有一段长末端重复序列(LTR)与基因组功能的调控有关。

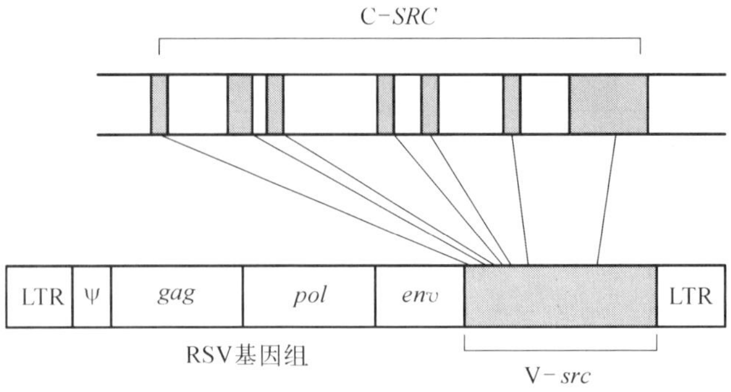

图 12-2 *v-src* 与 *c-SRC* 的示意图

根据逆转录病毒在实验动物中诱发肿瘤的时间不同可将其分为两类：急性转化的逆转录病毒，可以在感染后的几天内使宿主形成肿瘤，此外还可以将培养的细胞转化成肿瘤细胞；慢性或弱成瘤逆转录病毒，则在几个月的潜伏期后才可使实验动物形成组织特异性肿瘤，虽然这类病毒可在体外复制，但却不能使培养的细胞转化为肿瘤细胞。与急性转化逆转录病毒相比，慢性成瘤性逆转录病毒并不携带有病毒癌基因。这样的病毒包括鼠乳腺癌病毒（MMTV），以及各种动物白血病病毒，它们通过"插入性突变"的机制诱发肿瘤。DNA 原病毒整合入宿主细胞基因组原癌基因附近，原癌基因的表达受到位于原病毒长末端重复序列中的转录调控因子的异常调控，在这种情况下原病毒的整合就是一个诱导突变的过程，它激活了原癌基因。必须指出的是，野生型 RSV 并不带有 *src* 基因（RSV^{src-}），因而也无急性致癌作用。这说明病毒癌基因对病毒自身的生长、繁殖不是必需的。该基因的产物 pp60src，相对分子质量 60 000（分子量 60 kD）是一种酪氨酸激酶，能催化细胞中某些蛋白质的酪氨酸磷酸化，由此改变蛋白质的构型与功能，从而诱发细胞转化。该基因的发现推动了癌基因的研究，不仅相继发现了其他一些病毒癌基因，而且也证实了癌基因在真核细胞中的存在，Bishop 等以 *v-src* 的 cDNA 为探针，与正常鸡细胞的基因组杂交，证明鸡细胞基因组中有 *v-src* 的同源序列。由此首次确认，正常真核细胞中有潜在的细胞转化基因，称之为细胞癌基因（cellular oncogene）或原癌基因（proto-oncogene）。此后陆续发现，其他脊椎动物的基因组中也有细胞癌基因的存在。为使病毒癌基因和细胞癌基因不至于相互混淆，分别称之为病毒癌基因（*v-onc*）和细胞癌基因（*c-onc*）。如前所述将 RSV 中的 *src* 基因称为 *v-src*，而将细胞中对应原癌基因称为 *c-SRC*。Parker 通过 *v-src* 与 *c-SRC* 分子杂交的电镜照片，揭示了 *v-src* 的 cDNA 与正常细胞 DNA 的同源序列形成异质双链（heteroduplex）。*c-SRC* 在结构上不同于 *v-src*，它的 7 个外显子由 6 个内含子所分隔，而 *v-src* 上没有内含子，所以杂交图上显示环状结构。

癌细胞基因的 DNA 转染实验证明了人体细胞基因组中有癌基因的同源序列。由人膀胱癌 EJ 细胞株分离出 DNA，并用其转染处于癌前状态的小鼠 3T3 细胞系，转染后 3T3 细胞在体外培养中就形成恶性转化灶，由此分离的转化细胞移植到免疫缺陷的裸鼠体内就会诱发恶性肿瘤。而未经转染的 3T3 细胞正常培养时不形成转化灶；正常细胞移植给裸鼠也不会诱发癌肿。因此，膀胱癌细胞 EJ 带有激活的癌基因是无疑的。

基因重组技术极大地推进了原癌基因的筛查。将病毒癌基因克隆，建立基因文库；克隆的癌基因作为探针与正常细胞基因组杂交，以此检出基因组内的癌基因同源序列——原癌基因，但两者并不完全相同。因原癌基因不能转化细胞，无致癌活性。而且研究发现，原癌基因的正常产物与细胞正常生长繁殖有着密切的联系,有的是直接参与细胞分裂调控的蛋白因子,有的以间接方式介入细胞的生长调控;比如,限制间期细胞向 DNA 合成期演化,以此控制细胞生长和有限增殖。因此,限制约束细胞生长繁殖的原癌基因是细胞正常生命活动必不可少的"门警基因"(gatekeeper gene),它控制了细胞周期的关节点,如间期向合成期的演变。这些基因一旦突变或被异常激活就能使细胞生长增殖失控,导致细胞癌变,这种基因也称为激活的原癌基因。

研究表明病毒癌基因来源于细胞癌基因,其主要依据是:① Hanafusa 用无 *src* 基因的野生型 RSV(无致癌作用)感染鹌鹑,发现有些鹌鹑出现肉瘤,进一步的分子遗传学分析证明,RSV 由 src^- 转变为 src^+。显然,RSV 在感染宿主细胞的过程中把宿主的 *c-SRC* 整合到病毒基因组内形成了 *v-src*;② *v-onc* 在结构上与 *c-onc* 不同,其中 *c-onc* 更为保守,带有分隔序列——内含子,但 *v-onc* 不含间隔序列,且有些 *v-onc* 的核苷酸序列也有细微的变异;③ 迄今已发现的 *c-onc* 中有些并没有与之对应的 *v-onc*,如 *NRAS*(1p22)、*BCL-1*(11q13)和 *BCL-2*(18q21)均无对应的 *v-onc*。

(二)癌基因的分类与命名

根据原癌基因蛋白产物的功能及生化特性,可将癌基因分为五类:生长因子、生长因子受体、信号转导因子、转录因子,以及细胞凋亡调节因子。表 12-2 标明了各个癌基因所属的类别。

1. 生长因子(growth factor, GF) 生长因子是一类分泌性多肽,它通过信号传递刺激诱导靶细胞的增殖。靶细胞都具有与生长因子对应的受体。猿猴肉瘤病毒的 *sis* 基因的研究,揭示了生长因子与逆转录病毒癌基因之间的关系,*sis* 基因是突变的生长因子,使宿主细胞转化癌变。序列分析证实 *sis* 基因与人基因组中血小板衍生生长因子 β 链(PDGFB)同源,这表明突变的生长因子具有癌基因的作用。

2. 生长因子受体(growth factor receptor, GFR) 这是一类由具有内源性酪氨酸激酶活性的生长因子受体基因变异而来的癌基因。酪氨酸激酶作为生长因子受体是一种典型的跨膜蛋白结构,一般由三个区段:细胞外配体结合区、跨膜区及细胞内酪氨酸激酶催化区。生长因子受体是一个将信号单向跨膜传递的"信使分子"。生长因子与受体的胞外配体结合区相结合,使细胞内酪氨酸激酶催化域激活,触发连锁生化反应,继而诱导细胞分裂。生长因子受体的主要功能是参与细胞生长的调节,因此这些受体的基因也是原癌基因家族的重要成员,生长因子受体基因的突变或异常表达都使它们转变为癌基因。

3. 信号传导因子(signal transduction factor, STF) 促有丝分裂信号从细胞外传递到细胞核需要经过一系列复杂的信号传导,信号传导通路是由一组传导因子的级联反应组成的链式传导体系;如生长因子通过细胞膜上的受体向细胞内发出信号;细胞内各环节的传导物质(如蛋白质或小分子肽)多数是通过"磷酸化/去磷酸化反应"(激活/灭活)逐级传导信号,使细胞由静止期转入 DNA 合成期,最终开始细胞分裂。逆转录病毒癌基因 *src* 就是通过信号传导引起细胞癌变的。许多原癌基因都是信号传导通路的组成部分,信号传导基因由于突变转变为癌基因,其活性不受控制,继而使细胞出现无限增殖。

4. 转录因子(transcription factor, TF) 转录因子是一类能够调节靶基因表达的核蛋白。转录调控通常是由转录因子与结构基因中特定的 DNA 序列或 DNA 结构域结合后介导的。不同的转录因子有相似的 DNA 结合区域,如锌指结构。转录因子可看作是信号转导途径的最后一个环节，它将细胞外信号转换为基因表达的调节信号。转录因子家族中的*fos*、*jun*构成AP－1转录复合物，AP－1是由几种相关蛋白组成的复合体，能促进很多目的基因的表达而引起细胞分裂。有转录因子功能的原癌基因通常由于染色体易位而被激活，如诱发伯基特(Burkitt)淋巴瘤的*myc*基因。

5. 细胞凋亡调节因子(apoptotic regulative facter, ARF)　细胞程序性死亡是维持正常组织细胞生长繁殖与死亡之间平衡的一个重要调节机制。正常已分化组织中细胞程序性死亡称为细胞凋亡。研究发现不受细胞凋亡调节的细胞可产生无限增殖并容易形成肿瘤。原癌基因*BCL－2*是抑制凋亡的主要基因之一。

另有一些癌基因的产物及其功能还不太清楚，尚有待进一步研究。

癌基因的命名经国际人类基因制图会议(HGM 8, 1985)讨论确定，病毒癌基因仍沿用原来的命名体系，以首次发现该基因的癌肿病毒命名，以小写字母表示。如*src*在劳斯(Rous)肉瘤病毒基因组内；*abl*由艾贝尔森鼠白血病病毒(Abelson murine leukemia virus) AmuLV中发现；*sis*系猿猴肉瘤(simian sarcoma)病毒的癌基因，*ras*则为鼠类肉瘤(rat sarcoma)病毒。

对于细胞癌基因的命名，HGM规定：细胞癌基因均需用大写字母表示。已明确其细胞内正常产物的用该产物名称的缩写表示；如原癌基因*PDGFB*定位于22q13，是血小板衍生的生长因子β链基因(platelet drivative growth factor β)，其对应的病毒癌基因是*v－sis*。而*v－erbB1*的细胞癌基因是*EGFR*(epiderm growth factor receptor)，是一种表皮生长因子受体。

还不了解其产物的细胞癌基因，则沿用病毒癌基因的名称；如*v－abl*的细胞癌基因为*ABL*。

没有对应病毒癌基因的细胞癌基因，则用其所致肿瘤的缩写命名，如*BRCA1*、*BRCA2*就是乳腺癌(breast cancer)基因。

（三）癌基因的激活机制

原癌基因，既然是细胞正常生命活动的门警基因，正常情况下并不引起细胞转化癌变，只有在它发生了质或量的变异后才具有致癌作用。这个变异过程就是原癌基因的激活(activation)。原癌基因有几种不同的激活方式。

1. 点突变(point mutation)　基因的核苷酸序列中某个碱基的替换会引起密码改变，继而使其蛋白产物发生结构与功能上的突变，这就是点突变。人类肿瘤原癌基因*RAS*家族(*K－RAS*、*H－RAS*、*N－RAS*)中经常可以检测到点突变。据统计，在随机挑选的肿瘤中大约20%的病例存在一个*RAS*基因突变，而在结直肠癌中*RAS*基因的突变超过50%。膀胱癌细胞的*H－ras－1*基因与正常细胞的原癌基因*HRAS1*的序列分析，揭示了两者仅在第12密码的第2个碱基由GGC转变为GTC，使正常的p21蛋白(RAS相关的GTP酶)中第12位甘氨酸突变为缬氨酸，从而与GTP维持恒定的结合，处于激活状态。表12－3简单概括了*ras*类基因在肿瘤细胞中的点突变，研究表明，*ras*族基因的点突变大多涉及第12或第61密码子，提示这两个部位都在p21蛋白的功能区内。需要指出的是，肿瘤的发生并不都由原癌基因的点突变造成，体细胞突变还有其他方式，如：碱基的插入或缺失(indels)或基因缺失、基因序列截短突变等。有证据表明，点突变有细胞癌变的始动作用，但肿瘤的发展和形成还需要其他遗传损伤或其他相关基因的参与，这意味着，多数散发性肿瘤的发生，是体细胞的遗传变异，这种变异在细胞水平发生并经有丝分裂遗传，因此肿瘤是一种体细胞遗传病。

表 12-3 RAS 族癌基因的点突变

基因	癌肿细胞株	密码子(位置)	氨基酸变异
HRAS1	正常细胞	GGC(12)/CAG(61)	甘氨酸/谷酰胺
	膀胱癌 EJ/T24	GTC(12)	甘→缬
	乳腺癌	GAC(12)	甘→天冬
	肺癌 Hs242	CTG(61)	谷酰胺→亮
KRAS2	正常细胞	GGT(12)	甘氨酸
	肺癌 calu-I	TGT(12)	甘→半胱
	结肠癌 480	GTT(12)	甘→缬
NRAS	正常细胞	GGC(12)/CAG(61)	甘氨酸/谷酰胺
	急性粒细胞性白血病	GAC(12)	甘→天冬
	神经母细胞瘤	AAG(61)	谷酰胺→赖

2. 转位激活(transposition activation) 这是原癌基因激活的常见方式。染色体重排,如易位、插入或倒位等使原癌基因与基因组内一些高活性基因的调控序列,如启动子(promoter)或增强子(enhancer)等重组,并被激活。如鸟类白细胞增生病毒(avian leukosis virus, ALV)没有癌基因,但在基因组的长末端重复序列(LTR)中,有一高能转录启动子。Hayward 等(1981)在 ALV 诱导的肿瘤中发现,*c-MYC* 的大量表达是由于与 ALV 基因组重组的结果,即 *c-MYC* 被 ALV 启动子操纵了,继而引起细胞恶变。

染色体易位,是人类血液系恶性癌肿中原癌基因激活的主要方式。由染色体重排引起的原癌基因转位,可以导致原癌基因过量表达而使细胞癌变;也可以使原癌基因与重排染色体的某个基因构成致癌性融合基因。伯基特(Burkitt)淋巴瘤(BL)和慢性粒细胞白血病(chronic myelocytic leukemia, CML)分别是这两种转位激活的典型例子。BL 患者中染色体重排有三种易位,常见的是 t(8;14)(q24;q32)约占 75%(表 12-1;图 12-3),其次是 t(8;22)(q24;q11)约 16% 和 t(2;8)(p12;q24)约 9%。这三种易位的特异之处是均涉及 8q24 的 *c-MYC* 基因。另一不可忽视的问题是参与易位的三条染色体断点均在免疫球蛋白重链或轻链的基因座,都是细胞内高转录活性的基因。*c-MYC* 由三个外显子组成,第一外显子不编码蛋白质,与第二外显子的序列互补,因而转录产物可在此形成“发夹环”,从而控制其表达。MYC 蛋白质由 439 个氨基酸组成,相对分子质量 48 800(分子量为 48.8 kD)。近年来的一些研究表明,MYC 蛋白是核内转录因子,参与基因组复制及转录的调控。8/14 易位中 *c-MYC* 通常不含第一外显子,第二外显子的断点在 5′端。*c-MYC* 5′端的断点与 14q32 的 Ig 重链 μ 基因(IgHcμ)5′端形成“头对头重组”,使其置于 IgHcμ 的增强子控制下,引起 *c-MYC* 表达失控,导致细胞癌变。限制性酶切片段长度多态性(RFLP)分析显示 Ig 基因的断点是可变的,有的在 Ig 基因 J 区,有的在 S 区。在 2/8 和 8/22 易位中,*c-MYC* 的断点在基因的 3′端,而 2p12 的 Igκ 基因和 22q11 的 Igλ 基因的则易位到 *c-MYC* 3′端与之重组,使其激活。研究表明,*c-MYC* 激活后过量表达的产物与正常的 MYC 产物没有质的差别,因此,正是 *c-MYC* 基因的异常激活和过量表达导致了伯基特(Burkitt)淋巴瘤。基因转染试验表明 *c-MYC* 激活只能引发细胞转化的始动,进一步的癌变还需要其他遗传学变异或其他基因的参与,如 EB 病毒可以与失控的 *MYC* 基因协同致癌。研究表明 BL 的原癌基因激活模式在 T 或 B-淋巴细胞系白血病中具有广泛的代表性。滤泡性淋巴瘤的 t(14;18)(q32;q21)

易位和B-细胞型慢性淋巴细胞白血病的 t(11;14)(q13;q32)易位(表 12-1)均被证实与伯基特(Burkitt)淋巴瘤有相似的原癌基因激活机制,只是所涉及的原癌基因是 *BCL-2*、*BCL-1*,它们都是与 14q32 的 *Ig* 基因重组后激活的。T-细胞型白血病中的分析表明染色体重排与 14q11(表12-1)的 T 细胞受体(*TCR*)基因密切相关,*TCR* 与 *Ig* 基因相似,也是细胞中具高转录活性的基因。因此,尽管不同白血病和淋巴瘤所涉及的癌基因可能不一样,但其激活方式有共同之处,即原癌基因经染色体重排后都是与基因组内具有高转录活性调控序列的基因如 *Ig*、*TCR* 等重组而被激活的。

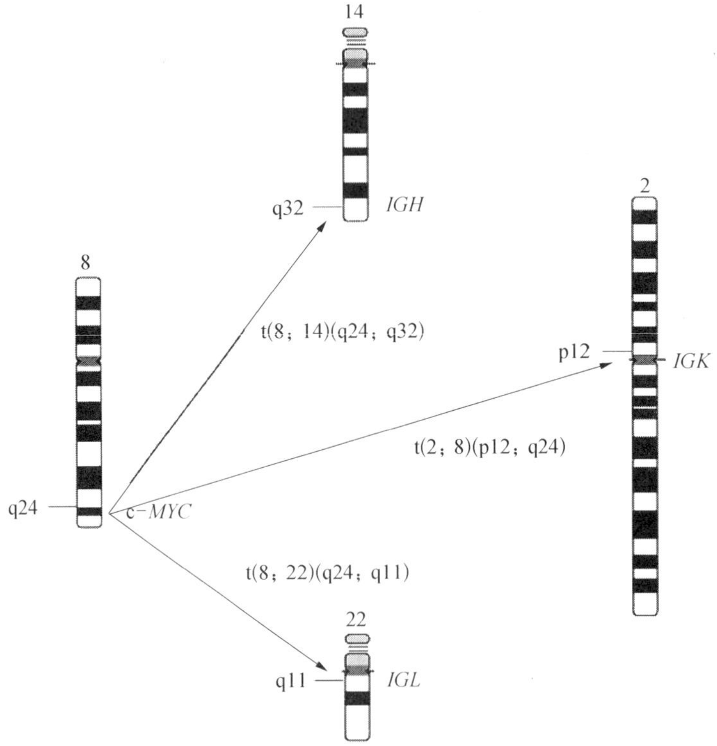

图 12-3 伯基特(Burkitt)淋巴瘤的染色体易位

与伯基特(Burkitt)淋巴瘤不同的是慢性粒细胞白血病(CML)中 Ph 易位引起细胞癌基因 *ABL* 基因激活的模式,在绝大部分(90%)CML 患者及部分急性淋巴细胞白血病(acute lymphocytic leukemia,ALL)患者中都发生特异的染色体易位 t(9;22)(q34;q11)。9q34→qter 和 22q11→qter 相互易位产生 $9q^+$ 和 $22q^-$ 两条易位染色体。$22q^-$ 就是慢性粒细胞白血病的标记染色体(marker chromosome),因首先由美国费城的研究小组发现、鉴别,而被命名为费城染色体(Philadelphia chromosome),简称为 Ph^1 染色体。(图 12-1)分子生物学研究揭示,t(9;22)(q34;q11)易位导致 9q34 的原癌基因 *ABL* 与 22q11 处的断点聚集区(breakpoint cluster region, *BCR*)发生重组,带有 3′-*ABL* 原癌基因的 9q34→qter 易位到 22q11 的 5′-*BCR* 处形成 *BCR-ABL* 融合基因(图 12-4)。*BCR* 基因全长约 90 kb 含 20 个外显子,*BCR* 的第 10~14 外显子区段约 5.8 kb,断裂常发生于此;正常 *ABL* 基因含 11 个外显子,断点主要在基因起始点到第二外显子之间,正常 *ABL* 基因的转录产物约 6 kD,为一种相对分子质量为 14 500(分子量为 145 kD)的酪氨酸激酶编码,p145 是一种低活性磷酸化激酶,受细胞的"生长因子–受体"复合系统的控制。而 *BCR*–*ABL* 融合基因的转录产物在 CML 中为 8.5 kD,合成一种 210 kD 的蛋白质(p210);但在急性淋巴细胞白血病(ALL)患者的 Ph 易位,约 60% *BCR*–*ABL* 融合基因的转录产物则为 7.0 kD,编码 190 kD 蛋白质(p190),另 40% 患者的 *BCR*–*ABL* 融合与 CML 相同。p210 和 p190 的 N 端(氨基端)由 5′–bcr 序列编码,C 端(羧基端)则由 3′–*ABL* 基因序列编码。p210 与 p190 均表现为增强的酪氨酸激酶活性,并且脱离了"生长因子–受体"复合系统的控制,从而引起造血干细胞癌变。据分析,p190 的酶活性约为 p210 的 5 倍,与疾病的急性表现相关,*BCR*–*ABL* 融合提供了原癌基因激活的质变模型,这与 BL 中 c–myc 的激活不同,它产生了与正常基因产物异质的蛋白激酶,从而脱离了细胞正常生长的调控导致干细胞癌变。近年的研究表明在 CML 急性发作时还有别的突变基因的参与。

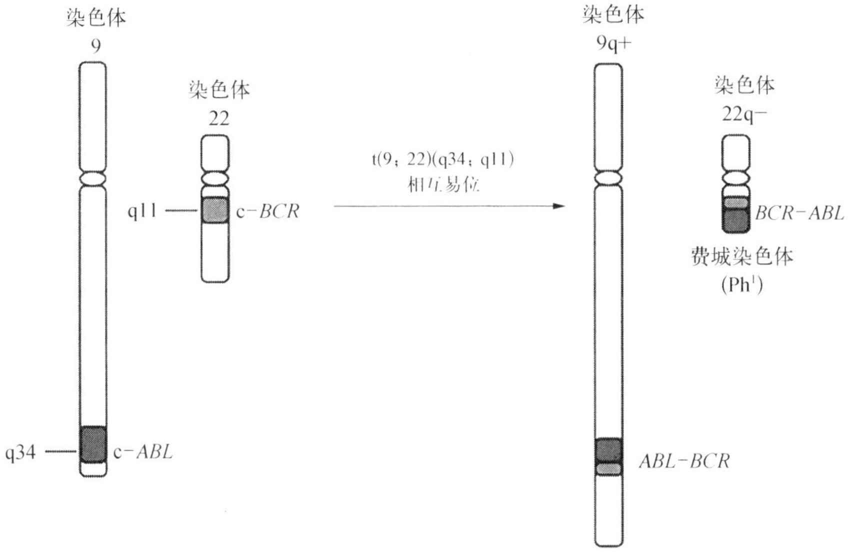

图 12–4 *BCR*–*ABL* 融合基因模式图

慢性粒细胞白血病和急性淋巴细胞白血病中,*BCR*–*ABL* 融合基因及其蛋白质产物的致癌作用得到证实后,极大地促进了人类白血病染色体易位的分子生物学研究,又相继发现了一些融合蛋白致癌的病例,表 12–1 对此作了概括。原癌基因转位激活的研究与发现揭示了细胞癌变的分子机制,为这一领域的研究奠定了基础,是肿瘤遗传学研究的重大成就。

3. 基因扩增(gene amplification) 大多数基因在基因组内均是单拷贝的,因而基因的表达是恒定而有控制的。在部分肿瘤中,发现一些原癌基因的拷贝数量超过正常细胞数十倍至上百倍,*MYC*、*ERBB* 及 *RAS* 三个原癌基因家族的扩增在人类肿瘤中占有很大的比例(表 12–4)。显然,基因拷贝数增加的直接后果就是这些癌基因的过度表达,因此基因扩增被认为是癌基因激活的一种方式。基因扩增在细胞遗传学上表现为染色体的双微点(double minutes, DM)(图 12–5)和均质染色区(homogenously stained region, HSR)。近年的研究发现癌基因的扩增与肿瘤的预后相关,扩增越多,预后越差,这提示了扩增的癌基因与化疗药物的抗药性相关。扩增多数表现于癌肿的发展阶段,而少见于始动阶段。有学者认为癌基因扩增是原癌基因激活后的表现,因而是肿瘤发展过程中的继发变异。鉴于细胞癌变是多步骤渐进的演变过程,癌基因扩增是细胞癌变发展的一个阶段,也是部分癌基因激活的主要方式之一,常被称作“搭车突变”(passenger mutation)。

表 12-4 若干肿瘤细胞的癌基因扩增

肿瘤	细胞癌基因	扩增倍数
小细胞肺癌	*MYC/GLI2(NMYC)/LMYC*	30/50/20
神经母细胞瘤	*GLI2(NMYC)*	250
胶质细胞瘤、结直肠癌	*EGFR(ERBB1)*	~50
乳腺癌、卵巢癌、膀胱癌	*ERBB2*	~30
肝癌	*HRAS*	30~60
肾上腺皮质细胞癌	*KRAS*	30~60

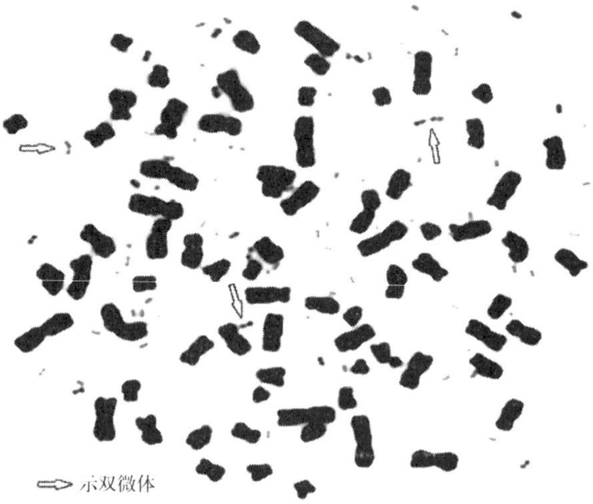

图 12-5 中期分裂相示双微体

(四)癌基因的协同作用

肿瘤的发生是一个分阶段多步骤的过程。在这一过程中,有多种因素的介入,这些因素既有遗传方面的,也有环境方面的。就遗传因素而言,染色体不稳定,原癌基因激活等,虽已有较明确的机制,但实际上这一过程是很复杂和多样的。早在 20 世纪 80 年代早期,就已有不少研究发现肿瘤的发生可以是两个或两个以上癌基因协同作用的结果。Land 等(1983)由膀胱癌 EJ 细胞株中分离出 *HRAS-1*,用以转染大鼠成纤维细胞,发现细胞仅有限的增殖,并不形成转化病灶。但 *HRAS-1* 和 *MYC* 或 *v-myc* 共转染时,细胞很快出现明显的恶性转化。Ruley 等用 *HRAS-1* 和腺病毒 *E1A* 基因分别转染大鼠肾细胞时,均无明显癌变,但两种基因共转染时很快形成肿瘤病灶,这说明不同癌基因之间存在协同作用。毋庸置疑,在细胞癌变的不同阶段有不同的癌基因或肿瘤抑制基因参与,各个阶段既是独立的,又是相互关联、延续的,最终发展形成肿瘤。

三、肿瘤抑制基因

Harris 等(1971)在体细胞杂交实验中发现,小鼠恶性肿瘤细胞与正常小鼠细胞融合产生的杂交细胞并不形成肿瘤,也没有肿瘤细胞的表型特征,随着杂交细胞中染色体的丢失,致癌的特性再度出现,提示正常染色体抑制了肿瘤的发生。人类子宫颈癌细胞株“海拉细胞(Hela cells)”与正常成纤维细胞融合后的杂交细胞完全而又稳定地抑制了肿瘤的发生。通过微细胞转染(microcell transfer)技术,将单一染色体转移到靶细胞中,并由此证明了11号染色体上有一抑制Hela细胞致癌活性的基因。继而又发现这个基因能抑制肾母细胞瘤(Wilms tumor)细胞的致瘤特性。这些研究都证明正常细胞基因组内有抑制肿瘤形成的基因。这些基因被称为抑癌基因(anti-oncogene)或肿瘤抑制基因(tumor suppressor gene, TSG)。1985年后,TSG研究在视网膜母细胞瘤(Rb)中取得了突破性的进展。

(一)视网膜母细胞瘤和隐性致癌机制

视网膜母细胞瘤(retinoblastoma, RB),是一种儿童期就发病的眼科恶性肿瘤,发病率为1/20 000。因患者眼睛有黄绿色荧光而被称为猫眼,临床症状随肿瘤大小而变化,可有虹膜异色(heterchromia iridis)、眼前房出血(hyphema)、瞳孔散大(mydriasis)和白瞳(leucocoria)等。根据受累眼睛的不同,分为单侧性和双侧性。约40% RB患者为遗传型,呈常染色体显性遗传。其余为散发型(图12-6)。遗传型RB发病较早,常在婴幼儿早期发病,且多为双侧受累。一部分患者还带有特异的染色体重排:del(13)(q14),此部位正是致病基因*rb*的座位。特异的染色体重排提示了*Rb*基因可能因重排而缺失或失活。Sparkes(1983)等的连锁分析证实,酯酶D(esterase D, Es-D)基因与*Rb*致病基因紧密连锁。Es-D的两种同工酶受控于一对等位基因,并表现电泳多态性。因此,在*Rb*基因未被证实的早期研究中Es-D常作为Rb分析的遗传标记。Benedict(1983)等对一例双侧视网膜母细胞瘤患者的正常体细胞和肿瘤细胞分别作了酯酶D分析,发现酯酶D在患者体细胞中的活性仅为正常人的50%,而肿瘤细胞则无酯酶D活性。细胞遗传学分析证实肿瘤细胞仅一条13号染色体,另一条丢失了。Benedict认为,肿瘤细胞残存的13号染色体在酯酶D和*Rb*基因处有细微缺失,所以肿瘤细胞无酯酶D活性,并且由于*Rb*基因纯合缺失,引发了视网膜母细胞的癌变。比较分析患有视网膜母细胞瘤之外伴有其他出生缺陷和智力障碍患者的13号染色体缺失情况,各患者的缺失区域是不同的,但各种缺失的最小重叠区(smallest region of overlap, SRO)在13q14,提示视网膜母细胞瘤的致病基因*Rb*在此位置。Cavenee等以13q14邻近的一些标记序列为探针,对RB患者的体细胞和肿瘤细胞作了限制性酶切片段长度多态性分析(RFLP),证实了Benedict的推测,即肿瘤细胞中位于13q14的标记序列均丢失了体细胞中的杂合性。Cavenee等(1983—1985)在对一系列遗传性和散发性视网膜母细胞瘤研究的基础上,提出*Rb*基因是肿瘤抑制基因(TSG)或抑癌基因,也称为隐性癌基因。TSG的杂合性丢失(loss of heterozygosity, LOH)是细胞癌变的关键,并提出了TSG突变致癌的隐性纯合子和半合子机制。在遗传性视网膜母细胞瘤,隐性*rb*基因或一个基因缺失由亲代遗传而来,受精卵及由此而来的体细胞均为*Rb/rb*或*Rb/-*杂合子,此时体细胞如发生遗传损伤,造成野生型*Rb*基因突变或缺失就形成“*rb/rb*”隐性纯合子或“*rb/-*”半合子引起细胞癌变。散发性视网膜母细胞瘤患者,受精卵是正常的*Rb/Rb*显性纯合子,要发生两次体细胞遗传损伤才会出现*rb/rb*纯合子或*rb/-*半合子,继而引发癌变。显然,体细胞连续发生两次遗传损伤的概率较小,且可能有时间间隔。这就可以理解为什么遗传性视网膜母细胞瘤通常发病较早且往往是双侧性,而散发性视网膜母细胞瘤则发病较晚且大多为单侧性。

体细胞中引起*Rb*基因杂合性丢失的遗传损伤有多种可能的方式:① 染色体缺失或基因缺失导致正常*Rb*基因丢失,呈*rb*半合子;② 正常*Rb*基因丢失后,带有*rb*基因的染色体

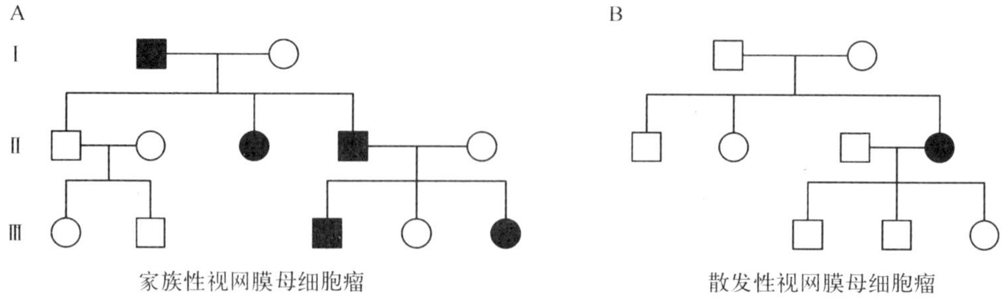

图 12-6 视网膜母细胞瘤(RB)典型家系

复制造成 *rb* 基因纯合;③ 同源染色体发生有丝分裂交换造成 *rb* 基因纯合;④ 正常 *Rb* 基因独立突变为隐性 *rb* 基因。研究表明,大部分视网膜母细胞瘤的遗传损伤是细微的基因突变,且突变形式多样化,既可以是碱基置换,移码突变或部分外显子的重复或缺失,也可以是转录后 RNA 剪接修饰的突变。

近年来的研究表明,除了视网膜母细胞瘤以外,*Rb* 基因杂合性丢失的现象也见于膀胱癌、乳腺癌、结直肠癌、骨肉瘤和肺癌等多种常见癌肿,*Rb* 基因突变在这些肿瘤中可能是继发性突变。这表明肿瘤抑制基因在各种细胞的正常生长发育中有着重要的作用。*Rb* 基因不仅对视网膜细胞有抑癌作用,对乳腺癌、小细胞肺癌和骨肉瘤等癌变之前的细胞也有抑癌作用。

(二) 肿瘤抑制基因的分子遗传学研究

1. *Rb* 基因 *Rb* 基因分子很大,长约 180 kb,由 17 个外显子组成,第 13 ~ 17 外显子是基因重组的热点。*Rb* 基因的转录产物仅 4.7 kb。1987 年 Lee 等用免疫沉淀法分离得到 *Rb* 基因的产物——Rb 蛋白质(p110),相对分子质量 110 000(分子量为 110 kD),是一种能与 DNA 结合的核蛋白,其功能是参与基因活动的调控。细胞周期的研究表明 p110 的磷酸化和去磷酸化与细胞的生长繁殖有关,p110 通过去磷酸化而激活,继而与另一转录因子 E2F1 结合使之失活,进而使细胞停留于 G_0 期,抑制细胞增殖,并且有诱导分化的作用,而磷酸化使 p110 失活而不能抑制 E2F1,后者使细胞进入 DNA 合成期并进入有丝分裂(S 期),因此 Rb 蛋白被认为是细胞增殖的负调节因子。细胞转化实验表明,p110 还能与腺病毒癌基因的产物,E1A、SV40 的大 T 抗原及人乳头瘤病毒(HPV)的 E7 转化蛋白等形成复合物,并因此而失活使细胞癌变,这也说明了 Rb 蛋白对细胞繁殖的负调节作用。

2. *p53* 基因 *p53* 基因在 1988 年之前一直被看作是一个癌基因。早期的研究发现 G_0 期细胞经有丝分裂素刺激后,p53 蛋白合成显著增加,提示有丝分裂与 p53 蛋白相关。体细胞转化实验中也发现 p53 蛋白与 *ras* 基因的协同作用,使细胞转化。以后的研究表明,误会主要是因为被分析的 p53 蛋白实际上是突变型 *p53* 基因(p53 - mt)的产物,而野生型 p53(p53 - wt)具有完全不同的作用。此外,p53 - wt 半寿期仅 15 分钟左右,而 p53 - mt 的半寿期长达数小时,这也造成分析检测的偏差。Finlay(1989)用野生型 p53 做的转染实验为 p53 是肿瘤抑制基因提供了直接证据。在用野生型 *p53* 与 *ras* 基因或突变型 *p53* 共转染鼠胚胎成纤维细胞时,有效地抑制了细胞的恶性转化;用野生型 *p53* 与腺病毒 E1A 加 *ras* 基因的共转染实验中也明显抑制了转化病灶的形成。显然,野生型 *p53* 与 *Rb* 基因一样也是肿瘤抑制基因。*p53* 基因全长约 20 kb,由 11 个外显子组成,定位于 17p13,为 393 个氨基酸编码。p53 蛋白相对分子质量 53 000(分子量 53 kD),也是一种核内磷酸蛋白,属 DNA 结合蛋白。在

DNA 肿瘤病毒的研究中发现，p53 蛋白和 Rb 蛋白（p110）都是病毒转化蛋白的靶标，如腺病毒 E1A、SV40 大 T 抗原、腺病毒 E1B 及 HPV－16 的 E6 转化蛋白等，都是与 p53 蛋白和 Rb 蛋白结合使之失活，并由此促使细胞癌变。显然，p53 或 p110 与病毒转化蛋白的结合，破坏了其自身的正常功能，阻断了对细胞增殖的负调控，引起细胞癌变。

p53 基因在约 50% 的人类恶性肿瘤中存在突变或缺失等变异，是占第一位；被证实是最常见的主要致癌原因。这些肿瘤包括结直肠癌、肺癌、膀胱癌、脑瘤、神经纤维肉瘤、骨肉瘤及乳腺癌等。在众多肿瘤研究中发现，*p53* 基因有着与 *Rb* 基因相似的致癌机制，即杂合性丢失的隐性纯合子或半合子致癌机制。同时，Green（1989）和 Iggo（1990）的研究都发现在部分肿瘤中，突变型 *p53* 对野生型 *p53* 有显性抑制效应，即突变型 *p53* 抑制了野生型 *p53* 的活性或使之失活，从而产生类似纯合突变的效应，引起细胞癌变，他们把这样的 *p53* 突变称为显性负突变（dominant negative mutation）。

早在 20 世纪初，肿瘤的临床研究就已发现肿瘤发病有家庭聚集倾向，在一些家族中，恶性肿瘤的发病率很高，且发病年龄都较早，但肿瘤发生的部位并不局限于同一种组织或器官，在家族中肿瘤呈常染色体显性遗传，这样的家系就称之为癌家族（cancer family）。癌家族综合征有两种亚型：

（1）癌家族综合征Ⅰ型：以遗传性腺癌为主要特征，患者易罹患各种腺瘤，如肠腺癌、子宫内膜腺癌等。由 Warthin（1913）首次报道的 G 家族至今已传了七代，据追踪随访，该家族 10 个支系，已有 842 名后代，其中癌患者 95 名，这些患者中 72 人的双亲之一也是癌患者（占 76%），患者性比为 47∶48，没有性别差异，这些都符合常染色体显性遗传的特征。G 家族中多数患者患有胃癌，以后胃癌发病数下降，结肠癌发病率上升，其次是子宫内膜腺癌，还有一些其他肿瘤。

（2）癌家族综合征Ⅱ型：主要易患乳腺癌、肉瘤及儿童胚胎瘤，也称为 Li－Fraumeni 综合征（LFS）（图 12－7）。家族中乳腺癌发病率最高。同时也有脑瘤、软组织瘤、骨肉瘤、白血

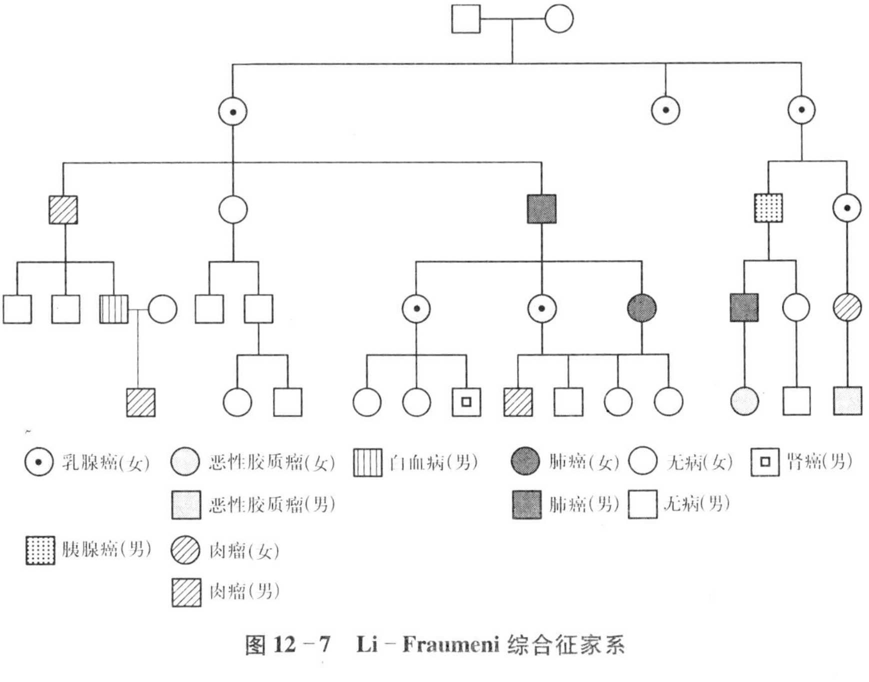

图 12－7　Li－Fraumeni 综合征家系

病等其他恶性肿瘤的发生,死亡率较高,故家系调查不易进行。Li - Fraumeni 综合征临床诊断的主要标准是:患者大多45岁前发病,患有乳腺癌或其他肉瘤;患者的一级亲属也有肿瘤患者,且也在45岁前发病;患者二级亲属中有同类患者。癌家族在临床上有一些共同特征:① 家族成员易患各种恶性肿瘤,尤以各种腺瘤或肉瘤为多见,提示这些家族中个体的肿瘤易患性明显高于一般群体;② 家族各成员肿瘤发生部位各不相同,常见以乳腺癌为主或结肠癌为主兼有其他恶性癌肿,且发病年龄较早;③ 癌家族中肿瘤的遗传方式为常染色体显性遗传。

Malkin 等(1990)在 *p53* 基因与癌家族的相关研究中取得了突破性进展。显然,癌家族成员的肿瘤易感性明显高于一般人群,但对这种易感性的遗传基础一向所知甚少。Malkin 等在五个 LFS 家系中的研究发现,患者的体细胞中带有突变的 *p53*,呈杂合态;而在肿瘤细胞中则均为突变型 *p53* 的纯合子,丢失了体细胞的杂合性。分子遗传学分析表明,这五个家系的突变均是碱基取代,同一家系不同患者的突变位置与性质是相同的,其中两个家系的突变发生在 *p53* 第248个密码子的第1碱基,由T取代了C,在蛋白质中则由色氨酸取代了原来的精氨酸。这表明家族成员的肿瘤易感性升高,是以突变型 *p53* 的遗传为基础的,而体细胞中的两次突变引发了细胞的癌变。Malkin 等把 LFS 家系中可遗传的 *p53* 基因突变称为种系突变(germline mutation),该突变现已泛指遗传性肿瘤家系中特异的肿瘤抑制基因突变。*p53* 最常见的突变位置是第248个密码子。显然,LFS 家系成员的 *p53* 种系突变分析能有效地筛选携带者,有助于肿瘤的预防及治疗。

Hollstein 等(1991)分析了包括结肠、肺、食管、乳房、肝、卵巢、脑、网状内皮组织和造血系统等在内的280例肿瘤的 *p53* 基因点突变类型(表12-5),发现,G:C→A:T 型置换占50%,A:T→G:C 型置换占11%,合计碱基置换共占61%。置换在结肠、脑和淋巴系恶性病变中占多数,而 G:C→T:A 型颠换则多见于肺癌和肝癌。此外,*p53* 基因常见的突变还有"indels"即碱基的插入或缺失。

表12-5 *p53* 基因点突变类型

癌 肿	突变例数	G:C 突变			A:T 突变		
		置 换	颠 换		置 换	颠 换	
		→A:T	→T:A	→C:G	→G:C	→C:G	→T:A
实体瘤*	227	109(48)	55(24)	23(10)	21(9)	10(4)	9(4)
淋巴瘤与白血病	53	30(57)	2(4)	2(4)	10(19)	6(11)	3(6)
合 计	280	139(50)	57(20)	25(9)	31(11)	16(6)	12(4)

注:括号内为百分比(%)。

p53 和 *Rb* 基因都被称为"门警"(gatekeeper),因为它们与部分原癌基因一样直接参与细胞周期的调控,抑制细胞分裂或诱导细胞凋亡;一旦突变就会启动细胞癌变。*p53* 还能抑制受损伤的 DNA 复制拷贝,维护基因组的完整性。

3. *WT1* 基因 肾母细胞瘤(Wilms tumor,肾胚细胞瘤)是一种婴儿期多发的肾脏恶性肿瘤,多数在幼儿早期(2~3岁左右)发病,发病率约1/10 000,可分为遗传型、散发型及染色体缺失型,遗传型仅占1%,常累及双侧肾脏,且发病早,呈常染色体显性遗传。部分肾母细胞瘤(Wilms)患者还出现 WAGR 综合征(Willms tumor aniridia genitourinary abnormaly and

mental retardation syndrome，包括肾母细胞瘤、虹膜缺损、泌尿生殖系畸形和智力障碍并发的综合征）。最新的研究显示肾母细胞（Wilms）瘤的发生与视网膜母细胞瘤有着相似的机制。

肾母细胞（Wilms）瘤中特异的染色体重排是del(11)(p13－p15)，在WAGR综合征患者中也常见这一重排。连锁分析和WT细胞系的杂合性丢失分析都发现有四个基因与肾母细胞（Wilms）瘤相关，分别称为*WT1*、*WT2*、*WT3*和*WT4*，这四个基因又分别定位于11p13、11p15、16q和17q12－q21。目前，科学家对*WT1*基因的研究最详尽。脉冲凝胶电泳（pulsed-field gel etectrophoresis，PFGE）对11号染色体基因库的大片段DNA分析证实，*WT1*基因位于11p13，由10个外显子组成，约345 kb长。其转录产物为3.0 kb。进一步的分析表明，WT1蛋白质是一种锌指蛋白（zinc-finger protein）的转录因子，分子结构中有4个锌指功能区（图12－8）。其主要功能是控制基因表达；研究证明*WT1*基因能抑制近20种基因的表达，包括抑制凋亡基因*BCL2*、原癌基因*MYB*、*MYC*和生长因子基因*IGF2*等的转录。*WT1*基因主要在肾母细胞瘤及肾脏中表达，研究发现*WT1*基因在心、脑、肺、脊柱、肌肉，以及睾丸或卵巢中均有表达。肾母细胞瘤的RFLP分析显示了*WT*基因在癌肿细胞中丢失了体细胞的杂合性。

4. *DCC*基因　这是在结直肠癌中常见的肿瘤抑制基因，因其在结直肠癌中频繁地表现为等位缺失而得名为*DCC*（deleted in colorectal carcinoma）。*DCC*定位于18q21，该基因序列分析表明，与神经细胞连接分子基因（N－CAM）同源，其产物是跨膜蛋白，是细胞间网络蛋白的受体，其功能与细胞表面的相互作用，即细胞间的接触抑制有关；有证据表明*DCC*还参与了细胞凋亡的诱导。大量的研究表明，肿瘤组织的细胞学特征之一是丧失了细胞间正常的接触抑制作用，从而发生细胞增殖的失控。*DCC*基因与*Rb*、*p53*等基因的差异就在于*DCC*的突变或缺失造成细胞黏附作用和细胞间信息传递的破坏，由此而引发细胞癌变。

5. *APC*基因　家族性腺瘤样息肉病（familial adenomatous polyposis，FAP）是一种显性遗传病，发病率约1/8 000。其特征为患者的结、直肠有广泛而密集分布的腺瘤样息肉，可引起消瘦、肠道梗阻和便血。如不及时治疗极易恶变为结肠腺癌，几乎无人能幸免。癌变部位集中在降结肠下端的结直肠部，恶变时表现为血性腹泻，易与肠炎混淆。因而，已明确有结肠息肉病的患者宜早作手术切除，并定期随访；其家庭成员应定期作结肠镜随访检查。

FAP的致病基因——腺瘤样结肠息肉基因（adenomatous polyposis coli，*APC*）定位于5q21。大量病例的连锁分析和突变分析发现85%以上的患者带有*APC*的种系突变，且肿瘤细胞都呈现*APC*基因的杂合性丢失。因此由家族性腺瘤样息肉病转化形成的结肠癌是一种家族性癌，有明显的家族史。*APC*基因的第15外显子是迄今已知最长的外显子，共6 577 bp。APC蛋白由2 843个氨基酸组成，其功能是多重性的，已证明它参与细胞间的连接、转录的调控及细胞周期的调节。*APC*突变主要引起蛋白链羧基端截短，而且截短的差异类型与不同的临床表现相关。

6. *BRCA1*和*BRCA2*基因　乳腺癌（breast cancer）是女性中最为常见的肿瘤之一，美国的资料显示每年全美约有18万新增病例，约46 000人死于乳腺癌。90%的乳腺癌起源于乳腺导管上皮，其主要危害是常常发生转移。继发部位有胸壁、肺、肝、脑、骨等要害器官，对患者生命造成很大威胁。

乳腺癌也可分为遗传型和散发型。遗传型乳腺癌较复杂，有明显的遗传异质性，呈常染色体显性遗传,具有较典型的家族史;也有部分病例不很典型,可能属于多基因遗传。常染色体显性遗传的乳腺癌在临床上常表现为发病早(40 岁前),家族史明显。连锁分析已发现约 80% 乳腺癌的发生与 *BRCA1* 和 *BRCA2* 相关。*BRCA1* 位于 17q21,其编码的蛋白质由 1 863个氨基酸组成。BRCA1 蛋白是一种结构中带有"锌指环"(zinc finger)的核蛋白。"锌指环"是由氨基酸链中相邻的半胱氨酸和组氨酸与锌离子之间产生离子键后形成的环状结构(图 12-8)。

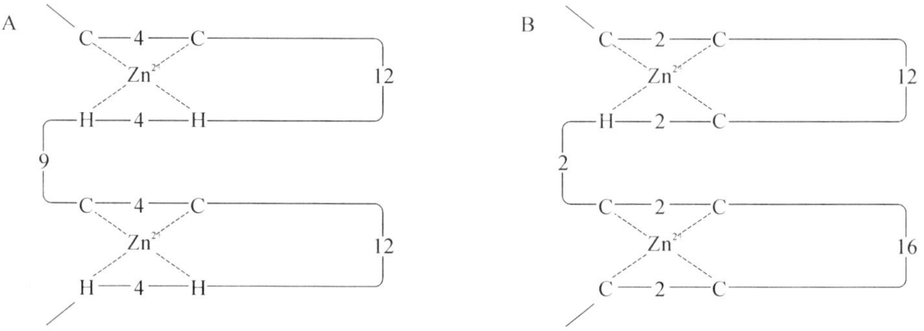

图 12-8 蛋白质结构中的"锌指环"

BRCA2 定位于 13q12 附近,也是一种大分子核蛋白,由 3 418 个氨基酸组成,但不含"锌指环"。研究发现卵巢癌和男性乳腺癌主要与 *BRCA2* 的突变相关。*BRCA1* 和 *BRCA2* 的确切功能有待进一步研究,已有证据显示两者都是转录因子,参与 RNA 聚合酶复合体的组成;还都间接参与 DNA 损伤的修复。大多数遗传型乳腺癌家系带有 *BRCA1* 或 *BRCA2* 的种系突变,而且常表现为杂合性丢失(loss of heterozygosity),提示这两个基因都是肿瘤抑制基因。

7. *PTEN* 基因　20 世纪 90 年代后期,在胶质母细胞瘤、前列腺癌、乳腺癌、甲状腺癌和多发性错构瘤(又称考登病,Cowden disease,AD 遗传)的多项研究中发现肿瘤的主要突变是 10q23 杂合性丢失,在考登(Cowden)病的家系中存在着 10q23 杂合性丢失的种系突变。这强烈提示了 10q23 有一个肿瘤抑制基因。考登(Cowden)病是一种常染色体显性遗传的肿瘤,同一家系可出现源自内、中、外三胚层的不同器官的癌变(错构瘤,hamartoma),多见黏膜细胞癌和腺癌。进一步的研究证明 *PTEN*(phosphatase and tensin homolog)基因的杂合性丢失导致了这些肿瘤的发生、发展。*PTEN* 位于 10q23.31,PTEN 的产物是一种磷酸酶,由 403 个氨基酸组成。*PTEN* 基因约有 1/3 序列与张力蛋白基因同源因而得名 *PTEN*。PTEN 功能研究显示其主要通过抑制 PI3K 信号传导通路的细胞周期依赖激酶(如 p27 等)实现抑制细胞生长。*PTEN* 突变已被认为是细胞癌变过程中仅次于 *p53* 的主要肿瘤抑制基因。

迄今已发现的肿瘤抑制基因约 20 余种。表 12-6 概要列举了人类肿瘤中已确认的另一些肿瘤抑制基因。尽管它们的作用方式不尽相同,但多数是细胞基因组中参与细胞周期调节、限制细胞增殖的负调控因子。因而其作用还与细胞分化有关,有促进细胞分化的功能。TSG 致癌的主要机制是基因突变或染色体缺失(包括部分缺失)等引起细胞中 TSG 杂合性丢失(LOH)。近年的研究发现 TSG 失活还存在第三种机制——DNA 甲基化。DNA 分子中 CG 二核苷酸的胞嘧啶易被甲基化,尤其是结构基因启动子的胞嘧啶,常因甲基化失活使基因不表达。已在结直肠癌等几种肿瘤发现相应的 TSG 启动子,因胞嘧啶甲基化而沉默。这种因 DNA 甲基化引起基因不表达的机制被称作表观遗传机制(epigenetic mechanism)，这是一种不依赖 DNA 序列改变而改变基因表达的可遗传变异。详见第十三章，表观遗传学。

表 12－6　部分肿瘤抑制基因及其相关蛋白产物功能

基因/定位	遗传性肿瘤综合征	体细胞突变的肿瘤	产物功能
CDK4/12q14.2	家族性恶性黑色素瘤	黑色素瘤	周期依赖性激酶
CDKN2A(*P16*)/9p21.3	家族性恶性黑色素瘤	黑色素瘤、胰腺癌、Li－Fraumeni 综合征	周期依赖性激酶抑制因子
EXT1;2/8q24;11p11	遗传性多发性外生骨疣	骨癌	糖基转移酶(信号传导因子)
HRPT2(*CDC73*)/1q31.2	甲状旁腺功能亢进症	甲状旁腺瘤、下颌纤维瘤、胰腺癌、肾皮质腺瘤	细胞分裂周期蛋白
MEN1/11q13.1	1 型多发性内分泌肿瘤	肾上腺瘤、垂体瘤、胰岛细胞癌、肺癌、甲状旁腺癌	信号传导因子
NF1/17q11.2	1 型神经纤维瘤病	神经纤维瘤、神经母细胞瘤、脑脊膜瘤	RAS 相关-GTP 酶(信号传导因子)
NF2/22q12.2	2 型神经纤维瘤病	神经鞘瘤，脑脊膜瘤，室管膜细胞瘤、听觉神经瘤	生长负调控因子
PTCH/9q22.3	基底细胞痣综合征(Gorlin 综合征)	皮肤基底细胞癌、髓鞘母细胞瘤	信号传导因子
VHL/3q25.3	希佩尔-林道病(Hippel－Lindau disease)	肾细胞癌、脑血管母细胞瘤、嗜铬细胞瘤	信号传导因子

从介入细胞增殖和分化调控的关键点这一角度看，肿瘤抑制基因与部分原癌基因一样也是细胞的门警基因(gatekeeper)，但是这两类基因的作用方式显然是不同的，癌基因属于功能获得性突变，而肿瘤抑制基因是功能丢失性突变，对细胞繁殖、分化的调控各有侧重(表 12－7)。

表 12－7　原癌基因和肿瘤抑制基因的比较

特　点	原癌基因	肿瘤抑制基因
基因属性	正常生长和增殖必需	增殖负调控，分化必需
遗传损伤	点突变，基因融合、扩增	点突变、缺失，杂合性丢失
致癌方式	显性突变，杂合子致癌	隐性突变，纯合子或半合子致癌
遗传方式	体细胞突变，不遗传	体细胞或生殖细胞突变可遗传
常见癌肿	白血病，淋巴瘤	实体瘤

四、基因组稳定性变异

正常情况下，基因组的结构与功能是恒定的，这是因为细胞内有维护基因组稳定的修复体系。DNA 修复体系主要包括损伤修复和错配修复。DNA 损伤通常是某些因素(如紫外线)引起的 DNA 结构损伤，最常见的损伤是嘧啶二聚体(T－T, T－C, C－C)破坏了核苷酸链的序列引起基因突变。这种损伤通常由核苷酸切除修复系统(NER)修复重建。错配通常发生于DNA复制期间,容易引起相关基因的突变。错配修复系统能自动检出和修复。损伤修复和错配修复在细节上有所不同,共性是都由DNA修复系统的一组连锁反应完成。DNA修复系统主要包括解旋酶、外切酶、DNA聚合酶、连接酶等。

基因组稳定性变异,是近年来在结直肠癌中发现的区别于染色体变异、原癌基因,以及肿瘤抑制基因的另一类遗传损伤,涉及细胞内DNA修复系统的缺陷,是与细胞癌变相关的第四类遗传变异,因此也能引起细胞癌变。此类遗传损伤属基因组稳定性守护基因(genomic stability caretaker)的突变。常见的细胞遗传学变异是多见于结直肠癌患者的微卫星不稳定(microsatellite instability, MSI)。

结直肠癌并不都是由家族性腺瘤样息肉病癌变而来的;临床常见的是遗传性非息肉型结直肠癌(hereditary nonpolyposis colorectal cancer, HNPCC),也称为林奇综合征(Lynch syndrome)综合征。HNPCC也是一种常染色体显性遗传的家族性癌,常于45岁前发病,癌肿多发于升结肠和横结肠,结肠内一般没有息肉或仅有少量息肉,明显有别于家族性腺瘤样息肉病。HNPCC临床诊断的依据是:至少连续两代发病;而且患者至少有两个亲属患病,其中一个是一级亲属;家系中至少有一个患者是50岁前发病;排除家族性腺瘤样息肉病。连锁分析表明HNPCC有遗传异质性,分子遗传学分析显示不同患者易感基因位于2p15或3p21。自1993年以来越来越多的研究发现大多数(85%)的HNPCC患者和部分散发性结直肠癌患者都带有基因组微卫星不稳定(MSI)变异,而且带有MSI的患者对常规化疗药物有抗药性,所以化疗的预后较差。1997年美国国立癌症研究院(NCI)召开的"结直肠癌微卫星不稳定"国际研讨会统一了这方面的研究分析标准。所谓微卫星不稳定是指由于DNA复制错配修复(mismatch repair, MMR)系统的缺陷引起的基因组不稳定,通常表现为由1~4个核苷酸组成的核苷酸重复单位的插入或缺失(indels)造成重复序列的长度变异。这些短重复序列可通过细胞遗传学或分子遗传学的方法检出,如DNA经酶切后在梯度离心时,这些短重复片段常常分布在主要片段以外且呈较小的斑点,故称为微卫星;正常细胞的微卫星较少且相对恒定。核苷酸重复单位通常由1~4个核苷酸组成,以二核苷酸为重复单位的最为常见。MSI的检出必须以正常细胞和癌肿细胞微卫星的对比检查为准。

DNA复制时模板链的错位导致错配,这就可能引起基因突变。正常情况下,细胞通过错配修复系统自动检出和修复错配的核苷酸,以此保持遗传的稳定性。研究表明,DNA错配修复系统的异常,导致相邻基因的突变频率升高100~1 000倍;还使"C-A"二核苷酸重复单位在微卫星序列的插入或缺失频率升高500倍。

迄今研究较为深入的是,大肠埃希杆菌(大肠杆菌,Escherichia coli, E. coli)的错配修复系统。大肠埃希杆菌的*MutS*、*MutL*、*MutH*和*UvrD*(解旋酶Ⅱ)四个基因的产物在错配序列的识别、修复中起重要作用。在DNA复制时,模板链上部分碱基被甲基化,而新合成的子链没有甲基化。错配系统借此识别新链进行修复。修复过程由MutS蛋白识别错配序列邻近的"GATC"并与之结合;MutL和MutH再与之形成修复组合,由MutH在GATC附近切开一个缺口(nick);接着,解旋酶Ⅱ从切口处解旋,核酸外切酶从切口分别向5′和3′两边切除错配区段(约1 000 bp);再由DNA聚合酶由3′-OH端开始重新合成新链,最后由DNA连接酶封闭缺口,完成修复。

在人类HNPCC中的研究发现人体细胞的错配修复系统与大肠埃希杆菌(大肠杆菌)相似,基因组内有*MutS*和*MutL*基因的同源序列(表12-8)。DNA错配修复系统的基因突变是 MSI 的主要原因。

表 12－8　DNA 错配修复系统的基因

大肠埃希杆菌（E. coli）	人体细胞	基因定位	在 HNPCC 中突变频率
MutS	*MSH2*	2p15－16	50%～60%
	MSH6（*GTBP*）	2p15－16	很低
MutL	*MLH1*	3p21.3	30%～40%
	PMS1	2q31－q33	很低
	PMS2	7p22	很低

除了 DNA 错配修复系变异引发的细胞癌变外，在着色性干皮病（xeroderma pigmentosa）、布卢姆综合征（Bloom syndrome，BS）、范科尼贫血（Fanconi anemia，FA）和共济失调-毛细血管扩张症（ataxia telangiectasia，AT）等遗传性癌前病变中，均发现有核苷酸切除修复系统相关基因的缺陷或突变。如着色性干皮病的 *XPA* 基因，布卢姆（Bloom）综合征的 *BLM* 基因编码的是一种解旋酶。范科尼（Fanconi）贫血的 *FANCA* 族基因，以及毛细血管扩张性运动失调的 *ATM* 基因都直接或间接与 DNA 损伤修复相关。正常情况下 DNA 修复系统的基因维护着基因组的稳定和完整，因此被称为守护基因（caretaker gene）。

五、microRNA 与细胞癌变

近年的研究证明，肿瘤发生过程中除了上述遗传变异外，有一些非编码基因转录的调控性微小 RNA（microRNA，miRNA）也参与了细胞癌变的过程。人类基因组内约有 250 个 miRNA 的基因。多数 miRNA 由 18～25 个核苷酸组成，主要功能是 RNA 介导的基因表达负调控；它通过诱导目标 mRNA 降解或阻止 mRNA 翻译，特异地靶向抑制目标编码基因的表达。研究发现约有 10% miRNA 基因在细胞癌变时有过量表达或缺失和下调。如 miR－125b－1 在子宫癌、乳腺癌、卵巢癌中都呈现缺失或表达下调；miR－15a 和 miR－16－1 则在多数慢性淋巴细胞白血病（CLL）、前列腺癌和部分骨髓瘤患者中缺失或下调；miR－143 和 miR－145 在结肠癌中明显下调。另一些 miRNA 则是过表达，如 miR－21 在胶质母细胞瘤中过表达 100 倍，在乳腺癌中也过表达；有研究证明 miR－17－92 基因簇是一组与肿瘤密切相关的基因，在 B-细胞淋巴瘤中常表现过量表达或抑制其他与凋亡相关的靶基因的表达。miRNA 可能参与约 200 个不同基因的调控，因此对细胞癌变有广泛的影响。miRNA 基因的作用特点是具有高度的保守性、时序性和组织特异性。

第二节　肿瘤相关的信号传导通路

近年，关于癌基因和肿瘤抑制基因的研究都揭示这样一个事实：这两种基因均是通过影响细胞周期，导致细胞分裂失控出现癌性增殖。细胞周期调控的研究是细胞功能系统的

动态研究,涉及细胞内外各种因素的分析,及其对细胞的影响和细胞间信息传递等多方面的综合研究。近年来,随着分子生物学研究的深入,特别是人类基因组学和蛋白质组学研究的拓展,确立了细胞周期调控的基本途径,是细胞信号传导系统。信号传导通路主要由一系列蛋白因子(信号分子),及其受体、蛋白激酶,以及抑制因子等,组成一个连锁反应的传导体系,以此调控包括细胞周期在内的各种生理、生化活动。蛋白质组学(proteomics)就是从细胞整体水平分析、研究,一个细胞或组织的基因组在特定阶段,所表达的全部蛋白质的组成类型、构型变异及其效应,以及它们的相互作用。蛋白质组学强调蛋白质水平的整体性、系统性和动态性的研究,它与基因组学、转录组学(transcriptomes)一起构成了细胞水平的系统生物学。蛋白质组学已成为研究细胞信号传导的基本战略。细胞信号传导过程较为复杂,经典的信号传导通路就是激素的第二信使学说,与肿瘤相关的信号传导通路主要是G蛋白偶联受体传导,以及酶偶联受体传导。酶偶联受体传导通路最具代表性的是生长因子-受体系统,生长因子-受体是一类跨膜蛋白激酶,如酪氨酸激酶(tyrosine kinase, TK)、丝/苏氨酸激酶等。各种信号分子的转导通路可能不尽相同,但其基本特点有如下几点。

1. *在酵母、爪蟾卵母细胞中的研究* 研究表明,细胞周期调控的信号通路由一系列蛋白因子、蛋白激酶、激酶抑制因子等组成。如细胞周期蛋白(cyclin, CLN)在真核生物中有A、B、D、E等不同系列,周期蛋白在细胞周期不同阶段呈周期性的合成与降解。各种周期蛋白的相继表达使细胞由G_1期进入S期,促进DNA复制,继而促进细胞分裂。蛋白激酶主要是周期蛋白依赖激酶(cyclin-dependent kinase, CDK)系列,包括CDK2、CDK3、CDK4和CDK6等,主要促成CLN的激活,并与之一起介入细胞周期调控。CDK抑制因子是一些能抑制激酶活性的蛋白质如:p15、p16、p18、p21等,多数是细胞增殖调控基因的产物。

2. *信号传导通路* 是由一系列受体、周期蛋白依赖激酶、细胞周期蛋白等组成的链式传导体系,信号分子通过此传导体系的级联反应传递/放大调控信号,驱动细胞分裂。生长因子通过细胞膜上的受体(酪氨酸激酶或丝/苏氨酸激酶等)向细胞内发出信号,激活周期蛋白依赖激酶;继而使信号转导各环节的传导物质(如周期蛋白、cAMP、cGMP等)通过"磷酸化/去磷酸化"反应逐级激活并传导、放大信号(级联反应);信号传到细胞核,使细胞由静止期转入DNA合成期,最终导致细胞分裂(图12-9)。

3. *癌基因Ras、Abl和抑癌基因Rb、p53* 研究证明,癌基因*Ras*、*Abl*,抑癌基因*Rb*、*p53*等,就是通过激活或抑制传导通路的某一环节的传导因子的活性,继而调控细胞增殖或分化,导致增殖失控,细胞癌变。

近年来,细胞信号传导通路的研究通过蛋白质组学的分析,能更为系统全面的探索各种信号分子在细胞分裂调控中的作用途径、作用方式,及其在细胞癌变过程中的作用;已分析确认的肿瘤细胞信号传导通路有激酶-受体通路(RTK)及p53、Rb、APC、GLI、HIF1、PI3K、SMAD和凋亡调控通路(APOP)等至少9种不同的信号传导途径,这些通路各自有一组传导因子组成相对独立的传导途径;各通路又借助共享的传导因子互通。信号传导途径的研究,对细胞癌变的演化过程有了较为系统完整的动态分析,对肿瘤的诊断、治疗和预防提供了新思路、新方向和新手段。

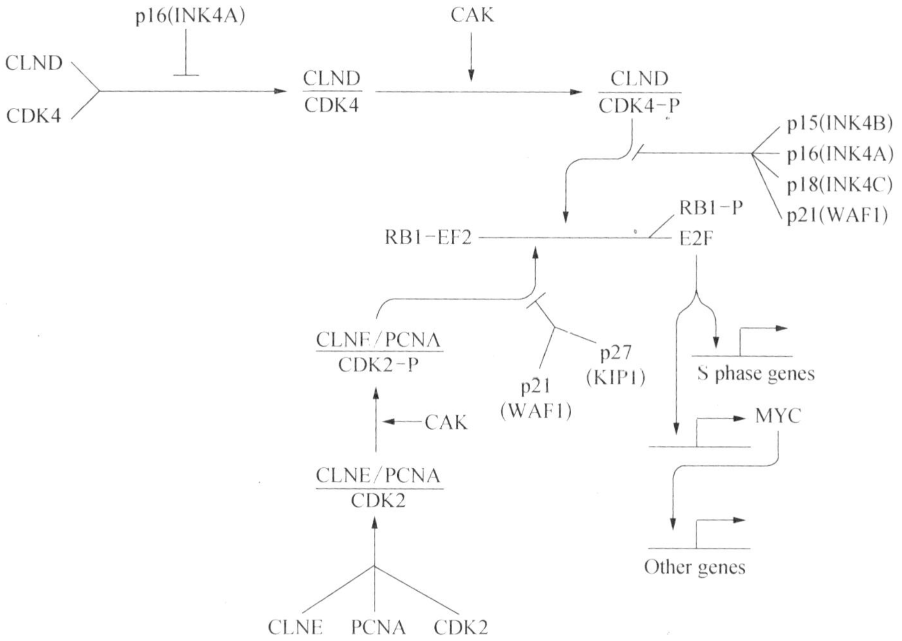

图 12－9　细胞信号传导通路(细胞周期的调控)

第三节　细胞癌变机制的探索

一、肿瘤的单克隆起源

肿瘤的细胞遗传学和分子生物学研究,揭示了肿瘤组织是单细胞起源的,即肿瘤发生的单克隆特性(monoclonality),这是指体细胞在遗传物质变异的基础上发生癌变,而癌变细胞的细胞学特征之一就是增殖失控,形成肿瘤组织。因此,肿瘤组织的细胞应具有原发癌细胞的遗传学特征。这一点已得到分子生物学研究的证明。如 6－磷酸葡萄糖脱氢酶(G6PD)有不少同工酶,在电泳分析中呈多态性,可作为细胞克隆分析的遗传学标记。根据 Lyon 假说,女性两条 X 染色体在胚胎发育早期发生随机失活,因而 G6PD 杂合子女性体细胞可由于 G6PD 多态性而分为“表达 G6PD 活性和没有 G6PD 活性”两类,在 G6PD 为杂合子的女性肿瘤患者中的分析表明,肿瘤细胞只表达其中一个等位基因,而不是两个都表达。这说明肿瘤是单克隆起源的,因为多细胞起源的肿瘤细胞应该表现出 G6PD 的异质性。

在以免疫球蛋白基因(Ig)重排为标记的分析中,也证实肿瘤的单克隆起源。Ig 基因在 B 细胞中的重排是相当特异的,两个 B 细胞中的重组 *Ig* 基因不太可能完全相同,因而在限制性酶切片段长度多态性(RFLP)上是可以鉴别的。在 B 细胞淋巴瘤的分析中,发现肿瘤细胞的重组 Ig 只显示一条同一的重组带。显然,肿瘤细胞起源于特异的前 B 细胞。慢性粒细胞白血病(CML)患者的恶变细胞均带有特异的重组染色体——

Ph[1]染色体，这也表明癌肿的单克隆特征。肿瘤的单克隆特性表明，导致细胞癌变的遗传学变异在细胞水平是遗传的。细胞癌变是体细胞基因突变的结果，因此肿瘤是体细胞遗传病（图 12－10）。

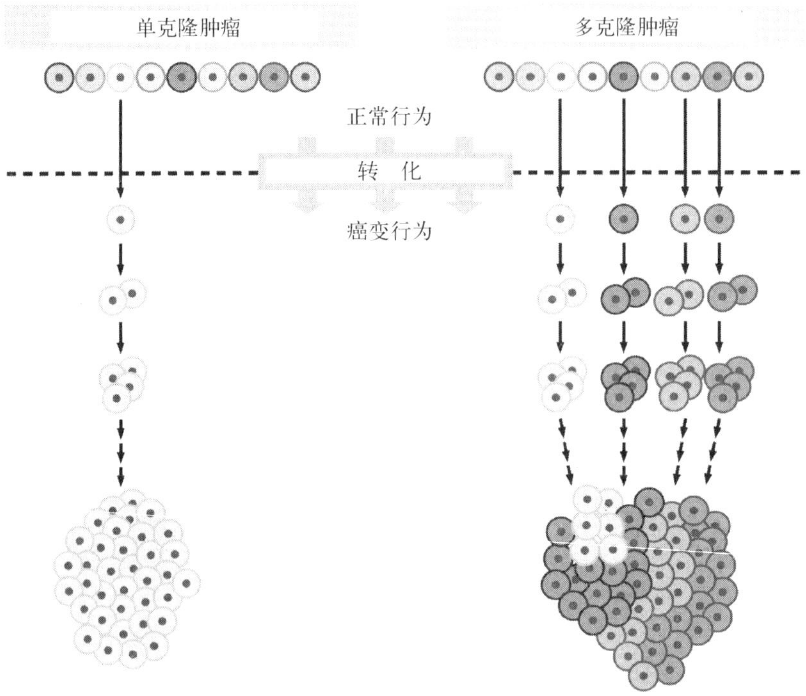

图 12－10　单克隆肿瘤与多克隆肿瘤

但是，由于细胞癌变是多步骤渐进过程，在癌变的不同时段，涉及多种遗传损伤，包括癌基因、肿瘤抑制基因及损伤修复基因等的突变，因此从肿瘤细胞的遗传损伤分析可能就不是单克隆的。系统的基因组序列研究已证明，不同肿瘤的基因组突变数量和拷贝数量有很大的差异，乳腺癌，卵巢癌，胰腺癌，结、直肠癌和胶质瘤中基因组突变量较大，而髓鞘母细胞瘤、睾丸细胞瘤和急性白血病则相对少些。大多数肿瘤细胞的基因组突变在 1 000 ~ 10 000 之间。这至少给我们两点提示：① 肿瘤的许多基因组变异还有待研究分析，我们对此所知甚少；② 众多已知的突变在细胞癌变过程中的时空序列，及其作用大小也需要深入的研究分析。Ashworth 等人（2011）在归纳分析大量研究文献的基础上提出仅少数突变（仅十余种）是细胞癌变所必需的，它们赋予细胞生长增殖的优势，主导了细胞癌变，是“驾驭者”（driver mutation）；而大多数突变是“搭车者”（passenger mutation），尽管是肿瘤特异的遗传变异，但对细胞癌变不是基础性的。

二、细胞凋亡学说

细胞凋亡（apoptosis）机制，是多细胞生物包括人类主动清除衰老细胞及病损细胞的自我保护机制，它能自主地调控细胞的凋亡以确保其被正常清除。细胞凋亡是细胞自主的程序性死亡，它不同于坏死，不会引起炎症或损伤，这对维护机体健康运转非常重要。细胞凋亡的主要生物学特征是：染色质异固缩，DNA 降解，在镁离子依赖的核酸内切酶作用下 DNA 有规则的片段化降解，形成200 bp 或其整数倍的不同长度的寡聚核苷酸片段和寡聚核小体；细胞核崩解形成凋亡小体(apo body)；细胞器凝集；细胞质产生胞浆空泡，细胞膜先肿胀继而皱缩死亡。凋亡过程中的凋亡小体是由胞浆包被的寡聚核小体、细胞器碎片等。凋亡小体被巨噬细胞等吞噬，没有细胞内含物的释放，因而不会引起炎症反应。这是细胞凋亡区别于坏死最主要的特征。

从分子水平看，细胞凋亡是由相关基因的调控活动实现的，在白血病和淋巴瘤中的研究表明，细胞有一组参与凋亡调控的基因，以白细胞介素 1β 转化酶(ICE)为代表的半胱天冬酶(caspase)家族和以 BCL-2 为代表 BCL-2 家族均与凋亡的诱导或抑制相关。半胱天冬酶家族的成员同属于具有半胱氨酸催化活性的蛋白酶，能特异的水解肽链中的天冬氨酸。它们是主要的细胞凋亡效应分子，由它们触发细胞生理活动必需的功能性大分子如 DNA、核蛋白、跨膜蛋白等的降解，尤其是线粒体功能衰竭更是凋亡始动的关键，继而引起细胞凋亡。BCL-2 家族各成员更多的是发挥调控作用，既有凋亡诱导基因如 *BAX*、*BAK*、*BAD*、*BIK*、*BCL-Xs* 等；又有凋亡抑制基因如 *BCL-2*、*BCL-Xl*、*Bfl-1* 等。*BCL-2* 最早是在滤泡型淋巴瘤和 B 细胞型淋巴瘤中发现的细胞癌基因，其主要作用是阻止细胞程序性死亡的启动，由此引起细胞转化癌变。已证实 *BCL-2* 的过量表达与慢性淋巴细胞白血病、淋巴结癌、前列腺癌、鼻咽癌等密切相关。

近年的研究揭示染色体端粒酶(telomerase)也参与细胞凋亡的调控。正常情况下，染色体末端由重复序列$(TTAGGG)_n$组成，在生殖细胞和胚胎细胞中端粒重复序列约 15 kb，其作用就是使染色体结构保持稳定。端粒酶主要存在于高生长、增殖活性的细胞如生殖系细胞和骨髓细胞，维护端粒重复序列的恒定；在大多数体细胞中没有端粒酶或活性很低；且随着时间的推移、细胞老化，端粒重复序列逐渐缩短。在 90% 以上的原发癌肿及其细胞系中均显示端粒酶活性，提示此酶的激活与细胞恶变相关。端粒酶是一种核糖核蛋白酶，激活后的作用类似于凋亡抑制基因，能引起细胞持续增殖。

凋亡学说认为，细胞转化癌变是细胞凋亡调控机制紊乱引发的，主要表现为凋亡抑制或凋亡逃逸，细胞分裂增殖能力增强引起细胞癌变。近年的研究表明，尽管癌基因、肿瘤抑制基因等各自的作用方式、途径，以及切入环节各不相同，但它们的致癌作用最终是通过影响凋亡调控实现的。如前述 BCL-2 抑制凋亡始动；突变型 p53 失去抑制细胞增殖、诱导分化的功能可能与其抑制凋亡效应分子半胱天冬酶的凋亡诱导作用相关。

三、癌肿发生的多步骤遗传损伤学说

Knudson (1971)曾以视网膜母细胞瘤的遗传分析为基础提出了癌肿发生的“二次打击模型”(two hit model)，他认为无论是遗传性肿瘤还是散发性肿瘤的发生，均需二次或二次以上的突变才能使细胞癌变，所不同的是遗传性肿瘤的第一次突变发生在生殖细胞中或由亲代遗传而来，而第二次突变发生于体细胞中，并且导致细胞癌变，而在散发性肿瘤中，两次突变都是在体细胞中发生的(图 12-11)。Knudson 用二次打击学说解释了遗传性视网膜母细胞瘤发病时间早(约一岁前后)，病情严重，常为双侧同时发病或间隔很短一段时间，这显然是由于患者体细胞中有亲代遗传的突变，肿瘤易感性升高，体细胞发生第二次突变的可能比连续发生二次突变的可能大得多,所需时间也短得多。而散发性肿瘤的发病较迟,且多为单侧发病,少数双侧发病的,双眼的发病时间常间隔较长,这是因为诱发细胞癌变的二次突变,在同一体细胞内发生有一定的时间间隔,且发生概率较低。肿瘤发生的二次打击学说已得到广泛的实验证据,前述 *Rb* 基因杂合性丢失致癌的过程,癌基因由染色体重排激活,癌基因的协同作用等无不反映出肿瘤的发生是符合这一学说的。

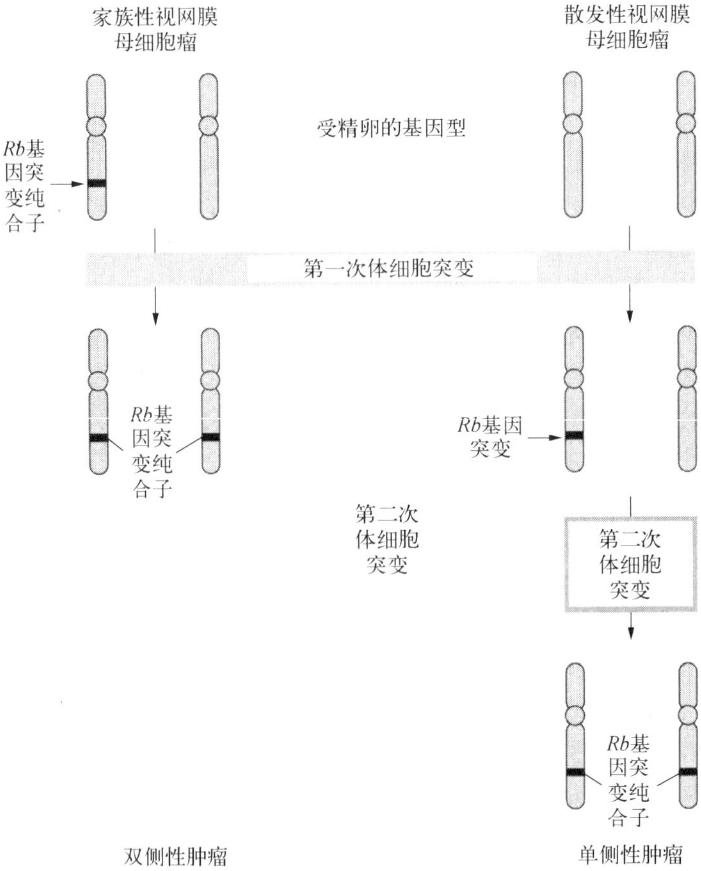

图 12-11 癌肿发生的"二次打击模型"图解

近年来肿瘤发生机制的研究越来越清楚地表明,细胞癌变过程是一个多因子介入的多步骤的渐进过程,其中结肠癌的一系列研究为此提供了强有力的证据。研究显示,家族性结肠癌患者 80% 与 5q21 的 *APC* 基因缺失或突变相关,同时,结肠癌细胞中常检出激活的原癌基因 *HRAS* 或 *KRAS*,而从遗传标记的多态性分析中发现癌细胞频繁地出现 *p53* 或 *DCC* 的杂合性丢失,以及 miRNA 的变异。综合各项研究显示多发性结肠息肉病逐步转变为恶性癌肿的演变过程,实际上是一个多因子参与的渐变过程(图 12-12),在细胞转化早期,如Ⅰ期腺瘤样细胞中遗传损伤相对较少,仅 *APC* 的杂合性丢失或基因突变;但随着恶变的发展有一些特异的遗传损伤起了重要作用,如Ⅱ期腺瘤中多数都有 *RAS* 基因的激活和扩增;而在Ⅲ期腺瘤中 80% 有 *DCC* 基因的杂合性丢失,而在约 85% 完全恶变的癌细胞中,则以 *p53* 和 *DCC* 的等位缺失或突变引起的肿瘤抑制基因的杂合性丢失为主。一般而言,恶性程度越高的细胞中,突变损伤相对越多。

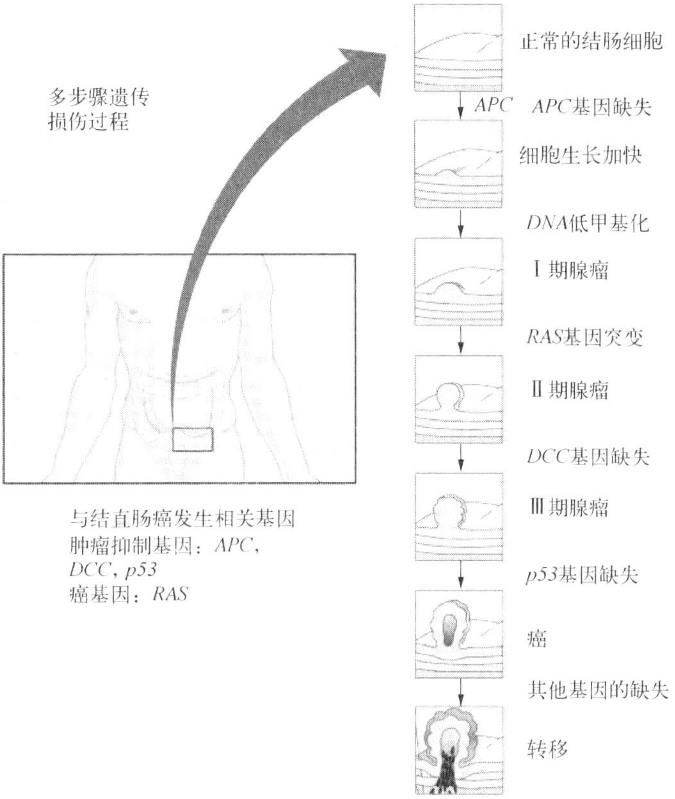

图 12－12　肿瘤发生的多步骤学说图解(以结直肠癌为例)

肿瘤发生的多步骤学说认为，一个细胞的恶性转化是多因子参与的渐变过程，至少需要二次或二次以上的遗传损伤。正常的细胞以一种恰当的机制控制自身的生长，而一次点突变，只能引起细胞某种程度增殖，并不足以使细胞完全脱离正常的调控机制。之所以这样说是有令人信服的理由的。据估计人体细胞总量约 10^{13}，每个细胞的基因组约含 2 万～3.5 万个基因，而每个基因在复制过程中的突变率为 10^{-7}/基因/细胞，显然，如果一次基因突变足以引起细胞癌变的话，则一个人一生中癌变的概率是：$3.5\times10^{4}\times10^{13}\times10^{-7}=3.5\times10^{10}$；照此推算，癌变应该每天发生，然而事实并非如此。因此，带有单一突变的细胞，将有完全正常的表型或稍有一些生长优势，随着每一步遗传损伤的发展，细胞将获得更大的自主性，其繁殖力逐渐增强，最后在多次遗传损伤影响下，细胞完全癌变，并侵犯邻近组织和扩散到身体的其他部位。

肿瘤的发生是一个复杂的、分阶段渐进的多步骤过程。这一过程中有多种因素的介入，这些因素既有遗传方面的，也有环境方面的。染色体不稳定、原癌基因激活、肿瘤抑制基因杂合性丢失，以及 DNA 修复系统缺陷等遗传损伤，既可以是遗传的，也可以是环境污染引起的。染色体不稳定如断裂、脆性、易位及缺失等可能，作为癌基因激活或肿瘤抑制基因杂合性丢失的前奏，提高了细胞癌变的易感性；癌基因激活或肿瘤抑制基因杂合性丢失，则使细胞进入转化并开始癌变。遗传性肿瘤的第一次突变由亲代遗传而来，即体细胞带有种系突变，由第二步进入癌变过程，因而易感性高于一般群体。这样的打击可以是：① 癌基因的激活；② TSG 的杂合性丢失；③ DNA 修复系统缺陷；④ 环境因素的影响及其他。

基于对细胞癌变是多因子介入的多步骤渐进过程的研究，学者们认为肿瘤细胞至少具备六大生物学特征：① 持续的增殖信号；② 规避生长抑制；③ 对抗细胞凋亡；④ 可重复的不死能力；⑤ 诱导血管再生；⑥ 致病和转移。

肿瘤遗传基础的研究，向我们提出了巨大的挑战，深入探讨肿瘤发生的多步骤过程，有利于更全面地了解这一过程，并使之在肿瘤防治中发挥有益的作用。

第四节 遗传性癌前病变

有些染色体病和单基因遗传病的患者易于并发或转化为癌肿，这些遗传病被称为遗传性癌前病变。

一、染色体病的癌变倾向

染色体病患者的癌肿发病率常高于正常群体数倍至数十倍。调查表明，唐氏(Down)综合征(21 三体综合征)患者中白血病发病率明显高于正常群体。如急性淋巴母细胞白血病(acute lymphoblastic leukemia, ALL)群体发病率约为 1/3 000，而在唐氏(Down)综合征患者中高达 1/95。又如克兰费尔特综合征(Klinefelter syndrome)患者则易继发乳腺癌或性腺母细胞瘤；特纳综合征(Turner's syndrome)患者的条索状卵巢则易恶变为卵巢癌；这都是由患者的原发病变发展而成的。

二、单基因遗传的癌前病变

单基因遗传病中有不少是易于并发或转化为癌肿的，如前所述及的家族性腺瘤样息肉病就是一种较常见的显性遗传病，极易恶变为结肠腺癌。遗传性癌前病变的遗传方式，既有常染色体显性遗传也有常染色体隐性遗传或 X 连锁隐性遗传，以下略举数例。

1. *Ⅰ型神经纤维瘤病*(neurofibromatosis, NF1) 这是一种常染色体显性遗传病，发病率为 1/3 500。90% 的患者以皮肤上多发浅褐色“巧克力斑”为特征。在儿童期(十岁左右)即可在外周神经分布区域出现良性神经纤维瘤，多见于躯干，可波及四肢，而且随着年龄增大出现体积增大和数量增加。纤维瘤大小不一，小的仅针尖大，大的如橘子，质软，容易恶变为视神经胶质瘤、肾上腺髓质癌、神经纤维肉瘤，以及皮肤鳞癌等。

连锁分析显示 *NF1* 基因位于 17q11.2，约 350 kb 长，由 60 个外显子组成，其 mRNA 长 12 kb，编码的神经纤维蛋白有 2 818 个氨基酸残基。*NF1* 基因是一种肿瘤抑制基因，参与细胞周期的调控。已发现的 *NF1* 突变多数是截短变异或蛋白失活。

2. *着色性干皮病*(xeroderma pigmentosa) 这是一种由 DNA 内切酶缺陷造成的罕见的、致死性常染色体隐性遗传病，患者的皮肤易发生色素沉着、红斑、水疱等病变，对紫外线敏感，常造成皮肤、眼睛和舌头的损伤。常可恶化为鳞状上皮癌、恶性黑色素瘤，皮肤基底细胞癌及白血病等。常于 20 岁前死亡。

着色性干皮病的遗传缺陷是核苷酸切除修复(nucleotide excision repair, NER)系统的损伤或突变。紫外线损伤常引起 DNA 上邻近的嘧啶类核苷酸形成稳定的二聚体或 DNA 链的交叉连接，造成染色体断裂或基因突变。NER 由螺旋酶、内切酶、聚合酶和连接酶等一系列酶组成，能自动切除二聚体修复 DNA 双螺旋。NER 系统中任何一种酶的突变都可能诱发着色性干皮病，该病已被证实有遗传异质性，共有 XP－A～XP－G 七种亚型。

3．布鲁顿低丙球蛋白血症（Bruton hypogammaglobulinemia）　这是一种 X 连锁隐性遗传的先天性免疫缺乏症，主要缺陷是由 B 细胞缺乏引起的体液免疫障碍。患者易并发淋巴系统恶性癌肿（如网状内皮细胞增生等）和白血病。

其他一些遗传性免疫缺乏症，如 Swiss 型无丙球蛋白血症、威－奥综合征（Wiskott－Aldrich syndrome）、迪格奥尔格综合征（DiGeorge syndrome）、严重联合免疫缺乏病等，这些疾病也都易并发白血病或淋巴系统癌肿。

4．染色体不稳定综合征　布卢姆（Bloom）综合征（BS）、范科尼（Fanconi）贫血（FA）和共济失调－毛细血管扩张症（ataxia-telangiectasia，AT）这三种病均为常染色体隐性遗传，且都有不同程度的免疫功能缺陷。BS 的主要症状是生长发育障碍（矮个）伴免疫缺陷，因毛细血管扩张而对光敏感，脸部出现红斑（蝴蝶斑）。BS 患者肿瘤易感性升高易并发淋巴瘤、白血病和子宫颈癌、胃肠道癌等。FA 系儿童骨髓疾病，主要特征是全血细胞减少，故又称为先天性各类血细胞减少（congenital pancytopenia），患者还表现为脊柱畸形、脑损害及心脏和胃肠道病变。AT 是一种儿童期发病的神经系统退行性病变，早期表现为步态不稳、笨拙，说话含糊；幼儿期就可出现进行性运动障碍，并伴有免疫球蛋白合成障碍，淋巴细胞减少等缺陷。这三种疾病的患者和致病基因携带者均易继发白血病和淋巴系统恶性癌肿。癌肿发病率高于正常群体数倍至数十倍。这三种遗传病的一个共同特征是染色体不稳定，其外周血细胞遗传学检查显示高频率的姐妹染色单体互换（SCE）；染色体自发断裂、重排及脆性部位也明显高于正常人。因此，又被称作染色体不稳定综合征。

遗传性癌前病变患者体细胞的基因组不稳定，如染色体断裂、易位及数量畸变、基因突变或 DNA 损伤修复缺陷等，肯定是细胞癌变的诱发因素，这在近年的研究中已获得大量的证据。表 12－9 概括了已发现的遗传性癌前病变。

表 12－9　遗传性癌前病变病种表

综合征	原发肿瘤	继发肿瘤	相关基因	定位	基因功能
常染色体显性遗传（AD）					
家族性腺瘤样息肉病（FAP）	结肠癌、直肠癌	结肠、直肠腺瘤，十二指肠或胃癌	*APC*	5q21	调控 β 链蛋白，微管连接
神经纤维瘤病（1 型）	神经纤维瘤	神经纤维肉瘤、急性髓细胞白血病（AML）、脑瘤	*NF1*	17q11.2	p21ras 蛋白的 GAP；微管蛋白连接
神经纤维瘤病（2 型）	听神经瘤、脑膜瘤	神经胶质瘤、脊膜瘤	*NF2*	22q12.2	膜蛋白与细胞骨架连接
多发性外生骨瘤	外生骨瘤（骨表面软骨粗隆）	软骨肉瘤	*EXT1*，*EXT2*，*EXT3*	8q24.1，11p11－13，19p	未明
考登（Cowden）病	乳腺癌、甲状腺癌（滤泡型）	肠道癌肿（息肉型）	*PTEN*（*MMAC1*）	10q23	磷酸酶

（续表）

综合征	原发肿瘤	继发肿瘤	相关基因	定位	基因功能
掌跖角化病	食道癌	白斑病	未明	17q25	未明
常染色体隐性遗传(AR)					
共济失调-毛细血管扩张症	淋巴瘤	小脑共济失调、免疫缺陷、乳腺癌	*ATM*	11q22	DNA 修复；p53 诱导
布卢姆(Bloom)综合征	实体瘤	免疫缺陷、生长发育迟缓	*BLM*	15q26.1	DNA 螺旋酶
着色性干皮病	皮肤癌	色素沉着异常、生殖功能低下	*XPB*, *XPD*, *XPA*	多发性断裂	DNA 修复螺旋酶；核苷酸切除修复(NER)
范科尼(Fanconi)贫血	急性髓细胞白血病(AML)	再生障碍性贫血、骨骼异常	*FACC*, *FACA*	9q22.3, 16q24.3	DNA 修复

（孙洁宁）

建议阅读文献

1. Nussbaum RL, McInnes RR, Willard HF. Thompson & Thompson's genetics in medicine. 7th ed. Philadelphia: Saunders, 2007.
2. Ashworth A, Lord CJ, Reis-Filho JS. Genetic interactions in cancer progression and treatment. Cell, 2011, 145(1): 30-38.
3. Vogelstein B, Kinzler KW. Cancer genes and the pathways they control. Nature Med, 2004, 10(8): 789-799.
4. Stratton MR. Exploring the genomes of cancer cells: progress and preomise. Science, 2011, 331(6024): 1553-1558.
5. Hanahan D, Weinberg RA. Hallmarks of cancer: the next generation. Cell, 2011, 144(5): 646-669.

建议浏览网站

1. The Cancer Genome Project. http://www.sanger.ac.uk/research/projects/cancergenome
2. Cancer Genome Anatomy Project (CGAP). http://cgap.nci.nih.gov
3. The Cancer Genome Atlas (TCGA). http://www.genome.gov/17516564

思考题

1. 比较病毒癌基因与细胞癌基因的异同点。
2. 举例说明细胞癌基因和肿瘤抑制基因的异同点。
3. 以慢性粒细胞白血病、视网膜母细胞瘤为例，分别说明这两种肿瘤发生的机制。
4. 举例说明癌症发生的多步骤遗传损伤学说。

英 文 阅 读

Cataloging Mutations in Human Cancer Genomes

Over the past half-century a series of technologies have been deployed to characterize systematically, at ever-increasing levels of resolution, the state of cancer genomes across the range of cancer types. The earliest, and still one of the most influential in its impact on cancer science, was cytogenetic studies of chromosomes from cancer cells. These revealed abnormalities of chromosome copy number and the presence of somatically acquired rearrangements (chromosomal translocations). They showed that some cancer types had very disordered genomes whereas others displayed few genomic abnormalities. They also yielded evidence that certain positions in the genome were recurrently rearranged in particular cancer types, from which it was inferred that a cancer gene resided at the rearrangement breakpoints. After the widespread adoption of recombinant DNA technology in the 1980s, it became possible to isolate and sequence the genome in the vicinity of these recurrently rearranged regions, leading to the identification of many rearranged cancer genes, particularly in leukemias, lymphomas, and sarcomas.

The next major suite of technologies primarily provided evidence of copy number change in cancer genomes, but at higher resolution than was generally possible by cytogenetics. These approaches confirmed the variation in extent of copy number change between individual cancer genomes and highlighted regions showing recurrent increases or reductions in copy number. Subsequent studies focusing on these recurrently abnormal regions provided a further harvest of new cancer genes.

These technologies had their limitations. Most obviously, they could not directly detect base substitutions or small indels. The emergence of the draft human genome sequence in 2000 empowered the study of cancer genomes in many ways. In particular, it provided a template for the design of polymerase chain reaction (PCR) primer pairs to amplify and sequence (by conventional sequencing technology) the coding exons of large numbers of protein-coding genes. This facilitated more extensive sequencing of cancer genomes, including whole gene families and subsequently most coding exons. These studies systematically sampled cancer genomes for somatic base substitutions and small indels, providing, for the first time, insights into their prevalence. However, exploration of noncoding areas of the genome and larger numbers of cases was still restricted by high cost and limited sequencing capacity.

The recent arrival of second-generation DNA sequencing technologies has further transformed investigation of cancer genomes. These technologies are being applied in a number of ways. Because most of the currently known driver mutations change the coding sequences of proteincoding genes and because protein-coding exons account for only ~1% of the human genome, sequencing is often being thriftily targeted at these. Use of technologies that extract subsets of DNA sequences from the whole genome, in combination with second-generation sequencing, has already allowed sequencing of the protein-coding exons of roughly 2000 individual cancers worldwide. This strategy will find base substitutions and indels in coding exons (and potentially copy number changes) but will miss these types of mutation in noncoding regions and require other analyses of the same genomes to report most rearrangements. To a similar end, after extraction of RNA, the transcriptomes of many hundreds of cancers have been sequenced. This approach will report substitutions in genes that have sufficiently high levels of mRNA and can report rearrangements that are transcribed. Again, however, abnormalities of noncoding regions will generally be missed, and protein-truncating mutations may be difficult to find if they activate nonsensemediated RNA decay.

In the longer term, however, the major impact of these remarkable technology shifts will be to permit the sequencing of whole cancer genomes. This strategy, in which genomic DNA from a cancer (and, in parallel, DNA isolated from normal tissue of the same person) is randomly fragmented and hundreds of millions of fragments are sequenced, can reveal all classes of somatic change (base substitutions, indels, rearrangements, copy number changes, and even potentially epigenetic alterations) in all sectors of the genome (exons, introns, and intergenic regions). It has paved the way to the generation of almost complete catalogs of somatic mutation for individual cancers, allowing us to set aside our preconceptions of where the important mutations that cause the disease might lie and, by acquisition of large numbers of mutations from individual cases, empowering deeper study of the mutational processes that have been operative. A few hundred whole cancer genomes have already been generated by sequencing machines worldwide and are in the process of being analyzed.

第十三章

表观遗传学

前面,我们所介绍的染色体病、单基因病、多基因病、线粒体病和肿瘤等遗传性疾病的发病机制,都是与核 DNA 或线粒体 DNA 的序列异常相关,它们的遗传规律都遵循经典的遗传学中心法则。但是,在生命科学领域有许多现象无法用经典的遗传学中心法则来解释。例如:一对单卵双生的姐妹有同样的基因组成,为什么会有长相或性格上的差异?克隆的小猫与供体猫有相同的基因组成,为什么它们的毛色不一样?血细胞有同样的基因组成,为什么白细胞、红细胞和血小板的形态和功能各异?为什么女性的一条 X 染色体会失活等等。这些现象说明,除了细胞内 DNA 序列中的遗传信息外,决定表型的还有在细胞世代之间可遗传的非 DNA 序列的信息,控制基因的表达模式(gene expression pattern)。据此,Waddington 于 1942 年首先提出了表观遗传学的概念。目前,我们把通过有丝分裂或减数分裂来传递非 DNA 序列信息的现象称为表观遗传(epigenetic inheritance)。表观遗传学(epigenetics)就是研究不涉及 DNA 序列改变的基因表达和调控的可遗传性变化的学科;换而言之,表观遗传学是研究从基因演绎为表型的过程和机制的一门新兴的遗传学分支学科。

通过细胞分裂来传递和稳定地维持具有组织和细胞特异性的基因表达模式,对于整个机体的结构和功能协调同样至关重要,表观遗传的异常会引起表型的改变,机体结构和功能的异常,甚至导致疾病的发生。

第一节 表观遗传的修饰机制

基因表达模式的信息标记,或者称之为表观遗传修饰(epigenetic modification)主要有三类,一是,DNA 分子的特定碱基的结构修饰,如胞嘧啶的甲基化;二是,染色质中组蛋白的转录后修饰,包括甲基化、乙酰化、磷酸化等;三是,非编码 RNA 的干扰。它们像三重“开关”,控制着基因表达的时空性。

一、DNA 甲基化

DNA 甲基化(DNA methylation),是指基因组 DNA 上的胞嘧啶的第五位碳原子和甲基间的共价结合,从而使胞嘧啶被修饰为 5-甲基胞嘧啶(5-methylcytosine, 5-mC)的现象。DNA 甲基化存在于除酵母以外的所有真核生物中,但不同的生物甲基化程度各不相同。哺乳动物基因组 DNA 中 5 - mC 约占胞嘧啶总量的 2% ~7%,绝大多数 DNA 甲基化存在于 CpG 二核苷酸(CpG dinucleotide),但在有转录活性的基因的 CpG 岛中不存在。此外,DNA 甲基化通常还分布于基因组的非编码区,例如着丝粒、异染色质或间隔重复序列(或称转座子)(interspersed repetitive elements or transposon)中。早在 1980 年,Razin 和 Riggs 就发现 DNA 甲基化与抑制基因表达相关。因此,DNA 甲基化也被认为是宿主细胞用以沉默外源基因的一种防御机制。

在人类基因组中存在三千多万碱基对的 CpG,虽然 CpG 二核苷酸出现的频率远低于 4 种碱基随机排列所预期的频率,但在结构基因的调控区段,CpG 二核苷酸常常以成簇串联的形式排列。结构基因 5′端附近富含 CpG 二核苷酸的区域称为 CpG 岛(CpG islands)。基因调控元件(如启动子)所含 CpG 岛中的 5 - mC,会阻碍转录起始复合体与 DNA 的结合、抑制 RNA 聚合酶,以及招募转录抑制复合体与启动子结合,所以 DNA 甲基化一般与基因沉默相关;反之,非甲基化(non-methylated)则一般与基因的活化相关;去甲基化(demethylation)往往与一个沉默基因的重新激活相关。60% ~90% 的人类基因,由于 CpG 甲基化而表达沉默。

DNA 甲基化是在 DNA 甲基转移酶(DNA methyltransferase, DNMTs)的作用下完成的,S-腺苷甲硫氨酸(S - adenosylmethionine, SAM)为通用的甲基供体(图 13 - 1A)。DNA 甲基转移酶主要有 3 种:DNMT1、DNMT3A 和 DNMT3B,分属于 DNMT1 和 DNMT3 家族。DNMT1 能在一条甲基化的 DNA 链进行复制或修复时,以母链的甲基化标记为模板,在对

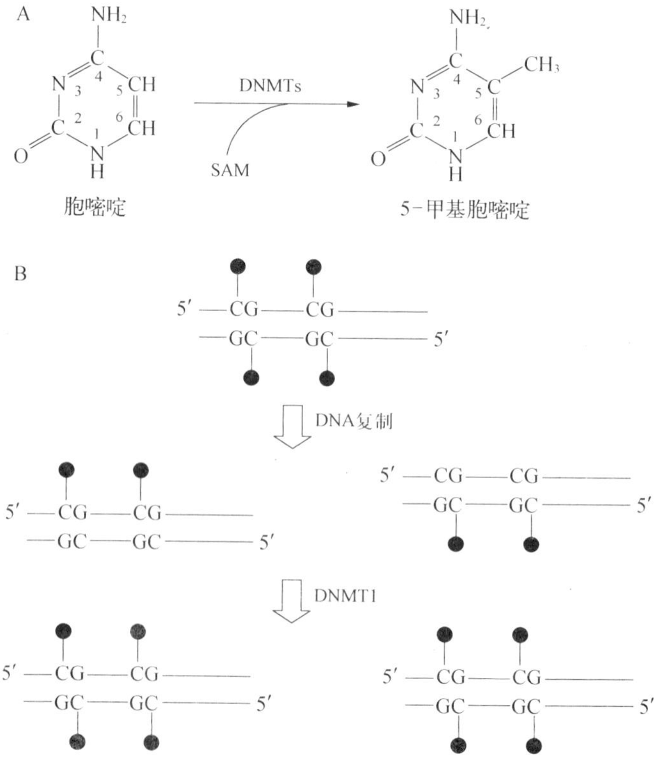

图 13 - 1 胞嘧啶甲基化及甲基化模式的维持

注:A:胞嘧啶甲基化反应;B:DNA 复制过程中甲基化的维持。

称的位置上催化相应的胞嘧啶甲基化(图 13-1B)。DNMT1 对 DNA 复制中形成的半甲基化位点(hemimethylated sites)的亲和力,比其他位点高 30~40 倍。而 DNMT3A 和 DNMT3B,则是催化不依赖于甲基化模板链而从头开始合成 5-mC 的从头甲基化酶。除了上述两种甲基化酶外,DNMT3 家族还有一个调控因子——DNMT3-样蛋白(DNMT3 L),通过与 DNMT3A 和 DNMT3B 的相互作用,增强两者的酶活性,从而参与从头甲基化(de novo methylation)的调控。DNA 甲基化模式在 DNA 复制中的维持机制是表观遗传学的重要基础。

二、组蛋白修饰

在真核细胞中,染色质(chromatin)根据螺旋化的程度不同而分为常染色质和异染色质。异染色质在有丝分裂和减数分裂过程中始终处于高度浓缩状态,缺乏 DNA 转录活性;而常染色质在细胞分裂间期呈较松散的解旋状态,为 DNA 的复制、修复和转录提供了环境。在哺乳动物细胞的基因组中,常染色质仅占不到 4%。染色质的高度浓缩不仅保护了 DNA,而且维护了遗传信息的稳定性,调控了基因表达。那么,细胞如何改变染色质的结构呢?

组成核小体的核心是组蛋白 H2A、H2B、H3 和 H4 各 2 份形成的八聚体。4 种组蛋白的氨基末端均能进行共价修饰,目前已发现组蛋白上至少有 60 个氨基酸残基被修饰。修饰的方式至少有 8 种,如乙酰化(acetylation)、甲基化(methylation)、磷酸化(phosphorylation)、泛素化(ubiquitination)、SUMO 化(sumoylation)、ADP 核糖基化(ADP ribosylation)、精氨酸瓜化(deimination)和脯氨酸异构化(proline isomerization)等。其中对乙酰化、甲基化和磷酸化的研究较多。这些修饰的生物学作用主要包括:首先,这些修饰通过改变组蛋白的电荷而使核小体与核小体或 DNA 与核小体之间的相互作用发生改变;其次,不同的修饰为某些特异蛋白提供了结合的位点进而影响了细胞行为;另外,愈来愈多的研究表明不同的修饰的组合可能是导致不同细胞功能分化的原因。

组蛋白的修饰不是独立的事件,各种修饰的不同组合、相互作用形成了调控个体发育中基因表达的模式,因此也称其为"组蛋白密码"(histone code)。但组蛋白修饰有多少种组合目前尚属未知,不过修饰的结果都是通过调节染色质结构的松散和紧密程度,来影响基因的表达和 DNA 损伤的修复。组蛋白的修饰导致染色质的构型发生改变,这一过程称为染色质构型重塑(chromatin remodeling)。

染色质构型发生改变的结果分为两种:一种是,形成高度螺旋化、使基因沉默的异染色质;另一种是形成去螺旋化、激活基因转录的常染色质。不同的修饰对基因表达所起的调控作用不一样,组蛋白中不同氨基酸残基的乙酰化,一般与常染色质和基因的表达活性相关联;而组蛋白的甲基化,则根据位点不同而导致不同结果,例如 H3K4(组蛋白 3 的第 4 位赖氨酸)、H3K36 和 H3K79 的甲基化,与基因表达的转录激活和转录延长相关,而 H3K9、H3K27 和 H4K20 的甲基化,则与基因转录抑制相关。研究发现 H3K9 一旦被甲基化,则会形成异染色质蛋白 1(heterochromatin protein 1, HP1)或其他抑制性染色质因子的结合位点。HP1 的结合会导致 DNA 分子上特定 CpG 岛的甲基化,而启动染色质浓缩和稳定的基因沉默(图 13-2)。

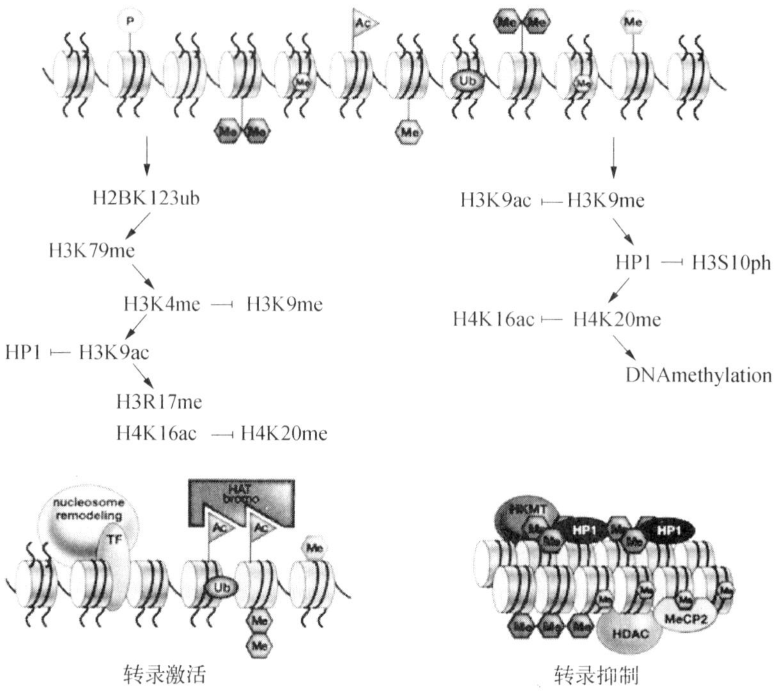

图 13-2 组蛋白修饰调控基因转录(引自 Allis CD, Epigenetics. 2007)

注: (Ub):泛素化;(Me):甲基化;(Ac):乙酰化;(HP1):异染色质蛋白1;(P):磷酸化。

三、非编码 RNA 干扰

非编码 RNA(non-coding RNAs, ncRNAs),是指 DNA 转录后不翻译成蛋白质的 RNA,它们可以调控 mRNA、tRNA 和 rRNA 分子的产生和功能。目前,与表观遗传学相关的主要 ncRNAs,根据其大小分可为两类:大于 200 核苷酸(nt)的 ncRNAs,称为长片段非编码 RNA(long noncoding RNAs, lncRNAs);约 20~30 nt 的称为小非编码 RNA(small ncRNAs),包括 miRNA、siRNA 和 Piwi-interacting RNA(piRNA)。这些 ncRNAs 参与调控染色体结构、染色体分离、RNA 转录、RNA 稳定性,以及蛋白翻译等过程。它们通常与效应蛋白结合抑制特定基因的表达。三种小 ncRNAs 分子的起源、结构、所结合的效应蛋白,以及调控模式均不相同。siRNA 前体是较长且完全配对的双链分子,miRNA 的前体是由单链 RNA 分子形成的不完全配对的发夹结构;而 piRNAs 的前体则是单链分子。siRNAs 和 miRNAs 主要和 Argonaute 蛋白家族 Ago 成员结合,而 piRNAs 则与 Piwi 成员结合。miRNAs 主要调节内源性基因的表达,siRNAs 则主要针对外源或入侵的核酸,如病毒、转座子和转基因等,起维护基因组完整性的作用。piRNAs 主要在动物的生殖细胞中行使功能。四种 ncRNAs 的比较见表 13-1。

1993 年,Ambros 小组在线虫(Caenorhabditis elegans)中发现了第一个 miRNA 分子 lin-4,其功能是内源性调节控制发育时程的基因。五年后,Fire、Mello 和他们的同事报道了外源性双链 RNA(dsRNA)可通过 RNA 干扰(RNAi)机制特异性地沉默靶基因。1999 年,在植物中发现基因的沉默与 20~25 nt 的 RNAs 相关。此后不久,研究就发现,外源性 dsRNAs 是通过转换成 20~23 nt 的 siRNAs 而沉默基因的作用机制。

表 13-1 非编码 RNA 的比较

ncRNA	全 称	长 度	前 体	结合蛋白	功 能
miRNA	Micro RNA	21 ~ 23 nt	单链 RNA 折叠成不完全匹配的发卡结构	Ago 成员	形成 miRISC，调节内源性基因的表达
siRNA	Short interfering or silencing RNA	20 ~ 25 nt	完全匹配的双链 RNA	Ago 成员	形成 siRISC，降解外源或入侵的核酸
piRNA	Piwi-interacting RNA	27 ~ 30 nt	单链 RNA	Piwi 成员	调控染色质结构和转座子沉默
LncRNA	Long noncoding RNA	>200 nt	单链 RNA		调节 X 染色体失活和印迹基因表达

Dicer 酶是特异识别 dsRNA 的核糖核酸酶Ⅲ（Ribonuclease Ⅲ，RNaseⅢ）家族成员之一，它能以腺苷三磷酸（adenosine triphosphate，ATP）依赖方式将内源或外源 dsRNA 前体分子加工成典型的约 21 nt 的双链分子 miRNA 或 siRNA。然后 miRNA 或 siRNA，以其中一条链作为指导链与效应蛋白 Ago 稳定结合，形成不同种类的 RNA 诱导沉默复合体（RNA-induced silencing complex，RISC），即 miRISC 和 siRISC；另一条链（被称为过客链）则被丢失。最终，根据沃森-克里克（Watson-Crick）碱基配对原理，利用指导链识别靶点 RNA 分子，RISC 可以分别通过抑制转录或翻译、促进异染色质形成，以及加速 RNA 或 DNA 降解等机制，实现对各种靶基因的表达调控。

在动物中，miRNA 结合于 mRNA 的 3′UTR，它与靶基因的识别是不完全匹配的，通常一个 mRNA 分子上存在多个 miRNA 结合位点。据计算机预测，人类基因组中有近千个 miRNA 分子，每一个 miRNA 可调控多个蛋白质的转录，预计 miRNA 可调控 60% 以上的蛋白表达。目前已发现 miRNA 参与了多种生物学过程的调控，例如发育时程、细胞分化、增殖、凋亡、应激抵抗和脂肪代谢。最早发现的 miRNA 分子 lin-4 和 let-7，就是通过调控 mRNA 的翻译而控制发育的时程，一旦它们失活，上皮细胞将不能正常分化而重新进入细胞分裂状态。也有研究表明它们还与免疫缺陷、病毒感染，以及其他人类疾病相关。

siRNA 与 miRNA 不同，前者与靶基因的结合完全匹配，并且可靶向 mRNA 的任何区域导致其降解。虽然细胞内最初发现的 siRNAs 的作用是降解外源或入侵的核酸，但目前 siRNA 已成为靶向沉默细胞内特定基因的常规技术手段之一。

除了众所周知的调控 mRNA 转录的作用外，小 ncRNAs 分子还参与了包括染色质介导的基因沉默和 DNA 重排在内的其他生物学过程。

piRNA 主要在哺乳类动物睾丸中表达，在配子形成过程中起沉默转座子元件的作用，是生殖细胞发育所必需的。2008 年，Miyagawa 等人证实：缺失 piRNA 相互作用蛋白 MIL1 和 MIWI2，可导致雄性生殖细胞逆转座子从头 DNA 甲基化丧失，提示在哺乳动物生殖细胞中存在着 RNA 指导的 DNA 甲基化机制，为基因表达的表观遗传调节通路提供了新的证据。

四、表观遗传的调控网络

DNA 甲基化、组蛋白的修饰和非编码 RNA 干扰，在细胞中共同构成了表观遗传的调控网络，调控具有组织和细胞特异性的基因表达模式。首先，DNA 甲基化与组蛋白修饰存在相互作用。研究发现，DNMT1 不仅能甲基化 DNA，而且能与甲基-CpG 结合蛋白（例如 MeCP2、MBD2 和 MBD3）直接相互作用，使其作用于基因沉默相关的蛋白质，包括 HDAC1、

HDAC2、H3K9 甲基化转移酶（Suv39h1）和异染色质蛋白 1（HP1）。因此，胞嘧啶甲基化可能增加 H3K9 的甲基化，同样 H3K9 的甲基化也可能促进胞嘧啶甲基化。

同时，DNA 被甲基化后，miRNA 会进一步阻断启动子的转录并降解相应 mRNA。miRNA 也可以通过靶向 DNA 或组蛋白修饰酶等表观遗传复合物而实现调节作用。例如，在肺癌细胞株中发现，一个包括 miR－29a、miR－29b 和 miR－29c 的 miRNA 家族（miR－29s）可以直接调节 DMNT3a 和 DMNT3b 的表达；当表达 miR－29s 时，可破坏 DNA 从头甲基化，从而导致肿瘤细胞的 DNA 普遍低甲基化。在肺癌细胞中，肿瘤抑制基因启动子超甲基化而被表观沉默。miR－29s 可使 TSGs 启动子的 CpG 岛去甲基化，使其重新表达，从而诱导肿瘤细胞凋亡和生长抑制。

miRNAs 还调节组蛋白去乙酰化酶（Histone Deacety lases, HDACs）以及多梳抑制复合物（polycomb repressive complex, PRC）基因的表达。HDAC4 是 miR－1 和 miR－140 调节的直接靶点，而 miR－449a 可与 HDAC1 的 3′－UTR 区域结合。HDAC1 在多种肿瘤细胞中被上调，miR－449a 在前列腺癌细胞中重新表达，可使 HDAC1 水平降低，诱导细胞周期阻滞，细胞凋亡以及衰老表型。EZH2 是 PRC2 的催化亚基，通过使组蛋白 H3 第 27 位赖氨酸残基三甲基化（H3K27me3）可促使异染色质形成，导致多个 TSGs 沉默。在前列腺癌细胞株和原发肿瘤组织中，miR－101 在肿瘤发展中表达下调，与 EZH2 的增加呈负相关。进一步研究表明 miR－101 的确可以在前列腺和膀胱癌模型中直接靶向 EZH2。miR－101 通过抑制 EZH2 阻止了肿瘤细胞的增殖和克隆形成，也揭示了 miR－101 通过调节肿瘤表观基因组而具有抑制肿瘤的作用。

miRNA 对表观遗传的调节，存在细胞或种间特异性。例如，在小鼠胚胎干细胞中，miR－290 簇直接作用于 *DNMT3* 基因的抑制子 RBL2。在 Dicer 缺失的胚胎干细胞中，miR－290 簇不表达，而 RBL2 却过表达，从而导致端粒重组和异常的端粒延长。若 miR－290 簇重新表达，则可以逆转这种现象。然而，在 Dicer 被抑制的人胚肾（HEK293）细胞中，miR－290 簇缺乏对从头 DNMTs 的调节作用。

siRNA 通过诱导异染色质的形成，也可以实现对基因表达的调控。在裂殖酵母（Schizosaccharomyce pombe）中，含 Ago1 的效应子构成了 RNA 诱导转录沉默（RNA－induced transcription silencing, RITS）复合物，通过结合的 siRNAs 被导向，诸如着丝点重复序列等特异的染色体位点。同时，RITS 复合物与 RNA 多聚酶Ⅱ的直接相互作用，可加速新生转录物对 siRNA 的识别。在组蛋白甲基转移酶（HMTs）介导下，RITS 复合物的结合可促进组蛋白 H3 第 9 位赖氨酸残基的甲基化（H3K9），进而诱导募集具有染色质结构域的 Swi6 蛋白（HP1 在酵母中的同源蛋白），最终导致染色质浓缩。RITS 对新生转录物结合也可激活 RNA 依赖的 RNA 聚合酶复合物（RDRC），RDRC 利用其 RdRP 亚基（Rdp1）产生次级 siRNAs，进而加强和扩散沉默效应。

第二节　表观遗传的调控功能

一、基 因 组 印 迹

（一）基因组印迹的定义

人类细胞中除性染色体外，每一条染色体上的基因都是成对存在的。根据经典孟德尔遗传理论,不论是来自父亲还是来自母亲的等位基因,都有同样的表达潜能,尽管由于DNA序列的变异,可能导致等位基因控制的表型出现显性或隐性。但在基因组中某些基因由于带有表观标记(epigenetic marks),而使父源和母源等位基因的表达出现差异。导致这一现象的表观标记就是基因组印迹(genomic imprinting),它是指两个亲本等位基因的表观遗传修饰的不同,造成了一个亲本等位基因的沉默,使另一个亲本等位基因保持单等位基因活性(monoallelic activity),即二倍体细胞中仅表达一个亲本的基因。这些表达受到基因组印迹调控的基因,被称为印迹基因(imprinted genes)。

印迹基因的DNA甲基化模式是在生殖细胞成熟过程中建立的。配子形成早期,来自父源和母源的印迹全部消除,父源等位基因在精母细胞形成精子时产生新的甲基化模式;母源等位基因甲基化模式则在卵子发生时形成。也就是说,基因组印迹,是性细胞系的一种表观修饰,这种修饰由一整套分布于染色体不同部位的印迹中心(imprinting centers, ICs)来调控,印迹中心直接介导了印迹标记的建立,及其在发育全过程中的维持和传递,并导致以亲本来源特异性方式优先表达两个亲本等位基因中的一个,而使另一个沉默。

研究表明,在哺乳动物中相当数量的印迹基因是与胎儿的生长发育和胎盘的功能密切相关的。这对于胚胎发育中胚胎和胎盘组织的基因表达调控非常关键。哺乳动物孤雌生殖的不可能,以及通过哺乳动物体细胞核移植来克隆动物的实验频频失败的原因之一,很可能是缺乏来自精子和卵细胞的大量印迹基因之间的协调表达。

(二)基因组印迹的调控机制

1. 印迹基因受DNA甲基化形成的印迹中心调控 迄今已发现的印迹基因已有一百多个,大多成簇排列。虽然印迹基因的作用机制尚不清楚,然而几乎都与DNA甲基化相关。DNA甲基化的效应通过顺式或反式作用因子引起的进一步修饰而得以传递。哺乳动物的印迹基因通常与差异甲基化区(differentially-methylated regions, DMRs)相邻,后者又称差异甲基化域(differentially-methylated domains, DMDs),有成簇排列的富含CpG岛的调控元件。在父源和母源染色体上,这些调控元件的CpG岛甲基化状态存在明显差异而呈现出分化状态,因此称为DMRs。差异甲基化区是表观遗传修饰的起始靶点,起印迹中心的作用,因此也称为印迹控制区(imprinting control regions, ICRs)或印迹控制元件(imprinting control elements, ICEs)。差异甲基化区中除了高频率的CpG二核苷酸外,还包含一些串联重复元件(tandemly repeated element),例如短的散布核酸元件(short interspersed nuclear elements, SINEs)和富含CpG的Alu重复序列(CpG-rich Alu repeats),可能与配子基因组从头甲基化相关。

许多印迹基因在基因组中成簇排列,长度可达几个Mb,包含1~2个差异甲基化区,调控多个差异表达基因。以15q11-q13区段为例(图13-3),该区长3 Mb,至少包括5个父源表达基因(*MKRN3*、*MAGEL2*、*NDN*、*SNURF*和*SNRPN*)和2个母源表达基因(*UBE3A*和*ATP-10A*)。*SNRPN*是长度为430 bp的调控区段,它含有23个CpG二联核苷酸。在母源的染色体上的23个CpG二联核苷酸完全被甲基化,而遗传自父源的染色体的则全都为非甲基化。1956年Prader和Willi等医师报道了因父源染色体15q11-q13区段缺失而引起的一种儿童早期发育畸形,特征是肥胖,矮小,并伴有中度智力低下,称为普拉德-威利综合征(Prader-Willi Syndrome, PWS)。1968年Angelman医师又报道了因母源染色体同一区段缺失引起的一种在儿童期以共济失调,智力严重低下和失语等为特征的综合征,称为安吉尔曼综合征(Angelman Syndrome,AS)。由于基因印迹导致同一染色体区段的母源和父源基因表达的差异,致使父亲和母亲的基因组在个体发育中有着不同的影响,因此尽管缺失了同一染色体区段,但来源不同,丢失的有表达活性的基因也不相同,从而表现出不同临床症状(图13-3)。1997 年 Kishino 等的研究证明位于该区段的泛素-蛋白连接酶(ubiquitin-protein ligase)的编码基因 *UBE3A* 突变或表达缺失(loss of expression)可以引起 AS。AS 患者中该基因的表达缺失,是由于母源染色体上包括 ICs 在内的染色体片段缺失所致,而 PWS 患者是由于该区段的多个父源印迹基因的错误表达(misexpression)所致。这种错误表达的后果,是邻近基因启动子的从头甲基化和随后产生的基因沉默。在有些 PWS 和 AS 患者中也观察到了多种该区段的微小染色体缺失,在缺失集中的区域有成簇排列的富含 CpG 岛的 ICs。

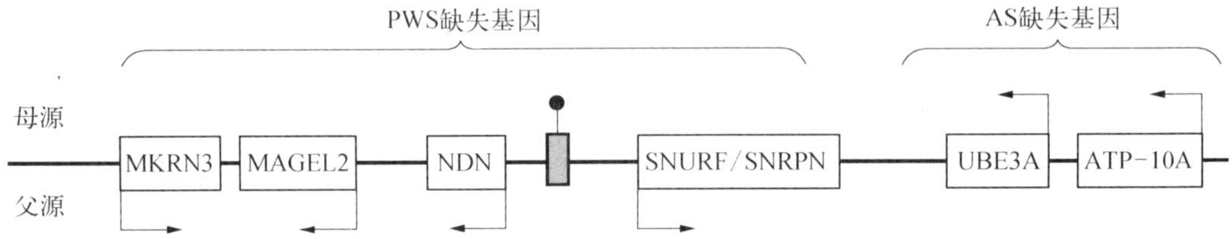

图 13-3 染色体 15q11-13 区段基因印迹与 PWS/AS 发病机制

注:图上方为母源表达基因,下方为父源表达基因,箭头示基因转录方向。实心方块示印迹中心,实心圆圈示甲基化。

2. 印迹基因的隔离子(insulator)调控模式 例如贝克威恩综合征(Beckwith-Wiedemann Syndrome, BWS)是一种过度生长综合征(overgrowth syndrome),常伴有肥胖和先天性脐疝等症状,又称脐疝-巨舌-巨大发育综合征。并有儿童期易患肿瘤的倾向。它起源于染色体 11p15.5 区段的多种能造成该区段印迹基因表达失衡的遗传学和表观遗传学调节机制的异常。在该区段的一个长约 1 Mb(相当于 1 000 kb)的片段中至少有 12 个成簇排列的印迹基因,其中有些呈父源等位基因表达模式,另一些呈母源等位基因表达模式,这些基因分属两个印迹调控区,它们的印迹状态分别受控于两个 ICs。在第一个 IC 中(图 13-4),主要有胰岛素样生长因子 2(insulin-like growth factor 2, *IGF2*)基因、*H19* 基因和一个富

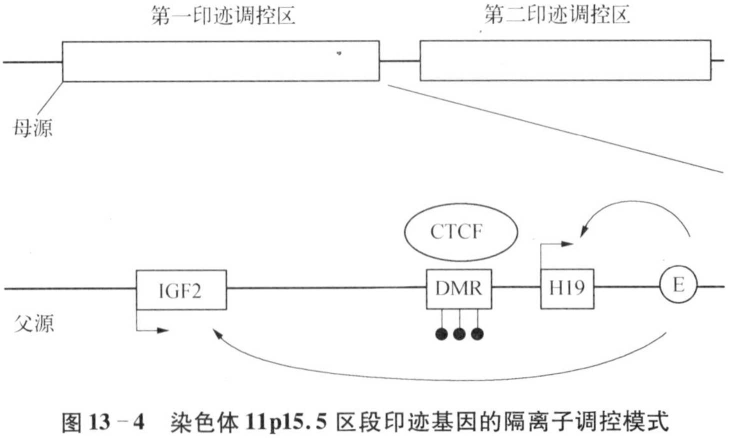

图 13-4 染色体 11p15.5 区段印迹基因的隔离子调控模式

注:图上方为母源表达基因,下方为父源表达基因,箭头示基因转录方向,实心圆圈示甲基化。

含 CpG 岛的差异甲基化区。三者的排列次序是：5′- IGF2 - DMR - H19 - 3′。IGF2 是一种父源等位基因表达的胚胎生长因子，它的表达上调是导致 BWS 的重要原因。H19 是一种母源等位基因表达的 pol Ⅱ 转录子，它转录的产物是丰度很高但功能不详的非编码 RNA，并不翻译为蛋白质。H19 和 IGF2 的 3′下游有一个增强子。DMR 是一个印迹调控区，位于 H19 的上游 2 kb、IGF2 的下游 80 kb 处，它存在差异甲基化。在母源染色体上，DMR 是非甲基化的，它允许 CCCTC 结合因子 CTCF 与它结合，从而隔断了下游增强子对 IGF2 的作用，所以该增强子只活化 H19 的转录。在父源染色体上，DMR 是甲基化的，它不仅使 *H19* 基因沉默，CTCF 也因此不能与之结合，从而使 *IGF2* 基因在增强子作用下活化表达。在这个印迹调控区，相对增强子作用而言，DMR 起了一个染色质屏障作用，被称为隔离子，它通过与染色体屏障调节蛋白 CTCF 的结合，对 *IGF2* 和 *H19* 进行交互式的印迹调节（reciprocal imprinting regulation）。根据屏障调节蛋白 CTCF 的结合位点，还找到了其他的印迹基因，例如 *Rasgrf1*、*Grb10* 和 *Kcnqlot1* 等。

此外，该区段的第 2 个印迹调控区，也对包括编码细胞周期素依赖的激酶抑制蛋白的基因 *CDKNIC*（$p57^{KIP2}$）在内的多个与细胞分裂周期相关的基因进行类似的调节。这个印迹调控区内基因的印迹失调会导致细胞的恶性生长。此外，比较基因组学分析表明，在人染色体 14q32 区也有一个与 11p15 区的 *IGF2/H19* 印迹域非常类似的印迹基因 *DLK1/GTL2* 印迹域。*DLK1* 编码一个含 6 个表皮生长因子重复基序（motif）的跨膜蛋白，也呈父源等位基因表达模式，位于 *DLK1* 下游的 *GTL2* 也编码不被翻译的 RNA，两者之间也有 CTCF 特异结合位点。

3. 印迹基因的非编码 RNA（ncRNA）调控模式　基因组中大部分转录产物为 ncRNA，长度从 21 nt 到几 kb。以 *IGF2R* 基因区的调控为例（图 13-5）。*IGF2R* 是 1991 年首先在小鼠中发现的 3 个印迹基因之一，其余 2 个是呈父源表达、调控生长发育的胰岛样生长因子 2（IGF2）和呈母源表达的非编码 RNA H19。IGF2R 是 IGF2 的受体，呈母源表达，通过诱导 IGF2 的内吞并降解，而对 IGF2 起负调控作用。*IGF2R* 基因区包括几个非印迹基因（*SLC22A1*、*MAS1* 和 *PLG*），2 个母源表达基因（*SLC22A2* 和 *SLC22A3*）和一个父源表达基因（antisense *IGF2R* RNA，Air）。在 *IGF2R* 基因的第一个内含子中有一个 DMR，Air 的转录起始位点也在差异甲基化区中。在母源染色体上，DMR 呈甲基化状态而使 Air ncRNA 表达沉默，其上游的 *SLC22A3*、*SLC22A2* 及 *IGF2R* 基因呈母源性表达；而在父源染色体上，Air ncRNA 因启动子中的 IC 无甲基化而表达，表达的 Air ncRNA 进一步顺式抑制 *SLC22A3*、*SLC22A2* 及 *IGF2R* 的表达。ncRNA 模式在 *Kcnql* 基因簇中也得到了证实。

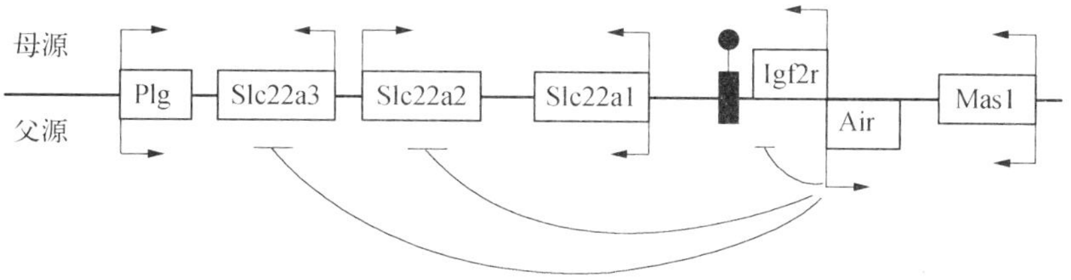

图 13-5　印迹基因的 ncRNA 调控模式

注：图上方为母源表达基因，下方为父源表达基因，箭头示基因转录方向，实心方块示印迹中心，实心圆圈示甲基化。

总之，印迹基因的表达调控是以 DNA 甲基化为根本和起始事件，同时也包括了非编码 RNA、组蛋白修饰等，其他许多表观修饰过程的参与而共同完成的。

4. 其他表观修饰的调控模式

（1）受顺式作用的调控：经典的基因由反式作用因子调控，调控因子可以结合到任何染色体上并激活基因表达，基因组印迹则不同，它受顺式作用因子调控，且调控因子仅作用于一条染色体而导致其基因沉默。

（2）是单亲遗传的结果：印迹基因的表型，不同于 Y 染色体基因的连锁遗传和线粒体基因的母系遗传。印迹基因表现为单亲遗传，既可传给儿子，又可传给女儿，与性别无关。

（3）与非编码 RNA 相邻：在基因组中大约有上百个印迹基因成簇排列，其中一个基因簇至少含有一个非编码 RNA。

（4）有广泛的调节效应：基因组印迹可修饰远距离的调控元件，调控多个基因的表达。

（5）在世代间可以逆转：个体产生配子时上代印迹消失，形成自身印迹。

二、X 染色体失活

（一）X 染色体失活的发生

1961 年 Lyon 就提出 Barr 小体是失活的 X 染色体，并提出了关于雌性哺乳动物体细胞的两条 X 染色体中会有一条发生随机失活的假说，认为这是一种相对于雄性细胞中仅有一条 X 染色体的基因剂量补偿的机制。1962 年，失活 X 染色体复制的不同步性特点的发现，开启了 X 染色体失活机制的研究领域。X 染色体失活发生在胚胎发育的过程中，需要失活 X 染色体上一系列沉默标志的有序参与，包括印迹和随机两种方式。利用小鼠模型的研究表明，在受精时期，雌性合子的两条 X 染色体均有活性，第一次 X 染色体失活发生在第一次卵裂，仅父源 X 染色体失活，由印迹引起；之后囊胚形成，内细胞团（inner cell mass，ICM）细胞中失活 X 染色体被重新激活，两条 X 染色体均有活性，而滋养外胚层和原始内胚层则仍维持父源 X 染色体失活。当内细胞团细胞开始分化时，才第二次以随机的方式失活其中一条 X 染色体，并在以后的发育过程中一直保持失活状态。原始生殖细胞（primordial germ cell）例外，其中失活的 X 染色体在胚胎发育至 11.5 ~ 13.5 d 时重新激活，并在雌性配子中一直保持活性状态。X 染色体失活是典型的表观遗传现象，而且是以整条染色体为靶标的表观遗传修饰的一个特例。虽然 X 染色体失活可以导致其上的大部分基因完全沉默，但有些基因仍能表达，这种失活 X 染色体上基因逃逸的机制目前尚不清楚。

（二）X 染色体失活的调控机制

X 染色体不论以印迹方式还是随机方式失活，均受 X 失活中心（X - inaction center，XIC）调控，XIC 位于 Xq13.3 长约 1 Mb，主要包括：X 染色体失活特异性转录因子（X - inactive specific transcript，*Xist*）、*Tsix* 及 *Xite* 三个基因（图 13 - 6）。X 染色体失活分为三个步骤：启动、延伸和维持。*Xist* 是 X 染色体上启动转录最早的非编码基因，调控 X 染色体失活的启动和延伸。两条 X 染色体的 *Xist* 都能从上游启动子启动 *Xist* RNA 的稳定转录，但随后只有一条 X 染色体产生的 *Xist* RNA 将这条染色体自身整体包裹，并启动异染色质化和失活过程，而另一条 X 染色体转录的 *Xist* RNA 会很快失活，这条 X 染色质则呈常染色质状态，整条染色体上的基因都具有表达活性。值得注意的是 *Xist* RNA 在失活的 X 染色体表面呈现锚钉样排列,提示它可能与染色体上特定的蛋白质相结合而形成稳定的结构。

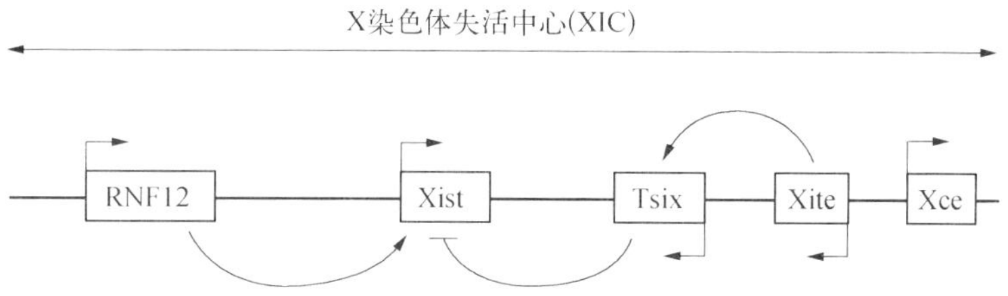

图 13-6 X 染色体失活中心结构图

注: Xist: X 染色体失活特异性转录因子; *Tsix* 基因位于 Xist 下游抑制 Xist 的表达; Xite 是 Tsix 的增强子,其表达将抑制 Xist; *Rnf12* 位于 Xist 上游 550 kb,编码 E3 泛素-蛋白连接酶 RLIM 能反式激活 Xist; *Xce* 决定 X 染色体随机失活的选择。

Xce(X-chromosome controlling element)基因主要影响 X 染色体随机失活的选择,当 *Xce* 处于纯合状态时,在体细胞中的 X 染色体的失活是完全随机的,而在杂合态时,失活就不是完全随机的。

Tsix 基因是位于 *Xist* 下游的顺式调控元件,能抑制 *Xist* 的表达,因此在活性 X 染色体上高表达。这两个基因表达水平的平衡决定了失活 X 染色体的选择,为了启动 X 染色体失活,*Xist* 必须超越 *Tsix* 表达的阈值。由于 Tsix 中包含 CTCF 的结合位点,提示 CTCF 与 Tsix 可能协同起着 Xist 外源开关的功能。*Xite* 是 *Tsix* 的增强子,其表达将抑制 *Xist*。

2009 年, Gribnaul 等人发现: 位于 *Xist* 上游 550 kb 处的 X 连锁基因 *Rnf12*,其编码的 E3 泛素-蛋白连接酶 RLIM 能反式激活 *Xist*。因此,雌性体细胞可以通过调节 RLIM 蛋白表达量去失活其中一条 X 染色体(图 13-6)。作为激活子,RLIM 蛋白可以通过直接激活 *Xist* 或者间接干扰 *Tsix* 顺式调节位点,以及其他调控元件(如 Xce)而起作用。当激活作用超越抑制作用时,*Xist* 的 RNA 被转录,从而启动 X 染色体失活,因此也顺式关闭 *Rnf12* 的一个等位基因。

在小鼠胚胎干细胞分化过程中,正负信号必须在 *Xist* 位点被整合,只有信号强度达到刺激阈时 *Xist* 才能表达。在未分化的细胞中,Oct4 和 Nanog 等多潜能因子也可以阻止 *Xist* 的表达;在分化早期阶段,多潜能因子被下调,整合的 Xist 刺激逐渐增强并仅在雌性细胞中超过激活阈值;此外,与雄性体细胞相比,雌性体细胞中还包含较多的 X 染色体连锁的 *Xist* 激活子;加之在该阶段发生的同源配对打破了 *Xist* 之间的对称。因此,阻止了 *Xist* 两个等位基因同时被激活的趋势。在分化晚期,*Xist* RNA 介导的顺式沉默下调 X 染色体连锁的激活子,导致刺激信号减弱,最终使得 X 染色体活性在雌雄个体细胞内达到平衡。X 染色体失活的分子机制,还有很多问题有待进一步阐明,仍然是今后表观遗传学研究的重要内容之一。

三、基因表达的重新编程

发育,是一个高度有序的生物学过程,是从一个全能的受精卵开始到形成一个包含 200 多种具有组织特异性、结构和功能各异的细胞整体的过程。组成机体的各个组分互相协同共同执行精细、复杂,且相互协调的功能,如物质和能量代谢,对病原生物的抵御和免疫能力的获得,高级神经系统功能网络的建立,两性生殖细胞的发生、成熟和受精后的新生命孕育,以及与复杂多变环境之间的相互作用等。正是表观遗传修饰使生物机体虽具有完全一样的基因组，却产生不一样的基因时空表达模式，从而形成结构和功能各不相同的细胞。而建立和维持组织和细胞特异性基因表达模式的相关细胞信息，必须是可以通过细胞分裂而遗传的，同时也应该具备被删除和重建的可能性。也是表观遗传修饰，如 DNA 甲基化和与 DNA 相结合的蛋白质复合物，对于稳定且可遗传的染色质构型的维持和基因表达的调控起着重要的作用。

1997 年，Wilmut 和 Campbell 等，通过一只 6 岁的成年母羊的乳腺上皮细胞核的移植实验，经过 277 次试验，终于获得了哺乳动物体细胞克隆的第一次成功，迎来了名为"多莉"（Dolly）的克隆绵羊的诞生。2006 年，Yamanaka 小组成功利用 4 个转录因子（Oct4、Sox2、Klf4 和 cMyc）将分化成熟的体细胞，制备成诱导多能性干细胞（induced pluipotent stem cells，iPSCs）。这些实验证明：在哺乳动物中，一个高度分化的体细胞仍然保持发育成为完整个体的能力；也就是说在分化过程中，施加在基因组的发育限制，并不是永久的遗传改变，而是可逆的表观遗传修饰。哺乳动物细胞的分化是通过基因表达水平的一系列有序演化，以及细胞核和细胞质内环境的相互作用来实现的。

在自然条件下，早期原始生殖细胞（PGC）携有体细胞样的表观遗传型，在 PGC 进入性腺前后，原有的表观基因组开始被删除，随之在两性生殖细胞中重新建立性别特异性和序列特异性的表观遗传型。在受精过程中，精子进入成熟的卵细胞后，精卵融合形成的受精卵基因组在卵细胞质的生理环境中，会启动与胚胎发育相关且有严格时空特异性的基因表达程序，即删除在生殖细胞成熟过程中建立的，除印迹基因以外的全部表观遗传修饰标记，再次重新建立胚胎发育、分化特有的表观基因组（epigenome）（图 13－7）。也就是通过系统重建表观遗传修饰，为胚胎发育中的基因表达重新编程（reprogramming）。只有经过重新编程的

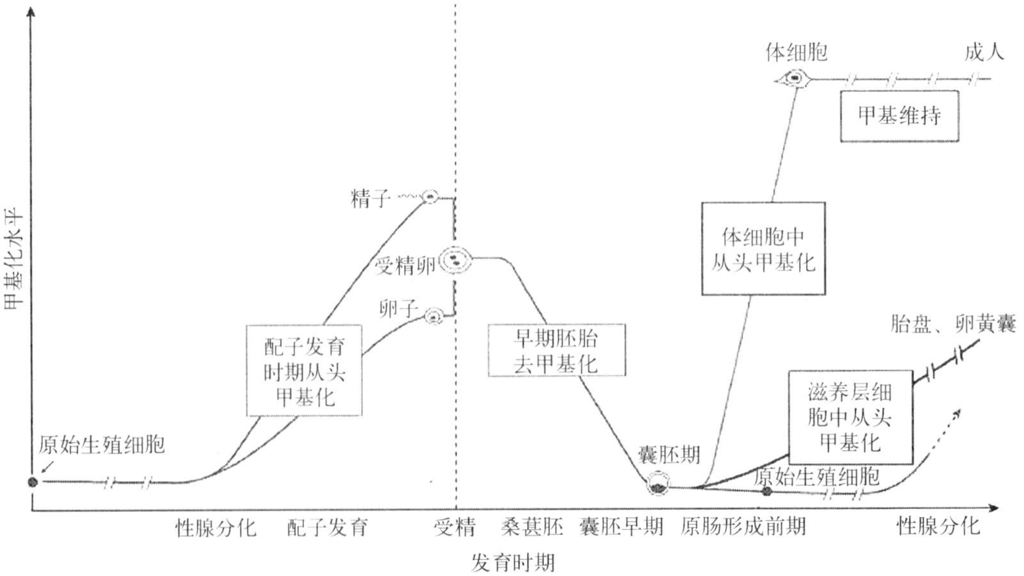

图 13－7　发育中基因表达的重新编程（译自 Strachan and Read Human Molecular Genetics 2. 1999）

注：早期原始生殖细胞在 PGC 进入性腺前后，原有的表观基因组开始被删除，随之在两性生殖细胞中，建立性别特异性和序列特异性的表观遗传型。在受精过程中，精子进入成熟的卵细胞后，受精卵基因组会删除在生殖细胞成熟过程中建立的，除印迹基因以外的全部表观遗传修饰标记，重新建立胚胎发育特有的表观基因组。

表观基因组才具有发育的全能性，满足胚胎所有细胞发育和专一性分化的需要，才能为胚胎发育和分化发出正确的指令，小鼠胚胎的重新编程在着床前就完成了。胚胎发育中表观基因组重新编程的误差，将会导致多种表观遗传缺陷性疾病。然而克隆动物的表观基因组更接近于来自成年动物的供核细胞，这很可能是体细胞核移植克隆实验成功率极低的主要原因，也就是说体细胞核的重新编程往往难以成功。

另一个值得注意的问题是，表观遗传修饰的重新编程对环境变化非常敏感。例如，在动物实验中，改变胚胎培养液不但会引起异常甲基化和印迹基因 *IGF2* 和 *H19* 的表达失调，甚至造成印迹性疾病。基于此观点有人检查了人工辅助生育后代的情况。因为辅助生育是在配子生成和胚胎发育早期干预了生殖，而这个时期正是表观遗传编程获得和维持的关键时期。Orstavik 等曾报道，经卵细胞胞质精子注射（intracytoplasrmic sperm injection，ICSI）辅助后出生的儿童中，存在 PWS/AS 和 BWS 发生率增高的现象，并在患者中检测到包括 *H19*、*IGF2* 在内的多个印迹基因表达异常。这些结果提示，有必要对经辅助生育技术孕育的孩子进行表观遗传学监测。

1992 年，Jaenish 运用基因工程小鼠，较为全面地探讨了重新编程问题。他发现如果敲除小鼠的 DNA 甲基转移酶基因，突变小鼠的胚胎会出现多个器官的一系列异常表型，并都在胚胎发育早期夭折。实验有力地证明，甲基化对于胚胎存活的重要性。

第三节　表观遗传与人类健康

一、表观遗传与衰老

分化细胞的稳定性，是高等生物的基本特征之一，无论是像神经元一样特化的分裂后细胞（post-mitotic cells），还是像成纤维细胞或成骨细胞一样处于不断分裂的细胞，都具有稳定的特征性表型。然而，在衰老的过程中，某些细胞会发生年龄相关的变化，例如某个 CpG 岛的从头甲基化会关闭一个基因，丧失与这个基因相关的生理功能；同样，甲基化的丢失也会激活正常情况下沉默的基因，造成不恰当的异位表达（ectopic expression）。虽然在一个组织中发生异常甲基化的细胞只占少数或极少数，但却能使组织或器官呈现出表观遗传上的异质性和镶嵌性，这种在衰老过程中获得的表观遗传镶嵌性，正是许多年龄相关的局灶性疾病的一个重要病因。

动脉粥样硬化和肿瘤一样，也是一种局灶性增殖疾病，有遗传学病因，也有表观遗传学病因。失控的平滑肌细胞增殖，会使血管变窄，最终导致心脏缺血或脑缺血。在动脉粥样硬化患者的心肌组织，动脉粥样斑块和长期在体外培养的血管平滑肌细胞中，都曾观察到雌激素受体 α 基因（estrogen receptor alpha gene，*ER*α）的启动子区域，出现年龄相关的甲基化。同样的变化会不会影响血管组织其他基因还有待研究。然而，从理论上讲，年龄相关的表观遗传镶嵌性在血管上皮细胞和平滑肌细胞中有可能促进动脉粥样硬化的发展。

随着基因组 5－mC 检测技术的进步，年龄相关的获得性疾病，受到启动子甲基化影响的实验证据越来越多。例如在结肠成纤维细胞中，曾观察到 *ERα*、*MLH1*（DNA 错配修复蛋白1）、*MYOD*（生肌性转录调节因子）、*PAX6*（发育相关的成对框基因 6）、*RARβ2*（视黄素受体β2）和 *IGF2*（胰岛素样生长因子 2）等，基因启动子甲基化和随后的基因功能下降。又如，伴有胰岛素抵抗症状的糖尿病，也是由于表观遗传异常等原因，导致胰岛素受体信号传导相关的一系列基因功能下降。在同一组织的不同细胞中，不同基因启动子的甲基化，大大增加了局灶性疾病的异质性，也反映了老年化组织的镶嵌性。实际上，类似的分析已经成为发现疾病相关基因的一条新途径。

认识到表观基因组在发育、生长和衰老过程中存在着一个动态变化的过程，以及体细胞的表观基因组有重新编程的可能性，不仅有助于我们以新的观点来探索老年病的病理机制、发展和建立新的诊断方法和药物干预的新途径，以及更加确切地评估老年病的发病危险性，还为通过环境和生活方式的改变来延缓老年病的发生和减轻老年病的严重程度提供了理论依据。将这些概念付诸实践之前，还必须解决三个问题：一是，确定表观遗传修饰与特定生理或病理指标的相关性；二是，证实将这些指标作为鉴别诊断的潜在可能性和技术可行性；三是，通过一定规模的流行病学调查，来验证实验室内的表观遗传病理发现在人群中的真实性。

二、表观遗传与疾病

表观修饰的遗传对于控制基因转录和染色体稳定是十分重要的，表观遗传信号甚至可以通过阻遏特定基因转录的双链 RNA 分子在细胞间的传递来影响其他细胞的基因表达。虽然对于表观修饰在疾病发生中作用的认识还很不全面，但 Holliday 等人已经提出了表观遗传病（epigenetic diseases）的概念，其中包括中枢神经系统发育紊乱、免疫性疾病、复杂代谢性疾病和癌症等。由于肿瘤的表观遗传调控机制已有大量研究成果，本节将在第三部分单独介绍。

也有人根据表观遗传调控的不同层面，将表观遗传修饰异常引起的疾病主要分为两大类：一类是，在发育的重新编程过程中，造成的特定基因表观遗传修饰的异常，有人称之为表观突变（epimutation）；另一类，与表观遗传修饰的分子结构与功能相关的蛋白质编码基因有关，如 DNA 甲基转移酶基因或差异甲基化 CpG 岛结合蛋白 *CTCF* 基因的突变或表观突变。

（一）神经系统疾病

神经系统发育紊乱表现为发育早期即出现中枢神经系统损伤，并一直持续到成年。中枢神经系统的损伤，可以是胎儿发育早期接触不良环境，如酒精等引起，也可以是遗传物质畸变而导致，如唐氏综合征（Down syndrome）。但许多遗传决定的神经系统发育紊乱，都或多或少地受到表观遗传调控异常的影响。

1. 雷特综合征　雷特综合征（Rett syndrome）是 1983 年由 Hagberg 等首先报道的一种遗传性进行性神经系统疾病，病因是 DNA 甲基化和组蛋白转录后修饰异常。患者均为女性，世界发病率为 1/10 000，在出生后 7 ~ 18 个月就出现发育停滞，随后出现高级脑功能的迅速恶化和严重痴呆等症状，家系分析显示雷特（Rett）综合征是一种 X 连锁基因突变所致。近年来的研究表明雷特（Rett）综合征的致病基因，是 X 染色体上编码 McCP2 蛋白质的基因。McCP2 属甲基结合蛋白(methyl-binding proteins, MBPs)家族,是一种转录调控因子,能专一性地识别并结合甲基化 DNA 以阻遏基因转录。80% 的雷特(Rett)综合征患者由于 *McCP2* 的功能丧失性突变引起,*McCP2* 的突变集中在甲基化 CpG 结合域和转录阻遏域,半合子致死,这可能是为什么只发现女性患者的原因。其功能缺失将改变染色体构型并导致基因表达的失控,但具体调控的下游基因和致病机制尚属未知。近期的研究结果表明,*McCP2* 也有转录激活功能。值得注意的是 *McCP2* 的表达谱比较广泛,所以,突变所造成的病理作用,为什么只局限于脑内神经细胞的机制还有待研究。

2. X 连锁 α 珠蛋白生成障碍性贫血/智力发育迟滞综合征　1981 年,Weathrall 等报道了珠蛋白生成障碍性贫血(又称地中海贫血)和智力低下的联系,随后证实这并非患者同时患有两种疾病,而是一种 X 连锁疾病,称为 X 连锁 α 珠蛋白生成障碍性贫血/智力发育迟滞综合征(X-linked alpha-thalassemia/mental retardation syndrome, ATR－X)。*ATR－X* 基因突变会引起特征性的发育异常,如严重的智力低下、面部变形、α 珠蛋白生成障碍性贫血、泌尿生殖道畸形,甚至出现性反转表型。现已证实 *ATR－X* 基因编码一个含有植物发育同源结构域(plant hemeodomain, PHD)的蛋白质,是一种转录调节因子,通过修饰染色质的局部结构来调节转录,该蛋白质的 C 末端还含有解旋酶 SNF－2 家族成员的标志性结构域。在细胞分裂间期和中期,该蛋白质定位在着丝粒附近的异染色质区。在 ATR－X 患者中发现一些高度重复序列的甲基化型发生了改变,包括编码核糖体 RNA 的 rDNA 重复序列,Y 染色体特异的卫星 DNA 和亚端粒区重复序列等。这些重复序列区域甲基化的严重减少,加上染色质重塑解旋酶 SNF－2 结构域的存在,提示 *ATR－X* 编码的蛋白质功能,可能起着将 DNA 甲基化和染色质重塑这两类表观遗传修饰连接在一起的作用。一些植物和哺乳动物的实验观察也证实 SNF－2 样蛋白的突变,会导致基因组甲基化的急剧丢失。

3. 脆性 X 染色体综合征　脆性 X 染色体综合征(fragile X syndrome),是一种以智力低下为主要症状的遗传性智力障碍综合征,致病基因是位于 Xq27.3 的脆性 X 智障基因(fragile X mental retardation－1, *FMR1*)。该基因最常见的突变是 5′端非翻译区中 CGG 三核苷酸重复序列的扩展。正常人的$(CGG)_n$重复序列为 6～50 拷贝,扩增至 52～200 拷贝时称为前突变(permutation),扩展至 200～2 000 拷贝时称为全突变(full muation),这种$(CGG)_n$拷贝数的扩展是随着世代而不断进行的,又被称为动态突变。分析表明$(CGG)_n$重复序列扩展,会引起 CGG 中 CpG 二联核苷酸的甲基化,从而使 *FMR1* 基因沉默,这种沉默还涉及到染色质构型的改变,而染色质的浓缩进一步使扩展的$(CGG)_n$重复序列的遗传稳定性增加。

Wohrle 等人进行了鼠源胚胎肿瘤细胞 *FMR1* 转基因实验,进一步为 CGG 重复序列甲基化,在脆性 X 综合征发生中的分子病理学作用提供了新的线索。当将携有 CGG 重复序列并甲基化的脆性 X 染色体转入肿瘤细胞后,会导致去甲基化和 *FMR1* 转录的重新激活,并增加$(CGG)_n$重复序列的遗传不稳定性。

为了证实肿瘤细胞中确实发生了去甲基化反应,利用能诱导去甲基化反应的 5－氮脱氧胞苷 (5－aza－2’－deoxycytidine)处理脆性 X 细胞,结果使 *FMR1* 和乙酰化组蛋白 H3 和 H4 重新联结,转录也重新被激活。这表明脆性 X 综合征患者的 *FMR1* 沉默,最初起因于延伸重复序列的甲基化,这也是研究得最清楚的一种,因特定 DNA 序列表观遗传修饰异常而导致的一种疾病表型。

此外,表观遗传修饰的异常还与阿尔茨海默病(Alzheimer disease)、抑郁症、精神分裂症,以及易紧张体质(predisposition to stress)等神经系统疾病相关。

(二) 免疫系统疾病

ICF 综合征(immunodeficiency, centromeric region instability and facial anomalies syndrome)是一种罕见的常染色体隐性遗传病,它是一种变异性免疫缺陷,主要病症是不同程度的免疫缺陷,并伴以面部畸形和智力低下。该病是能催化 DNA 从头甲基化的 *DNMT3B* 编码基因的突变所致。在分子水平上,ICF 患者有典型随体序列Ⅱ和Ⅲ的低甲基化,从而阻止了幼稚 B 细胞分化为记忆细胞,因此导致患者至少有两种同型免疫球蛋白的减少或缺失,并造成细胞免疫缺陷。此外,淋巴细胞中可见 1 号、9 号和 16 号等多条染色体的近着丝粒区域的去螺旋化和重组。研究表明,这些区域卫星 DNA 序列中 CpG 甲基化的减少与着丝粒不稳定相关。还有人发现,ICF 患者失活 X 染色体的 CpG 岛和两个重复序列家族 D4Z4 和 NBL2 的去甲基化。这些变化与基因组中 5 - mC 水平降低和某些染色体着丝粒周围区域重复序列的低甲基化相互吻合。基因芯片的表达分析还显示,患者淋巴细胞中部分与免疫功能调节相关的基因表达水平下调,但未观察到这些基因启动子区甲基化型的变化,提示 ICF 综合征中 *DNMT3B* 的突变可能通过降低转甲基活性而减少了对基因转录的阻遏作用,从而间接影响了淋巴细胞部分基因的表达模式。

目前,研究发现表观遗传机制还参与了其他免疫系统疾病的发生与进展,例如系统性红斑狼疮、类风湿关节炎、多发性硬化、1 型糖尿病和系统性硬化等。

(三) 复杂代谢性疾病

复杂代谢性疾病,符合多基因遗传病特点,是遗传因素和环境因素共同作用的结果,可用阈值假说来解释。当遗传因素和环境因素中的多个易感因子发生异常,影响多个生化通路并达到阈值时便会发病。因为任何一个因素单独作用都不会引起明显的病理变化,所以代谢性疾病具有隐性、进行性和高度个性化的特点。复杂代谢性疾病中的代谢综合征(metabolic syndrome, MetS)、1 型和 2 型糖尿病因为在发达国家发病率日益增加而受到广泛关注。

代谢综合征通常指复杂代谢异常,包括肥胖、炎症、葡萄糖代谢异常、胰岛素抵抗、高血压和高脂血症等其他症状,其中的个别因素也可增加 2 型糖尿病(T2DM)和心血管疾病的风险。流行病研究结果发现除了饮食过多和运动过少与 MetS 相关外,还存在遗传易感性或患病倾向。

高血糖和胰岛素抵抗是 T2DM 的两个标志性特征,因此 T2DM 又称为成年型糖尿病或胰岛素非依赖型糖尿病。目前已发现 13 个 SNP 与 T2DM 相关,但没有一个可以用来作为易感性诊断的生物标志。和 MetS 一样,缺乏足够的锻炼和不均衡的饮食所导致的肥胖和高血压等因素,是增加 T2DM 风险的主要因素。

T1DM 又称青少年型糖尿病或胰岛素依赖型糖尿病,具有与 MetS 和 T2DM 相似的表型特征和病理特征,但发病过程伴有严重的免疫系统功能异常,其遗传风险也与两者不同。包括 MHC 在内的 17 ~21 个易感位点与 T1D 相关,但同样也没有一个基因能有效阻止或导致疾病的发生。

流行病研究结果提示,复杂代谢性疾病的许多共同发病因素(co-morbidity factors)与甲基化模式的改变和代谢通路中基因的表达网络相关。例如糖尿病患者孕育的婴儿身上带

T2DM 易感性相关的许多基因的遗传印迹甲基化模式，包括控制饥饿和饱足的 *LEP*，能量代谢酶 *GLUT4*，能量代谢通路中的 *PPAR*α 和 *PPAR*γ，以及调控线粒体功能的 *PGC* - 1α。个体发育中这些基因的印迹模式决定了基因的表达和细胞的功能，从而增加了其以后患糖尿病和心血管疾病的风险。近期研究表明，即便母亲妊娠期血糖正常，也会改变婴儿的 DNA 甲基化的水平和模式，提示，不论是母体基因印迹还是子宫内的环境都会影响后代的表观修饰。

三、表观遗传与肿瘤

肿瘤的发生是一个多因素、多步骤的过程，除了癌基因的激活和肿瘤抑制基因的失活外，目前在肿瘤的起始、发展、浸润、转移和化疗抵抗等各个时期，都发现了异常的表观基因组修饰，涉及三百多个基因和产物的表观遗传调控，包括 DNA 甲基化异常、组蛋白修饰异常和 miRNA 的表达异常。

（一）DNA 甲基化异常

1983 年 Feinberg 和 Vogelstein 是最早将 DNA 甲基化异常与癌症联系在一起的两位学者。他们发现癌细胞中 DNA 甲基化的总体水平低于正常细胞。并证实肿瘤细胞的低甲基化频繁发生于重复序列和在生物进化过程中引入的外来寄生性 DNA。在正常情况下，这类 DNA 序列是被高度甲基化的，这种特征性的甲基化，反映出 DNA 甲基化和 RNAi 一样，也是在进化中用于对外来 DNA 侵袭的防御机制。肿瘤细胞中基因组去甲基化的致癌机制可能是：① 重复序列的去甲基化导致基因组不稳定性增加；② *c* - *Myc* 等特定癌基因启动子的去甲基化激活了原癌基因的表达；③ 去甲基化还能导致印迹丢失（loss of imprinting，LOI），激活癌基因表达。最常见的 LOI 事件就是 IGF2，广泛存在于乳腺癌、肝癌、肺癌和结肠癌。另外，还有胰腺癌中的 *S100P* 基因，乳腺癌和卵巢癌中的 *SNCG* 和黑色素瘤相关基因 *MAGE* 和 *DPP6* 都有低甲基化现象。

除 DNA 甲基化的总体水平降低之外，癌细胞往往出现局部序列的高甲基化。从 1986 年 Baylin 等最初发现降钙素（calcitonin）基因，在癌细胞中呈现出正常细胞中不存在的异常甲基化起，迄今已发现六十多个基因在癌细胞中显现异常甲基化。高甲基化通常集中在某些特定基因启动子的 CpG 岛而导致基因表达沉默，这些基因分布于细胞的主要信号通路，包括：① DNA 修复信号通路中的基因：*hMLH1*（mismatch repair gene 1）、*MGMT*（6 - methylguanine - DNA methylthansferase）、*WRN*（Werner syndrome，RecQ helikase like）和 *BRCA1*；② 细胞周期调控基因：$p16^{INK4a}$、$p15^{INK4b}$ 和 *RB*；③ Ras 信号通路基因：*RASSF1A*（Ras association（RalGDS/AF - 6）domain family member 1）和 *NORE1A*；④ 凋亡基因：*TMS1*（target of methylation-induced silence 1）、*DAPK1*（death-associated protein kinase）、*WIF1* 和 *SFRP1*；⑤ 转移基因：*CDH1*（cadherin 1）、*CDH13* 及 *PCDH10*；⑥ 解毒基因 *GSTP1*（glutathione S-transferase pi 1）；⑦ 激素反应基因：*ESR1* 和 *ESR2*；⑧ 维生素反应基因：*RARB2*（retinoic acid receptor b2）和 *CRBP1*；⑨ p53 调控网络基因：$p14^{ARF}$、*p73* 和 *HIC* - *1*。这些基因的甲基化和沉默使细胞获得了生长优势，增加了遗传不稳定性和恶性程度。

（二）组蛋白修饰异常

有转录活性的基因通常其启动子上有高水平的 H3K4me3、H3K27ac、H2BK5ac 和 H4K20me1，或基因内部有高水平的 H3K79me1 和 H4K20me1。在不同类型的肿瘤中不仅发现有去乙酰化酶(HDACs)的过度表达和突变,还发现有组蛋白甲基转移酶(HMTs)和组蛋白去甲基酶(HDMs)的异常表达。例如,在眼癌中发现组蛋白甲基化转移酶 SETD2、组蛋白甲基化酶 UTX 和 JARID1C 的失活性突变。组蛋白的甲基化和乙酰化异常修饰,导致了肿瘤细胞中原癌基因和肿瘤抑制基因表达模式的改变。而且,广泛的 H4K20me3 的甲基化丢失与 H4K16ac 的乙酰化丢失,是肿瘤发生的早期事件,与肿瘤细胞中 DNA 重复序列低甲基化的现象相关,提示可能增加了肿瘤发生的风险。

(三) miRNA 表达异常

在多种肿瘤中检测到了许多 miRNA 的表达异常。最早在急性淋巴细胞白血病(chronic lymphocytic leukemia, CLL)中发现 13q14 的缺失,调控了 miRNA-15 和 miRNA-16,继而影响了其下游调控的细胞生长和细胞周期相关基因,从而揭示了 miRNA 与肿瘤的关系。Let-7 是研究得最多的抑癌 miRNA,在头颈部肿瘤、肺癌、结肠癌和卵巢癌中均发现了它的功能异常。又如 miRNA-145 也是一种抑癌 miRNA,能沉默胚胎干细胞中 *OCT*、*SOX2* 和 *KLF4* 等基因的表达而抑制细胞的多能性。在许多肿瘤细胞中发现 miRNA-145 因启动子的异常甲基化或 p53 的突变而下调。有趣的是,参与表观调控的酶类,如 DNMT、HATs 和 HMTs 也能被 miRNA 调控。

表观遗传修饰异常的致瘤作用,并没有否定 Weinberg 在 1981 年提出的有关肿瘤起源的假说,而是为我们提供了一种不涉及 DNA 序列改变的病因研究途径,也为我们提供了一种新的肿瘤治疗手段,对于医师和药物研发企业来讲,它比基因治疗具有更大的吸引力。例如,2004 年和 2006 年,美国食品药品监督管理局(FDA)分别批准两种去甲基化制剂,用于骨髓异常增生症的临床治疗,它们能重新激活因甲基化而沉默的基因。2006 年,FDA 又批准了具有增强乙酰化作用的制剂,主要用来治疗皮肤 T 细胞淋巴瘤。

第四节　表观遗传技术在科学研究中的应用

一、表观遗传学的模式生物研究

刺鼠(Agouti,南美豚鼠)是用于表观遗传学研究的一个经典动物模型。*Agouti* 基因(A)编码一种旁分泌的信号分子,使毛囊黑色素细胞转为合成黄色素。在鼠毛生长的中间阶段,A 基因的短暂表达在每根鼠毛的毛尖下方形成黄色条带,使野生型刺鼠(Agouti)呈现特征性的棕褐色。实验者在 A 基因 5′端上游插入了一个源自逆转座子(retrotransposon)的 IAP (intracisternal A particle)序列,使 A 基因受 IAP 中的启动子调控而持续异位表达,造成毛色变黄,插入了 IAP 的 A 基因称为 A^{VY}(Agouti viable yellow gene allele)。同时,在 IAP 启动子区域引入 CpG 岛甲基化位点,其甲基化会使 A^{VY} 基因表达受抑甚至沉默(图 13-8A),从而使毛色变棕褐色。利用这个模型就能简单地通过观察鼠的毛色来判断其细胞中基因的甲基化状态。由于表观遗传修饰往往发生在胚胎发育早期,所以,即使在近交系同窝仔鼠中,A^{VY} 鼠也会出现不同的颜色表型,从以黄色为主到杂以大小不等的棕褐色斑块。2003 年,Jirtle

和 Waterland 用刺鼠(Agouti)做了一个表观遗传学的实验,以证明孕鼠饮食对其后代基因表观修饰的影响。实验的对象是基因型为 a/a 的母鼠及其孕育的基因型为 A^{VY}/a 的仔鼠。孕鼠分为两组,实验组孕鼠除喂以标准饲料外,从受孕前两星期起还增加富含甲基的叶酸、乙酰胆碱等补充饲料,而对照组孕鼠只喂饲标准饲料。结果实验组孕鼠产下的仔鼠大多数在身体的不同部位出现了大小不等的棕色斑块,甚至出现了以棕褐色为主要毛色的仔鼠,对照组孕鼠的仔鼠大多数为黄色。在造成毛色广泛变异的同时,还造成同窝仔鼠在脂肪代谢、葡萄糖耐受和肿瘤易感性等方面的差异。对照组仔鼠表现出对肥胖、糖尿病和肿瘤的易感性。分析表明喂以富甲基饲料的孕鼠所产仔鼠的 IAP 所含 CpG 岛的甲基化平均水平远高于对照组,转录调控区的高甲基化,使原来呈异位表达的 Agouti 基因趋于沉默,毛色也趋于棕褐色。

虽然,由于物种间差异,鼠的实验不能简单地推理到人类,但这并不会影响这个实验的理论价值:即营养等环境因素,虽不会引起 DNA 序列的改变,却可以通过改变基因的甲基化型,而改变其表观遗传模式,造成明显的可遗传的表型效应。2007 年 Jirtle 小组再一次利用刺鼠(Agouti)研究发现,孕鼠暴露于双酚 A(Bisphenol A)环境后,可导致仔鼠 IAP 中 CpG 岛甲基化降低(图 13－8B),而双酚 A 是制造聚碳酸酯塑料的主要原料,与肥胖和乳腺癌、前列腺癌相关。所幸的是,研究还发现这种影响,可通过孕鼠饮食中补充的叶酸或植物雌激素等富含甲基的添加剂而逆转。

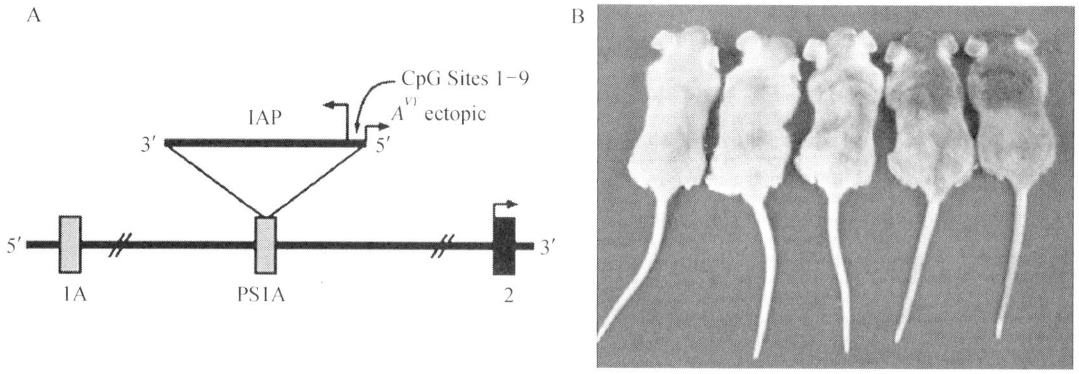

图 13－8　*Agouti* 实验(引自 Dolinoy DC, et al. Proc Natl Acad Sci U S A. 2007)

注:A 图:Agouti 启动结构;*Agouti*:毛囊黄色素基因;　IAP:intracisternal A particle 逆转座子;　A^{VY}:Agouti 可变的黄色等位基因(Agouti viable yellow gene allele);　1A:假基因;　2:野生型毛发启动子(a wildtype hair cycle specific promoters)。A^{VY}基因受 IAP 中的启动子调控而持续表达,造成毛色变黄,在 IAP 启动子区域引入 9 个 CpG 岛甲基化位点,其甲基化会使 A^{VY}基因表达受抑,使成毛色变回褐色。B 图:孕鼠暴露于双酚 A(Bisphenol A)环境后,仔鼠毛色变黄,提示 IAP 中 CpG 岛甲基化降低。

刺鼠(Agouti)实验给了我们深刻的启示:

1. 表观遗传修饰的环境因子敏感性　这也许可以解释遗传学上完全一样的个体(如双生子)在不同的环境中,可以产生明显的表型差异,也提示表观遗传修饰的可遗传性在基因和环境的相互作用中起着重要的作用。

2. 小鼠基因组转座子插入位点的异常甲基化　这会引起小鼠在细胞水平上的表观遗传镶嵌性,扩大了表型变化的范围。这一点对人类来讲也有深刻意义,因为转座子这类在进化过程中由外来 DNA 演化而来的所谓“寄生因子”,人类基因组中占 35% 以上。这些寄生 DNA 序列大多数是被甲基化的,被沉默的。但也有一些处于低甲基化或非甲基化状态。现已在约4%的人类蛋白质编码基因中发现了转座子序列，甚至还发现，不少基因的转录也像 A^{VY}/IAP 的异位表达那样，起始于转座子隐含的启动子区域。

所有这些都在暗示哺乳动物基因组中的转座子可能赋予机体相当大的表型可变性，也就是说，每一个哺乳动物个体都可能因此成为表观遗传的镶嵌体，也因此更容易在保持基因组稳定的前提下，提高机体对环境的适应能力，这对于个体发育和物种进化都具有十分重要的生物学意义。

二、表观遗传学的检测原理和方法

（一）特定基因的 DNA 甲基化检测

DNA 甲基化是第一个被发现的表观修饰，不仅在表观控制、基因表达、X 染色体失活，以及细胞分化中发挥重要功能，而且与组蛋白修饰等其他表观标志间存在相互作用，因此日益受到人们的重视。目前有许多方法可以区分胞嘧啶和5－mC，依据的原理主要有两种。

1. *利用甲基化敏感的限制性内切酶*　由于这些酶的活性受酶切位点中胞嘧啶甲基化状态的影响，例如 Hpa Ⅱ和 Sma Ⅰ，不能剪切甲基化后的酶切位点，而 McrBC 则只能剪切甲基化的酶切位点。结合上述酶切和 Southern 杂交的方法，根据杂交带的大小就可区分不同的胞嘧啶甲基化状态了（图 13－9A）。

2. *利用亚硫酸氢盐介导 DNA 转换的特点*　亚硫酸氢盐能选择性地将非甲基化的胞嘧啶脱氨转换为尿嘧啶，而对5－mC 的转换速度则很慢。因此，在一定条件下，不同甲基化状态的胞嘧啶将会被转换成不同的序列，UpG 或 CpG（图 13－9B）。因此，就可以通过进一步的测序或分析方法对两者加以区分，例如亚硫酸氢盐测序（bisulfate sequencing）、甲基特异性 PCR（methylatiion-specific PCR, MSP）、甲基特异性定量 PCR（real-time MSP），亚硫酸氢盐限制性联合分析（combined bisulfate restriction analysis, COBRA），以及 MassARRAY 分析等。

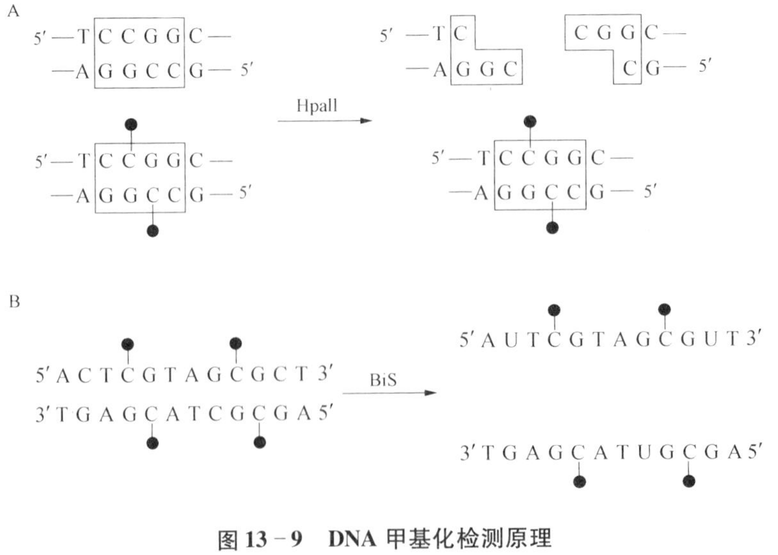

图 13－9　DNA 甲基化检测原理

注：A：利用甲基化敏感的限制性内切酶，如 HpaII，甲基化后的酶切位点不能剪切；B：利用亚硫酸氢盐，亚硫酸氢盐能选择性地将非甲基化的胞嘧啶脱氨转换为尿嘧啶，实心圆圈示甲基化；BiS：亚硫酸氢盐。

（二）全基因组的DNA甲基化检测

甲基化微阵列平台或芯片技术，是目前用于基因组范围内大规模检测DNA甲基化型的有效方法，启动子或CpG岛芯片，可用于研究分析基因的重要调控区域的甲基化状态；也有探针量小的芯片可用于研究某一特定的染色体区段。识别甲基化也依据多种原理，如利用限制性内切酶的限制性标记基因组筛选技术（restriction landmark genomic scanning, RLGS）、甲基特异性数字化核型分析（methylation specific digital karyotyping, MSDK）和基于亚硫酸氢盐转换的MALD Ⅰ－TOF MS测序组（sequenom）方法等等。

值得一提的是，甲基化型分析有两大优势可能发展为理想的检测或诊断方法。第一，甲基化型既能反映有关基因功能状态，以及与之相关的多种疾病相关的丰富信息，又具有简单的"二元化"性质，即令甲基化为"0"，非甲基化为"1"，就可以进行数字化处理，便于开展大规模和自动化监测分析；第二，DNA分子十分稳定，有可能将它和DNA的SNP分析等置于同一个技术平台。同时它又比RNA和蛋白质更便于保存和运输，并可对已经石蜡、甲醛或乙醇预处理的样本进行分析，可以开发历史上贮备的大量病理学资源。

（三）H3K9甲基化检测

异染色质高度螺旋化而转录沉默，并在细胞的各个时期相对稳定；相反，常染色质则在细胞的G1、S和G2期去螺旋化，保持转录活性。异染色质又可进一步分为结构性异染色质和可选择性异染色质。组蛋白H3的第9位赖氨酸的甲基化（H3K9me3）在异染色质的起始、延伸和维持中起重要作用，与其他表观修饰一起决定着遗传物质的利用和包装。有研究表明，由于表观遗传的改变而导致的染色质结构的变化是肿瘤发生过程的必要因素。虽然到目前为止，还没有证据表明单纯组蛋白甲基化或信号通路的变化可导致肿瘤发生，但H3K9me3总体水平下调的现象却已存在于结肠癌、卵巢癌和肺癌等多种肿瘤中，其原因既有H3K9甲基转移酶缺陷，也有H3K9去甲基化酶活性增高。利用动物模型研究发现，H3K9me3甲基转移酶基因*SUV39*的缺陷导致动物出现明显的基因组不稳定性和B淋巴瘤症状。在人类肺癌中也发现*SUV39h2*基因3′UTR中1642G＞C多态性与肺癌发病风险增加相关，其原因可能是该多态性导致*SUV39h2* mRNA不稳定或转录效率降低所致。H3K9的另一个甲基转移酶基因*RIZ1*，在肺癌、乳腺癌、肝癌、结肠癌、神经瘤，以及黑色素瘤等多种肿瘤中也出现表达减少的现象。

H3K9甲基化降低与肿瘤的相关性提示，其在肿瘤发生发展中发挥了重要作用，但能否作为肿瘤诊断的标志物，还有许多问题需要解答，例如它在细胞转化和肿瘤形成中的功能和分子作用机制，尤其是在肿瘤治疗中的调控通路等等。

（四）染色质表观修饰检测

染色质免疫共沉淀（chromatin immunoprecipitation, ChIP），是目前用于检测DNA－蛋白质相互作用，和基因表达相关的染色质变化的最有效的方法。该技术利用蛋白质抗体免疫共沉淀的方法，富集与之相互作用的DNA，继而可用DNA芯片或二代测序的方法获得DNA序列。联合ChIP和DNA芯片的技术称为ChIP-on-chip。如果用5－mC的抗体富集DNA再作芯片分析，则称为甲基DNA免疫共沉淀（methyl-DNA immunoprecipitation, MeDIP）。联合ChIP和二代测序的技术称为ChIP-seq。这些技术已广泛应用于染色质修饰因子和结合因子的高通量检测，发展和建立了以组蛋白结构重塑为靶标的表观遗传修饰分析系统。

人类基因组和多种模式生物基因组测序计划的完成，为诠释基因组功能奠定了基础，也为对基因功能表达中起着某种决定作用的表观遗传学研究开拓了广阔空间。表观遗传学研究的发展，又促进了一大批分析和检测技术的产生，这些技术与分子生物学领域的其他技术的结合，使得我们对表观基因组的全面研究成为可能，也为表观遗传学数据的计算机分析提出了新的要求。

三、表观遗传学的生物学意义

表观遗传学的产生和发展，丝毫没有降低遗传学或基因组学的重要性。恰恰相反，表观遗传学是在以孟德尔式遗传为理论基石的经典遗传学和分子遗传学母体中，孕育而生的专门研究基因功能实现的一种特殊机制的遗传学分支学科。随着对表观遗传修饰机制研究的不断深入和越来越多成果的产出，表观遗传学已经成为一门系统的生命科学。

同时，与高度稳定的基因组相比，表观基因组既是可遗传的，在一定条件下又是可逆的，处于亚稳定或准稳定状态，在个体发育和生殖细胞形成过程中是需要经历重新编程的，即使高度分化的成年哺乳动物体细胞也有重分化或再分化的潜在可能。在表观遗传研究过程中，还形成了表观遗传修饰，表观遗传突变，表观等位基因(epialleles)，表观基因组，表观基因组学(epigenomics)，表观遗传病和表观基因治疗(epigenetic therapy)等一系列科学概念。这些概念和思想已经成为哺乳动物克隆技术的进步，和干细胞移植技术用于临床等应用性研究的理论先导。

(黄　雷)

建议阅读文献

1. Allis CD. Epigenetics. Cold Spring Harbor Laboratory Press, Cold Spring Harbor, New York, 2007.
2. Tollefsbol T. Handbook of epigenetics-The new molecular and medical genetics. First edition, Elsevier Inc., 2011.
3. Mazzio EA, Soliman KF. Basic concepts of epigenetics: impact of environmental signals on gene expression. Epigenetics, 2012, 7(2): 119-130.
4. Carthew RW, Sontheimer EJ. Origins and mechanisms of miRNAs and siRNAs. Cell, 2009, 136: 642-655.
5. Kanwal R, Gupta S. Epigenetic modification in cancer. Clin Genet, 2012, 81: 303-311.
6. Dolinoy DC, Huang D, Jirtle RL. Maternal nutrient supplementation counteracts bisphenol A-induced DNA hypomethylation in early development. Proc Natl Acad Sci USA, 2007, 104(32): 13056-13061.

建议浏览网站

1. http://www.epigeneticstation.com
2. http://epigenie.com
3. http://epigenome.eu

思　考　题

1. 表观遗传学与遗传学有何关系和区别?

2. 表观遗传学的修饰机制有哪些？它们对基因的调控机制如何？
3. 表观遗传学在人体中的调控功能主要有哪些？举例说明它们是如何实现的。
4. 表观遗传学与肿瘤发病的关系？

英文阅读

Influence of epigenetics on cancer genetics

It is evident that discrete genetic alterations in neoplastic cells alone cannot explain multistep carcinogenesis whereby tumor cells are able to express diverse phenotypes during the complex phases of tumor development and progression. In fact, cancer cells have an altered epigenome compared to the tissues from which they arise. Deregulated epigenetic mechanisms may initiate genetic instability, resulting in the acquisition of genetic mutations in tumor-suppressor genes and activating genetic mutations in oncogenes. Moreover, epigenetic disruptions in tumors are generally of a clonal nature, indicating occurrence in early generations of cells. It is well known that 5-methylcytosine (m5C) residues are 'hot spots' for mutations, which can destabilize gene structure and function. One-third of germ-line point mutations leading to human genetic diseases occur at CpGs and most of these mutations are C→T transitions. This is because m5C is highly mutable by deamination, resulting in transitional mutations (i. e. C→T) at CpGs. In view of the symmetry ofstrand may also be affected, leading to (G→A) changes. As a consequence, CpGs are hot spots for mutations, in a variety of genes. G→A transitions are found in 44.8% cases of leukemia and myelodysplasia, and in 60% of colon cancer cases. C→T and tandem CC-TT mutations are found in basal cell and squamous cell carcinomas. Methylation increases the rate of hydrolytic deamination and also increases the reactivity of neighboring guanines to electrophiles. The oxidation of m5C may contribute to the high frequency of C→T transitions at CpG sequences. Oxygen radicals can react with m5C to oxidize the 5, 6-double bond; the intermediate product, m5C glycol, then deaminates to form thymine glycol. Oxidative stress can contribute to tumor development not only through genetic but also through epigenetic mechanisms. As noted earlier, the presence of hydroxyl radicals can cause a wide range of DNA lesions including base modifications, deletions, strand breakage and chromosomal earrangements. Such DNA lesions have been shown to interfere with the ability of DNA to function as a substrate for the DNMTs, resulting in global hypomethylation. The presence of 8-OHdG in CpG dinucleotide sequences has been shown to strongly inhibit methylation of adjacent cytosine residues. In addition, 8-OHdG may not be recognized by proof-reading enzymes and thus may persist as a mutation resulting in G→T transversions. These studies suggest that oxidative DNA damage can affect patterns of DNA methylation leading to aberrant gene expression and possibly contributing to the development of malignancy.

第十四章

临床遗传

临床遗传学(clinical genetics),是运用医学遗传学的理论知识、技术手段和实践经验,对各种遗传性疾病作出诊断、治疗和预防的学科。临床遗传学也是遗传医学的重要组成部分。

第一节 遗传性疾病的诊断

对遗传性疾病的防治而言,明确诊断始终是首先需要解决的问题。迄今为止,在6 000余种人类遗传性疾病中,只有不到10%的疾病有了较有效的治疗方法,其余的疾病尚缺乏有效的治疗手段,因此早期发现、早期诊断、早期治疗对提高遗传性疾病患者的生活质量,以及减少遗传性疾病患者的死亡率至关重要。据网上版《人类孟德尔遗传(Online Mendelian Inheritance in Man, OMIM)》统计,截至2013年2月1日人类单基因遗传病、线粒体基因病或性状已达到21 640种。如果加上染色体病、多基因遗传病和体细胞遗传病等,总数难以估量。因此,快速、有效地对遗传性疾病作出诊断是临床医学面临的艰巨任务之一。

一、遗传性疾病诊断的类型和方法

根据遗传性疾病患者及其家属就诊时间的不同可分为临症诊断、症状前诊断、出生前诊断和着床前诊断四种。

(一)临症诊断

临症诊断(symptomatic diagnosis),是指遗传病患者出现临床表现以后所作的诊断,或称遗传性疾病患者的诊断。

临症诊断既依赖于常规的诊断手段,如病史、症状、体征,以及一般的实验室检查,也依赖于一些特殊的诊断手段,包括系谱分析、染色体检查、酶和蛋白质的检测,以及基因诊断等。值得注意的是,遗传病的特殊诊断手段往往是确诊的关键。

(二)症状前诊断

症状前诊断(presymptomatic diagnosis),是指在某些遗传病临床表现出现之前所作出的诊断。研究发现,某些常染色体显性遗传病存在着延迟显性的现象,如亨廷顿舞蹈病(Huntington's chorea disease)患者的发病年龄通常在30~40岁。如能在患者的临床症状出现之前明确诊断,就可在婚育方面早作准备,并能预防悲剧的再次发生。目前,症状前诊断主要依赖于基因诊断。表 14－1 为几种显性遗传病的症状前诊断。

表 14－1　几种常染色体显性遗传病的症状前诊断

疾　　病	筛 选 方 法	筛 选 目 的
家族性高胆固醇血症	脂类检查、突变基因筛查	遗传咨询、预防冠心病
亨廷顿舞蹈病	$(CAG)_n$筛查	遗传咨询
肌强直性营养不良	肌电图、$(CTG)_n$筛查	遗传咨询
成人多囊肾	超声检查、基因突变筛查	遗传咨询、早期治疗
急性间隙性卟啉病	卟啉代谢检查、基因突变筛查	遗传咨询、避免某些药物
马方(Marfan)综合征	基因突变筛查	预防变盲和突发性心脏病
奥尔波特综合征(Alport's syndrome)	基因突变筛查	预防尿毒症

(三) 出生前诊断

出生前诊断或产前诊断(prenatal diagnosis),是以羊膜穿刺术或绒毛取样术为主要手段,对胎儿的脱落上皮细胞或绒毛细胞进行染色体检查或基因突变分析,以便作出明确诊断。由于出生前诊断可以防止患有严重遗传病胎儿的出生,故对提高人口素质、减轻家庭及社会的负担具有一定的意义。

1. 对象　出生前诊断的对象主要包括：① 35 岁以上的高龄孕妇;② 夫妇之一有染色体畸变,特别是平衡易位携带者;或夫妇表型正常,但曾生育过染色体病患者的孕妇;③ 曾生育过开放性神经管缺陷的孕妇;④ 夫妇之一有先天性代谢缺陷,或曾生育过先天性代谢缺陷患者的孕妇;⑤ X 连锁遗传病基因携带者的孕妇;⑥ 有原因不明的习惯性流产病史的孕妇;⑦ 夫妇之一有致畸因素接触史的孕妇;⑧ 具有遗传病家族史,又系近亲婚配的孕妇。

2. 常用方法　出生前诊断的常用方法包括羊膜穿刺术、绒毛取样术、脐带穿刺术、胎儿镜检查、超声波仪检查、X 线摄影(术),以及从母血中分离胎儿细胞等。

(1) 羊膜穿刺术(amniocentesis)：指在 B 型超声仪的监视下,用 20～22 号经消毒的腰穿针,进行穿刺,并抽取 20～30 毫升羊水的方法(图 14－1A)。因科学性和安全性较好,该法仍为出生前诊断的常用方法。取羊水的最佳时间在妊娠 14～18 周,主要适用于染色体病、遗传性代谢病、神经管缺陷的诊断。穿刺过程中可能会出现子宫收缩、腹部胀痛和感染等情况,一般不会导致早产或流产等后果。

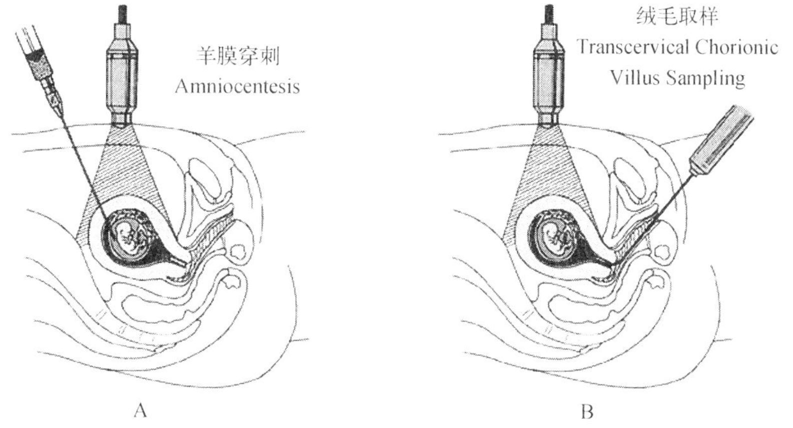

图 14－1(A)　羊膜穿刺术示意图　　图 14－1(B)　绒毛取样术示意图

（2）绒毛取样术（chorionic villus sampling, CVS）：指在B型超声仪的监视下，用一特制的取样器经子宫颈口进入子宫，再沿着子宫壁到达胎儿绒毛的位置，并用内管吸取绒毛（图14－1B）。绒毛滋养层细胞是受精卵有丝分裂的衍生物，它能准确反映胎儿的遗传特性。绒毛取样的最佳时间为妊娠7～9星期，抽取的绒毛量为5～10毫克。该法的优点在于：① 取样时间比羊膜穿刺术约提前2个月，能够进行早孕期诊断；② 羊水细胞大多为已退化的胎儿上皮细胞，而绒毛细胞正值生长旺盛时期，故不需作细胞培养就能直接进行染色体检查；③ 羊水细胞来自已分化的胎儿上皮细胞，而绒毛细胞是还在分裂的细胞，其生化功能更适合于作代谢病的诊断。

（3）脐带穿刺术（cordocentesis）：指在B型超声仪的监视下，用一根穿刺针经母体腹壁进入胎儿脐静脉并抽取胎儿血样。取样的最佳时间在妊娠18星期左右。获得的血样可用于胎儿染色体检查和基因诊断，以便确定胎儿是否患有染色体病或基因病等，还能确定胎母之间是否存在血型不合等。

（4）胎儿镜检查（fetoscopy）：这是一种双套管光纤维内窥镜，又叫羊膜腔镜或宫腔镜检查。该镜在进入羊膜腔后既可直接观察胎儿的外形、性别、有无畸形等，又可抽取羊水或胎儿血样，还可进行宫内治疗，因此在理论上是一种最理想的方法（图14－2）。然而，由于操作难度较大，加上易引起感染、出血、流产，以及胎盘早期剥离等并发症，故尚未在国内得到广泛开展。该法的最佳取样时间在妊娠15～18星期。

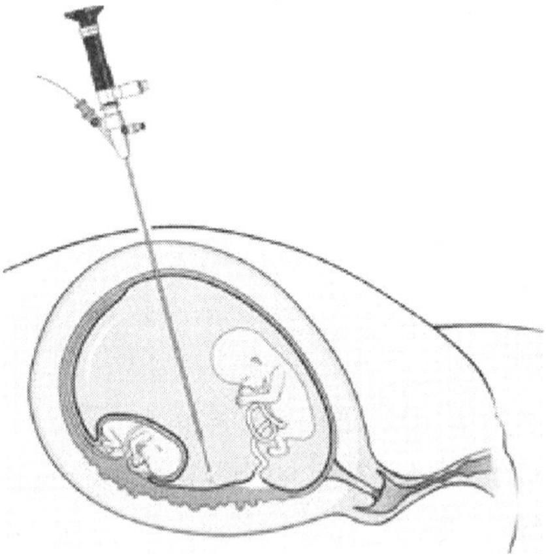

图14－2 胎儿镜检查示意图

（5）超声诊断仪检查（ultrasonography）：这是一种对胎儿和母体均无伤害的检查方法。常用的超声诊断仪有A超、B超、超声多普勒，以及M型超声诊断仪。其中B超的图像清晰，分辨力强，应用较广。据统计有200多种先天畸形可通过超声仪检出，包括胎儿水肿、羊水过少、羊水过多、无脑畸形、脑积水、脑膨出、脊柱裂、膈疝、胸内囊肿、肺发育不全、十二指肠闭锁、食道闭锁、腹腔畸形、多囊肾、肾发育不全、肾盂积水、宫内骨折、成骨发育不全、短肢侏儒综合征等。此外，超声仪检查还可定位胎盘，诊断多胎妊娠等。

（6）X线摄影（术）（roentgenography）：主要用于诊断胎儿的先天性畸形，尤其是骨骼畸形。由于X线检查对胎儿和母体均有害，故此法一般不作为首选方法，而是作为终止妊娠前的辅助诊断。该法应在妊娠16星期后采用。

(7) 从母血中分离胎儿细胞：该法开始于20世纪60年代末。目前，从孕妇外周血中已能分离到的胎儿细胞，包括滋养层细胞、有核红细胞、粒细胞和淋巴细胞，其中有核红细胞是进行出生前诊断最理想的胎儿细胞。提取和分离胎儿有核红细胞进行出生前诊断的最佳时间为妊娠12～16星期。常用于富集胎儿细胞的方法有密度梯度离心法、荧光激活细胞分离技术和磁性细胞分离技术等。

(8) 无创产前基因检测：该法实际上是利用母亲血液对胎儿的DNA片段进行直接分析的技术。由于胎儿的DNA片段在母血中的含量很少，因此该法需要有高通量测序技术作支撑，同时需要特定的数据处理方式和算法来获得最终的结果。目前已用于21三体、18三体和13三体综合征的检测。

(四) 着床前遗传学诊断

着床前遗传学诊断(preimplantation genetic diagnosis, PGD)，是出生前诊断的一种特殊类型。该法结合了试管婴儿与细胞分子生物学技术，从第三天胚胎(约6～10个细胞)的胚叶细胞或第五天囊胚的滋养层细胞中，取出1～2个细胞进行染色体检查或基因分析，并挑选出正常胚胎植入子宫内膜。与产前诊断相比，着床前遗传学诊断的优势，在于把人类遗传病控制在胚胎发育的最早阶段，避免了因人工流产给孕妇带来的痛苦；同时，着床前遗传学诊断既可排除患病的胚胎，也可排除携带者胚胎，从而大大提高有遗传病风险的夫妇获得健康子代的机会。当然，开展着床前遗传学诊断时，应符合伦理、道德和法律的原则。

二、基因诊断

人类遗传性疾病中除了染色体病外，诊断单基因遗传病、多基因遗传病、线粒体基因病和体细胞遗传病的最直接途径是基因诊断。

基因诊断(gene diagnosis)，又称分子诊断，是通过对某个遗传性疾病患者的特定基因(DNA)或其转录物(mRNA)进行分析，并作出诊断的技术。该技术由美籍华裔科学家简悦威(Kan YW)于1976年首创。他在世界上完成了首例α珠蛋白生成障碍性贫血(地中海贫血)的基因诊断。该项技术的问世使遗传病的诊断从表现型诊断步入了基因型诊断的新时代，代表了诊断领域的一次革命。

与传统的疾病诊断相比，基因诊断至少具有以下的优势：① 基因诊断以探测基因突变为目标，属于“病因诊断”，针对性强；② 运用基因探针进行检测，灵敏度高，特异性强；③ 基因探针检测的目标可以是一个特定基因，亦可为一种特定的基因组合，可以是内源基因，亦可是外源基因，故适应性强，诊断范围广；④ 被检测的基因，是否处于活化状态对基因诊断来说并不重要，故可以检测各分化阶段的特异性基因。

基因诊断的样本可以是任何有核细胞，当然最常用的是外周血淋巴细胞，其次是活检标本、羊水细胞、绒毛细胞、口腔黏膜细胞和石蜡包埋的组织块。此外，还可采用从唾液、痰液、尿液、精液，甚至毛囊中抽提得到的DNA。

(一) 基因诊断的策略

1. 从基因产物入手进行诊断　这是一种早期的诊断策略。首先分析异常基因的产物并研究清楚其致病的原因。这种策略通常是由蛋白质到DNA，由表现型到基因型。迄今分离到的白化病、苯丙酮尿症和镰状细胞贫血等基因，都采用了这一策略。然而，还有80%～90%的遗传病的表型特征或生化缺陷不明。对这些遗传病，上述策略显然是不适用的。

2. 从基因定位入手进行诊断　该策略也称为定位克隆。技术路线中首先需要建立人类遗传连锁图，然后对某种遗传病进行家系分析、DNA分型和连锁分析，将致病基因定位到染色体的某个座位上，最后鉴定和分离出致病基因。通过比较正常和异常基因的差别，就可找出导致遗传性疾病的分子缺陷，进而阐明正常和异常基因产物（蛋白质）的生理功能和病理效应。在此基础上发展起来的定位候选基因技术，是在对致病基因作出初步定位后，从现有基因库中寻找位于该区域，且与遗传病相关性较高的候选基因作为捕获目标，最终检测致病基因。

目前，常用于基因定位的遗传标记有限制性片段长度多态性（RFLP）、可变数目串联重复（VNTR，又称小卫星DNA）、短串联重复（STR，又称微卫星DNA）及单核苷酸重复（SNP）等。

3. 从比较正常和异常基因的差异入手进行诊断　临床上一些较常见的遗传病，如，糖尿病、重度肥胖、哮喘、精神分裂症、高血压等，都是由多个易感基因与多种环境因素相互作用的结果。对于这些复杂的多基因遗传病，目前主要采用表型克隆的方法进行诊断。所谓表型克隆，是将表型与基因结构或基因表达的特性结合起来，直接分离出该表型的相关基因。换言之，就是从比较正常和异常基因组的差异入手，寻找两者的相同序列、差异序列，以及表达水平存在差异的序列，从而分离、鉴定出与所诊断的疾病相关的易感基因。这种策略既不用事先知道基因的生化功能或图谱定位，也不受基因数及其相互作用方式的影响。

（二）基因诊断的分类和方法

基因诊断，可分为DNA诊断和RNA诊断两种类型，前者分析静态的基因结构，后者分析动态的基因表达。

1. DNA诊断　核酸分子杂交和聚合酶链反应（PCR）是进行基因诊断的两大基本技术。常用的分子杂交技术包括，用于DNA变异分析的Southern印迹杂交技术，用于检测已知突变的等位基因特异的寡核苷酸杂交（ASO）技术。此外还有将染色体处理技术与分子遗传学技术结合起来用于人类基因组作图、染色体病诊断和肿瘤染色体分析的荧光原位杂交技术（fluorescence in situ hybridization, FISH）和用于检测肿瘤组织中基因组DNA拷贝数的比较基因组杂交技术（comparative genome hybridization, CGH）。常用的PCR相关技术包括限制性内切酶片段长度多态性的RFLP法、PCR结合单链构型多态性的PCR－SSCP法、PCR结合变性梯度凝胶电泳的PCR－DGGE法、PCR结合异源双链的PCR－HA法、PCR结合变性高效液相色谱（DHPLC）法和实时荧光定量PCR技术（real-time quantitative PCR）等。

以上诸多方法中，其中Real－time PCR技术不仅实现了对DNA模板的定量，而且具有灵敏度高和特异性强、能实现多重反应、自动化程度高、无污染、实时和准确等特点，因此很快被用于各类遗传病的诊断及医学研究。

DNA诊断，可以检测特定基因的点突变、缺失和插入等变异，并可分析特定DNA序列的拷贝数。

2. RNA诊断　RNA诊断是以mRNA为材料，分析被检基因的表达和功能，不仅可用于检测基因能否转录、转录物(mRNA)是否正常,以及转录效率是否正常等,而且也可对mRNA进行定量,检测其剪接加工缺陷,以及外显子变异等,还可对基因治疗的效果进行监测。在RNA诊断时,由于mRNA不如DNA稳定,故常采用逆转录酶反应,把mRNA转变成cDNA,再用聚合酶链反应(PCR)技术进行研究,这就是RT－PCR技术。RT－PCR技术既解决了RNA的稳定性问题,也对样本进行了放大,因而成为RNA诊断的主要方法。临床上除了采用RT－PCR技术作RNA诊断外,还可采用差示PCR技术,以揭示正常细胞与突变细胞间,在表达水平上的差异,从而筛选出突变相关基因。此外,Real－time RT－PCR、RNA印迹杂交、核酸酶S1保护法和引物延伸法也可用于RNA诊断。

(三) 基因突变的检测方法

基因诊断的依据,是通过实验室检查已知道导致某种遗传性疾病的突变基因。根据对所检出基因认识水平的差异,可分为已知基因、已知突变的分析和已知基因、未知突变的分析。

1. 对已知基因、已知突变的检测方法

(1) 等位基因特异性寡核苷酸杂交分析(allele-specific oligonucleotide, ASO):该法是检测已知基因、已知突变最快速的方法。根据已知正常基因和突变基因序列的差别,分别制备两个由17～30个核苷酸组成的探针,然后与固定在硝酸纤维膜或尼龙膜上的DNA样本进行点杂交,根据杂交结果作出诊断。图14－3为采用PCR－ASO法对线粒体肌病、脑病、乳酸酸中毒和卒中样发作综合征(MELAS)进行诊断的例子。点杂交显示患者Ⅲ－3突变型mtDNA远多于野生型mtDNA,而Ⅱ－4、Ⅱ－5、Ⅲ－1和Ⅲ－2的突变型mtDNA接近或少于野生型mtDNA,无临床症状。

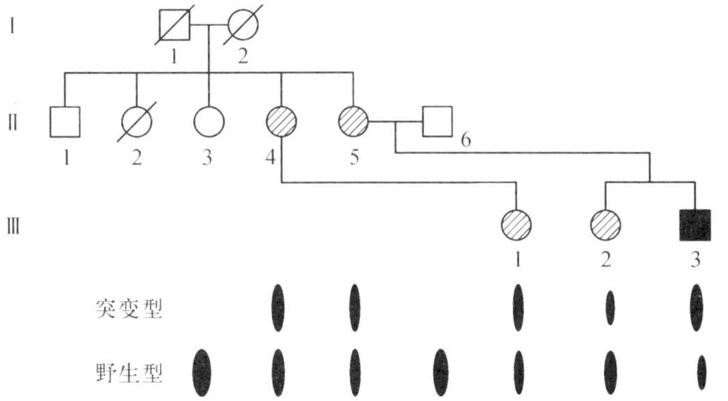

图14－3　采用PCR/ASO的检测方法用于诊断线粒体脑肌病、乳酸酸中毒、卒中样发作综合征(MELAS)

(2) 基因芯片(gene chip)技术:首先从正常人基因组中分离出DNA并与DNA芯片进行杂交,得出正常人DNA图谱;再与通过同样方法得到的患者DNA图谱进行比较与分析,就可以作出诊断。该法具有快速、高效、敏感、经济、平行化和自动化等特点,故已成为遗传性疾病诊断的新技术。目前,采用基因芯片技术进行基因诊断的遗传性疾病,包括:苯丙酮尿症、珠蛋白生成障碍性贫血(地中海贫血)、镰状细胞贫血、囊性纤维变性、肝豆状核变性(Wilson's disease)、先天性肾上腺皮质增生症、腓骨肌萎缩症、唐氏综合征(21三体综合征)、普拉德-威利综合征(Prader－Willi syndrome)等几十种。

(3) DNA 测序法(DNA Sequencing):该法是确诊突变基因的最佳方法。早期的 DNA 测序技术,包括 Gilbert 发明的化学测序法和 Sanger 发明的双脱氧终止测序法,随后出现了以凝胶电泳为基础的 DNA 自动测序仪,和以毛细管电泳为基础的 DNA 自动测序仪,尤其是后者,因测序成本低和效率高而被广泛用于基因突变的检出。近年来,以 Roche/454、ABI/SOLiD 和 Illumina/Solexa 为代表的新一代高通量测序技术(第二代测序)的应用已实现了"10 万美元基因组"的目标,即测定一个人类基因组的成本降至 10 万美元。被称为"下一代测序技术(第三代测序)"的帷幕也已拉开,将实现"100 ~ 1 000 美元基因组"的目标。

(4) 动态突变分析:动态突变是导致遗传性疾病的一种新的突变类型,它主要表现为突变速率与重复序列拷贝数的变化。通常患者与其亲代的突变速率不同,拷贝数也会随着世代传递而不断增加。由于动态突变遗传病的重复序列拷贝数,会随着正常人、携带者和患者而依次增多,且有一定的范围,故可运用 PCR 和聚丙烯酰胺凝胶电泳等方法直接测定患者的三核苷酸重复的拷贝数,即可作出有无遗传病的判断。

2. 对已知基因、未知突变的检测方法

(1) 限制性片段长度多态性(restriction fragment length polymorphism, RFLP):该法利用限制性内切酶能够识别 DNA 分子的特异性序列,并在特定序列处切开 DNA 分子,即产生限制性片段的特性而建立起来的。如果这种差别刚好发生在内切酶的酶切位点,并使内切酶识别序列变成了不能被识别的序列,或是这种差别,使本来不是内切酶识别位点的 DNA 序列,变成了内切酶识别位点,这样就导致 DNA 序列中少一个或多一个的酶切片段。运用专一性基因探针和限制性内切酶,可以直接对恰好在已知内切酶特异性识别序列之内的点突变和基因序列重排进行检测。如图 14-4 为一个苯丙酮尿症家系,Ⅱ-2 为患者。该家系经 Hind Ⅲ酶切得到图中所示的杂交结果。患者父母(Ⅰ-1 和Ⅰ-2)为必然杂合子,均有 4.0 kb和4.2 kb的片段,他们的正常女儿(Ⅱ-1)只有4.2 kb的片段,患者(Ⅱ-2)只有 4.0 kb 的片段。由此推断该病突变基因与 4.0 kb 片段相连锁,Ⅱ-3 为携带者。

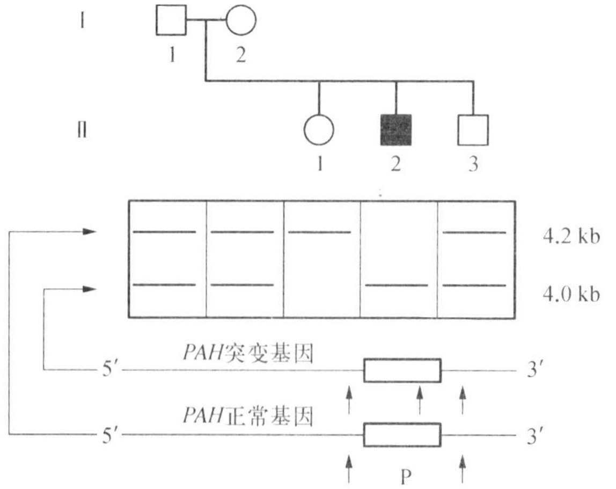

图 14-4　对一个苯丙酮尿症家系的基因诊断

(2) 变性梯度凝胶电泳(denaturing gradient gel electrophoreris, DGGE):该法的原理是,双链 DNA 分子在含有一定量变性剂的凝胶上电泳时,会发生部分解链,导致电泳迁移率下降。一般而言,正常 DNA 分子与突变 DNA 分子之间只要有一个或数个碱基对的差异,就会发生部分解链,从而被分离成两条带。通过该法可筛选到突变基因所在的外显子,经对该外显子的测序分析就能明确诊断。

(3) 单链构型多态性(single-strand conformational polymorphism, SSCP):该法的原理是单链 DNA 在中性条件下会形成二级结构,这种二级结构依赖于其碱基组成,即使只有一个碱基的不同,也会形成不同的二级结构并在非变性电泳条件下出现不同的电泳迁移率。采用银染法可观察到异常条带所在的外显子,经测序分析就能确诊。

(4) 变性高效液相色谱检测(denaturing high performance liquid chromatography, DHPLC):该项技术是一项在 SSCP 和 DGGE 基础上发展起来的杂合双链突变检测技术。在 DNA 双链被部分变性的条件下,DHPLC 可使错配的异源双链 DNA 与完全匹配的同源双链 DNA 分离开。目前该法主要针对双链 DNA 片段大小及可能的未知 SNP 和突变进行快速分析和鉴定,已用于多种遗传性疾病的基因诊断或突变筛查,包括各种单基因遗传病和线粒体基因病等。

遗传性疾病基因诊断方法,见表 14-2。

表 14-2　遗传性疾病基因诊断方法

基因异常	方法	探针、引物或限制酶
基因缺失	基因组 DNA 印迹杂交	缺失基因的探针
点突变	PCR 扩增	引物包括缺失
	RFLP 分析	突变导致其切点消失的限制酶
	ASO 杂交	正常和异常的 ASO 探针
	PCR 产物的多态性连锁分析	引物包括突变部位
基因已知但异常不明	基因内或旁侧序列多态性连锁分析(RFLP、SSCP 等)	基因内或旁侧序列探针或引物
基因已知	与疾病连锁的多态性,如 RFLP、SSCP 位点单倍体分析	与疾病连锁的多态性位点探针或引物

3. 对未知基因、未知突变的检测方法

(1) 外显子捕获或测序技术(exome capture or sequencing):该法通过全外显子组扫描,并结合生物信息学分析技术,以定位单基因遗传病的致病基因,以及多基因遗传病的易感基因。由于该法一般只需三个患者和一个正常人样本,故适用于小家系及散发病例的基因定位。自 2009 年证实,该法适用于确定罕见遗传性疾病的致病基因以来,已成功地找到了数十种单基因遗传病的致病基因。详见第四章第五节,高通量分析技术在致病基因研究中的应用。

(2) 全基因组关联分析(genome-wide association study, GWAS):该法是指在全基因组层面上,开展多中心、大样本、反复验证的 SNP 与疾病之间的关联分析,以发现多基因遗传病的易感基因。该法的应用为建立经济高效的高通量基因分型技术创造了条件,也使建立在全基因组范围内,筛查与疾病关联的序列变异的方法成为可能。自 2005 年应用于遗传病分析以来已有 1 350 项成果发表在国际顶级杂志上,共发现各种易感基因上万个,涉及数百种多基因遗传病。详见第四章第五节。

(四) 基因诊断面临的问题

尽管越来越多的基因诊断方法,开始从实验研究走向临床应用,但也出现了一些值得关注的问题,需要合理应对。

1. 基因诊断技术的标准化问题　基因诊断技术的发展历史较短,故目前尚缺乏一个标准化的操作流程和质量认证体系,各研究机构之间、各医疗机构的不同实验室之间尚存在方法不统一、质量难保证的问题。因此未来应建立完善的基因诊断质量控制体系。

2. 基因诊断过程中涉及的伦理问题　基因诊断中常遇到的伦理学问题,包括:是否有必要开展出生前诊断或基因诊断?如何将阳性诊断结果告诉症状尚未出现的患者?如何将可能的假阳性或假阴性结果告知患者?为此必须在基因诊断过程中严格遵循,尊重隐私、知情同意和对被检查者有益无害的原则。

3. 基因诊断所用资源和信息的安全性问题　人类遗传资源是指含有人体基因组、基因,及其产物的器官、组织、细胞、血液、制备物、重组脱氧核糖核酸(DNA)构建体等遗传材料,以及相关的信息资料。基因诊断时常会用到患者及其亲属的上述遗传资源。按照中国《人类遗传资源管理暂行办法》,所有遗传资源及其相关信息,不能随意提供给与基因诊断无关的实验室,甚至邮寄到国外实验室。今后应加大执法力度,违者必究。

第二节　遗传性疾病的治疗

遗传性疾病历来被认为是一类诊治均较困难的疾病。然而,随着分子遗传学理论与方法的不断改进,部分遗传性疾病已有了较有效的治疗手段。本节除了介绍饮食疗法、物理治疗、药物治疗和手术治疗等常规治疗方法外,重点介绍基因治疗的现状、问题与前景。

一、常规治疗的原则

临床上常用的一些治疗方法同样也适用于遗传性疾病的治疗。根据遗传性疾病的类型和发病的严重程度,可采取饮食疗法、物理治疗、药物治疗、手术疗法或器官移植等手段。

(一) 单基因遗传病的治疗原则

单基因遗传病,尤其是涉及内分泌或代谢障碍的疾病通常可采取"禁其所忌、去其所余、补其所缺"的治疗原则。"禁其所忌"就是通过饮食疗法加以治疗,如苯丙酮尿症应禁止苯丙氨酸的摄入,婴幼儿可服用低苯丙氨酸奶粉;葡萄糖-6-磷酸脱氢酶缺乏症则应禁用抗疟类药、磺胺类药、呋喃类药、蚕豆素等药物或食物。"去其所余"就是对那些应各种酶促反应产物过多造成机体"中毒"的遗传病患者,可采用促排泄剂、代谢抑制剂或血浆置换和血浆过滤等手段,去除多余的转录产物或抑制其生成,以缓解患者的临床症状,如肝豆状核变性(Wilson病)患者,可用D-青霉胺治疗去除多余的铜离子。"补其所缺"就是合理补充患者所缺的激素或酶,从而改善患者的临床症状,如戈谢病(Gaucher disease),可采用酶替代药思而赞(商品名)(Cerezyme),药品名伊米苷酶(imiglucerase)。美国和欧盟迄今已分别批准一百余种罕见遗传性疾病的药物(也称孤儿药)用于临床。然而中国目前尚无具有自主知识产权的孤儿药上市,国外的孤儿药也未获批进口。为了解决遗传性疾病患者的治疗问题,上海市首选了12种可治性遗传性疾病开展临床治疗,并正在争取将这些疾病的治疗费用部分纳入医疗保险范围(表14-3)。对出现严重畸形或器官功能障碍的患者可采取手术治疗或器官移植,如家族性结肠息肉症(AD)可采用手术治疗,成年多囊肾(AD)需要进行肾移植。

表14-3 上海市12种可治性罕见遗传性疾病的治疗方法

疾病	治疗方法
苯丙酮尿症(含四氢生物蝶呤缺乏型)	低苯丙氨酸饮食/奶粉,补充BH4,L-多巴、5-羟色氨酸
枫糖尿病	限亮氨酸、异亮氨酸、缬氨酸饮食,补充维生素B_1
酪氨酸血症	低苯丙氨酸、酪氨酸饮食,补充1,3-环己二酮
甲基丙氨酸血症	限亮氨酸、缬氨酸、甲硫氨酸饮食,补充肉碱、维生素B_{12}、甜菜碱
多种羧化酶缺乏症	生物素
高氨血症	饮食治疗,补充精氨酸、瓜氨酸、苯甲酸钠
肝豆状核变性	低铜饮食,铜络合剂,如青霉胺等
先天性耳聋	人工耳蜗,助听器
戈谢病	酶替代药,思而赞(Cerezyme)
法布莱病	酶替代药,法布瑞酶(Fabrazyme)
黏多糖病Ⅰ型	酶替代药,艾德酶(Aldurazyme)
糖原累积病Ⅱ型	酶替代药,α葡糖苷酶(Myozyme)

(二)多基因遗传病的治疗原则

多基因遗传病,主要包括部分常见病和先天畸形。对于严重影响外形或功能的先天性畸形主要采用手术治疗,以修补缺损,解除畸形。对于一些常见病主要采取药物治疗等手段。表14-4为多基因遗传病治疗方案举例。

表14-4 多基因遗传病治疗方案举例

多基因遗传病	治疗方案
唇裂或腭裂	手术修补
各种先天性心脏病	手术矫正
先天性胸腺发育不全	胸腺移植
1型糖尿病	注射胰岛素或口服降糖药
冠状动脉粥样硬化	药物治疗、冠状动脉搭桥手术或放置支架
精神分裂症	药物治疗、精神分析等

(三)染色体病的治疗原则

由常染色体数目或结构畸变,所引起的各种先天畸形,如唇裂、腭裂、先天性心脏病、马蹄肾和多指畸形等,可采取手术治疗;性染色体病,可采取补充性激素和手术矫正的手段,如特纳综合征(Turner's syndrome)可通过补充雌激素以帮助患者的卵巢及第二性征的发育,采用人工周期治疗还可调整患者的性激素周期,使患者出现月经。

(四)线粒体基因病的治疗原则

目前线粒体基因病的常规治疗主要是对症治疗,少数患者可进行手术治疗或基因治疗。

(五)体细胞遗传病的治疗原则

体细胞遗传病,主要包括癌症及部分先天性畸形。一般实体瘤患者以早期手术治疗,术后还应作化疗、放疗或免疫治疗;另外,也可以采用堵塞连接癌症组织的小血管,以切断血液供应的办法，控制肿瘤的生长与增殖。血液系统癌肿可进行骨髓移植、诱导细胞分化或凋亡等手段，如，上海交通大学医学院附属瑞金医院采用维甲酸，诱导白血病细胞分化，以及采用三氧化二砷诱导白血病细胞凋亡的疗法，取得了良好的疗效，尤其适用于急性非淋巴细胞白血病（ANLL，M3 型）。

二、基因治疗

基因治疗（gene therapy），是指应用 DNA 重组技术，替代、校正或增补患者细胞中有缺陷的致病基因，恢复这些基因的正常功能，以达到治疗遗传性疾病的目的。基因治疗也可以理解为将正常基因转移到患者体内，以纠正患者所缺乏的蛋白质或赋予机体新的抗病功能。

根据靶细胞的不同，基因治疗又分为体细胞基因治疗和生殖细胞基因治疗。体细胞基因治疗，主要采用基因定点替代、基因随机插入增补、基因表达调控（如基因开放或抑制）和免疫因子（如肿瘤坏死因子、干扰素等）导入肿瘤浸润的淋巴细胞等策略，以治疗遗传病或肿瘤。生殖细胞基因治疗，是将外源正常基因直接导入精子、卵子或受精卵，以从源头上矫正有缺陷的基因。理论上，生殖细胞基因治疗要比体细胞基因治疗更为理想，但因为生殖细胞的任何遗传改变都将影响到子代的遗传基础，产生各种预想不到的畸形或遗传性疾病，最终威胁到人类的生存，故目前生殖细胞基因治疗仍不适用于人类。

（一）基因治疗的步骤

基因治疗的步骤包括靶细胞的选择、目的基因的克隆、目的基因的转移、目的基因的表达，以及安全性问题等。

1. *靶细胞的选择* 遗传性疾病中常用于基因治疗的靶细胞，有骨髓造血干细胞、皮肤成纤维细胞、成肌细胞和肝细胞等；肿瘤基因治疗中常用的靶细胞，是肿瘤细胞本身，其次是肿瘤浸润的淋巴细胞和肿瘤干细胞等。生殖细胞禁止用于临床治疗。

2. *目的基因的克隆* 根据缺陷基因的不同，可自行合成或委托公司合成目的基因。目前已知的人类基因将近 2.5 万个，均能从 NCBI 网站上下载。

3. *目的基因转移* 目的基因的转移是指采用可靠的技术将已合成的外源基因导入人体的受体细胞，因此该技术是实现基因治疗的关键步骤。

基因转移的途径分为两类：一类是 *in vivo*，也称活体直接转移，即将带有遗传物质的病毒、脂质体或裸露 DNA 直接注射到动物或人体内；另一类是 *ex vivo*，也称在体转移，即将治疗对象的细胞取出，体外培养并导入目的基因，然后将这些带有目的基因的细胞重新输回患者体内。

基因转移的方法，包括：物理学方法、化学方法和生物学方法三大类。

1. *物理学方法* 包括用显微注射技术将裸露 DNA 直接注入靶细胞的直接注射法；用亚微粒的钨或金将 DNA 包裹起来形成微粒，然后通过基因枪将微粒打入靶细胞的微粒子轰击法；还有借助电流击穿靶细胞膜，帮助 DNA 进入靶细胞的电穿孔等。

2. *化学法* 包括磷酸钙沉淀、DEAE－葡聚糖和聚－L－乌氨酸等化学试剂转移法，通过改变细胞膜的通透性或增加 DNA 与细胞的吸附而实现基因转移。

3. *生物学方法* 主要是指病毒介导的基因转移，所用病毒包括逆转录病毒（retrovirus，RV）、腺病毒（adenovirus，AV）、慢病毒（lentivirus）、腺病毒相关病毒（adeno-associated virus，

AAV）、单纯疱疹病毒 I 型、SV40、巨细胞病毒等。

逆转录病毒虽是一种 RNA 病毒，但带有逆转录酶，能使 RNA 变为 DNA。该病毒常用于基因转移的原因有三个：① 能高效感染宿主细胞，其转染率达 100%；② 病毒基因和所载的外源基因均能表达；③ 宿主范围广泛，可同时感染大量细胞并长期停留。常用的逆转录病毒是通过人工构建的莫洛尼小鼠白血病病毒（Moloney murine leukemia virus，Mo－MLV）。腺病毒则是一种 DNA 病毒，它作为载体的优点，是能插入较长的 DNA 片段，不需要正在分裂的靶细胞，可以原位感染；此外该病毒一般不会整合到宿主细胞的基因组中，减少了插入突变的潜在风险。慢病毒载体是以 HIV－1（人类免疫缺陷 1 型病毒）为基础发展起来的基因治疗载体，具有可以感染非分裂期细胞、容纳外源性基因片段大，可以长期表达等优点。由于慢病毒不产生任何有效的细胞免疫应答，可作为一种体外基因运输的工具。见表 14－5。

表 14－5　三种病毒载体特点的比较

特　　点	逆转录病毒	慢　病　毒	腺　病　毒
病毒基因组	RNA 病毒	RNA 病毒	双链 DNA 病毒
能插入的最大目的基因（kb）	7.0～7.5	7.0～7.5	30
基因转移途径	Ex vivo	Ex/in vivo	Ex/in vivo
是否整合到宿主基因组中	是	是	否
感染细胞类型	分裂细胞	分裂和不分裂细胞	分裂和不分裂细胞
目的基因在体内表达时间	短	长	短
引起宿主免疫反应的程度	低	低	高
是否可更换特异启动子	不需要	可以	可以
是否会导致插入位点突变	会	会	不会
是否能得到转基因动物模型	较难	可以	不能

4. 目的基因的表达　为了使目的基因良好表达，需在慢病毒或腺病毒基因组的 5′端装上启动子或增强子等调控因子，使整合入宿主的基因得到有效表达，产生所需的基因产物。但逆转录病毒一般不需要装上启动子即可表达。

5. 安全性问题　安全性问题一直是困扰基因治疗发展的一大难题。目前基因治疗尚未发展到定点替代或校正的水平，而随机整合有可能激活原癌基因或使肿瘤抑制基因失活，从而引起细胞癌变。此外，病毒作为载体还存在感染病毒致病的风险。

（二）基因治疗的临床实践

基因治疗的临床实践，开始于 1990 年，1999 年达到最高峰。这一年经各国政府批准的临床试验方案达 387 项，受试患者数达 2 557 名（表 14－6）。下面举几个基因治疗的实际例子。

表 14－6　各国 1996—1999 年基因治疗临床试验项目统计数

年份	项目数	各国政府批准的项目类型						受试人数
		肿瘤	基因标记	遗传病	艾滋病	心血管病	其他	
1996	23	60	—	25	10	—	—	1 537
1997	212	58	34	34	8.5	1.4	—	2 000
1999	387	69.2	6.9	9.1	12.6	—	2.2	3 278

1. 腺苷脱氨酶缺乏症的基因治疗　腺苷脱氨酶(adenosine deaminase, ADA)缺乏症是一种常染色体隐性遗传病,可导致患者出现严重联合免疫缺陷(severe combined immune deficient, SCID)。*ADA*基因定位于染色体20q13,cDNA长1 533个碱基对,编码362个氨基酸残基。ADA缺乏症的基因治疗,是第一个获得美国FDA批准的人类基因治疗项目。1990年9月,美国科学家Blease和Culver等对一名患有ADA缺乏症的女孩(Ashanti Desilva)进行了临床试验。他们从该女孩的外周血中分离出单核细胞,并用重组的人类单克隆抗体刺激T细胞增殖,以逆转录病毒载体转染,使*ADA*基因稳定整合,扩增T细胞后再回输给患者。经过治疗,患者的T细胞数量明显增加,细胞免疫和体液免疫能力明显提高,临床症状明显改善,已能离开无菌的房间正常上学。

2. 家族性高胆固醇血症的基因治疗　该症是一种由低密度脂蛋白受体(low density lipoprotein receptor, LDLR)缺陷所致的遗传性疾病。*LDLR*基因位于19p13.2,编码2.5千碱基对。Wilson领导的研究小组采用原代培养的肝细胞,在体外应用含LDLR cDNA的逆转录病毒载体感染肝细胞,并由β-actin启动子和巨细胞病毒(CMV)基因增强子控制转录。然后,将带有目的基因的肝细胞经门静脉注入肝脏,使患者血液中LDL水平较治疗前下降约30%,取得了令人满意的效果。

3. 囊性纤维变性的基因治疗　囊性纤维变性(cystic fibrosis, CF)是由于跨膜转导因子(cystic fibrosis transmembrane conductance regulator, CFTR)基因突变,导致上皮细胞氯离子通道异常,肺、肝、胰、肠等多器官功能损害。*CFTR*基因定位于7q31.2,cDNA长约6.5 kb。Knowles等应用腺病毒载体将不同滴度的CFTR转入患者呼吸道上皮细胞。研究表明,CF的基因治疗,纠正了患者呼吸道上皮的氯离子转运缺陷,跨上皮基础电位下降,肺功能有所改善。

4. 血友病B的基因治疗　血友病B,又称凝血因子Ⅸ缺乏症,该基因位于Xq26.3-27.1,编码序列长1 383个碱基对。1991年复旦大学遗传学研究所薛京伦教授等,应用逆转录病毒载体转染患者的成纤维细胞,以细胞胶原悬浮液注射到患者皮下,使患者血浆中Ⅸ因子抗原活性升高1~2倍,鼻出血等症状有所好转。

5. 肿瘤的基因治疗　肿瘤基因治疗一般可根据治疗基因的不同分为以下几种类型:① 细胞因子等的基因转移免疫效应细胞(TIL、LAK细胞等),增强这些细胞对肿瘤的特异性杀伤能力;② 细胞因子、共刺激因子、主要组织相容性抗原和癌胚抗原等转移肿瘤细胞,增强肿瘤细胞的免疫原性;③ 抑癌基因转移肿瘤细胞,促使肿瘤细胞逆转或凋亡;④ 癌基因等肿瘤过度表达基因的反义基因或核酶导入肿瘤细胞,封闭或切割癌基因,促使肿瘤细胞逆转或凋亡,甚至增强细胞的免疫原性;⑤ 将*MDR*等耐药基因转移到造血干细胞中,提高干细胞对化疗药物的耐药性,从而提高化疗效果。上述方法在动物试验中取得了令人满意的结果,已经进入临床应用。

6. 基因治疗的失败案例　1999年宾夕法尼亚大学的科学家,开展了鸟氨酸转氨甲酰酶(ornithine transcarbamoylase, OTC)缺乏症的基因治疗。该病患者因缺乏*OTC*基因的正常拷贝,抑制了机体对氨的清除作用。受试者是来自美国亚利桑那州年仅18岁的学生Jesse Gelsinger。科学家构建了减毒腺病毒和感冒病毒毒株,并以此为载体将正常拷贝的*OTC*基因导入到患者肝脏。但是因腺病毒感染导致患者多器官衰竭而不幸离世。2000年,法国又发生了SCID-X1(严重联合免疫缺陷)患者因接受基因治疗后患上白血病的案例,这是因为逆转录病毒载体插入到了原癌基因 *LMO2* 启动子附近从而激活该基因，导致 *LMO2* 的异常表达。这两个事件的发生，使欧、美国家的基因治疗陷入困境。

（三）干细胞基因治疗的前景

基因治疗的失败案例，提醒科学家原有的基因治疗策略存在严重缺陷，一是，安全性问题，特别是病毒载体的感染问题和随机整合诱发癌症问题；二是，基因表达的稳定性问题，原因可能与基因转录系统本身的缺陷或者产生了错误的 RNA 有关；三是，基因治疗经过多次操作使机体产生了免疫反应，排斥携带有目的基因或靶细胞，影响了治疗效果。

针对上述问题，科学家们认真吸取教训，并寻找新的解决方法。利用干细胞开展基因治疗，无疑是未来发展的方向。Cavazzana - Calvo 等科学家在 2000 年就尝试利用干细胞治疗 X - SCID，取得了一定的经验。2011 年，该课题组发表新的研究成果，他们收集来自 β 珠蛋白生成障碍性贫血（地中海贫血）患者骨髓的造血干细胞（HSCs），采用慢病毒作为载体将有功能的 β 珠蛋白转入 HSCs，经细胞培养将经过遗传修饰的 HSCs 注入已去除原有骨髓细胞的患者体内。随着 HSCs 中有功能的 β 珠蛋白的产生，患者的病情逐步减轻，经过五年的跟踪观察，证明该项治疗方案是有效的，图 14 - 5。此外，干细胞基因治疗也用于 ADA - SCID、肾上腺脑白质营养不良（Adrenoleukodystrophy）、莱伯先天性黑矇（Leber congenital amaurosis）、威-奥综合征（Wiskott - Aldrich syndrome）和血友病等，见表 14 - 7。

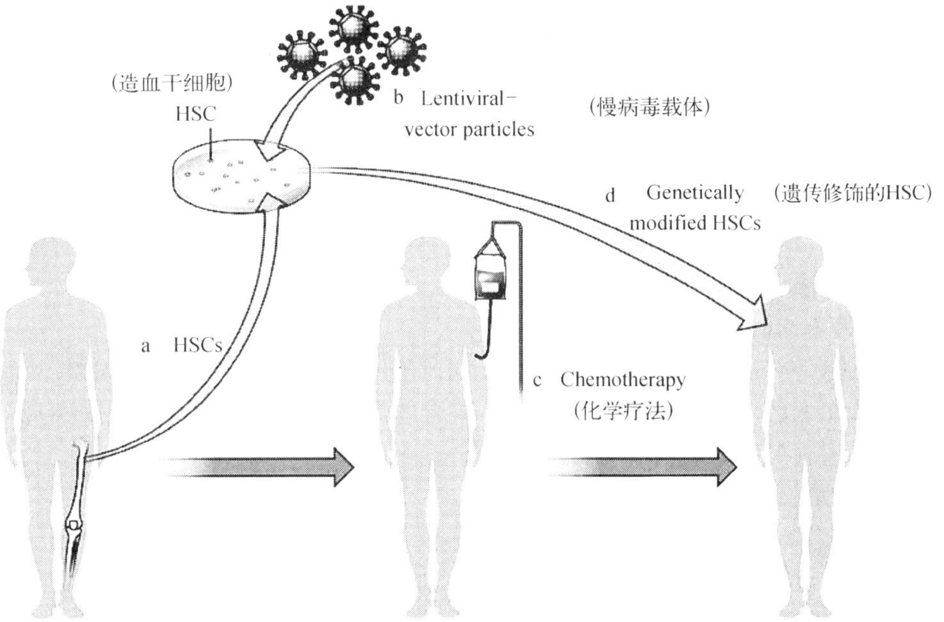

图 14 - 5　β 珠蛋白生成障碍性贫血（地中海贫血）患者的干细胞基因治疗

表 14 - 7　干细胞基因治疗的成功案例（摘自 Science，2011，334：29 - 30）

疾　　病	疾 病 类 型	受 益 患 者 数	首次发表年代
X - SCID	免疫缺陷	17/20	2000
ADA - SCID	免疫缺陷	26/37	2002
肾上腺脑白质营养不良	神经系统疾病	2/4	2009

（续表）

疾　　病	疾病类型	受益患者数	首次发表年代
莱伯(Leber)先天性黑矇	全盲	28/30	2008
威-奥综合征	免疫缺陷	8/10	2010
β珠蛋白生成障碍性贫血(地中海贫血)	血红蛋白病	1/1	2010
血友病	凝血疾病	6/6	2011

第三节　遗传性疾病的预防

遗传性疾病的预防，可分为遗传性疾病的原发性预防和遗传性疾病的继发性预防两种。前者是指在异常基因型出现之前作出的预防，如遗传咨询和生育指导；后者是带有某种致病基因的个体，在临床表现出现之前作出的预防，如出生前筛查、新生儿筛查，以及携带者检出等。相对于遗传病治疗，遗传病的预防更为积极和主动，值得提倡。

一、遗传咨询

遗传咨询(genetic counselling)，是指医师或医学遗传学专业人员与遗传性疾病患者及其家属的谈话。在此过程中，医师需解答咨询对象有关遗传性疾病的病因、发病机制、遗传方式、下一代患遗传病危险性评估(再显危险率)，以及遗传病防治等一系列问题。同时，对有遗传性疾病潜在风险的夫妇进行遗传保健教育，帮助他们作出正确的生育决定，最大限度地降低遗传性疾病患者的出生率。

(一) 遗传咨询的类型

1. 前瞻性遗传咨询　是指在一个有遗传病风险的小家庭中进行预防性遗传咨询，以避免遗传性疾病患者的出生。这种遗传咨询必须通过携带者检测和产前诊断来实现，如遗传筛查时发现一对夫妇均为镰状细胞贫血的携带者，怀孕后对胎儿作出生前诊断。另外，对大于35岁的高龄孕妇作产前诊断也属这种类型。

2. 回顾性遗传咨询　主要针对已生育过一个或一个以上遗传性疾病患者的夫妇进行，目的是防止再出生同样的患者。目前，我国开展的遗传咨询大多属于这种类型。比如，一对夫妇生育了一个半乳糖血症的患者，要求再生一胎，就必须作遗传咨询和产前诊断。

3. 强制性遗传咨询　系指对患有严重遗传性疾病的患者，及其家属作出的遗传咨询。咨询过程应对这些患者或家属讲明不支持他们结婚或婚后施行绝育的理由。

4. 指令性遗传咨询　系指由医师根据病情，决定咨询对象是否可以结婚或生育，并告知其家属。例如一位患有精神分裂症的患者，在病情尚未稳定时希望结婚，医师可作出暂缓结婚的决定。一位经基因诊断为亨廷顿(Huntington)舞蹈病致病基因携带者的妇女想要生育，医师可作出先做产前诊断的决定。

5. 教育性遗传咨询　即非指令性遗传咨询，是指医师在咨询过程中把有关的医学遗传学知识包括再显危险率,以及各种可能的选择告诉咨询者,至于是否生育、流产、绝育、领养子女,还是人工授精等,原则由咨询对象自行决定。

（二）遗传咨询的对象

临床上较常见的遗传咨询对象包括：① 夫妇一方患有某种遗传性疾病,需要给予生育指导;② 一对夫妇已生有一个遗传病患者,询问再显危险率有多大;③ 一对夫妇婚后多年不育或妻子出现不明原因的习惯性流产,要求从遗传学角度寻找不育或流产的原因;④ 一对夫妇婚前或婚后了解到亲属中出现过遗传性疾病患者,担心子代是否也会患此遗传性疾病;⑤ 近亲婚配的夫妇,要求给予生育指导;⑥ 家庭成员中得了不明原因的疑难杂症,要求肯定或排除遗传性疾病的可能性。

总之,前来遗传咨询的多为未婚青年的婚姻和生育问题,或为已婚夫妇的生育问题,都希望医师给予遗传保健的指导。

（三）遗传咨询的步骤

遗传咨询一般按以下步骤进行。

1. 明确诊断　明确诊断是遗传咨询的第一步。根据先证者的病史和临床表现,以及各种实验室检查的结果作出综合分析,并明确诊断。在诊断过程中需注意与由环境因素所致的拟表型相区别,如,先天性耳聋应与由链霉素中毒所致的耳聋相区别。另外,还需注意有些遗传病存在着遗传异质性,如,同样是肌营养不良,由于遗传基础不同可产生 4 种不同的类型,其中迪谢内(Duchenne)型肌营养不良和贝克尔(Becker)型肌营养不良是 X 连锁隐性遗传病,而肢带型肌营养不良为常染色体隐性遗传,面肩肱型肌营养不良呈常染色体显性遗传。必要时应查阅文献,以免误诊。

2. 家系调查和分析遗传方式　家系调查是遗传咨询的一大特色,也是遗传咨询的重要环节。详细的家系调查和完整的系谱分析不仅有助于诊断,也有助于确定疾病的遗传方式。一般而言,大多数遗传性疾病的遗传方式是已知的,因此明确诊断后,只要查阅《网络版人类孟德尔遗传(Online Mendelian Inheritance in Man, OMIM)》,http://omim. org/statistics/entry,即可知道某病的遗传方式。如遇尚未收录 OMIM 的遗传病,则需要进行详细的家系分析,必要时还需要通过遗传假设的检验以确定遗传方式。

3. 估计再显危险率　再显危险率的估计是遗传咨询的核心内容,也是遗传咨询门诊有别于其他门诊的差别所在。通常再显危险率的估计遵循下列原则：染色体病和多基因遗传病,以该病的群体发病率作为经验危险率,只有少数例外。单基因遗传病,则根据孟德尔遗传规律,作出再显危险率的估计。再显危险率一般分为三个等级：① 大于或等于 10% 为高发危险率;② 小于 5% 为低发危险率;③ 在 5% ~10% 为中度危险率。如某病的再显危险率大于 10%,一般劝其绝育;如再显危险率小于 10% 可酌情处理,如要怀孕建议作产前诊断。

4. 婚姻和生育指导　在明确再显危险率后,可根据其风险大小,对咨询对象作婚姻和生育指导。

(1) 避孕或绝育：有些遗传性疾病病情严重,且再显危险率大于 10%,目前又对该病缺乏有效的治疗手段,这时应提出不宜结婚的意见。如已结婚,应建议采取绝育或避孕措施,以避免患者的出生。

(2) 禁止结婚：中国《婚姻法》规定,直系血亲和三代以内旁系血亲之间禁止结婚。在《中华人民共和国婚姻法释义》中指出：直系血亲,包括父母子女间,祖父母、外祖父母与孙子女、外孙子女间。即父亲不能娶女儿为妻，母亲不能嫁儿子为夫。爷爷（姥爷）不能与孙女（外孙女）婚配，奶奶（姥姥）不能与孙子（外孙子）结合。三代以内旁系血亲，包括：① 同源于父母的兄弟姊妹（含同父异母、同母异父的兄弟姊妹）。即同一父母的子女之间不能结婚；② 不同辈的叔、伯、姑、舅、姨与侄（女）、甥（女）。即叔叔（伯伯）不能和其兄（弟）的女儿结婚；姑姑不能和其兄弟的儿子结婚；舅舅不能和其姊妹的女儿结婚；姨妈不能和其姊妹的儿子结婚。此外，婚配双方均患有重症智力低下者也禁止结婚。

（3）*存在一定风险的咨询对象*：某些存在致病风险的遗传性疾病，虽可以结婚并生育，但需通过产前诊断作出生育决定。其中一些 X 连锁隐性遗传病（如血友病、迪谢内（Duchenne）型肌营养不良等）致病基因携带者女性，应作胎儿性别鉴定，女胎保留，男胎终止妊娠。还有一些常染色体隐性遗传病（如苯丙酮尿症和半乳糖血症等），筛查发现父母均为携带者时，应对胎儿作基因诊断，以便作出合理的选择。

（4）*生育遗传性疾病患者风险很小或病情很轻的咨询对象*：夫妇中一方为常染色体隐性遗传病患者，而另一方完全正常时可允许生育。有些遗传性疾病的症状轻微，或已有有效治疗方法，可允许婚育，如红绿色盲、六指（趾）畸形等。

（5）*希望领养、或辅助生殖的咨询对象*：对不育者或不宜生育者，可采取领养子女、人工授精或胚胎移植等措施。对异常染色体或致病基因来自男方或男方不育的咨询对象，可采用人工授精（artificial insemination, AI）的方法。对异常染色体或致病基因来自女方或女方不育的咨询对象，可采用体外受精-胚胎移植（in vitro fertilization and embryo transfer, IVF－ET）的方法。

5. *制订防治措施*　根据所患遗传性疾病的特点，制定防治措施。详见本章第二节，遗传病的治疗。

6. *定期随访*　定期随访（follow-up）可通过门诊或家访进行，以跟踪遗传性疾病患者的病情发展，及时发现家系成员的变动情况，并给予遗传保健的指导。

（四）单基因遗传病再显危险率的估计

单基因遗传病再显危险率，可根据家系资料提供的信息，并按孟德尔遗传规律加以估计。如果所获信息能确定亲代的基因型，那么子代的再显危险率，可按单基因病不同遗传方式的传递规律加以估计。如果所获信息还不足以确定亲代的基因型，那么子代的再显危险率可按贝叶斯定理逆概率定理（Bayes theorem，贝斯定理）加以估算。

1. *亲代基因型已推定时再显危险率的估计*　一对夫妇的基因型，如能通过他们本身或他们的父母、子女所患的遗传病加以推定，那么根据此遗传病的遗传方式就能计算出子代的再显危险率。

（1）*常染色体显性遗传病*：此类遗传性疾病的显性纯合子一般均在胎儿期死亡或幼年死亡，极少数能活到成年期。因此，能结婚并生儿育女的主要是杂合子患者。夫妇一方患病时，子代再显危险率是 1/2；夫妇双方均为患者时，子代再显危险率为 3/4；夫妇双方均正常时，子代再显危险率是 0。

（2）*常染色体隐性遗传病*：此类遗传性疾病的患者均为隐性纯合子或复合杂合子。因此，一对表型正常的夫妇生了一个病孩，此时即可推定这对夫妇均为杂合子，他们子代的再显危险率是 1/4，表现型正常但为杂合子子代的可能性为 2/3，完全正常的机会是 1/4；如夫妇一方为患者，另一方为显性纯合子，此时子代不会得病，但全部是杂合子；如夫妇一方为患者，另一方为杂合子时，子代发病机会是1/2，携带者的机会也是1/2（见表14－8）。需要注意的是遗传异质性现象，如一对白化病夫妇或先天性耳聋夫妇生育了正常子代，表明这对夫妇的致病基因不同，故不产生隐性纯合子。

表14－8　亲代基因型已推定时子代中的分离频率

遗传方式	婚配类型	子代中的分离频率		
		正　常	携带者	患　者
AD	Aa × aa	1/2	0	1/2
	Aa × Aa	1/4	0	3/4
AR	AA × aa	0	1	0
	Aa × aa	0	1/2	1/2
	Aa × Aa	1/4	2/4	1/4

（3）X连锁显性遗传病：此类遗传病的发病率男女有别。当丈夫患病，妻子正常时，他们的儿子全部正常，而女儿全部是杂合子患者。当妻子有病，丈夫正常时，他们儿子和女儿的发病机会均为1/2；当夫妇双方均为患者时，女儿全部得病，而儿子仅有1/2机会得病。

（4）X连锁隐性遗传病：在这类遗传病中，女性患者为隐性纯合子，男性患者均为半合子。当丈夫患病，妻子正常时，儿子全部正常，女儿全部是杂合子；当妻子是患者，丈夫正常时，儿子全部患病，女儿全部是杂合子；当妻子为杂合子，丈夫正常时，儿子得病机会是1/2，女儿得病机会为0，但女儿中有1/2机会为杂合子；当丈夫为患者，妻子为杂合子时，儿子得病机会是1/2，女儿得病机会也为1/2（表14－9）。

表14－9　亲代基因型已推定时子代中的分离频率

遗传方式	婚配类型	子代中的分离频率				
		男性		女性		
		正　常	患　者	正　常	患　者	携带者
XD	$X^HY \times XX$	1	0	0	1	0
	$XY \times X^HX$	1/2	1/2	1/2	1/2	0
XR	$X^hY \times XX$	1	0	0	0	1
	$XY \times X^hX^h$	0	1	0	0	1
	$XY \times X^hX$	1/2	1/2	1/2	0	1/2
	$X^hY \times X^hX$	1/2	1/2	0	1/2	1/2

2. 亲代基因型未能推定时再显危险率的估计　当夫妇双方或一方的基因型不能推定时，可利用家系资料中，诸如正常孩子数和发病年龄等信息，采用贝叶斯（Bayes）逆概率定理估计再显危险率。

贝叶斯（Bayes）逆概率定理，是概率论中的基本定理之一。该定理在遗传咨询中的应用，关键是要掌握单基因遗传病的遗传规律。首先应列出各种可能的基因型，算出各种基因型的前概率和条件概率，然后算出联合概率和后概率。

（1）前概率（prior probability）：实际上是根据孟德尔分离律所得出的理论概率，即按不同的遗传方式列出相关成员可能的基因型，以及产生这种基因型的分离概率。前概率的和等于1。

(2) 条件前率(conditional probability):是指在某种假设条件下产生这种特定条件的概率。特定条件可为连续几个正常子代数,或为年龄因素,以及实验室指标等。

(3) 联合概率(joint probability):为某一基因型前提下前概率和条件概率同时出现的概率。可按概率乘法定理计算,即前概率乘以条件概率即为联合概率。

(4) 后概率(posterior probability):是指某种假设条件下的联合概率,除以所有假设条件下的联合概率之总和,也即联合概率的相对概率。由于后概率的计算考虑到特定条件所提供的信息,因此它要比前概率更为全面,是进行遗传咨询的重要方法。

表 14-10 为贝叶斯(Bayes)逆概率定理计算遗传风险的基本要求。

表 14-10 贝叶斯(Bayes)逆概率定理计算遗传风险

概率	事件 A	事件 B
前概率	a	b
条件概率	c	d
联合概率	ac	bd
后概率	ac/(ac+bd)	bd/(ac+bd)

下面举几个例子说明贝叶斯(Bayes)逆概率定理在估计子代再显危险率中的应用。

[例一] 血友病家系再显危险率的估计:血友病为 X 连锁隐性遗传病,此病携带者的频率较低,通常遇到的散发病例很可能是新的突变所致。只有男性患者的女儿或已生育两个以上患者的母亲,以及虽只有一个患者,但母系中也有此遗传病患者的母亲才能确定为此隐性致病基因的携带者。图 14-6 是一个血友病家系,Ⅲ-2 前来遗传咨询,问她的子代是否有可能也患血友病?根据家系分析,Ⅰ-2 为表现型正常的血友病基因携带者,Ⅱ-5 是Ⅰ-2 的女儿,故有 1/2 机会是携带者,1/2 机会是正常基因型,可见Ⅱ-5 的基因型尚不能肯定。现Ⅲ-2 是Ⅱ-5 的女儿,其基因型当然更不能肯定。因此,要知道Ⅲ-2 子代的风险,就要先估计Ⅱ-5 是杂合子的概率,然后估计Ⅲ-2 是杂合子的概率,最后算出Ⅲ-2 子代的再显危险率。

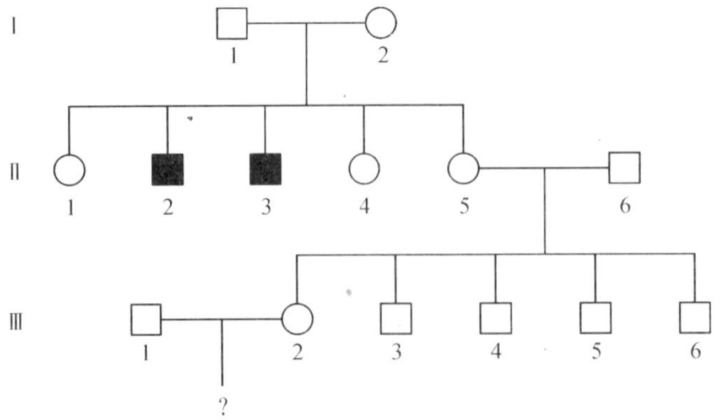

图 14-6 血友病家系图

具体运算过程是先列出Ⅱ-5 两种可能的基因型(表 14-11),即正常纯合子(HH)和杂合子(Hh),然后分别算出这两种基因型的前概率、条件概率、联合概率和后概率。

表 14－11 图 14－6 血友病家系中Ⅱ－5 是杂合子的概率

概　率	Ⅱ－5 为正常纯合子(HH)	Ⅱ－5 为杂合子(Hh)
前概率	1/2	1/2
条件概率	$1^4=1$	$(1/2)^4=1/16$
联合概率	(1/2)(1) ＝1/2 ＝16/32	(1/2)(1/16) ＝1/32
后概率	16/32／(16/32＋1/32) ＝16/17	1/32／(16/32 ＋1/32) ＝ 1/17

前概率：由于Ⅱ－2 为杂合子，所以Ⅱ－5 为 HH 的机会是 1/2，为 Hh 的机会也是 1/2。

条件概率：此家系中Ⅱ－5 的 4 个正常儿子可作为条件概率来计算。如Ⅱ－5 为 HH，她将任何一个正常的 H 基因传给子代均得正常子代。现Ⅱ－5 有 4 个正常儿子，即 4 个独立事件同时发生的条件概率为 $(1)(1)(1)(1)=1^4=1$。如Ⅱ－5 为 Hh，她将正常基因 H 传给儿子的机会是 1/2，故条件概率是 $(1/2)(1/2)(1/2)(1/2)=(1/2)^4=1/16$。

联合概率：前概率与条件概率相乘，得联合概率。

后概率：Ⅱ－5 为 HH 的联合概率除以Ⅱ－5 为 HH 和 Hh 时联合概率之和得到Ⅱ－5 为 HH 的后概率。同样方法可得Ⅱ－5 为 Hh 的后概率。本例Ⅱ－5 为 HH 的后概率为 16/17，为 Hh 的后概率为 1/17。

只有Ⅱ－5 为杂合子 Hh 时，Ⅲ－2 才有可能为杂合子 Hh。现在 Ⅱ－5 为杂合子的概率是 1/17，故Ⅲ－2 也是杂合子的概率为(1/17)(1/2) ＝1/34。Ⅲ－2 与正常男性婚配时，子代的得病风险是(1/34)(1/4) ＝ 1/136。其中儿子的再显危险率是(1/34)(1/2) ＝ 1/68。

从以上运算可见，由于Ⅱ－5 生了 4 个正常儿子，她是杂合子的概率从 1/2 降到了 1/17。Ⅱ－5 正常的儿子越多，她是杂合子的可能性就越小。

[例二] 亨廷顿(Huntington)舞蹈病再显危险率估计：亨廷顿舞蹈病为常染色体显性遗传病，患者多为杂合子。此病的发病年龄较晚，好发年龄在 30～45 岁。图 14－7 家系中Ⅰ－1 患此症，现Ⅱ－2 为 43 岁，Ⅲ－1 为 20 岁，两人均表现型正常。现Ⅲ－1 前来遗传咨询，问她今后是否会得此病？发病的风险有多大？

根据群体调查资料，此病在 20 岁以前发病者约占 8%，未发病者占 92%；43 岁以前发病者占 64%，未发病者占 36%。

由于Ⅱ－2 和Ⅲ－1 是否为尚未外显的杂合子均不知道，故要想知道Ⅲ－1 发病的风险，就必须根据家系资料，以及发病年龄这个条件加以估计，先算出Ⅱ－2 为杂合子的概率，再算出Ⅲ－1 为杂合子的概率。

因Ⅰ－1 为患者，且已活到了成年，故其基因型肯定为杂合子。现Ⅱ－2 表现型正常，其基因型 1/2 为杂合子(Uu)，1/2 为正常纯合子(uu)。当Ⅱ－2 为(uu)时，她不发病的条件概率为 1；当Ⅱ－2 为杂合子时，在 43 岁以前发病的概率为 0.64，尚未发病的概率为 0.36，故Ⅱ－2 为(Uu)的条件概率为 0.36。然后，再算出这两种基因型的联合概率和后概率(表 14－12)。

表 14－12 亨廷顿(Huntington)舞蹈病家系中Ⅱ－2 是杂合子的概率

概　率	Ⅱ－2 为 Uu	Ⅱ－2 为 uu
前概率	0.5	0.5
条件概率	1－0.64＝0.36	1

（续表）

概　　率	Ⅱ-2 为 Uu	Ⅱ-2 为 uu
联合概率	(0.5)(0.36)=0.18	(1)(0.5)=0.5
后概率	(0.18)/(0.18+0.5)=0.26	(0.5)/(0.18+0.5)=0.74

由表中可见，Ⅱ-2 的杂合子后概率为 0.26，她把致病基因(U)传给Ⅲ-1 的概率为 1/2，故Ⅲ-1 为杂合子(Uu)的前概率为(0.26)(0.5)=0.13，Ⅲ-1 为正常基因型(uu)的前概率为 1-0.13=0.87。在 20 岁时尚未发病的概率为 0.92，此为Ⅲ-1 在杂合子时的条件概率，而Ⅲ-1 为正常纯合子的概率为 1。依次计算联合概率和后概率，最后得到Ⅲ-1 为杂合子的概率为 0.12，这便是Ⅲ-1 目前的发病风险(表 14-13)。随着Ⅱ-2 和Ⅲ-1 的年龄增大，发病风险将逐渐减小。值得注意的是，亨廷顿(Huntington)舞蹈病的外显率为 100%，即无论是谁，只要带有这一致病基因，迟早是要发病的。

表 14-13　亨廷顿(Huntington)舞蹈病家系中Ⅲ-1 是杂合子的概率

概　　率	Ⅲ-1 为 Uu	Ⅲ-1 为 uu
前概率	(0.26)(0.5)=0.13	1-0.13=0.87
条件概率	1-0.08=0.92	1
联合概率	(0.13)(0.92)=0.12	(1)(0.87)=0.87
后概率	(0.12)/(0.12+0.87)=0.12	(0.87)/(0.12+0.87)=0.88

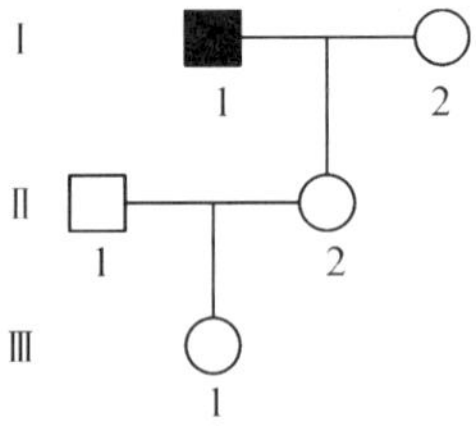

图 14-7　亨廷顿(Huntington)舞蹈病家系

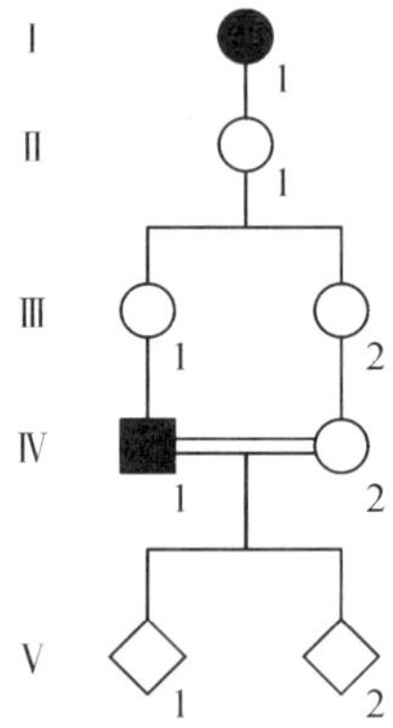

图 14-8　酪氨酸血症家系图

[例三]　酪氨酸血症家系再显危险率的估计：酪氨酸血症为一种常染色体隐性遗传病。图 14-8 家系中，Ⅳ-1 和Ⅳ-2 为姨表兄妹婚配，他们已经生有两个正常的孩子，他们再生一胎的再显危险率有多大？

从家系资料可知，Ⅱ-1 和Ⅲ-1 均为致病基因携带者，而Ⅲ-2 和Ⅳ-2 是否为携带者尚未确定。因此，应先算出Ⅲ-2 和Ⅳ-2 为杂合子的概率，再算出Ⅳ-1 和Ⅳ-2 子代的再显危险率。根据孟德尔定律，Ⅲ-2 为纯合子(TT)的概率为 1/2，为杂合子(Tt)的概率也是 1/2。Ⅳ-2 的基因型由Ⅲ-2 决定。当Ⅲ-2 为(TT)时，Ⅳ-2 只能是(TT)，故Ⅳ-2 为

(TT)的前概率是(1/2)(1)=1/2。当Ⅲ-2为(Tt)时，Ⅳ-2有可能是TT，也有可能为Tt，他们的前概率均为(1/2)(1/2)=1/4。因为Ⅳ-2已生育2个正常的子代，故这2个孩子就成了本例的条件。如Ⅳ-2为TT，其再生育正常孩子的概率为(1)(1)=1；如Ⅳ-2为Tt，其再生育正常孩子的概率为(1/2)(1/2)=1/4。由此可分别算出三种可能情况下的联合概率和后概率，最后得到Ⅳ-2为杂合子的后概率为1/13(表14-14)，也即由于2个正常孩子的出生，使Ⅳ-2为杂合子的概率从1/4降到了1/13。随着连续出生正常孩子数的增加，Ⅳ-2为杂合子的概率将越来越小。又由于Ⅳ-1为患者，Ⅳ-2为杂合子的概率为1/13，所以Ⅳ-1和Ⅳ-2再生育一胎的再显危险率为(1/13)(1/2)=1/26。

表14-14　酪氨酸血症家系中Ⅳ-2为杂合子的概率

概　率	Ⅲ-2为TT Ⅳ-2当然为TT	Ⅲ-2为Tt	
		Ⅳ-2可能为TT	Ⅳ-2可能为Tt
前概率	(1/2)(1)=1/2	(1/2)(1/2)=1/4	(1/2)(1/2)=1/4
条件概率	$1^2=1$	$1^2=1$	$(1/2)^2=1/4$
联合概率	(1/2)(1)=8/16	(1/4)(1)=4/16	(1/4)(1/4)=1/16
后概率	8/(8+4+1)=8/13	4/(8+4+1)=4/13	1/(8+4+1)=1/13

［**例四**］　胡尔勒综合征(Hurler syndrome)家系再显危险率的估计：胡尔勒(Hurler)综合征是一种常染色体隐性遗传病，属于黏多糖累积病Ⅰ型。图14-9家系中，一对夫妇Ⅱ-2和Ⅱ-3的各自家系中都曾有过胡尔勒(Hurler)综合征患者，他们婚后已生有两个正常孩子，现前来咨询，问生第三胎的再显危险率有多大？

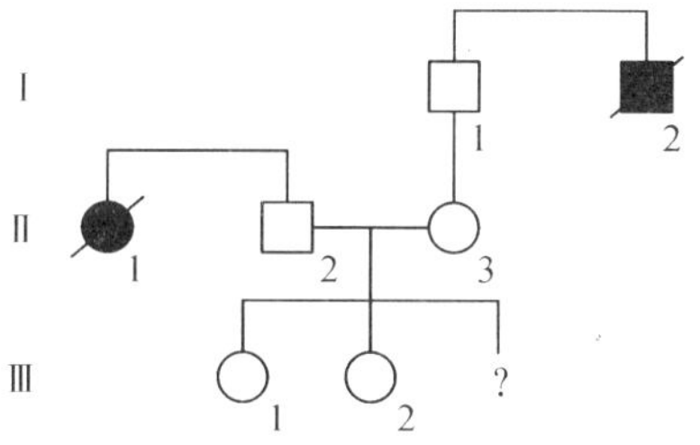

图14-9　胡尔勒(Hurler)综合征家系

根据家系资料分析可知，只有当Ⅱ-2和Ⅱ-3均为杂合子时，子代才可能得病。故应先算出Ⅱ-2和Ⅱ-3均为杂含子的概率。Ⅱ-2的姐姐Ⅱ-1因患本征而去世，故可推测Ⅱ-1和Ⅱ-2的父母均为杂合子，Ⅱ-2为表现型正常杂合子的机会是2/3。Ⅱ-3的叔叔Ⅰ-2生前也是该征的患者，故Ⅰ-1为杂合子的概率也是2/3，因此Ⅱ-3为杂合子的概率应是(2/3)(1/2)=1/3。Ⅱ-2和Ⅱ-3可能有三种婚配类型：即Ⅱ-2和Ⅱ-3均为杂合子；Ⅱ-2和Ⅱ-3均为纯合子；Ⅱ-2为纯合子，Ⅱ-3为杂合子或者Ⅱ-2为杂合子，Ⅱ-3为纯合子。后两种婚配类型不可能出生患者，可把它们合并在一起计算。由于只有第一种婚配类型才可能出生病孩，故只要算出Ⅱ-2和Ⅱ-3在两个正常女儿出生后均为杂合子的概率，就能得出第三胎的再显危险率。

Ⅱ-2和Ⅱ-3均为杂合子的前概率等于这两个独立事件的乘积，即(2/3)(1/3)=2/9。Ⅱ-2和Ⅱ-3均为纯合子或其中一个是纯合子，另一个是杂合子的前概率应为1-2/9=7/

9。如Ⅱ-2和Ⅱ-3均为杂合子,出生一个表型正常子代的机会是3/4,出生两个表型正常子代的机会应为(3/4)(3/4)=9/16,此即为条件概率。而另两种婚配类型出生正常孩子的条件概率是(1)(1)=1。然后分别算出他们的联合概率和后概率,最后得到Ⅱ-2和Ⅱ-3均为杂合子的后概率是9/65(表14-15),因此他们第三胎的再显危险率是(9/65)(1/4)=9/260。

表14-15 胡尔勒(Hurler)综合征家系中Ⅱ-2和Ⅱ-3均为杂合子的概率

概率	Ⅱ-2和Ⅱ-3均为杂合子	Ⅱ-2和Ⅱ-3均为纯合子;Ⅱ-2为纯合子,Ⅱ-3为杂合子;Ⅱ-2为杂合子,Ⅱ-3为纯合子
前概率	(2/3)(1/3)=2/9	1-2/9=7/9
条件概率	$(3/4)^2=9/16$	$1^2=1$
联合概率	(2/9)(9/16)=9/72	(7/9)(1)=7/9=56/72
后概率	9/(9+56)=9/65	56/(9+56)=56/65

(五)其他遗传性疾病再显危险率的估计

1. 染色体病再显危险率的估计 染色体病的发生,主要与亲代生殖细胞形成过程中出现的染色体不分离或染色体断裂后错误重接有关,因此在家系中往往呈现散发性的特征。对于某对夫妇而言,子代的再显危险率,就是群体发病率,即使第一胎为单纯型三体综合征的患者,第二胎的再显危险率还是群体发病率。

然而,也有一些例外。如双亲之一为染色体平衡易位的携带者,子代就有较高的再显危险率。下面以易位型唐氏综合征(21三体综合征)为例说明之。假设双亲中一方的染色体核型为45,XX(XY),-14,-21,+t(14q21q),那么这种核型在形成生殖细胞时可产生六种不同的组合类型,即23,X(Y);22,X(Y),-14,-21,+t(14q21q);22,X(Y),-21;22,X(Y),-14;23,X(Y),-14,+t(14q21q);23,X(Y),-21,+t(14q21q)。当与正常的生殖细胞形成受精卵时可产生六种不同的核型,即致死型14单体或21单体、致病的易位型14三体或易位型21三体、与亲代相同的平衡易位携带者,以及完全正常的子代(图14-10)。另外,母亲为平衡易位携带者造成子代得病的机会要明显高于父亲为平衡易

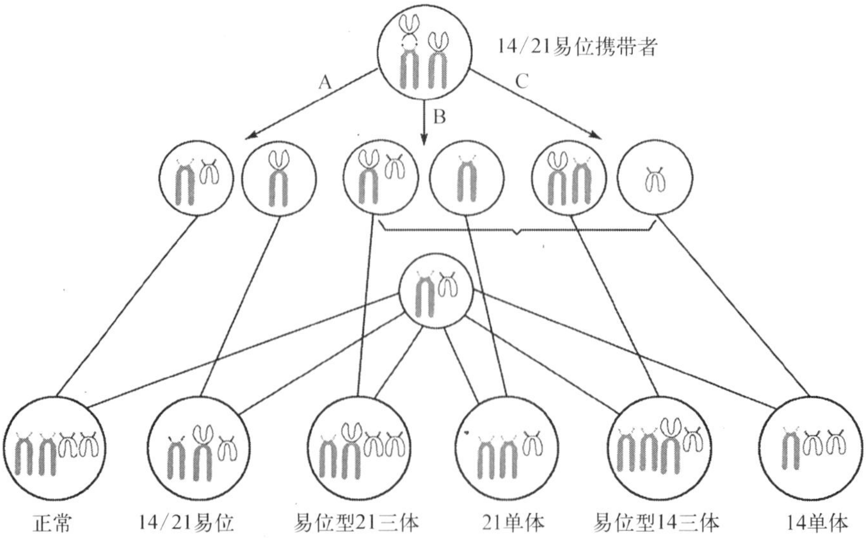

图14-10 14/21平衡易位携带者子代的再显危险率

位携带者,原因在于女性每月只排一个卵,而男性每次能排上亿个精子。表 14－16 示唐氏综合征(21 三体综合征)的再显危险率。

还有一点值得注意,大多数三体综合征的发生与母龄呈正相关关系,即随着母龄增大,三体综合征的再显危险率也将增大。有人推测,这可能与大龄妇女的卵巢功能退化,更容易发生染色体不分离有关。

表 14－16　唐氏综合征(21 三体综合征)的再显危险率

核型			再显危险率
患者	父亲	母亲	
D/G 易位型	正常	携带者	0.10～0.15
	携带者	正常	0.05
21/21 易位型	正常	携带者	1.00
	携带者	正常	1.00
21/22 易位型	正常	携带者	0.10～0.15
	携带者	正常	0.05
21 三体型	正常	正常	0.01
嵌合型	正常	正常	小

2. *多基因遗传病再显危险率的估计*　由于多基因遗传病是由遗传因素和环境因素共同作用所致,故不能像单基因遗传病那样确切地算出该病的再显危险率,而只能通过群体发病率和家系中受累者的多少加以估计,这种估计概率称为经验危险率。表 14－17 列出了一些常见的多基因遗传病的经验危险率。另外,根据 Edwards 公式,如某种多基因遗传病的群体发病率在 0.1%～1% 间,遗传度在 70%～80% 间,则患者一级亲属的发病率(q_r)为群体发病率(q_g)的开平方根。即 $q_r = \sqrt{q_g}$。从此公式可知,群体发病率越低,一级亲属中再显危险率就越高。

表 14－17　常见多基因遗传病的经验危险率(%)

疾病	群体发病率	男:女	父母正常,两个孩子受累	一个亲代和一个孩子受累	一个亲代和一个孩子受累
无脑儿	0.20	1:2	2	—	—
腭裂	0.04	2:3	2	7	15
畸形足	0.10	2:1	3	3	10
先天性心脏病	0.50	—	1～4	1～4	—
早发型糖尿病	0.20	1:1	3	3	10
髋关节脱位	0.07	1:6	4	4	10
特发性癫痫	0.50	1:1	5	5	10
精神分裂症	1～2	1:1	14	16	—
幽门狭窄	0.30	5:1			
男先证者			2	4	12
女先证者			10	17	38
脊柱裂	0.30	2:3	4	—	—

多基因遗传病的发病还具有下列特点,即亲缘关系越近,再显危险率越大;家系中患病

人数越多,再显危险率越大;该病的遗传度越高,一级亲属的再显危险率也越高。详见第七章,多基因遗传病。

近年来,由于一些多基因病遗传数学模型的相继建立,使该病再显危险率的估计更趋准确。同时,由于全基因组扫描技术和全基因组关联分析技术的应用,使越来越多的多基因遗传病的易感基因得到定位和克隆,将有力促使多基因遗传病再显危险率的估计取得突破性进展。

3. *线粒体基因病再显危险率的估计* 估计线粒体基因病的再显危险率目前尚缺乏理想的数学模型,只能根据群体发病率作出判断。即使得到了 PCR - ASO 的杂交点结果,也因各病的阈值效应不同而很难得出明确的结论。

4. *体细胞遗传病再显危险率的估计* 体细胞遗传病也涉及多个基因的参与,如何区分各基因之间的相互作用也较困难。

二、遗 传 筛 查

遗传筛查(genetic screening),是以群体为对象,检测某一群体成员是否携带单基因遗传病的致病基因或多基因遗传病的易感基因,以便及早发现带有致病基因或易感基因的个体,及早采取有效的预防和治疗措施。通过遗传筛查,还能获得一套较为完整的群体数据,以便用于探讨遗传病的发病规律和流行特点。由于遗传筛查是在群体中进行的,故所筛查疾病必须符合以下的条件:① 已明确发病机制的遗传病;② 有一定的群体发病风险;③ 早期缺乏特殊症状或体征;④ 有致死、致残、致愚等严重后果;⑤ 已具有有效的治疗手段;⑥ 已具有可靠、廉价并适合于进行大规模筛查的方法。

(一) 出生前筛查

出生前筛查,也称产前筛查,是预防大多数先天缺陷儿出生的一种手段。通过化验孕妇血液或羊水中的某些特异性指标,就能筛选出怀有先天缺陷的高危孕妇。

目前,中国部分大医院主要开展两项出生前筛查工作。其一,是通过测定母体血清和羊水甲胎蛋白(alpha-fetus protein, AFP),筛查胎儿有无开放性神经管缺陷。图 14 - 11 表示,母体血清与胎儿神经管缺陷的关系。取样时间一般选在妊娠后 16 ~ 20 个星期;其二,是对 35 岁以上孕妇的羊水细胞或绒毛细胞进行检查,以确定胎儿有无染色体数目或结构畸变,

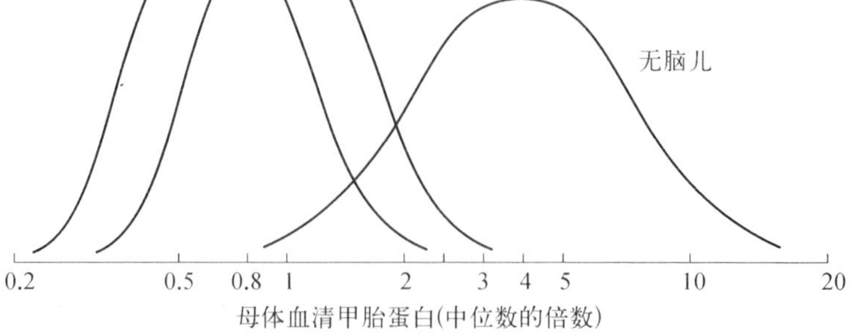

图 14 - 11 母体血清与胎儿神经管缺陷的关系

尤其是21三体综合征和18三体综合征。另外，也可进行超声波检查以筛查胎儿有无先天性畸形。

（二）新生儿筛查

新生儿筛查（neonatal screening），是指在新生儿群体中，采用快速、敏感的实验方法对新生儿所患的生化代谢病、先天性内分泌异常，以及某些危害严重的遗传性疾病进行筛查的总称。新生儿筛查的目的是早期发现和诊断带有致病基因的新生儿，早期采取干预措施以防止机体组织器官发生不可逆转的损伤。目前，世界发达国家大多采用液相串联质谱判读（LC－MS/MS）技术进行新生儿的筛查，该技术可以做到只用1～2滴血样，在几分钟内一次分析近百种代谢物，检测三十余种生化代谢病。中国少数三级甲等医院也已引进上述技术开展新生儿筛查，如，上海交通大学医学院附属新华医院，在新生儿筛查方面走在国内前列。但总体来说国内将新生儿筛查的重点放在苯丙酮尿症、半乳糖血症、先天性甲状腺功能减退症、先天性耳聋和迪谢内（Duchenne）型肌营养不良等遗传病上。

1. 苯丙酮尿症的筛查　苯丙酮尿症是由于苯丙氨酸羟化酶缺乏所致的一种氨基酸代谢病。该病临床表现严重，可导致智力低下和生长障碍。如能在新生儿时期作出诊断，就可采取饮食控制（如食用低苯丙氨酸奶粉）等措施以防止或减缓病情的加重。目前中国常用的筛查方法是Guthrie细菌抑制法和荧光分析法。细菌抑制法的取样时间为新生儿出生后三天，部位在足跟内侧，方法是将取得的1～2滴血滴在一张特制的Guthrie试纸上备用。检测时将若干张干血试纸置于含有与苯丙氨酸结构相似的细菌抑制剂β－2－噻嗯丙氨酸（β－2－thienylalanine）的培养板上，孵育过夜后，观察干血试纸周围细菌的生长环。在正常标本中，枯草杆菌因受培养板中抑制剂的作用而不能生长或生长缓慢。若血液标本中苯丙氨酸的浓度很高时，则细菌生长不受抑制，培养板上出现较大菌环。图14－12为Guthrie试验的实验过程。一旦发现阳性个体就应采取静脉血作苯丙氨酸含量测定。明确诊断后，就应对新生儿采取饮食控制的措施。上海新华医院曾对31 000例新生儿进行了苯丙酮尿症得筛查，其中发现两例阳性。发病率约为1/15 000，与欧美国家中的发病率（1/16 000）很接近。此外，

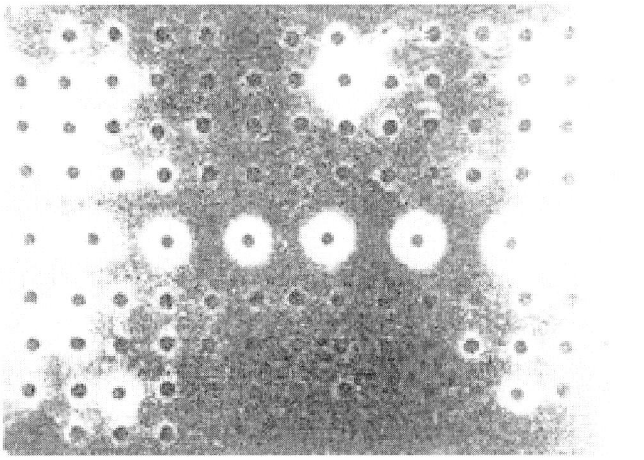

图14－12　Guthrie细菌抑制试验板检测新生儿血液中苯丙氨酸水平

注：试验板当中一行为苯丙氨酸标准含量，从左侧的2 mg/dl到右侧的50 mg/dl。箭头所示为一阳性干血片，其苯丙氨酸浓度＞20 mg/dl。

酶法、高效液相色谱法、氨基酸分析法、高效毛细管电泳法等也用于苯丙酮尿症筛查。

2. 先天性甲状腺功能减退症的筛查　先天性甲状腺能减退症多数是由于甲状腺生长异常所致。该病发生率较高，早期诊断和治疗效果明显。筛查方法是在干血试纸上测定促甲状腺激素（thyroid-stimulating hormone，TSH）的含量。原发性甲状腺功能减退症的新生儿通常为 TSH 水平升高，而甲状腺素（T4）水平降低。一旦筛查出患有该病的新生儿，应尽快补充 T4，以抑制 TSH 的增高。

3. 先天性耳聋的筛查　先天性耳聋的病因复杂，其中 50% 以上由遗传因素所致。根据遗传方式的不同，遗传性耳聋可分为 AD 遗传（占 20% ~30%）、AR 遗传（占 60% ~70%）、X 连锁遗传（约占 2%）和线粒体遗传（小于 1%）。常见的致病基因有，导致隐性非综合征性耳聋的 *DFNB2* 基因和显性非综合征性耳聋的 *GJB2* 基因等。先天性耳聋的筛查包括两种，一是，听力筛查，采用的是耳声发射、脑干听觉诱发电位或和行为测听等生理学检测方法；二是，耳聋基因筛查，即采用基因测序、变性高效液相色谱分析（DHPLC）、高分辨率溶解曲线分析（HRM）、基因突变检测芯片和限制性酶切片段长度多态性等方法。一旦明确诊断，应尽快采取恢复听力的措施，如安置人工耳蜗等。

（三）遗传携带者检测

遗传携带者（genetic carrier）是指自身表型正常，但带有某种致病基因或异常染色体的个体。常见的遗传携带者包括：① 常染色体隐性遗传病的杂合子个体；② X 连锁隐性遗传病的杂合子女性；③ 常染色体显性遗传病尚未外显的杂合子个体；④ 染色体平衡易位的携带者；⑤ 线粒体基因病杂质个体；⑥ 肿瘤抑制基因杂合子个体等。检测遗传携带者可从四个方面进行：

1. 基因水平检测　如果某种遗传性疾病的致病基因已知，可采用基因诊断的方法直接检测携带者。此法尤其适用于检测常染色体显性遗传病尚未外显的杂合子个体、线粒体基因病杂质个体和隐性遗传病杂合子。

2. 蛋白质水平检测　蛋白质是基因的产物，能反过来推测基因的正常与否。根据隐性基因表达存在的剂量效应（dosage effect），即杂合子的基因产物介于正常人和患者之间的特点，就能检测隐性遗传性疾病的杂合子个体。如半乳糖血症携带者，只能产生正常人一半的半乳糖-1-磷酸尿苷转移酶的活性。苯丙酮尿症致病基因携带者，对苯丙氨酸的耐受能力介于正常人和患者之间。

3. 细胞水平检测　常用的细胞水平检测方法包括，染色体检查和组织病理学观察等手段。如通过染色体检查可发现平衡易位携带者，也可发现脆性 X 染色体智力低下综合征的女性携带者。通过组织学和细胞学观察，可发现镰状细胞贫血携带者。

4. 临床水平检测　临床观察只提供线索，不能用于诊断。比如，眼皮肤白化病女性杂合子的眼底呈现虎斑状镶嵌的色素沉着。表 14-18 列举了遗传携带者检测的方法，以及对应的遗传病。

表 14-18　遗传携带者检测的方法

检测方法	遗传性疾病举例
临床检查	法布莱（Fabry）病、无脉络膜眼病、迪谢内（Duchenne）肌营养不良
X 线检查	结节性硬化（大脑钙化）

（续表）

检测方法	遗传性疾病举例
血液检查	镰状细胞贫血、G6PD 缺乏症等
肌电描记	迪谢内(Duchenne)型肌营养不良症、肌强直性营养不良
氨基酸耐量试验	苯丙酮尿症(苯丙氨酸耐量试验)
酶含量测定	泰-萨克斯病(Tay－Sachs disease)(氨基己糖苷酯酶A)、半乳糖血症
染色体检查	染色体易位、缺失综合征、脆性X综合征
DNA 分析	血友病、镰状细胞贫血、G6PD 缺乏症、泰-萨克斯(Tay－Sachs)病、半乳糖血症、苯丙酮尿症、迪谢内(Duchenne)型肌营养不良症、亨廷顿(Huntington)舞蹈病、家族性高胆固醇血症等

三、遗传登记和随访

遗传登记(genetic registers)，是指某一地区的遗传保健服务机构，对该地区某些严重遗传性疾病的家系进行登记的一项工作。通过登记，便于对这些家系作遗传咨询、产前诊断和定期随访，以减少或避免再次出生严重的遗传性疾病患者。因此，遗传登记也是遗传性疾病防治工作中的一个重要环节。相对而言，北欧国家的遗传登记工作非常系统和完整，他们可以掌握所有公民的健康与疾病的状况。

（一）遗传登记的类型

1. *临床遗传登记*　此登记的目的在于观察某些遗传性疾病的发病过程及不同治疗手段的效果。通过临床遗传登记能使一些新的诊断和治疗手段及时提供给已登记的家庭，以便得到及早诊治。

2. *遗传流行病学登记*　此登记的目的是为了确定某个群体中遗传性疾病的发病率和流行规律，以便正确估计遗传因素、环境因素以及教养因素在遗传性疾病发病中所起的作用大小，从而促进遗传性疾病的预防工作。

3. *跟踪遗传登记*　此登记的目的在于估计遗传咨询或产前诊断的效果，同时也对某个地区的遗传保健工作作出评估。

4. *预防性遗传登记*　这一登记的目的在于通过对高风险产妇作遗传咨询和产前诊断，以减少遗传性疾病的发病率和遗传负荷。

总之，虽然遗传登记有着各种不同的目的，但其最终目的是一致的，即为了预防遗传性疾病的发生。

（二）遗传登记的适应证

限于人力、物力和财力，目前各国确定的遗传性疾病登记标准不一。通常遗传登记的适应证为：群体发病率相对较高，症状比较严重，且大多发病较晚，又无很好的治疗手段的遗传性疾病。以下遗传性疾病已被用于遗传登记：包括易位型唐氏(Down)综合征等染色体病，多囊肾病、亨廷顿(Huntington)舞蹈病、马方(Marfan)综合征、肌强直性营养不良、结肠息肉病、神经纤维瘤、色素性视网膜炎等常染色体显性遗传病，迪谢内(Duchenne)型肌营养不良、贝克尔(Becker)肌营养不良、血友病A和血友病B、色素性视网膜炎等X连锁隐性遗传病。

（三）遗传登记的方法

1. 家系的选择　遗传登记的首要任务是家系的选择。根据某一地区各级医疗保健机构提供的信息，经查阅病史，初步确定要登记的家系。

2. 家系的确认　如果所选家系是由遗传医学中心或有资质的医学遗传学专业人员所提供，那么这些家系就可视为已被专家确认，下一步只要对先证者家系作详尽的调查，并记录下有价值的资料即可。

如果所选择的家系是由非医学遗传专业人员所提供，且病史记录不完整，那么，就有必要首先确认先证者，包括再次询问病史，做一些与诊断有关的实验室检查，以及请专业人员会诊等。如能确诊为先证者，就要对其本人及亲属进行登记；如被否定为遗传性疾病患者，应将其从原档案中排除。

3. 信息的记录和存储　对已确认的家系，应详细了解先证者及其家属的健康状况，包括性别、年龄、婚姻状况、家庭地址、职业状况、是否患有某种遗传性疾病，以及现有临床诊断和治疗的记录等。获得这些信息后，应把它们储存起来。常用的储存方法有两种，即卡片储存和计算机储存。卡片贮存由手工完成，适用于信息量较小的遗传登记。卡片中内容的设计完全可根据登记目的来定。如为预防性遗传登记，应强调家系中的高风险成员，以便定期检查。计算机储存适用于信息量很大的遗传登记，应用此法可大大加快信息的储存和查找的速度。同时也使资料标准化。因此，有条件的地区，应采用计算机储存法。

4. 遗传登记的范围　遗传登记的覆盖范围要根据地区大小和人口密度等因素来决定。如果覆盖的范围太大或人口太多，就不能保证登记资料的完整性和可靠性，也不能及时掌握家系各成员的变化情况。如果登记的范围太小，虽有利于了解家系中各成员的动态变化，但各地区登记要求难于统一，且样本太小，降低了统计资料的可信度。因此，遗传登记的覆盖范围应从保证资料的完整性和可信度的角度加以考虑。如能以各区或县作为一个登记单位，在省、市级遗传医学中心的指导下，发动各基层医务人员的力量，就能像计划生育工作一样开展好遗传登记工作。

遗传登记是为遗传病家系服务的。需要注意的是，储存的数据均为有关家系的隐私，属于保密范围，未经核准不得外流。

（四）遗传随访

遗传随访（genetic follow-up），是对已确诊的遗传性疾病患者及其家属作定期的门诊检查或上门家访，以便动态观察患者及其家属各成员的变化情况，同时给予必要的医疗服务。随访又分为短期随访和长期随访两种。

1. 短期随访　一般为期3个月，目的是保证患者及其亲属理解咨询过程中，医师所提供的信息，懂得减少或避免，子代再显危险率的方法，以及医师在第一次咨询过程中未表明的一些问题。

2. 长期随访　是指保持与患者及其家属的长期联系，时间可持续10年以上，以便及时发现患者及其家属的变动情况，包括地址变更、婚姻状况、生育情况、患者表现型的变化，以及新病例的发病情况等。如果家系中高风险成员准备婚配，应及时进行婚姻和生育指导。另外，如有新的诊断或治疗措施问世，也可及时提供给家系各成员。长期随访还有一个优点，即可以与患者及其家属保持长期沟通，以便及时发现和解决他们的一些心理问题，使他们能正确对待疾病，勇敢地面对现实。一般来说，纳入遗传登记的家系均应进行长期随访。

四、遗 传 保 健

遗传保健(genetic care)，是遗传病预防中最根本的原发性预防工作，它是指正常人群通过自身保护或医疗卫生服务来避免和防止遗传病的发生。

(一) 环境因素

遗传保健，首先是防止各种有害的环境因素对人体遗传物质造成的影响，以及对人类胚胎发育构成的威胁。在有害的环境因素中，生物性因子特别引人关注，其中，风疹病毒、巨细胞病毒、单纯疱疹病毒、弓形虫、梅毒螺旋体等，对人类胚胎的致畸作用较明显，尤其在胚胎发育早期(4～12个星期)。物理性因子包括各种离子电磁辐射(如α、β、γ、X线和放射性核(同位)素等)，也包括各种非电离性辐射(如短波、微波及紫外线等)，相对而言，前者的致畸作用较明显，后者的致畸作用还有待进一步评估。

某些药物也会成为基因突变和胎儿畸形的元凶，如孕期服用反应停(又名酞胺哌啶酮)导致残肢畸形儿(俗称海豹肢)的出生，服用抗肿瘤药物，甲氨蝶呤可引起无脑、小头及四肢畸形，服用抗生素，如四环素可引起胎儿牙釉质发育不全、链霉素可引起先天性耳聋，服用抗癫痫药物，三甲双酮会造成胎儿智力低下、发育缓慢、面部发育不良、唇腭裂、房间隔缺损及两性畸形，服用抗凝血药，苄丙酮香豆素钠可引起胎儿软骨发育不良，多表现为低出生体重及智力低下，中枢神经系统有异常等。

此外，工业“三废(废气、废水、废渣)”、农药、食品添加剂和防腐剂中的某些化学物质，也有一定的致基因突变和胎儿畸形的作用。这些化学物质包括，某些多环芳香碳氢化合物、某些亚硝基化合物、某些烷基和苯类化合物、某些农药，如敌枯双、某些重金属，如铅、砷、镉、汞等。

近年来备受关注的空气中PM2.5颗粒物，也是导致多种常见疾病高发的原因之一。因此，减少和消除有害环境因素对人类构成的威胁，是遗传保健的一项重要任务，必须引起政府部门、医疗卫生机构、企事业单位，以及所有民众的高度重视。

(二) 良好的生活习惯

遗传保健的第二项措施是纠正不良的生活习惯。不良的生活习惯包括过量吸烟、酗酒、食用霉变食物、食用高脂肪或高胆固醇食品等。不良的生活习惯首当其冲的是增加自身患各种疾病的风险，如过量吸烟，易患支气管炎，甚至肺癌，过量饮酒，易导致酒精性肝硬化，甚至肝癌。不良的生活习惯也会对子代构成威胁，如“坐上喜(有在洞房花烛之夜就怀孕之意)”可增加生殖细胞畸变的机会，导致子代发生多种先天性缺陷或遗传性疾病，如胎儿酒精综合征(fetal alcohol syndrome)。孕期吸烟妇女可导致胎儿缺血、缺氧，严重者可导致胎儿死亡和流产。

尽管遗传保健工作还刚刚起步，但它对个人和社会所产生的作用将是深远的。人类社会的发展面临着数量和质量的严重挑战。计划生育是全球控制人口爆炸的必由之路，遗传保健则是全球提高人口素质的根本所在。

第四节 临床遗传服务中的伦理原则

临床遗传的一个重要任务是为遗传性疾病患者或亲属提供各种遗传服务。这些遗传服务包括：① 按照遗传咨询的要求，与患者及其家属进行谈话，并提供防治意见和婚育建议；② 按照遗传性疾病特殊检查的指征，给患者进行染色体检查或基因检测，以明确诊断；③ 根据基因治疗的原则，给有条件的患者进行基因治疗；④ 根据辅助生殖的指征，给不孕不育夫妇提供人工授精或胚胎移植等服务。在提供上述遗传服务过程中，难免会遇到伦理、道德和法律等问题，处理得好，皆大欢喜；处理不好，两败俱伤。下面叙述临床遗传服务中一般伦理原则和特殊伦理要求。

一、临床遗传服务中的一般伦理原则

临床遗传服务中首先应遵循医学伦理学的一般原则。这些原则包括尊重(respect)，即尊重患者的自主权(autonomy)、知情同意权(informed consensus)、隐私权和保密权等。无论进行什么样的遗传学检查，都要获得患者的知情同意。无论患者子代的发病风险有多高，医师都不能随意作出终止妊娠的决定。无论患者有多少夺人眼球的故事或轶事，都不能随意向无关人员披露。同时，临床遗传服务还应遵循有利或行善(beneficence)的原则，以慈悲之心多做雪中送炭之事；应遵循无害或不伤害(nonmaleficence)的原则，一切以解除患者痛苦为出发点，而不以增加患者痛苦为代价换取临床研究数据；应遵循公正或公平对待(justice)的原则，对待患者一视同仁，倾全力为每一位患者提供应有的帮助。

二、临床遗传服务中伦理原则的应用

临床遗传服务中除了遵循医学伦理学的一般原则外，在具体应用时还应注意针对不同问题(如遗传咨询、遗传学检查、基因治疗和辅助生殖等)灵活使用。

(一)遗传咨询时伦理原则的应用

遗传咨询医师在与患者及其家属谈话应遵循如下几点原则。

1. *尊重患者的隐私权* 遗传咨询适宜在单独的诊室进行，没有无关人员在场，必要时咨询医师可先单独与患者谈话，然后再分别与患者配偶或亲属谈话，以充分尊重患者的隐私权。同时，咨询医师应由专人保管所获得的咨询信息，以避免这些资料被他人、单位、雇主和保险商等利用。

2. *自愿和知情同意* 遗传咨询是患者及其家属自愿的行为，因此咨询医师对患者及其家系成员进行的任何遗传学检查，也应遵循自愿和知情同意的原则，以及对患者有益无害的原则。应让患者及其家属充分了解检查的目的与必要性，并争取他们的配合。

3. *自主决定* 当遗传学检查的结果显示咨询对象本身为遗传性疾病携带者(如父母中一方为21/21易位的携带者)或通过产前检查已经证实胎儿为唐氏综合征(21三体综合征)

患者时，咨询医师应当向咨询对象详细介绍疾病的原因、后果和预后，并提出合理的建议，至于咨询对象是否继续怀孕或选择人工流产则由他们自行决定。咨询医师切记，任何遗传咨询都应是非指令性的，都不能命令或替代咨询对象作出决定。

（二）遗传学检查时伦理原则的应用

咨询医师在进行遗传检查时同样需要遵循，尊重隐私、知情同意和对咨询者及其家属有益无害的原则。就知情同意而言，咨询医师应该以极大的耐心和用深入浅出的语言解释各项检查的目的，以及可能带来的风险。就有益无害的原则而言，咨询医师应抵制各种名与利的诱惑，摒弃各种与患者诊治本身非必需的检查。实际上，只有以下的理由可证明某项检查是正当的：即遗传性疾病基因克隆与突变研究可能在将来为患者的诊治带来好处。

遗传学检查除应遵循上述原则外，还应关注迟发性遗传性疾病患者和青少年患者在阳性结果出来后给他们带来的精神压力甚至遭受的歧视。

（三）基因治疗时伦理原则的应用

基因治疗时应遵循的伦理原则，也离不开尊重隐私、知情同意和有益无害的原则。但应注意现阶段只允许开展不违背伦理原则的体细胞基因治疗。而生殖细胞基因治疗是被明令禁止的，基本理由是：① 人类基因组是通过长期进化形成的，不宜轻率去改变；② 目前基因治疗的技术还不够成熟，因此不能保证对基因组的优化或“改良”是否会产生难于预料的不良反应。因此，目前人类基因治疗应局限在严重的现阶段尚无有效治疗手段的遗传性疾病、肿瘤和艾滋病上。

（四）辅助生殖时伦理原则的应用

对于不孕不育者而言，选择辅助生殖技术是获得子代的无奈之举。常用的辅助生殖技术包括人工体内受精（artificial insemination, AI），体外受精（*in vitro* fertilization, IVF）和胚胎移植（即所谓试管婴儿），以及与之有关的代孕母亲和克隆人等。采用辅助生殖面临两种伦理、道德和法律问题，一是，由于采用其他人的生殖细胞或生殖器官（如子宫），可能引发家庭伦理或法律问题；二是，由辅助生殖手段提供的遗传选择（即对提供精子和卵子者的要求）所引发的选择依据、选择标准和选择后果等问题。中国卫生部于2001年颁布了人类辅助生殖技术管理办法和人类精子库管理办法。这是中国开展辅助生殖的行政规范和依据。但在实际操作过程中还应注意伦理问题。

1. *人工授精中应注意的伦理问题*　人工授精中通常应注意以下几个伦理问题：① 夫妇双方自愿，并提出申请；② 获得许可的医疗机构应严格掌握指征，包括要求出具不孕症的证明等，不为未婚男女、寡妇、身体健康而又非不孕症患者实施人工体外受精；③ 供精者应知情同意，有妻室者还应征得妻子同意；④ 供精者与受精者互盲，与后代互盲；⑤ 实施人工授精操作的医务人员与供精者互盲，与后代互盲；⑥ 所有保密条款主要是保护受精者的利益，并有利于孩子的健康成长。当然受精者也应对后代保密。

有关精子库和人工授精的实施则应按照以下条例执行：① 供精者只是提供精子或遗传物质，不能成为孩子的父亲。以避免引起伦理和法律问题；② 尽量维护受精者的家庭稳定和避免家庭伦理问题的发生，因而应为当事人即供精者和受精者保密，并且不应让孩子知道谁是供精者等；③ 不应过多地使用同一供体的精子。按中国规定，一名供精者最多只能提供精子给五名妇女受孕，一则避免产生众多的“同父异母”兄弟姐妹，二则避免同一供体精子的多次使用可能导致的群体中相同基因单倍型频率的增加，后者既不利于群体的多态性，又可能使隐性致病基因纯合化的机会增加。

2. 体外受精和胚胎移植中应注意的伦理问题　体外受精和胚胎移植比人工授精还要复杂。该项技术，首先需要取出某个相关或无关成年女性的成熟卵细胞，然后在一定的条件下进行体外受精，并在卵裂至4～8个细胞时，将胚胎移植回子宫，由此产生的孩子也称"试管婴儿"。目前该项技术主要用于解决因输卵管闭塞所引起的女性不育，也可解决男性精子不能穿卵的问题。

由试管婴儿引发的家庭伦理问题，主要由孩子有多个父母和利用代孕母亲所致。这里所说的多个父母是指：提供精子或卵子的遗传父母、孩子出生后的养育父母、兼有两种身份的完全父母，以及提供子宫的代孕母亲。由此可产生的试管婴儿有六种类型：① 只与父亲有血缘关系；② 只与母亲有血缘关系；③ 与父母均有血缘关系；④ 与父母双方均无血缘关系；⑤ 与母亲有孕产关系；⑥ 与母亲无孕产关系，即由代孕母亲孕产。

从传统观念来看，有血缘关系，即认为遗传父母才是真正的父母；但从稳定家庭和有利人工授精技术的应用出发，大多数国家，包括中国在内都主张，抚养教育的父母才是真正的父母，并从法律上加以确认。同时，大多数国家主张对孩子保守遗传父母是谁的秘密，但也有少数国家（如澳大利亚、瑞典等）容许了解遗传父母的情况，从而有引起孩子与抚育父母之间关系不稳的可能。

在代孕母亲是否符合道德与法律方面，目前的争议较多。赞成者认为代人怀孕可以让不能怀孕妇女获得子女，应该受到欢迎；批评者则怀疑代孕者是出于商业动机而非怀着高尚的目的。从各国法律来看，只有美国等少数国家在辅助生殖中允许代孕母亲存在，大多数国家都明令禁止代孕母亲。中国政府也规定医疗机构和医务人员不得实施任何形式的代孕技术。

（顾鸣敏）

建议阅读文献

1. Moore JH, Ritchie MD. The challenges of whole-genome approaches to common diseases. JAMA, 2004, 291: 1642–1643.
2. Manolio TA, Green ED. Genomics reaches the clinic: from basic discoveries to clinical impact. Cell, 2011, 147(1): 14–16.
3. Hacein-Bey-Abina S, Hauer J, Lim A, et al. Efficacy of gene therapy for X-linked severe combined immunodeficiency. N Engl J Med, 2010, 363(4): 355–364.
4. Virgin HW, Todd JA. Metagenomics and personalized medicine. Cell, 2011, 147(1): 44–56.
5. Kaiser J. Gene therapists celebrate a decade of progress. Science, 2011, 334(6052): 29–30.

建议浏览网站

1. 人类孟德尔遗传数据库：http://omim.org/statistics/entry
2. 中国罕见病网站：http://www.chinararedisease.cn
3. 美国人类基因组研究所基因检测网站：http://www.genome.gov/10002335
4. 基因检测机构（23和我）网站：https://www.23andme.com

5. 解码你的健康问题：http://www.decodeme.com

思　考　题

1. 婴儿出生前疾病筛查、诊断的常用方法有哪些？它们各适合诊断哪些遗传病？
2. 简述基因治疗的策略、方法及应用。
3. 常用的遗传病携带者有哪些类型？检测遗传病携带者的常用方法有哪些？
4. 简述遗传咨询对象、步骤。遗传咨询时应遵循哪些伦理原则？
5. 一个9岁男孩患有血友病，调查其家系知患者的曾外祖父也患有此病，且已死亡。患者的父母均正常，他们是姨表兄妹婚配，患者还有一个正常的姑妈和一个正常的阿姨，患者还有一个正常的姐姐和两个正常的姨表兄弟。
   (1) 试绘出家系图。
   (2) 患者母亲欲生第三胎，问再生此症患者的风险有多大？
   (3) 患者的阿姨欲生第三胎，再生此症患者的风险有多大？如第三胎为患者，第四胎的风险有多大？
6. 有一对表现型正常的夫妇A和B，已生育有两个正常的女儿，但各自家庭中均曾有过肝豆状核变性(Wilson's disease)患者。丈夫(A)的父亲死于肝豆状核变性的肝、肾功能衰竭。妻子(B)的父母均正常，但B的母亲有一孪生妹妹(C)和一患有肝豆状核变性的弟弟(D)，C有一个正常儿子(E)，(已知肝豆状核变性群体发病率为1/10 000)
   (1) 请绘出家系图。
   (2) A和B如果生第三胎，得病风险是多少？
   (3) 如果A与B的第三个孩子是患者，那么C的儿子E与群体中表现型正常的女性婚配后，子代的复发风险是多少？(提示：应分别考虑B的母亲与C可能是单卵双生，也可能是二卵双生)

英 文 阅 读

Family History as Personalized Genetic Medicine

Physicians have long practiced a form of personalized genetic medicine when they obtain a family history and use it in their clinical decision-making. Family history is clearly of great importance in dealing with single-gene disorders. Applying the known rules of Mendelian inheritance allows the geneticist to provide accurate evaluations of risk for disease in relatives of affected individuals. Family history is also important when a geneticist assesses the risk for complex disorders. Since a person's genes are shared with his or her relatives, family history provides the clinician with information on the impact that a substantial subset of an individual's genetic makeup might have on one's health, using the medical history of relatives as an indicator of one's own genetic susceptibilities. Furthermore, family members often share environmental factors, such as diet and behavior, and thus relatives provide information about both shared genes and shared environmental factors that may interact to cause most common diseases with complex inheritance. Having a first-degree relative with a common disease of adulthood-such as cardiovascular disease, cancer of the breast, cancer of the colon or prostate, type 2 diabetes, osteoporosis, or asthma-raises an individual's risk for the disease approximately 2-fold to 3-fold relative to the general population, a moderate increase compared with the average population risk. The more first-degree relatives one has with a complex trait and the earlier in life the disease occurs in a family member, the greater the load of susceptibility genes and environmental exposures likely to be present in the patient's family, leading to a designation of the patient as being at high risk for disease on the basis of family history. For example, a male with three male first-degree relatives with prostate cancer has an 11-fold greater relative risk for development of the disease than does a man with no family history.

Determining that an individual is at increased risk on the basis of family history can have an impact on individual medical care. For example, two individuals with deep venous thrombosis, one with a family history of unexplained deep venous thrombosis in a relative younger than 50 years and another with no family history of any coagulation disorder, will receive different management with respect to testing for factor V Leiden or prothrombin 20210G > A and anticoagulation therapy. Similarly, a family history of colon cancer is sufficient to trigger the initiation of colon cancer screening with more sophisticated screening methods at the age of 40 years, 10 years earlier than for the general population. This is because the cumulative incidence for development of the disease for someone 40 years old with a positive family history equals the risk for someone at the age of 50 years with no family history. The increase in risk is even more pronounced if two or more relatives have had the disease.

Family history is, unfortunately, a relatively under-used tool in clinical medicine. In one survey, primary care physicians were found to discuss family history with only half of their new patients and with less than one quarter of their return patients. Only one patient in nine observed by the physicians in that managed care practice was found to have a family tree in the chart. In another survey performed in a managed health care setting, the fact that a patient had one or more first-degree relatives with the disease-and was therefore at increased risk for one of the common adult-onset diseases inherited as a complex trait-was missed in nearly two thirds of patients.

Of course, with the exception of monozygotic twins, no one shares all his genes with his relatives. Family history is therefore an indirect means of assessing the contribution that an individual's own combination of genetic variants might make to disease. Family history is also an insensitive indicator of susceptibility since it depends on overt disease actually occurring in the relatives of the individual patient. The challenge going forward is to screen populations, independent of family history, for variants relevant to health and disease and to apply this information to make risk assessments that can be used to improve the health care of the individual patient and his or her family. Applying this information requires that we demonstrate that genetic risk factors are valid indicators of actual risk in an individual patient and, if they are valid, how useful such information is in guiding health care.

附　录

主要参考文献

1. 陈竺主编. 医学遗传学(第2版). 北京：人民卫生出版社,2010.
2. 左伋主编. 医学遗传学(第5版). 北京：人民卫生出版社,2010.
3. 陆振虞主编. 医学遗传学(第2版). 上海：上海科学技术文献出版社,2001.
4. 李璞主编. 医学遗传学(第2版). 北京：中国协和医科大学出版社,2004.
5. 管敏鑫主编. 医学遗传学. 北京：高等教育出版社,2012.
6. 傅继梁主编. 基因工程小鼠. 上海：上海科学技术出版社,2006.
7. 孙开来主编. 人类发育与遗传(第2版). 北京：科学出版社,2008.
8. 陈维益主编. 英汉医学辞典(第3版). 上海：上海科学技术出版社,2009.
9. Nussbaum RL, McInnes RR, and Willard HF. Thompson and Thompson's genetics in medicine. 7th ed. Philadelphia：Saunders/Elsevier, 2007.
10. Turnpenny PD, Ellard S. Emery's Elements of Medical Genetics. Elsevier/Churchill Livingstone, 2011.
11. Allis CD. Epigenetics. Cold Spring Harbor Laboratory Press, Cold Spring Harbor, New York, 2007.
12. Tollefsbol T. Handbook of epigenetics — The new molecular and medical genetics. First edition, Elsevier Inc., 2011.
13. International Standing Committee on Human Cytogenetic Nomenclature. ISCN 2009：An International System for Human Cytogenetic Nomenclature (2009). S Karger Ag, 2009.
14. Bush WS, Haines J. Overview of linkage analysis in complex traits. Curr Protoc Hum Genet. 2010, Chapter 1：Unit 1.9.1－18.
15. Harper PS. A Short History of Medical Genetics. Oxford and New York, Oxford University Press, 2008.
16. Marian AJ. Molecular genetic studies of complex phenotypes. Transl Res. 2012, 159(2)：64－79.
17. International Human Genome Sequencing Consortium. Finishing the euchromatic sequence of the human genome. Nature, 2004, 431：931－945.
18. Jiang YH, Bressler J, Beaudet AL. Epigenetics and human disease. Annu Rev Genomics Hum Genet, 2004, 5：479－510.
19. Collins FS, Green ED, Guttmacher AE, et al. A vision for the future of genomics research. Nature, 2003, 422：835－847.

20. Bamshad MJ, Ng SB, Bigham AW, et al. Exome sequencing as a tool for Mendelian disease gene discovery. Nat Rev Genet, 2011, 12(11): 745-755.
21. Moore JH, Ritchie, MD. The challenges of whole-genome approaches to common diseases. JAMA, 2004, 291: 1642-1643.
22. Veltman JA, Brunner HG. De novo mutations in human genetic disease. Nat Rev Genet, 2012, 13(8): 565-575.
23. Lanpher B, Brunetti-Pierri N, Lee B. Inborn errors of metabolism: the flux from Mendelian to complex diseases. Nat Rev Genet, 2006, 7(6): 449-460.
24. Greaves LC, Reeve AK, Taylor RW, Turnbull DM. Mitochondrial DNA and disease. J Pathol, 2012, 226(2): 274-286.
25. Kindt TJ, Osborne BA, Goldsby RA. Kuby Immunology, 6th Ed, Gordonsville, VA 22942: W. H. Freeman Publishers, 2007.
26. Robinton DA, Daley GQ. The promise of induced pluripotent stem cells in research and therapy. Nature, 2012, 481: 295-305.
27. Stratton MR. Exploring the genomes of cancer cells: progress and preomise. Science, 2011, 331(6024): 1553-1558.
28. Manolio TA, Green ED. Genomics reaches the clinic: from basic discoveries to clinical impact. Cell, 2011, 147(1): 14-16.